全国高等中医药院校成人教育教材

生 理 学

国家中医药管理局人事教育司委托修订

主编单位：北京中医药学院
主　　编：牛　欣
副 主 编：张志雄（上海中医药大学）
　　　　　王德山（辽宁中医学院）
　　　　　李国彰（北京中医药大学）
　　　　　何承敏（湖北中医学院）
编　　者：（以姓氏笔画为序）
　　　　　王德山　牛　欣　刘晓霓
　　　　　李国彰　何承敏　杨斯环
　　　　　张　胜　郭　健　高艳青
　　　　　高　蔚　徐元景　程　薇
主　　审：施雪筠　刘　铠

湖南科学技术出版社

　　根据中医事业发展需要，为促进中医人才的培养，进一步提高全国中医院校函授教育的质量，1983年，原卫生部中医司指定成都、湖南、湖北、江西、浙江、长春、辽宁、陕西、南京、黑龙江、河南11所中医院校联合编写《全国高等中医院校函授教材》，并确定了教材编审组成员。1984年1月，各参编单位在长沙举行了第一次编写会议，会议讨论了教材的编写原则和编写体例。会议一致认为，教材的编写要根据中医高等函授教育的目标，切实做到"体现中医特色，确保大专水平，突出函授特点"。为此，在内容分配上要和全日制大专教材相当；在编写过程中要坚持"一家编，多家审"的原则，广泛征求意见，力求重点明确，通俗易懂。为方便函授教学，教材统一设置了一些指导函授教学的栏目，如"自学指导"、"复习思考题"，考虑基层学员查阅文献有所不便，教材各章附有"参考文献摘录"，将与教学内容密切相关的经典著述附录在课文后，供学员借鉴，加深对课文的理解。会议确定全套教材共设19门课程，按函授教学需要的先后顺序，于1985年陆续出版，1988年2月出齐。尔后，根据中医临床的需要和函授师生的反映，经国家中医药管理局同意，决定在19门中医课程教材的基础上，增设5门西医课程教材，分别由北京、广州、南京、河南、湖南5所中医院校主编，并于1988年4月在长沙举行了编写会议，在坚持整套教材编写原则和体例风格的基础上，会议商讨了有关中医学习西医知识教材编写出版事宜。西医课程教材已于1990年全部出版。

　　《全国高等中医院校函授教材》的出版对规范函授中医专业教学内容及人才知识结构将起到十分重要的作用。因其有重点突出，内容丰富，编写形式适合在职中医人员业余学习等优点，多年来一直被多数中医院校选用。1995年全国普通高等院校函授部、夜大学教材评估时，对这套教材的编写质量有较高的评价。

　　10多年来，随着医药科学的发展，知识更新，医学模式转变和中医药教育改革的不断深入，教材内容也需要做相应的修订和完善。1999年12月在成都召开的全国中医药成人教育学会理事会四届一次会议上，全体理事讨论了湖南科学技术出版社提出的《关于修订〈全国高等中医院校函授教材〉的报告》；2000年5月，国家中医药管理局本着政府职能转变的原则要求，为充分发挥学会和中介组织作用，决定委托全国中医药成人教育学会高等教育研究会负责组织《全国高等中医院校函授教材》的修订和编写工作。同时，为适应中医药成人教育的需求，决定将教材更名为《全国高等中医药院校成人教育教材》。根据国家中医药管理局的决定，全国中医药成人教育学会高等教育研究会 2000 年 6 月在长沙举行了教材修订主编会议，成都、广州、南京、北京、山东、湖南、河南、辽宁、浙江、黑龙江、湖北、长春、陕西、江西 14 所中医药院校的主编出席了会议。会议进一步明确了《全国高等中医药院校成人教育教材》是在 1983 年编写的《全国高等中医院校函授教材》基础上的修订和补充编写，要求这次修订编写在原函授教材的基础上保持基本架构不变，重在充实完善，要根据教学实践中发现的问题和新形势下成人教育的需要来修订编写。考虑到成人教育主要是培养基层实用型人才，编写教材要求做到"理论够用为度，便于自学，重在实用"。

修订新版的《全国高等中医药院校成人教育教材》由国家中医药管理局人事教育司委托组织编写（修订），实行主编负责制，坚持"一家编，多家审"的原则，强调质量第一。修订后的教材保留适应成人教育、方便业余学习的体例形式，同时结合中医药成人教育改革与发展的趋势，作了进一步改进和完善。为适应当前中医药事业的发展，在课程设置上新教材增设了《推拿学》、《医学心理学》、《药理学》、《预防医学》、《急诊医学》、《卫生法规》6 门课程。为了满足不同层次的教学需要，修订新版教材采用"一书两纲"的形式，即一本教材内容定位在本科教学水准，同时考虑专科教学需要，两本大纲分别指导本科、大专两个层次的教学。教学时数分配，本科部分在中医本科成人教育教学计划未发布以前，暂时参照全日制本科教学计划安排；专科部分按国家中医药管理局确定的成人高等专科教育中医学专业教学计划安排。

中医药成人教育是中医人才队伍建设的一个重要组成部分，尽管我们已取得了一定的成绩，积累了许多宝贵经验，但前进的道路仍十分漫长，还有许多课题需要我们去探索，还有许多困难有待我们去克服。教材编写是教育事业的一项基础工作，直接关系到教学质量的提高，编好教材不仅需要作者们呕心沥血，更需要教学师生的关心和支持，诸如课程体系设置是否合理、教学内容详略是否恰当、大纲安排是否切合实际等等，都有待广大师生提出批评和建议，以便今后修订再版时更臻完善。

最后，我们要感谢参编院校的领导和各位主编，他们为教材的编写、修订做出了无私的贡献和积极的努力；感谢使用教材的院校领导和师生，他们一直关心教材的编写、修订，并提出了许多宝贵的建议。我们深信，有编者、读者和出版者的共同努力，《全国高等中医药院校成人教育教材》必将成为中医药园地中一朵绚丽的奇葩。

湖南科学技术出版社

全国高等中医药院校成人教育教材《生理学》系由国家中医药管理局人事教育司委托全国中医药成人教育委员会高等教育研究会组织修订、编写、审定。为全国高等中医药院校成人教育本科、专科各专业使用的一本基础课教材。

本教材是依据 2000 年 6 月在长沙召开的《全国高等中医药院校成人教育教材》主编会议的精神以及国家教育部、国家中医药管理局《关于中医药教育改革和发展的若干意见》，在 1984 年版黄作福主编的《生理学》函授教材的基础上，由北京中医药大学、上海中医药大学、辽宁中医药大学、湖北中医药大学组织有长期教学经验的骨干教师重新修订、补充、编写的。本教材特别对近年来知识更新量较大的细胞生理学、神经系统功能、内分泌等章节做了较大的改写和补充。各章的内容与普通高等教育中医药类规划教材的内容接近，与执业医师考试的内容接轨。同时还增添了近年来发展较快的一些细胞和分子水平的内容。

本教材的教学内容确定为成人本科水平，附有本科、专科两种教学大纲，以供不同层次教学需要取舍。

在编写过程中，贯彻"理论够用为度，便于自学，重在实用"的原则；注重成人教育的特点，试图突出中医特色；章前明确提出了学习的目的要求和自学时数；章后（有些是每章的几节）归纳总结了本章的重点难点内容，并进行了分析和提纲挈领地叙述。各章、节均列出了部分的思考题以供学习者课后复习或自习。书后由北京、上海和辽宁的编者编写了三套模拟考试题及参考答案，便于自测练习，以了解学习的效果和熟悉生理学考试的形式，并释疑学习中存在的问题。

生理学教学参考时数是根据 2000 年 6 月长沙会议精神，按面授成人教学的实际情况拟定的。本科为 90 学时，理论课 70 学时，实验课 20 学时；专科也为 90 学时，理论课 78 学时，实验课 12 学时。可以看出本科生的实验教学比例、熟悉掌握的内容，有较大的增加，从而强调了对学生动手能力的培养。

本教材除各章所列资料外，主要参考施雪筠主编的高等中医药院校教材《生理学》，黄作福主编的全国高等中医院校函授教材《生理学》。为保证教材质量，本教材于 2002 年 1 月定稿后，由主编和副主编交互审校，特别邀请北京中医药大学博士生导师施雪筠教授和山东中医药大学刘铠教授进行了认真细致的审校并提出了宝贵的修改意见，为本书的质量提供了保证。在此，对两位教授严谨的治学态度表示衷心感谢！

全书的校稿工作由北京中医药大学牛欣教授完成。教材图表较多，引用了姚泰主编的全国高等医药院校《生理学》（第五版）教材和施雪筠主编的《生理学》教材的一些图表，在此表示感谢！除作者名单所列人员外，北京中医药大学杨学智、李德松、王曦、刘亚明、骆庆峰、张金梅、周晓菁等参加了打印、编排、校对以及插图制作等工作，在此表示感谢。

21 世纪的高等中医药院校的成人教育，既要有自身特色，又要注重知识的共性，很难想象一本"专门"的成人教育《生理学》教材应该是什么样子的。因此，把握住了《生理学》的基本知识，就是成人教育《生理学》之基础内容。编写过程中，尽管编者已经尽了努力，本教材的错误和不足仍在所难免，祈盼使用本教材的老师和学生批评指正。

牛 欣

2002 年 3 月于北京中医药大学

目　　录

【目的要求】

　　1. 掌握人体功能的调节机制、体内控制系统的概念。
　　2. 熟悉生理学的研究方法、研究的三个水平。
　　3. 了解生理学的任务和研究内容。

【自学时数】

　　2 课时。

第一节　生理学的任务与方法

一、生理学的任务

　　生理学是生物学科的一个分支，是研究具有生命现象的生物体的基本功能及其活动规律的一门科学。一切生命现象都可以认为是蛋白质的一种活动形式。由于动物的进化水平不同，生命现象的表现形式及其复杂性也随之不同。单细胞生物体的全部生命活动都发生在一个细胞内，而多细胞生物体不同的细胞群构成器官和系统，行使不同的功能。已知生物体的功能都是以其结构为基础的。

　　人体虽然在结构与功能方面均已达到相当复杂的水平，但其基本的结构与功能单位则是细胞。在发生学上，属同一起源的、随分裂而增殖的细胞，形成并担当一定功能的细胞集团，称之为组织。如上皮组织、结缔组织、肌组织及神经组织等。由多种组织所组成的、具有更复杂和高层次功能的结构，称之为器官或脏器。在功能上互相协同的一些器官，共同完成某种更高层次的和更复杂的生命活动的功能联合体，称为系统。如呼吸系统、循环系统、消化系统、内分泌系统、神经系统等。各系统的活动，虽各具有相对的独立性，但又是相互作用、相互协调而使机体的活动成为一个具有高度协调性的整体。各系统又在神经系统和内分泌系统的整体调控下，适应内、外界环境的变化。因此，研究人体的生理功能，不仅要着重于细胞、组织、器官以及各个系统的功能，还要掌握其整体活动的规律性，即将人体作为一个整体来研究。

　　以人体为对象，研究其功能及其活动规律的学科，称为人体生理学。其任务就是研究构成人体各个系统的器官和细胞的正常活动过程及其活动的内在机制。以人体作为一个整体，研究其不同的细胞、器官、系统之间是如何相互联系、相互作用、相互协调、相互制约，在复杂多变的环境中维持人体正常的生命活动过程。

二、生理学的研究方法

人体生理学的研究对象是人体的正常功能及其活动规律。只能在不损害人体健康的情况下进行，这样所获得的知识必然是非常有限的。但是除人体所特有的功能外，构成人体的各个系统其基本结构和功能与动物特别是高等动物有极大的相似性，因此，动物实验法成为研究人体生理学不可缺少的手段。生理学的进展与其他学科一样，是伴随着科学技术的发展而日趋完善的。在 20 世纪初，由于手段所限，对于人体功能及其调节机制的研究，还仅限于器官与系统的宏观水平。其所采用的动物实验方法，基本上可以分为两大类，即急性实验法与慢性实验法。急性实验法又分为在体实验与离体实验两种。前者是动物处于麻醉状态下观察其整体功能及调节机制，如动物动脉血压、泌尿以及呼吸等功能的研究；后者则是将动物的组织或器官如肌肉、神经、小肠和心脏等，用手术的方法摘出至体外，给予各种刺激或改变其周围环境，观察对其功能的影响及活动规律。慢性实验法是将动物在无菌手术条件下，暴露某器官（如消化道造瘘术），或将记录电极、刺激电极埋藏于体内，并在动物完全处于清醒的状态，观察其整体下的某些器官的活动。这样所获得的数据，更接近于正常条件下的机体功能活动规律。

近年来，伴随着电子技术、电镜技术、组织化学、放射性核素标记以及超微量测定技术的发展，特别是计算机技术在生理学研究中应用，生理学的研究方法已进入了一个崭新的、迅速发展的阶段，并标志着生理学的研究已进入到细胞水平与分子水平。例如，对单一细胞电活动的记录；对肌肉中肌动蛋白丝与肌凝蛋白丝构型变化及肌肉收缩机制的研究；膜转运功能、递质的释放及递质受体的研究；通道蛋白的表达等，使生理学的实验研究方法更趋完善，对人体生理功能的认识也日趋深化。

三、生理学研究的三个水平

人体生理学的知识，是在人类长期与疾病斗争中积累与发展起来的。我国古代医学家在 2 000 余年前的医学著作《内经》中，记述了有关人体功能的知识，如有关经络、脏腑、营卫气血等理论。生理一词的应用，始于 16 世纪，当时仅用于称谓医学中有关形态、功能的部分。17 世纪初威廉·哈维（1628）出版了《心与血的运动》，有关血液循环的实验研究一书，标志着生理学开始成为一门独立的实验性科学，并逐步在实验研究的基础上发展成为一门医学和生物科学中的重要基础学科。

作为一门实验性科学，生理学的发展与其他自然科学的发展有密切的关系，并且相互促进。其他自然科学的发展，新的技术不断被应用于生理学实验，生理学的研究日益深入，生理学的知识和理论不断得到新的发展。

构成身体的最基本的单位是细胞。由许多不同的细胞构成器官，行使某生理功能的不同器官互相联系，构成一个器官系统。整个身体就是由各个器官系统互相联系、互相作用而构成的一个复杂的整体。因此，生理学研究就是从细胞、器官和系统及整体这样三个水平上进行的。

（一）细胞和分子水平的研究

各器官的功能都是由构成该器官的各种细胞的特性决定的。因此，一个器官的功能要从细胞水平上进行研究。在多数情况下，需将某种组织细胞从整体取下后，在一定的环境条件下对其功能进行研究。在分析研究结果时，必须注意一定的结果是在一定的条件下获得的，不能简单地把在离体实验中得到的结果直接用来推测或解释该细胞在完整机体中的功能或所起的作用。在完整机体内，细胞所处的环境比在离体实验时复杂得多，因此，对于某种细胞在完整机体中的生理功能的分析，必须考虑到细胞在体内所处的环境条件及这些环境条件可能发生的变化。

细胞的生理特性是由构成细胞的各个分子，特别是生物大分子的物理学和化学特性决定的。例如，肌肉细胞发生收缩，是由于肌细胞内若干种特殊的蛋白质分子的排列方式在某些离子浓度改变及酶的作用下发生变化的结果。细胞的生理特性又取决于其特殊的基因，在不同环境条件下基因的表达也可发生改变。因此，生理学研究进一步深入到分子水平。总之，在这个水平上进行研究的对象是细胞和构成细胞的分子，这方面的知识称为细胞生理学或普通生理学。

（二）器官和系统水平的研究

一个器官或系统的功能，它在机体中所起的作用，它的功能活动的内在机制，以及各种因素对它活动的影响等等，需要从器官和系统的水平上进行观察和研究。要了解循环系统中心脏如何射血、血液在血管系统中流动的规律、各种神经和体液因素对心脏和血管活动的影响等，必须以心脏、血管和循环系统作为研究对象，称之为器官和系统水平的研究。

（三）整体水平的研究

在整体情况下，体内各个器官、系统之间发生相互联系和相互影响，各种功能互相协调，使机体成为一个完整的整体，在变化的环境中维持正常的生命活动。从整体水平上的研究，就是以完整的机体为研究对象，观察和分析在各种生理条件下不同的器官、系统之间互相联系、互相协调的规律。

上述三个水平的研究，它们相互间不是孤立的，而是互相联系、互相补充的。要阐明某一生理功能的机制，一般需要对细胞和分子、器官和系统以及整体三个水平的研究结果进行分析和综合，从而得出比较全面的结论。

四、学习生理学的目的

人体生理学是以探讨人体生命现象的机制为目的的一门基础科学。临床医学则是以对人类疾病进行诊断、治疗以及预防为目的的应用科学。正常人体功能活动是各个器官或系统在发挥其各自功能的同时还必须保持其相互间的联系和协调，并处于一种相对恒定的状态，即使一些偏离，也只是处于机体自动调节的范围之内。对于疾病，虽然有各种不同的定义，如果其基本变化是维持机体正常功能的相对恒定状态只发生了一定程度的紊乱，即亚健康状态，也不属治疗的对象。如果致病因素的作用，使机体稳态发生显著的紊乱，自动调节已成为不可能，疾病的各种症状便会表现出来，必须采用人工措施帮助其恢复正常，这就是治疗。为了进行正确的治疗，就必须正确地了解正常人体功能活动的特点及其规律，才能"以常识变，以变识病"，这正是学习生理学的重要目的。因此，人体生理学不仅是临床医学不可缺少的基础，同时也是学习其他医学基础课如药理学、病理学等的一门重要的基础课程。

第二节　内环境的稳态与适应性

一、内环境

生物体的一切生命现象，都是以细胞为基本活动单位，整体功能的正常，须依赖于细胞功能的正常。细胞需要在相当严格的条件下才能保持其正常功能。在高等动物几乎所有的细胞都不能直接与外界环境进行物质交换，尽管有些细胞，如肺泡、鼻黏膜等能直接与外界相接触。细胞赖以生存的物质交换过程，都必须通过细胞周围的液体进行，这个液体的细胞外在环境为细胞外液。这一浸浴着细胞的液体环境，被称为机体的内环境，以区别于机体赖以生存的自然环境，即外环境。细胞生活于内环境之中，并不断从其中摄取营养物质、氧气以及维持其正常活动所必需的物质；同时又不断排出代谢产物及过剩物质至细胞外液。细胞外液则依赖于循环系统、呼吸系统、消化系统以及排泄系统与外环境相沟通，以保证细胞在代谢过程中所必需的物质供应以及代谢产物的排出。例如，细胞在代谢过程中所需要的营养物质，如糖、脂肪、蛋白质等是经过消化道的吸收，而代谢所需要的氧气则是由呼吸系统经过肺泡吸收入血后再经血液及循环系统运送至全身各处的细胞外液以供其摄取；代谢中所产生的代谢产物以及 CO_2 再经血液循环系统、呼吸系统以及排泄器官排出体外，以沟通机体内、外环境之间的联系，从而保证了内环境即细胞外液的不断更新。

二、内环境的稳态

内环境的理化特性，如酸碱度、渗透压、温度以及各种离子成分等都是影响细胞正常生命活动的重要因素。细胞正常功能的维持，要求细胞外液中的各种理化因素必须在相当严格的范围内保持着动态的相对平衡，这种平衡又是依赖于机体的自身调节而实现的。

W.B.Cannon 最早提出了这种内环境理化因素相对平衡的概念，即机体内环境的各项物理、化学因素是保持相对稳定的，称为内环境的稳态（homeostasis）。这是生理学中一个非常重要的概念。在高等动物中，内环境的稳态是细胞维持正常生理功能的必要条件，也是机体维持正常生命活动的基本条件。内环境的稳态，并不是说内环境的理化因素是静止不变的。相反，由于细胞不断进行新陈代谢，就不断与内环境发生物质交换，也就不断地扰乱或破坏内环境的稳态；外界环境因素的改变也可影响内环境的稳态。体内各个器官、组织的功能往往都是从某个方面参与维持内环境的稳态的。稳态不仅表现于细胞与内环境之间，由细胞组成的组织以及器官、系统乃至完整的机体的活动，均处于相对平衡之中，而且是借助于各种调节形式而实现的。为了实现维持生命活动的目的，必须以机体的稳态为基础。反过来也可以说，机体稳态的某种程度破坏，则是疾病产生的基础。例如，当肾脏功能异常如肾功能衰竭时，细胞代谢所产生的各种代谢产物，不能及时和完全地排出体外，使内环境中各种理化因素的平衡发生紊乱，从而导致酸中毒和尿毒症，甚至危及生命。

三、适应性

适应性是生物体得以正常生存的基本条件。任何一个生物体，都只能生存于适合其生活的条件之中。例如，鱼类生活于水中，而人类则只能生活于含有大气的自然环境之中。但是，任何生物体其赖以生存的内、外环境又都不是一成不变的。因此，生物体又必须与不断变化的生存条件之间保持动态平衡。机体的这种随内、外界环境的变动而相应地调整其自身活动水平的性质，称为适应性。在动物界，这种适应的产生只能在环境条件发生变化之后产生，是一种被动性适应；在人类，除被动性适应外，还能通过改造环境以适应其生存，即具有主动适应的能力，这正是人与动物本质区别之一。一切生物体的适应能力都是具有一定限度的，只有在其适应能力的范围内，才能保持其正常的生命活动。当内、外环境中某种因素的变化超出其适应限度，都会造成正常生命活动的紊乱。例如，当机体处于较高的温度环境之中，可以通过产热的减少，散热增加，如皮肤血管扩张、汗液分泌等方式以保持体温的相对恒定。但环境温度过高，甚至超过体温时，由于散热不足而产生适应不全的异常表现，即出现中暑的一系列症状，严重者甚至危及生命。又如饥饿时的摄食，运动中的心跳与呼吸加快，寒冷时的产热功能增强、皮肤血管收缩等，都是机体适应环境变化的表现。生物体所以能迅速而精确地产生适应，是依赖于神经系统的反射活动以及内分泌系统所产生的激素等作用而实现的，具有反馈性自动调节的特点。

第三节　生理功能调节的基本形式

　　人体功能活动的稳态以及适应性的实现，都必须借助于生理功能的调节。这种调节形式是十分复杂的，但基本上可以区分为三种，即神经调节、体液调节与细胞组织、器官的自身调节等。神经性调节还往往与体液性调节相互联系而形成神经－体液性调节。

一、神经性调节

　　神经性调节是机体功能调节的主要形式，是以反射活动的形式而实现的。神经系统可以区分为中枢神经系统与外周神经系统两大部分。中枢神经系统位于颅腔与椎管中，自下而上由脊髓、延髓、脑桥、中脑、间脑、小脑和大脑组成。外周神经是由联系中枢神经与全身各个器官的传入神经和传出神经纤维所组成。中枢神经系统通过传入神经接受身体各器官的传入信息，通过传出神经将中枢的活动传达至全身的骨骼肌和内脏器官以改变和调整其活动水平。接受刺激而产生传入信息的结构，称为感受器；接受中枢传出信息而产生活动的器官，称效应器。

（一）反射

　　神经系统的基本活动方式是反射。反射的结构基础是反射弧，由五个部分组成，即感受器、传入神经、中枢、传出神经和效应器。感受器接受外界和机体内部的刺激而产生兴奋。感受器的兴奋以神经冲动的形式，沿传入神经传达至各级中枢。中枢是中枢神经系统中具有特定功能的神经细胞团所组成，具有分析和综合的功能。中枢的活动所产生的神经冲动又沿传出神经，包括躯体运动神经与支配内脏活动的自主神经与效应器相联系。传出神经对效应器官的作用，包括发动或促进其活动以及抑制或减弱其活动两种效应以保持其活动水平的相对恒定。刺激作用于感受器，经传入神经至中枢，再经过传出神经而产生的效应器官的活动称为反射；以反射的形式而产生的机体功能调节，则称反射性调节。例如，当针刺足跖时，反射性地引起该肢体的相应屈肌收缩以逃避针刺，此种反射以骨骼肌的屈肌收缩为特点，故称屈肌反射，属躯体运动反射，也称为躯体反射。例如，当发生剧烈的疼痛刺激，除引起躯体反射外，尚伴有皮肤血管收缩、心跳加快以及胃肠运动功能减弱等内脏活动的改变，因为这种反射活动的效应器官为内脏，故称为内脏反射。一切反射都必须以其结构基础即反射弧的完整为前提。反射弧任何一部分的损害都将使反射活动不能产生。

以上是以最简单的方式说明神经系统是如何调节躯体与内脏活动的，实际情况往往远比这更为复杂，特别是反射弧中枢部分的活动尤为复杂。简单的反射，往往是构成一个复杂反射活动中的一个单元。许多反射又是以几个简单反射的同时或相继的产生而实现的。一般将反射区分为非条件反射与条件反射两大类。

（二）非条件反射

非条件反射是相对于条件反射而定名的，是形成条件反射的基础反射，也是机体调节中的最基本的反射活动。非条件反射是属于先天就具备的、同一种属个体所共有的、并具有固定的反射弧所完成的反射活动。例如，食物入口所引起的唾液分泌；物体触及婴儿唇部引起的吸吮动作；异物触及眼角膜而引起的眨眼动作；强光引起眼瞳孔的缩小；高温引起出汗以及动脉血压升高时而产生的减压反射等均属非条件反射。

（三）条件反射

条件反射是俄国著名生理学家巴甫洛夫首次提出。他在研究消化生理中发现狗的唾液分泌不仅因食物入口而引起，当动物仅仅看到食物，甚至见到喂食的人时也能引起唾液分泌。在进一步的实验中，当每次给动物进食之前，用一种与食物无关的刺激，如铃声或灯光出现于进食之前，这种操作经多次重复之后，仅给予铃声或灯光也与进食一样而引起唾液分泌。表示原来的无关刺激如铃声或灯光成为与进食具有相同意义的刺激，称之为条件反射。这种由条件刺激所产生的反射活动，被命名为条件反射。如果在形成条件反射之后，采用外科手术切除动物的大脑皮质，食物引起的唾液分泌仍然存在，但条件刺激则不再具有引起唾液分泌的作用。因此，巴甫洛夫认为动物的条件反射功能，是以大脑皮质活动为特征的。

条件反射与非条件反射相比较，是属于后天获得的，是动物个体所特有的，其反射弧的神经联系为暂时性联系（指条件刺激与非条件反射的联系），因此是具有可塑性的。由于条件反射的建立是在个体生活中，机体与环境间相互作用下而形成的，因此扩大了机体对环境变化的适应能力，并使机体的适应性更趋完善。例如，人体在运动时，由于 O_2 消耗增加，CO_2 产生增多，作用于体内感受器反射性地增强呼吸，心率加快，改善血液循环以适应机体在运动中的需要，属非条件反射性的调节；但由于运动的环境所形成的条件刺激，使机体在进入运动状态之前，呼吸与循环功能均已增强，显然是扩大了机体对运动状态的适应能力。

神经性调节是以反射为基础的，故其特点是：传导迅速、作用准确并表现为高度的自动化。其传导速度是因兴奋在反射弧内的传导速度较快；准确是因为各种反射都具有特定的效应器官的活动；而其自动化则是由神经性调节具有反馈性自动控制的特征。

二、体液性调节

体液性调节是指一些化学物质通过细胞外液或血液循环而作用于机体的某种组织或器官，从而促进或抑制其活动。参与体液性调节的化学物质主要是各种内分泌腺以及胃肠道内分泌细胞或其他内分泌细胞所分泌的激素；其次是各种组织的某些代谢性产物，包括 CO_2、乳酸、组胺、5-羟色胺以及腺苷酸等。参与机体功能调节的化学物质，统称为体液性因素。

体液性因素对机体功能的调节作用是相当广泛的，包括对新陈代谢，生长发育，水和电解质的平衡，酸、碱平衡以及器官功能活动水平的调节，体液性调节的特点明显不同于神经性调节，其作用的出现较缓慢，但持续的时间长；虽然也具有局部作用，但多数情况下其作用的范围是相当广泛的；与神经性调节相同也具有反馈性自动调节的特点。

一般来说，体液性调节与神经性调节之间存在着密切的联系。一方面，多数内分泌腺直接或间接受神经系统的控制与调节，是神经调节反射弧中的中间效应器，如肾上腺髓质直接接受交感神经的支配；另一方面，某些激素直接影响中枢神经系统的生长发育和维持其正常功能，例如甲状腺素便是大脑生长发育所必需的。前一种方式，常被称为神经-体液性调节，例如，疼痛刺激作用于外周感受器，经躯体传入神经至中枢，再经过交感神经传出至心脏而引起心率加快，同时至肾上腺髓质促进肾上腺素的分泌而作用于心脏；其中肾上腺髓质相当于神经反射弧中的中间效应器，其激素作用于最终效应器——心脏。

三、自身调节

许多组织、细胞自身也能对周围环境变化发生适应性的反应，这种反应是组织、细胞本身的生理特性，并不依赖于外来的神经或体液因素的作用，所以称为自身调节。例如血管壁的平滑肌在受到牵拉刺激时，会发生收缩反应。当小动脉的灌注压力升高时，对血管壁的牵张刺激增加，小动脉的血管平滑肌就收缩，使小动脉的口径缩小，因而在小动脉的灌注压力升高时，使其血流量不至于增大。这种自身调节对于维持组织局部血流量的相对恒定起到一定的作用。

第四节　机体的控制系统

应用工程学的原理和方法来分析研究人体许多功能的调节，发现人体功能调节过程和控制过程有共同的规律。人体内存在着数以千计的各种控制系统。在一个细胞内也存在着许多极其精细复杂的控制系统，从细胞和分子的水平上对细胞的各种功能进行调节。有关细胞和分子水平上各种控制系统的知识，应该在细胞生物学、分子生物学和生物化学课程中讨论。在生理学课程中则讲授器官水平上和整体水平上的各种控制系统，即器官内各个部分之间的功能调控以及不同器官之间的功能调控。例如，神经系统对呼吸系统功能活动的调控，可以使机体内环境中氧和二氧化碳的分压保持相对恒定；神经系统和多种体液因素对心血管系统功能活动的调控，可以使动脉血压保持稳态，等等。任何控制系统都由控制部分和受控部分组成。下文仅讨论分析控制系统中的反馈控制系统和前馈控制系统。

一、反馈控制系统

反馈控制系统由控制部分和受控部分形成一个闭环系统（图1-1）。反馈作用是自动控制机制的核心，是自动化工程技术中的一个术语。用反馈作用来解释机体生理功能的自动调节，使人们对生命现象调节规律的认识得以深化。反馈作用包括负反馈与正反馈，在生理功能调节方面，负反馈尤为重要。无论在机体功能的神经性调节或体液性调节中都存在着负反馈。机体的任何一种功能活动，总是处于相对恒定状态，仅波动于一定范围之内，即生理的变动范围。这是因为当机体功能偏离生理变动范围时，则以负反馈的形式，自动地调节其活动水平以保持其相对恒定。故负反馈的调节作用是双向性的，即当机体某一种活动偏离于正常水平时，可使其降低；如偏低时则使其提高。因为调节的作用总是与活动水平偏离的方向相反，故称为负反馈。神经性调节的负反馈，是以反射调节为基础；而体液性调节中的负反馈，是借助于血液循环来实现的。例如，动脉血压的相对恒定就是以减压反射为基础的典型的负反馈。当动脉血压偏高于正常水平时，压力变化作用于血管内的压力感受器，经传入神经至心血管调节中枢，中枢分析传入信息之后，又沿传出神经至心脏与血管，降低其活动而产生减压效果；反之，当血压偏低时则通过上述反射途径使动脉血压回升。又如，内分泌腺细胞胰岛所分泌的胰岛素对维持血糖水平相对恒定的调节，是体液性调节中负反馈的典型。当进食后血糖浓度升高，经过对胰岛细胞的刺激作用而使其分泌的激素——胰岛素增多，胰岛素可作用于肝脏及其组织，一方面促进肝糖原的合成与储存，另一方面又促进各种组织对血糖的利用而使血糖浓度降低，如血糖偏低时，则与此相反而提高血糖水平。

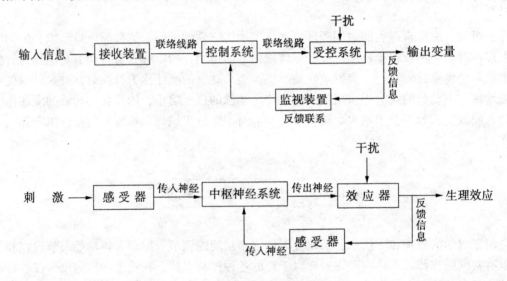

图 1-1 反馈控制模式图

另一种反馈与上述的形式明显不同，人体内的某些器官一旦产生活动，来自该器官的传入冲动进入中枢并促使效应器官的活动水平逐渐增高直至最大程度。这种反馈形式称为正反馈。如排尿、排便、分娩以及射精过程均属正反馈性调节。正反馈不仅存在于器官活动的调节方面，也表现于分子和细胞水平，如血液凝固过程、可兴奋细胞的兴奋过程均属于正反馈。负反馈在机体内虽普遍存在且对维持机体的稳态起着很重要的作用，但它只有在生理效应产生误差之后才能发出反馈信息，所以有反应滞后的缺陷，而且往往要经过一系列的波动后才能将效应调整到机体内某种恒定的水平。

二、前馈控制系统

人体功能稳态的维持，通常情况下并不出现反馈调节的滞后和波动，原因是在机体功能的调节中还存在前馈机制。例如，控制部分发出信号，指令受控部分进行某一活动的同时，又通过另一直接途径向受控部分发出信号，及时地调控受控部分的活动。通过这种信号对控制部分的直接作用，称为前馈。一般地说，反馈控制需要较长的时间，例如，神经冲动从外周感受器传入到中枢，再从中枢传到外周，调节控制外周器官的活动。前馈方式可更快地对活动进行控制。例如，要完成某一动作，大脑发出神经冲动，"指令"一定的肌肉收缩，同时又通过前馈机制，使这些肌肉的收缩受到制约，不致收缩过度，从而使整个动作完成得更准确。可见在生理效应尚未出现偏差引起反馈信息之前，中枢就通过一定的神经联系随时对可能出现的偏差预先发出了纠正"指令"，使系统活动处于某一范围之内，再经负反馈联系的配合，则可精确地纠正其余的误差，这样避免了滞后和波动的发生，使控制的质量提高。这种前馈和负反馈的配合称为复合控制系统。如长期坚持冬泳者，低温刺激不一定要在引起了人体深部温度降低之后，才通过负反馈来调节体温的相对恒定，而是由于他们对寒冷早有了足够的了解，加上低温刺激首先已通过体表的温度感受器将信息传到了体温调节中枢，从而预先就采取了相应调节体温的措施，在维持体温相对恒定中发挥了重要的作用。

如果系统内受控部分的活动不影响控制部分的活动，则这种控制方式是单向的、非自动控制的一个开环系统。即仅由控制部分对受控部分发出活动的"指令"。这种控制方式对受控部分的活动实际上不能起到非常有效的调节作用。在人体正常生理功能的调节中，这种方式的控制系统是极少见的。

<h2 align="center">自 学 指 导</h2>

【重点难点】

以人体为对象，研究其功能及其活动规律的学科，称为人体生理学。生理学的理论来源于大量的生理学实验，因此研究生理学的方法，自然离不开各种层次的生理学实验，尤其是动物实验法已成为其不可缺少的研究手段。因此，对急、慢性动物实验的含义及区别应有所了解。

生理学是重要的基础学科之一，它与临床医学有着相互促进、相辅相成的紧密关系，加之它本身又是一门实验性的学科，因此在学习生理学时，一方面是学习理论知识，另一方面不能忽视对实验技能的训练。只有这样才能全面、深入地掌握正常人体生命活动的规律。

内环境是组织细胞直接接触和生存的环境，它有别于机体赖以生存的自然环境（外环境）。内环境理化因素相对恒定的状态称稳态。

机体随内外环境的变动而相应地调整其自身活动水平的性质称为适应性。在动物是被动性的适应，而在人类则具有主动适应的能力。

神经性调节是机体功能调节的主要途径，是以反射活动的形式而实现的；体液性调节是指一些化学物质通过细胞外液或血液循环而作用于机体的某组织或器官，从而促进或抑制其活动。神经与体液性调节之间往往密切联系而形成神经－体液性调节。它们在调节过程中均存在着反馈调节机制，其中以负反馈尤为重要。因后者的调节作用总是与活动水平偏离的方向相反，故称为负反馈。负反馈作用是双向性的。机体通过复杂的调节形式才使机体功能活动的稳态及适应性得以实现。

【复习思考题】

1. 何谓生理学?
2. 医学生为什么要学习生理学?
3. 何谓急、慢性动物实验法? 各有何特点?
4. 何谓内环境、外环境? 内环境的恒定是指何而言?
5. 何谓内环境的稳态?
6. 何谓机体功能活动的适应性? 有何意义? 举例说明之。
7. 机体功能活动的相对恒定是怎样实现的?
8. 何谓反射? 其活动的结构基础是什么? 由哪些部分构成?
9. 何谓神经-体液调节? 举例说明之。
10. 何谓负反馈、正反馈? 举例说明其作用的特点。

【目的要求】

1. 掌握细胞膜的物质转运功能；细胞的生物电现象及其产生原理。
2. 熟悉跨细胞的信号转导功能；兴奋性的概念；兴奋在神经纤维上传导的原理；肌细胞收缩的原理；刺激引起兴奋的条件。
3. 了解肌肉收缩的外部表现和力学分析。

【自学时数】

8学时。

细胞是人体最基本的结构和功能单位。机体内所有的生命现象都是在细胞及其产物的基础上进行的。100年前，光学显微镜的发明促成了细胞的发现，今天人们对细胞的结构、功能、发育和分化进行深入的研究，使生物科学进入一个新的水平，尤其是近年来高分辨率的形态学研究技术及日益发展的分子生物学方法的运用，对生物体的基本结构单位从细胞水平、亚细胞水平和分子水平不同层次揭示出众多生命现象机制，积累了极其丰富的科学资料。因此可以认为，离开了对细胞基本结构和功能的认识，要想阐明人体各器官、系统乃至整个人体的生命活动规律是不可能的。因此学习生理学必须从细胞生理学开始。

细胞生理学的主要内容包括：细胞膜的基本结构与跨膜物质转运功能；细胞的跨膜信号传导功能以及生物电现象与肌肉收缩活动等。

第一节　细胞膜的基本结构和跨膜物质转运功能

单细胞生物的生理功能由单一的细胞完成，人类及其高等动物由数量众多，呈高度分化的细胞所构成。组成人体的200多种细胞，形态各异，可分成许多种类，分布于机体的特定部位，执行其特定的功能，但绝大多数细胞的许多结构和功能是共同的。

一、细胞膜的化学组成和结构

动物细胞都被一层薄膜所包被，称为细胞膜或质膜。细胞膜是一种具有特殊结构和功能的半透膜，细胞内外的物质交换都必须通过膜。在电镜下可见细胞膜由三层结构组成，其内外两侧各有一层致密带，致密带的中间夹有一层透明带。每层厚约2.5nm，膜的总厚度约为7nm。此种结构不仅见于各种细胞的细胞膜，亦见于细胞内各种细胞器的膜性结构，如核膜、线粒体膜、高尔基复合体膜、内质网膜等。因此，它是细胞最基本的膜的结构形式，故称为单位膜，或称生物膜。

细胞膜主要由脂类和蛋白质组成。哺乳动物细胞膜中还有一定成分的糖类，它们与蛋白质和脂类结合，分别形成糖蛋白和糖脂。各种物质分子在膜中的排列形式和存在，是决定膜的基本生物学特性的关键因素。关于细胞膜的分子排列结构，现在公认的是"液态镶嵌模型"学说。其基本内容为：以液态脂质双分子层为基架，其中镶嵌以不同生理功能的蛋白质（图2-1）。

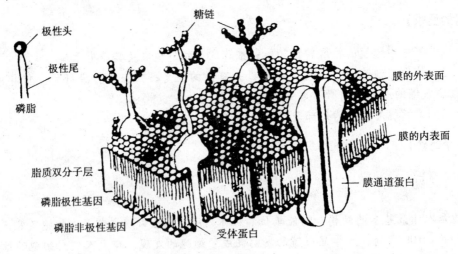

图2-1 细胞膜的液态镶嵌模型

（一）脂质双分子层

膜的脂质有三类，磷脂类占脂质总量的70%以上；其次是胆固醇，含量低于30%；此外还有少量糖脂。脂质是以双分子层的形式包被在细胞表面的，每个磷脂分子中由磷酸和碱基构成的基团，都朝向膜的外表面或内表面，而磷脂分子中两条较长的脂酸烃链则在膜的内部两两相对。脂质分子的这种定向而整齐的排列，是由脂质分子本身的理化特性和热力学定律所决定。所有的膜脂质都是一些双嗜性分子，磷脂的一端的磷酸和碱基是亲水性极性基团，另一端的长烃链则属疏水性非极性基团。不同细胞或同一细胞而所在部位不同的膜结构中，脂质的成分的含量各有不同。双分子层的内外两层所含的脂质也不尽相同，膜的内层，膜上的各类脂质分子在排列上还各有特点，如靠外侧的一层主要含磷脂酰胆碱和含胆碱的鞘脂，而靠胞浆（也称胞质）侧的一层则有较多的磷脂酰乙醇胺和磷脂酰丝氨酸，少量的磷脂酰肌醇几乎全部分布在膜的靠胞浆侧，它在细胞信号传导中起重要作用，胆固醇含量在两层脂质中无大差别，糖脂分布于膜的外层。

脂质的熔点较低，这决定了膜中脂质分子在一般体温条件下是液态的，即膜具有某种程度的流动性。脂质双分子层在热力学上的稳定性和它的流动性，使细胞可以承受相当大的张力和外形改变而不致破裂；而且即使膜结构有时发生一些较小的断裂，也可以自动融合而修复，仍保持连续的双分子层的形式。

（二）镶嵌在细胞膜上的蛋白质

膜结构中的蛋白质分子是以 α-螺旋或球形结构分散镶嵌在膜的脂质双分子层中，约占细胞膜重量的55%，主要以外周蛋白、整合蛋白两种形式同膜脂质结合：前者以其肽链中带电的氨基酸或基团与膜两侧的脂质极性基团相互吸引，使蛋白分子附着在膜的表面；后者的肽链一次或多次反复贯穿整个脂质双分子层，两端露出在膜的两侧，膜蛋白质具有不同的分子结构和功能，有的蛋白质与物质的跨膜转运有关，有的与能量转化、信息传递有关，生物膜所具有的各种功能，在很大程度上取决于膜所含的蛋白质。

（三）细胞膜的糖类

细胞膜含有少量糖类，不超过细胞膜重量的10%，主要是一些寡糖和多糖链。它们都以共价键形式和膜的脂质或蛋白质结合，形成糖脂和糖蛋白，糖链大多数裸露在细胞膜的外侧。由于这些糖链中单糖排列顺序上的不同使所在的细胞或使所结合的蛋白质具有特异性，可作为所在细胞或所结合的蛋白质的特异性的"标志"。如有的作为抗原决定簇，表示某种免疫信息；有的作为膜受体的"可识别"部分，能特异性地与某种递质激素或其他化学信号分子相结合。在人红细胞ABO血型系统中，红细胞的不同抗原特性就是由结合在脂质的鞘氨醇分子上的寡糖链所决定的。

二、细胞膜的跨膜物质转运功能

细胞膜的物质转运作用是细胞维持正常代谢，进行各项生命活动的基本功能。一个进行着新陈代谢的细胞，不断有各种各样的物质进出细胞，这些物质除极少数脂溶性的能够直接通过脂质层进出细胞外，大多数小分子物质或离子的跨膜运转，都与镶嵌在膜上的各种特殊的蛋白质分子有关，这些小分子或离子的跨膜运转根据其是否顺浓度差，即消耗能量与否，分为被动转运和主动转运两大类。而某些大分子物质、物质团块通过细胞膜与伪足形成，膜暂时断裂和再融合等更为复杂的生物学过程有关。

常见的细胞膜物质转运形式有两种：

（一）被动转运

溶液中的所有物质粒子都处于不断的热运动中，将两种不同浓度的含有同种物质的溶液放在一起，溶液中的粒子由浓度高的向浓度低的方向移动，这种现象称为扩散。物质跨细胞膜的扩散受温度、膜两侧该物质的浓度差以及膜对该物质通透的难易程度也即通透性所影响。膜的通透性是扩散的先决条件，浓度差是扩散的动力，是决定扩散率的重要因素之一。带电粒子（离子）的扩散速度还受到膜两侧电场力的影响。细胞内、外液为含有多种溶质的溶液，各种溶质的扩散方向与扩散量主要取决于各溶质的浓度差。这种顺浓度差扩散不需要消耗能量的转运方式称为被动转运。被动转运分为单纯扩散和易化扩散两种形式。

1. 单纯扩散：一般物质分子总是从高浓度区向低浓度区扩散。由于细胞膜是以脂质双分子层为框架的，因而位于细胞内外液中的物质分子只有能溶于脂质的才有可能扩散，扩散的速率和扩散的物质的多少，不仅取决于膜两侧该物质的浓度差，也取决于膜对该物质的通透性。在生物体系中，细胞外液和细胞内液都是水溶液，溶于其中的各种溶质分子，只要它们是脂溶性的，就可根据上述扩散原理作跨膜运动或转运，称为单纯扩散，人体内 O_2、CO_2、NO、脂肪酸、甾体（常称类固醇）等脂溶性物质就是通过这种方式进行转运的。体内一些甾体（类固醇）类激素也是脂溶性的，理论上它们也能够靠单纯扩散由细胞外液进入胞浆，但近来认为它们也可以在膜上某些特殊蛋白质的"帮助"下较快地进入细胞。

水的跨膜转运是由细胞膜两侧的渗透压差所驱动的，水分子由渗透压低的　侧向渗透压高的一侧移动，这种水分子借渗透压差的扩散称之为渗透，由于细胞膜是脂质双分子层组成，脂质分子间的间隙很小，又有疏水作用，所以在大部分细胞内外，对水的通透性非常低，水的跨膜转运速率非常缓慢。在一些组织，水能快速跨膜转运是与该细胞膜上存在称之为水通道的特殊膜蛋白结构有关。直到 20 世纪的 1992 年完成了它的分子克隆和功能鉴定，目前已鉴定出 10 种水孔蛋白（AQP）。每种水通道都有不同的组织分布和功能特点，如 AQP_1 主要分布在红细胞、肾小管；AQP_2 分布于集合管等。

2. 易化扩散：体内有些物质虽不溶于脂质或在脂质中溶解度很小，但它们在细胞膜结构中的特殊蛋白质协助下，也能从膜的高浓度一侧向低浓度一侧移动，这种转运形式称为易化扩散。如细胞外液中葡萄糖进入胞内，Na^+、K^+、Ca^{2+} 等离子的跨膜转运，转运动力仍同单纯扩散时一样，来自物质自身的热运动，其特点是它们必须依靠膜上具有特殊结构的蛋白质分子的功能活动。根据参与蛋白质的不同，可将其分为由通道介导和载体介导两种不同类型：

（1）通道介导的易化扩散：细胞内外液中的带电离子，如 Na^+、K^+、Ca^{2+}、Cl^- 等离子的跨膜转运必须通过纵贯脂质双层膜的嵌入蛋白质中的水相孔道进行扩散，这种能使离子跨过膜屏障转运的蛋白质孔道称为离子通道。离子通道具有相对特异性，通道对离子的选择取决于通道开放时它的水相孔道的几何大小和孔道壁的带电状况。由于通道有各自的离子选择性，故分别命名为 Na^+ 通道、K^+ 通道、Ca^{2+} 通道等相应的离子通道。各种组织胞膜上存在不同的通道蛋白质构成的不同离子通道，有的对于同一种离子，在不同细胞或同一细胞可存在结构和功能上不同的通道蛋白质，目前已发现有多种 Ca^{2+} 通道、K^+ 通道，这种情况与细胞在功能活动和调控方面的复杂化和精细化相一致。

离子扩散的动力来自膜两侧离子浓度差和电位差（亦称电化学梯度）所形成的扩散势能；离子扩散的条件是离子通道必须开放。离子通道在未激活时是关闭的，在一定条件下"门"被打开，才允许离子通过，这一过程称为门控过程，时间一般都很短，以数个或数十个毫秒（ms）计算。门控离子通道分为三类：一类是电压门控通道它们在膜去极化到一定电位时开放，也称为电压依从性通道，如神经元上的 Na^+ 通道。另一类是配基门控通道，受膜环境中某些化学性物质的影响而开放，因而也称之为化学门控通道。一般说配基来自细胞外液，如激素、递质等。已知 N 型 ACh 受体本身包含 Na^+、K^+ 通道，当 ACh 与受体结合时，通道开放，Na^+、K^+ 同时扩散转运。有些细胞内因子也能激活离子通道，如胞内 G 蛋白、cGMP、Ca^{2+} 等也可从细胞内面直接与离子通道相结合，并使之激活。还有一类称之机械门控通道，当膜的局部受牵拉变形时被激活，如触觉的神经末梢、听觉的毛细胞等。

除上述门控离子通道外，还有一类被称之为非门控"通道"。非门控"通道"总是处于开放状态，外在因素对之无明显影响。这类通道在维持静息膜电位上特别重要，静息电位主要是由 K^+ 以及部分 Na^+ 分别通过各自的非门控 K^+、Na^+ 通道的被动扩散所致，是由膜两侧的正负电荷分隔造成的。

（2）载体介导的易化扩散：此类扩散在物质跨膜转运时必须以载体为中介。在膜结构中存在有可称为载体的蛋白质分子，它们具有 1 至数个与某种被转运物相结合的位点，当与某种物质分子选择性地结合时，载体蛋白的变构作用使被结合的底物移向膜的另一侧。葡萄糖、氨基酸的跨膜转运就属于这种类型的易化扩散。易化扩散与主动转运不同之点在于它只能顺浓度差扩散，在载体充分有效、数量足够的情况下，此类转运的速率主要取决于膜两侧该物质的浓度差。

以载体为中介的易化扩散有下列特点：

（1）载体蛋白的结构特异性高，即每一种载体蛋白只能转运具有某种特定结构的物质。

（2）具有饱和现象，在浓度差较小的范围内载体蛋白转运某一物质的量与该物质的浓度差成正比。但当浓度差增加到某一限度时，载体蛋白转运该物质的能力不再增加，即出现饱和现象。

（3）竞争性抑制，如某一载体蛋白对 A 和 B 两种结构相似的物质都有转运能力，当提高 B 物质浓度将会减弱载体蛋白对 A 物质的转运数量，这是因为 B 物质占据了一定数量的结合位点的结果。

（二）主动转运

细胞膜通过本身的某种耗能过程将某种物质分子或离子作逆浓度差或逆电位差的转运过程，称为主动转运。主动转运消耗的能量几乎都是由 ATP 水解提供。

在细胞膜的主动转运中，Na^+、K^+ 的主动转运最重要，研究得也最为充分。人体所有的各种细胞，其细胞内外液中的 Na^+、K^+ 浓度有很大差异。以肌细胞为例，正常时，细胞内 K^+ 的浓度为细胞外液的 30 倍，而细胞外 Na^+ 的浓度为细胞内的 12 倍。这种明显的浓度差的形成与维持是细胞膜的一种特殊功能，要靠细胞正常的新陈代谢。在低温、缺氧的情况下或在用一些代谢抑制剂后，可使细胞内外 Na^+、K^+ 正常浓度差减小，在细胞代谢恢复正常后，上述浓度差又可恢复。因此，很早就有人提出，各种细胞膜上存在着一种"钠钾泵"的结构，简称钠泵。钠泵的作用是逆浓度差主动地把细胞内的 Na^+ 移出膜外，同时把细胞外的 K^+ 移入膜内，因而形成和保持了不同离子在膜两侧的特殊分布，这种分布对维持细胞的正常兴奋性是必不可少的。钠泵转运时所消耗的能量，由分解 ATP 而提供，钠泵实际上就是膜的脂质双分子层中镶嵌着的一种特殊蛋白质，它本身具有 ATP 酶的活性，可以分解 ATP 而释放出能量，并以此能量促使 Na^+、K^+ 进行主动转运。因此，钠泵实际上就是一种 Na^+-K^+ 依赖式 ATP 酶。近代分子生物学方法已将钠泵蛋白质克隆出来，它们是由 α 和 β 亚单位组成的二聚体蛋白质，肽链多次穿越脂质双分子层，是一种结合蛋白质。它包含有 2 个 α 亚单位，2 个 β 亚单位；α 亚单位是催化亚单位，分子量（也称相对分子质量）约 95 000，转运 Na^+、K^+ 和促使 ATP 分解的功能主要由这一亚单位来完成；而 β 亚单位的分子量约为 40 000，是一种糖蛋白，其作用还不太清楚。钠-钾泵转运 Na^+、K^+ 的过程，目前能被接受的假设是：裸露在细胞内侧的 α 亚单位有 3 个与 Na^+ 结合的位点，当 Na^+ 与 α 亚单位结合后，激活 ATP 酶，使胞内 ATP 水解而释放能量，并使泵蛋白转入另一种构象，这就使得 3 个 Na^+ 被排出至细胞外，而裸露在细胞外液一侧的 α 亚单位上有 2 个能与 K^+ 结合的位点。K^+ 的接受触发它又回复到原先的构象，此时它向细胞内排入 2 个 K^+（图 2-2）。

现认为 Na^+ 的结合与 ATP 酶的磷酸化有关，而 K^+ 的结合与其去磷酸化有关。钠泵活动时，它泵出 Na^+ 和泵入 K^+ 的这两个过程是偶联在一起进行的。在一般情况下，每分解 1 分子 ATP，可泵出 3 个 Na^+，同时泵入 2 个 K^+。由于钠泵的这种活动使细胞外正离子净增而使电位升高，因此也称为生电钠泵。

人体细胞新陈代谢所释放的能量大约 25% 用于钠泵的转运，钠泵活动的生理意义是：钠泵活动造成的胞内高 K^+ 是许多代谢过程的必需条件；钠泵将 Na^+ 排除胞内将减少水分子进入胞内，对维持细胞的正常体积有一定意义；钠泵活动最重要的是在于它能逆浓度差和电

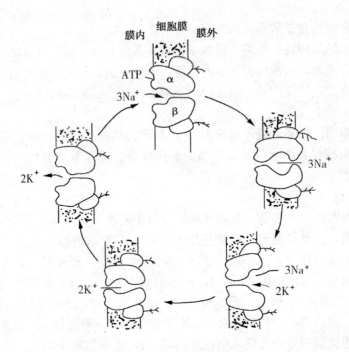

图 2-2　钠-钾泵工作示意图

位差进行转运，因而建立起一种势能储备。这种势能是细胞内外 Na^+ 和 K^+ 等顺着浓度差和电位差移动的能量来源。

主动转运是人体最重要的物质转运形式，除钠泵外，目前了解较多的还有钙泵（Ca^{2+}-Mg^{2+} 依赖式 ATP 酶），H^+-K^+ 泵（H^+-K^+ 依赖式 ATP 酶）等，这些泵蛋白在分子结构上和钠泵类似，都以直接分解 ATP 为能量来源，将有关离子进行逆浓度差的转运。

在主动转运中，还有一种称之为继发性主动转运的，由于钠泵形成的势能储备也是某些非离子物质进行跨膜主动转运的能量来源，因而把这种类型的转运称为继发性主动转运或称为协同转运。小肠上皮、肾小管上皮等对葡萄糖、氨基酸等营养物质的吸收就是继发性主动转运过程。如小肠腔内葡萄糖的主动转运必须与 Na^+ 结合，伴随着 Na^+ 由上皮细胞的管腔侧膜进入细胞内，之所以小肠腔内的 Na^+ 能跨管腔侧膜进入胞内，是由于在细胞的基侧膜上有钠泵存在，钠泵的活动将胞内的 Na^+ 排入周围组织液中，造成胞内 Na^+ 浓度低于肠腔液中的 Na^+ 的浓度，Na^+ 于是不断由肠腔液顺浓度差进入细胞，由此释放的势能利用于葡萄糖分子的逆浓度差进入细胞。每一种协同转运都与细胞膜中存在的特异性的称为转运体的特殊蛋白质有关。被转运的物质分子与 Na^+ 移动的方向相同的称为正相协同转运，被转运的物质分子与 Na^+ 移动的方向相反的称为反相协同转运。

（三）胞纳与胞吐

上述的两种物质跨膜转运，主要涉及小分子物质与离子。细胞对于大分子物质或物质团块，可通过膜的更为复杂的结构和功能变化，使之跨膜转运，此转运过程需要耗能，也是一种主动转运，可分为胞纳与胞吐两个过程。

1. 胞纳：是指细胞外的某些物质团块（如细菌、病毒、异物、血浆中的脂蛋白颗粒、大分子营养物质等）进入细胞的过程。如果进入细胞的物质是固体物质称为吞噬作用；如进入的物质为液体，称为胞饮作用。胞纳进行时，首先是细胞周围的某些物质被细胞膜所"接触"，然后引起和异物接触处的膜发生内陷或伸出伪足进而包绕之，再出现膜结构的融合和断离，最后发生异物连同包被它的那部分膜整个进入胞内。有些大分子物质如低密度脂蛋白，某些多肽激素、抗体、细菌毒素以及一些病毒进入细胞必须先于膜上特异性受体（一种镶嵌蛋白质）识别并结合，然后通过膜的内陷形成囊泡、囊泡脱离膜而进入细胞内。人们将这种特别的胞纳方式称为受体介导胞纳作用。

2. 胞吐：是指物质由细胞排出的过程。主要见于细胞的分泌活动，如神经末梢释放神经递质、内分泌腺分泌激素、外分泌腺分泌酶原颗粒和黏液等都属于出胞。不同细胞的各种分泌物大多在粗面内质网中合成，然后在高尔基复合体中加工，在输送过程中，逐渐被膜性结构所包被形成分泌囊泡，囊泡再逐渐移向特定部位的质膜内侧，暂时储存。当膜外的特殊化学信号或膜两侧电位的改变，局部膜中 Ca^{2+} 通道的开放，引起 Ca^{2+} 内流触发囊泡逐渐向质膜内侧移动，囊泡膜和质膜接触继而融合，并在融合处出现裂口，一次性将囊泡内容物全部排出，而囊泡的膜侧变成细胞膜的组成部分。胞吐作用也称为胞裂外排。

胞纳、胞吐过程不仅是物质转运的一种形式，而且也是细胞膜和细胞内膜性结构生成、移位和更新不可缺少的中间环节。

三、细胞的跨膜信号转导功能

人体虽然是由许许多多形态各异功能不同的细胞组成，但多细胞生物作为一个整体，细胞间必须具备完善的信息转递系统以协调所有细胞的增殖、分化以及代谢和功能活动。细胞间传递信息的物质多达数百种，包括各种神经递质、激素、细胞因子等信号物质，这些细胞外信号分子通称为配体，它们通常是由特定的细胞合成和释放，作用于与它相接触的或邻近的靶细胞，也可通过血液循环作用于远距离靶细胞。从化学性质上看，这些信号分子属于蛋白质、肽、氨基酸、核苷酸、脂肪酸衍生物、视黄醛类物质和甾体（类固醇）等，其中除类固醇激素、甲状腺激素可以扩散通过细胞膜而作用于细胞内受体外，其余绝大多数是水溶性分子，只能作用于细胞膜表面的受体，并引起相应的效应。所谓受体是指存在于细胞膜或细胞内能特异性识别生物活性分子并与之结合进而诱发生物效应的特殊蛋白质，即细胞接受信息的装置。然而，细胞外信号分子与膜受体结合后还要通过多级的、由信号分子构成的信号转导系统来发挥作用。这些细胞信号转导系统的功能不仅仅是简单的信号传递，同时还具有信号放大功能，使少量的细胞间信号分子可以引发靶细胞的显著反应。

细胞外环境变化的信息以新的信号形式传递到膜内，再引发被作用细胞即靶细胞相应的功能改变，包括细胞出现电反应或其他功能改变。这一过程可概括地称为跨膜信号转导，是细胞的一项基本功能。跨膜信号转导虽然涉及多种刺激信号在多种细胞引发的多种功能改变，但转导过程都是通过少数几种类似的途径或方式实现的，所涉及的几类膜蛋白质具有很大的结构上的同源性，是由相近的基因家族编码的。细胞膜是通过数目有限的作用形式和少数的蛋白质家族，对环境中多种多样的作用信号起反应的。

目前已被克隆的膜内外受体有几百种，根据它们的分子结构和信号转导方式，大体可以分为三类：①G 蛋白偶联受体介导的信号转导；②酶偶联受体介导的信号转导；③离子通道介导的信号转导。每类受体都通过各自不同的细胞信号分子完成信号转导。

(一) G 蛋白偶联受体介导的信号转导

1. 参与 G 蛋白偶联受体信号转导的信号分子：G 蛋白偶联受体介导的信号转导是通过膜受体、G 蛋白、G 蛋白效应器、第二信使、蛋白激酶等一系列存在于细胞膜、胞浆及胞核中的信号分子实现的。

G 蛋白偶联受体是最大的细胞表面受体家族，这类受体已被克隆出 300 多种，包括肾上腺素能 α 和 β 受体、ACh 受体、5-羟色胺受体、嗅觉受体、视紫红质以及多数肽类激素的受体。这些受体尽管所结合的细胞外信号分子千差万别，但它们在分子结构上属于同一个家族，每种受体都是由一条 7 次穿膜的肽链构成，因而也称之为 7 次跨膜受体（图 2-3）。

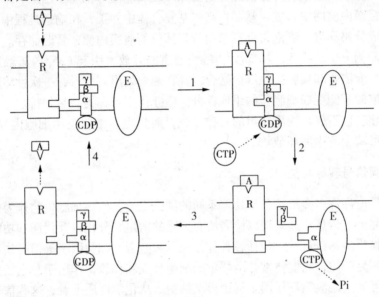

图 2-3 G 蛋白激活过程
A：配体 R：受体 E：G 蛋白效应器

利用点突变技术及置换结构域形成嵌合体的技术，对 7 次跨膜受体的结构-功能关系进行的研究，已证实受体分子识别和结合配体的部位并不一致，它与配体分子的大小有关。结合促甲状腺激素释放激素、肾上腺素等小分子配体的部位，通常位于深入脂质双层的跨膜螺旋；而结合卵泡刺激素、黄体生成素、促甲状腺激素等大分子配体的部位，则位于受体分子细胞外可伸展的 N 端。受体结合并激活 G 蛋白的部位位于受体分子胞浆侧的不同部位，其中特别重要的是胞浆侧Ⅲ环。可见这类受体分子的胞外侧和跨膜螺旋内部有配体的结合部位，胞浆侧有结合 G 蛋白的部位，通过与配体结合后的构象变化来结合和激活 G 蛋白。

GTP 结合蛋白也称 G 蛋白，是偶联膜受体和效应器蛋白（酶或离子通道）的膜蛋白。G 蛋白有两类，即异源三聚体 G 蛋白和单体 G 蛋白。通常所说的 G 蛋白是指三聚体 G 蛋白。目前已知的三聚体 G 蛋白有 20 种以上，它由 α、β、γ 三个亚基组成，其中 α 亚基具有鸟苷酸结合位点和 GTP 酶活性，激活过程如图 2-4 所示。非活化的 G 蛋白在膜内是与受体分离的，其 α 亚单位与 GDP 相结合。当配体与受体结合后，受体发生构象改变，和 G 蛋白结合，并使之激活；激活的 G 蛋白 α 亚单位对 GTP 具有高度亲和力，与 GTP 结合后，解离出 GDP。α 亚单位与 GTP 的结合使三聚体 G 蛋白分成两部分，即 α-GTP 复合物和 β-γ 二聚体，两部分均可进一步激活它们的靶蛋白（G蛋白效应器，图2-4E）。G蛋白的激活是很短暂的，因为α-GTP复合物一旦和它的靶蛋白结合，它的GTP酶就被激活，将结合的GTP分解成GDP，使α亚单位和它的靶蛋白双双失活，结合GDP的亚单位随之与β-γ二聚体再次结合成非激活状态的G蛋白。G蛋白效应器有两种，即催化生成第二信使的酶和离子通道。G蛋白调控的酶主要是细胞膜上的腺苷酸环化酶（AC），磷脂酶C（PLC），依赖于cGMP的磷酸二酯酶（PDE）也可直接或间接通过第二信使调控离子通道的活动。第二信使是指细胞外信号分子作用于细胞膜后产生的细胞内信号分子（作用于细胞膜的信号分子称为第一信使），目前已知的第二信使物质除了cAMP以外，较重要的还有三磷酸肌醇（IP$_3$），甘油二酯（DG），环一磷酸鸟苷（cGMP）和Ca^{2+}等。它们调节的靶蛋白主要是各种蛋白激酶和离子通道。蛋白激酶有10多种，根据它们磷酸化底物蛋白机制的不同可分为两大类：一类是丝氨酸/苏氨酸蛋白激酶，它们可使底物蛋白中的丝氨酸或苏氨酸残基磷酸化，占蛋白激酶中的大多数；另一类是可使底物蛋白酪氨酸残基磷酸化的酪氨酸蛋白激酶，其数量较少，主要在酶偶联受体的信号转导路径中发挥作用。许多蛋白激酶是被第二信使激活的，根据激活它们的第二信使，又可分为依赖cAMP的蛋白激酶或称蛋白激酶A（PKA），依赖于Ca^{2+}的蛋白激酶，或称蛋白激酶C（PKC）等。蛋白激酶可将ATP分子上的磷酸基团转移至底物蛋白，使其磷酸化，磷酸化的底物其电荷量和构象发生变化，导致其生物学特性的变化。蛋白激酶的底物蛋白也可能是另一种蛋白激酶，如此便形成下游蛋白瀑布样的依次磷酸化，即磷酸化级联反应。这种磷酸化反应是可逆的，因为细胞内还有大量磷酸酶，可使底物蛋白脱磷酸化。因此当信号分子的作用减弱或去除时，会发生相反的脱磷酸反应。

2. G蛋白偶联受体介导的几种主要信号转导方式：

（1）cAMP-PKA途径：cAMP是由膜上的腺苷酸环化酶（AC）环化胞浆内的ATP生成的，正常情况下，它的生成与分解保持平衡，使胞内cAMP浓度保持在10^{-7}mol/L以下。细胞的配体物质可使cAMP水平在几秒钟之内改变5倍，这主要是通过调节AC活性实现的。有些受体，如肾上腺素β受体、促肾上腺皮质激素受体、胰高血糖素受体等，当它们与配体结合后，便激活一种能活化AC的G蛋白，称之为激动性G蛋白，简称Gs，激活后的Gs分成两部分，即它的α亚单位与GTP形成的复合物和β-γ二聚体，前者与之结合并使之激活，从而使胞内cAMP水平升高，另一些受体，如肾上腺素α受体、AChM$_2$受体、生长抑素受体等，当它们与配体结合后可激活另一种能抑制AC活性的G蛋白，称之为抑制性G蛋白（Gi）。激活的Gi使AC活忙下降，cAMP水平降低。

cAMP主要通过激活蛋白激酶A（PKA）来实现信号转导功能。在不同类型的细胞中，PKA的底物蛋白不同，因此cAMP在不同的靶细胞中具有不同的功能，例如，肝细胞内cAMP的升高可激活PKA，PKA又激活磷酸化酶激酶，后者促使肝糖原分解；在心肌细胞，PKA可使Ca^{2+}通道磷酸化，增加细胞膜上有效Ca^{2+}通道的数量，因而增强心肌的收缩；在胃黏膜壁细胞，PKA的激活可促进胃酸的分泌。cAMP也可通过调节离子通道来实现第二信使的作用。

（2）IP$_3$-Ca^{2+}途径：许多配体与受体结合后可激活另一种G蛋白Gq，Gq可激活膜上的磷脂酶C（PLC），PLC可将膜脂质中含量甚少的二磷酸磷脂酰肌醇（PIP$_2$）迅速水解为两种第二信使物质，即三磷酸肌醇（IP$_3$）和甘油二酯（DG）。IP$_3$是水溶性小分子物质，它离开膜后结合于内质网或肌质网（也称肌浆网）膜上的 IP_3 受体，IP_3 受体是一种化学门控的 Ca^{2+} 释放通道，激活后导致内质网或肌质网中 Ca^{2+} 的释放和胞浆 Ca^{2+} 浓度升高。Ca^{2+} 作为第二信使，在信号转导中具有重要的作用。它可直接作用于底物蛋白发挥调节作用，如在骨骼肌，Ca^{2+} 与肌钙蛋白的结合可引发肌肉收缩，但是在多数场合，Ca^{2+} 是和胞浆中的钙调蛋白（calmodulin，CaM）结合生成复合物（$Ca^{2+} \cdot CaM$）来发挥作用。CaM 分子存在于所有的细胞之中，由一条 148 个氨基酸的肽链构成，肽链上有 4 个高亲和力的 Ca^{2+} 结合位点，CaM 与 Ca^{2+} 生成的复合物可调节许多生理过程。例如，在平滑肌细胞，$Ca^{2+} \cdot CaM$ 复合物可结合于于肌球蛋白轻链激酶（MLCK）并使之激活，导致肌球蛋白轻链磷酸化和平滑肌的收缩；在血管内皮细胞，$Ca^{2+} \cdot CaM$ 复合物结合并激活一氧化氮合酶（nitric oxide synthase，NOS），NOS 将 L-精氨酸转换为 NO 和瓜氨酸，生成的 NO 扩散至平滑肌，引起血管舒张。在某些细胞，CaM 是作为酶分子中的亚单位存在的，Ca^{2+} 和 CaM 的结合可改变酶的活性。例如糖原磷酸化酶激酶的分子由 16 个亚单位（$\alpha\beta\gamma\delta$）组成，其中 4 个 δ 亚单位就是 CaM，Ca^{2+} 与之结合后可部分激活该酶的活性。$Ca^{2+} \cdot CaM$ 复合物除了上述特异性地调节底物酶的活性之外，更多的是通过激活依赖于 CaM 的蛋白激酶，使底物蛋白磷酸化，从而发挥调节作用。由于这类蛋白激酶的特异性不高，因而底物蛋白非常广泛，包括酶、骨架蛋白、离子通道、转录因子等。

（3）DG-PKC 途径：Gq 偶联的膜受体可以激活 PLC，后者分解膜磷脂中的 PIP。生成两种第二信使，即 IP_3 和 DG。IP_3 进入胞浆并诱发胞浆 Ca^{2+} 浓度升高，而 DG 仍留在膜的内表面。存在于胞浆中的蛋白激酶 C（PKC）可被膜内侧的 DG 和膜磷脂中的磷脂酰丝氨酸激活。PKC 有多种亚型，它们广泛分布于不同类型的组织细胞，激活后可使底物蛋白磷酸化，产生多种生物效应。

（4）G 蛋白-离子通道途径：G 蛋白也可直接或间接地通过第二信使调节离子通道的活动来实现信号转导。少数 G 蛋白可以直接调节离子通道的活动。例如，心肌细胞膜上的 M_2 受体与 ACh 结合后可激活 Gi，Gi 活化后生成的 α-GTP 复合物和 β-γ 二聚体都能激活 ACh 门控 K^+ 通道。在更多场合，G 蛋白是通过第二信使来影响离子通道活动的。例如，神经细胞和平滑肌细胞中都普遍存在有 Ca^{2+} 激活的 K^+ 通道，细胞内 Ca^{2+} 浓度升高时可激活这类通道，导致细胞膜的复极化或超极化。

（二）酶偶联受体介导的信号转导

酶偶联受体介导的信号转导的酶偶联受体可分为两种类型。一种为酪氨酸激酶的受体，受体分子具有酶的活性，即受体与酶是同一蛋白分子，称为具有酪氨酸激酶的受体；受体本身没有酶的活性，但当它被配体激活时，立即与酪氨酸激酶结合并使之激活，称之为结合酪氨酸激酶的受体。另一种为具有鸟苷酸环化酶的受体。

1. 通过酪氨酸激酶受体介导的信号转导：这一信号转导系统的受体都是贯穿脂质双层的膜蛋白，一般只有一个跨膜 α 螺旋，它在膜外侧有与配体结合的受体位点，而它伸入胞浆的一端具有酪氨酸激酶的结构域，因而称之为具有酪氨酸激酶的受体或受体酪氨酸激酶，当细胞外的信号分子与它的受体位点结合时，就引起胞浆侧酪氨酸激酶结构域的激活，导致受体自身及(或)细胞内靶蛋白的磷酸化。这一过程与 G 蛋白无关。大部分生长因子和一部分肽类激素都是经过受体酪氨酸激酶将信号转导致细胞核，从而引起基因转录的改变。这一信号转导路径也称为丝裂原激活的蛋白激酶（MAPK）途径。

生长因子与受体的结合，首先导致相邻两个受体的二聚化和受体分子胞浆端自身的一些酪氨酸残基磷酸化。受体自身的磷酸化形成靶蛋白结合位点，一种称为生长因子受体结合蛋白2（CRB$_2$）的适配蛋白便与受体结合，与受体结合的GRB$_2$同时又连接并激活一个称为SOS的底物蛋白。后者是一个鸟苷酸释放因子，它的激活可促进单体G蛋白Ras由Rak-GDP的失活型转变为Ras-GTP的激活型。单体G蛋白Ras和三聚体G蛋白中的α单位相似，具有结合GTP和GTP酶的双重活性，然而与三聚体G蛋白不同的是Ras蛋白水解GTP的速度为α亚单位的1/100，从而使它能较长时间地保持激活状态。

活化的Ras蛋白可结合并激活胞浆的raf蛋白。raf蛋白也称MAPKKK（MAPK kinase kinase），是一种丝氨酸/苏氨酸蛋白激酶，活化的MAPKKK进一步磷酸化并激活另一种兼有苏氨酸和酪氨酸激酶活性的蛋白激酶MAPKK（MAPK kinase），后者通过同时磷酸化MAPK分子中苏氨酸和酪氨酸（这对于完全激活MAPK是必需的）来激活受MAPK激活的丝裂原激活的蛋白激酶（MAPK），使之从胞浆进入核，作用于下游靶蛋白，包括胞浆中的蛋白激酶及核中的一些转录因子，并最终影响细胞的生长和增殖。

除了各种生长因子和细胞因子可通过受体酪氨酸激酶激活MAPK之外，许多多肽类物质也可结合G蛋白偶联受体，通过DG-PKC途径来激活MAPK。此外，还有实验证明，cAMP的水平也可影响MAPK的激活。因此，目前认为MAPK是与细胞生长有关的化学信号刺激细胞增殖、分化的细胞内信号转导的交汇点。

有一种受体的分子结构中没有蛋白激酶的结构域，但是一旦与配体结合而被激活，就可以和细胞内的酪氨酸蛋白激酶形成复合物，并通过对自身和底物蛋白的磷酸化作用靶信号转入细胞内。因为这类受体本身并没有蛋白激酶活性，但可结合并激活酪氨酸蛋白激酶，所以称为结合酪氨酸激酶的受体。这类受体包括促红细胞生成素受体、生长素和催乳素受体，以及许多细胞因子和干扰素的受体。这些受体一旦与配体结合便可进一步结合并激活细胞内的酪氨酸激酶，和受体结合的酪氨酸激酶就会使不同的靶蛋白磷酸化，导致细胞内效应。

2. 通过鸟苷酸环化酶受体介导的信号转导：此类受体也称受体鸟苷酸环化酶，只有一个跨膜α螺旋，分子的N端有配体结合位点，位于膜外侧，C端有鸟苷酸环化酶（GC），在膜内侧结构域，一旦配体结合于受体，将激活GC的活性。与AC激活不同的是此过程不需要G蛋白参与。GC使胞浆内的GTP环化生成环一磷酸鸟苷（cGMP），可结合并激活cGMP依赖性蛋白激酶G（PKG），PKG和PKA一样，也是一种丝氨酸/苏氨酸蛋白激酶，使底物蛋白磷酸化。受体鸟苷酸环化酶的一个重要配体是心房钠尿肽（ANP）。ANP是由心房肌合成和释放的一类多肽，可刺激肾脏排泄钠和水，并使血管平滑肌舒张。此外，细菌热稳定肠毒素等肽类物质，也是这类受体的配体。

一氧化氮（nitric oxide，NO）的受体也是一种GC，但这种GC存在于胞浆，称为可溶性GC。它由α和β两个亚基构成。一氧化氮是20世纪80年代后期发现的一种气体信息分子，参与神经递质引起的血管舒张反应。现已证实它广泛存在于中枢和外周神经系统中，与多种机体功能的调节有关。它不具有典型神经递质的特点，一般是在神经细胞受到递质作用时，激活了一种细胞内广泛存在的NO合酶（NO合成酶），后者再作用于精氨酸而生成NO。这种小分子物质不经过囊泡释放就可自由扩散出细胞膜，也可自由地进入邻近的神经细胞或一般组织中。NO作用于可溶性GC，使胞浆内的cGMP浓度和PKG活性升高，参与多种细胞内功能的调节。这样，NO和cGMP就形成了一种作用广泛的特殊信号转导系统，有别于化学递质或第二信使分子的作用方式。这也说明细胞间通信或相互影响的复杂性。

（三）离子通道介导的信号转导

有些受体本身就是离子通道，也可称它们为通道型受体，又由于它们激活时直接引起跨膜离子流动，故也可称为促离子型受体。例如 N_2 型 ACh 受体、A 型 γ-氨基丁酸受体和甘氨酸受体，都是细胞膜上的化学门控通道。通道的开放（或关闭）不仅决定离子本身的跨膜转运，而且能实现化学信号的跨膜转导，因而这一信号转导途径称为离子通道介导的信号转导。例如，骨骼肌终板膜上 ACh 受体与 ACh 结合后，发生构象变化及通道的开放，Na^+ 和 K^+ 经通道的跨膜流动造成膜的去极化，并以终板电位的形式将信号传给周围肌膜，引发肌膜的兴奋和肌细胞的收缩；神经元细胞膜上 A 型 γ-氨基丁酸受体与配体结合后，造成 Cl^- 通道开放，Cl^- 的跨膜流动使膜产生抑制性突触后电位，并进而引起神经元的抑制。

电压门控通道和机械门控通道通常不称作受体，但事实上，它们是接受电信号和机械信号的受体，并通过通道的开、闭和离子跨膜流动的变化把信号传递到细胞内部。例如，心肌细胞 T 管膜上的 L 型 Ca^{2+} 通道是一种电压门控通道，发生动作电位时，T 管膜的去极化（临床上称除极）可激活这种 Ca^{2+} 通道，其开放不仅引起 Ca^{2+} 的内流，而且内流的 Ca^{2+} 还作为第二信使，进一步激活肌质网的 Ca^{2+} 释放通道，引起胞浆 Ca^{2+} 浓度的升高和肌细胞的收缩，从而实现动作电位（电信号）的跨膜信号转导；大鼠主动脉内皮细胞受到血流切应力刺激时，可激活两种机械门控通道，即非选择性阳离子通道和 K^+ 选择性通道，两种通道的开放都有助于 Ca^{2+} 进入内皮细胞。胞内增多的 Ca^{2+} 作为第二信使可进一步激活 NO 合酶，并引发血管舒张，从而实现应力刺激（机械信号）的跨膜转导。

在研究通道蛋白质的过程中，还发现一种不是沟通胞浆和细胞外液的跨膜通道，而是允许相邻细胞之间直接进行胞浆内物质交换的通道，称为细胞间通道。这种通道在缝隙连接处，相邻两细胞的膜靠得很近，相隔 2.0nm 左右，每一侧膜上都整齐地排列着许多蛋白质颗粒，每个颗粒是由 6 个蛋白质亚基（分子量各为 25kD*）构成的 6 聚体蛋白质，中间包绕一个水相孔道。构成颗粒的蛋白质和中心孔道都贯穿所在膜的脂质双分子层，在两侧细胞膜靠紧形成细胞间的缝隙连接处，两侧膜上的各颗粒即通道样结构都两两对接起来，于是形成了一条条沟通两细胞胞浆的细胞间通道，但与细胞间隙液不相沟通。这种细胞间通道的孔径大小，一般可允许包括电解质离子、氨基酸、葡萄糖和核苷酸等分子量<1.5kD 或分子直径<1.0nm 的物质分子通过。缝隙连接或细胞间通道多见于心肌细胞、肠平滑肌细胞、肝细胞、晶状体细胞和一些神经细胞之间。细胞间通道的存在，有利于功能相同而又密切的一组细胞之间进行离子、营养物质甚至一些信息物质的沟通，造成它们进行同步性活动的可能性。

（四）跨膜信号转导和原癌基因

与上述跨膜信号转导有关的一些蛋白质，如某些受体、G 蛋白和一些生长因子以及各种蛋白激酶等，它们在细胞内的生成是由正常机体中被称为细胞原癌基因的一类癌基因所决定的。细胞癌基因与肿瘤发生有关，但在正常情况下它们的表达产物却是人体无时无刻不在进行着的各种跨膜信号转导过程所必需的。

在细胞原癌基因中，有一类可被细胞膜上的变化或胞浆中的第二信使经过某种介导过程

---

* 分子量单位常用道尔顿（D 或 Da），其与法定单位（u）换算：1D＝1u。

激活而表达。由于这一表达在数分钟内即可出现，故被称为即早基因（IEG）；其间所表达形成的蛋白质又进入核内，起着转录调节因子的作用，诱导另一些基因进行表达，后者的表达产物可能是某种通道蛋白质、肽类物质或影响代谢的酶类。这一过程的意义在于：外界信号不仅可使细胞出现即时反应，而且通过新的蛋白分子的生成和装配，造成细胞反应能力的长期改变。一种称为 c-fos 的原癌基因在生长因子、神经递质的作用下能即刻、短暂表达，因而被称之为传递信息的"第三信使"。

上述主要以膜受体的特性为依据，归纳了几条重要的跨细胞膜和细胞内的信号转导途径。事实上，各条信号转导途径之间存在着错综复杂的联系。研究表明，信号分子间实际存在的相互联系和作用，比目前了解的要复杂得多，还有待进一步的深入研究。

第二节　细胞的兴奋性和生物电现象

一切生物体都是在一定的环境中生活的，当环境发生变化时，生物体内部的代谢及外部活动将发生相应的改变，在生理学上将这种改变称为反应（response）。把能引起生物体产生反应的环境变化称为刺激（stimulus）。生物体对刺激引起的反应有两种表现形式：一种是由相对静止转变为活动，或由弱的活动变为强的活动，称为兴奋（excitation）；另一种是从活动状态转变为相对静止，或由强的活动变为弱的活动，称为抑制（inhibition）。而在早期生理学上将一切活细胞、组织或有机体对刺激产生反应的能力，称为兴奋性（excitability），它被认为是各种活的生物体所具有的共同特性。由于神经、肌肉和腺体对刺激的反应表现特别明显，因而这三种组织习惯上被称为可兴奋组织，其组成细胞称为可兴奋细胞。

随着电生理技术的发展和应用，以及研究资料的积累，人们对兴奋性和兴奋的概念又有了进一步的理解。三种可兴奋细胞虽然在兴奋时有不同的外部表现，但在受刺激处的细胞膜有一个共同的、最先出现的、可传导的跨膜电位变化，也就是下面我们将要讨论到的动作电位；肌细胞和腺细胞的外部表现（如机械收缩和分泌活动等），都是由细胞膜产生的动作电位触发和引起的，神经细胞的兴奋只表现为动作电位。既然动作电位是可兴奋细胞受刺激而产生兴奋时共有的特征性表现，它不是细胞其他功能变化时产生的伴随现象，而是细胞表现其功能的触发因素，因而在近代生理学术语中，兴奋性被理解为细胞在受刺激时产生动作电位的能力，而兴奋就是指产生动作电位的过程或产生动作电位，这样的理解显然比当初的定义更严格和局限，而且用起来意义更具体，因此为大多数人接受。

一、神经和骨骼肌细胞的生物电现象

活的细胞或组织不论在安静时还是在活动时，都可记录到电的变化，称为生物电现象。人类对于生物电现象的注意可以追溯到古埃及关于电鱼击人的记载。但对于生物电现象的研究，只能是在人们对于电现象的一般规律和本质有所认识以后，并随着电测量仪器的发展而日趋深入。目前，临床医学上对健康人和患者在体表无创地进行的心电图、脑电图、肌电图、视网膜电图、胃肠电图等的检查，已经成为发现、诊断和估量疾病进程与治疗效果的重要手段。目前已经知道，人体和各器官表现的电现象，是以细胞水平的生物电现象为基础的，而细胞生物电又是质膜内外两侧带电离子的不均匀分布和一定形式的跨膜移动的结果。

各种感受器细胞，电反应是它们对外在环境某种变化进行跨膜信号转导的结果。

（一）生物电现象的观察和记录方法

19世纪中叶，人们就已知道神经纤维传导冲动时存在电的变化，早期这种电的变化是基于用电位计来观察的，由于用电位计观察神经干或其他组织的电变化时不够灵敏，而且指针或描笔有较大的摩擦和惯性，常常不能够精确地记录微弱而变化快速的生物电现象。近代电生理研究中最常用的测量仪是阴极射线示波器及一些有关附属设备，其基本原理如图2-4所示。从神经纤维或其他可兴奋细胞引导来的微弱生物电信号经放大器放大后接到示波器的垂直偏转板的两极，由射线管右侧电子枪发射的电子束经偏转板作横扫描和垂直移动后投射于荧光屏，这样，根据电子束在荧光屏上形成的光点轨迹，就能够比较精确地记录和测量神经细胞的电位变化。用一条神经干记录生物电时，所得结果是该神经干的复合动作电位。因为一条神经干含有几千乃至十几万根神经纤维。一般研究生物电现象要从细胞水平进行观察分析，故须用单一神经纤维或单一细胞记录生物电变化。微电极的发明为此创造了条件。应用尖端直径只有$1\mu m$或更细的微电极刺入细胞内（凌宁和Gerared，1947），另一电极作为参考电极放在细胞外，这种称之为细胞内记录的方法可以测定细胞在安静或活动时细胞膜内外的电位差（即跨膜电位）及其兴奋时的电位变化。这样的记录装置只反映该单一细胞的电变化，几乎不受其他细胞电变化的影响。20世纪50年代（Hodgkin和Huxley）应用了在微电极技术上发展的电压钳技术研究了枪乌贼巨大轴突的电压门控Na^+通道和K^+通道，分析了Na^+电流和K^+电流的时间和电压依赖性，提出生物电产生的离子学说，阐明了动作电位的起因。计算机及其相关软件与电测量仪器的精密化、一体化（如生物信号处理系统的出现）使生物电变化的测定、记录以及分析更精细，更客观，更方便。也使一些极微弱的生物电现象经计算机叠加而得以显现出来。

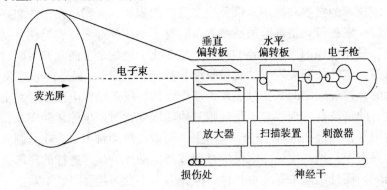

图2-4 用阴极射线示波器及有关设备观察生物电现象的实验布置

由于电压钳的技术只能测量含有大量离子通道的膜行为，个别离子流的特征只能从整个群体中推测出来，20世纪70年代中期由Neher和Sakmann建立并发展出一种以记录细胞膜结构中单一的离子通道蛋白分子开放和关闭亦即测量单通道离子电流和电导的膜片钳技术。其原理是用一尖端光洁，直径约$1\mu m$的玻璃微管与细胞表面在负压吸引下紧密接触，引成千兆欧封接，将吸附在微电极尖端开口处的那小片膜与其余部分的膜在电学上完全隔离开来，使小片膜中只包含一个或数个通道蛋白质分子，在此基础上固定电位，对这一小片膜上的离子通道的离子电流进行检测记录（图2-5）。

膜片钳技术可测量 1pA 的电流灵敏度，1μm 的空间分辨率和 10μs 的时间分辨率，为从分子水平了解生物膜离子通道的开启和关闭、动力学选择性和通透性等膜信息提供了直接的手段，从而使生物电现象观察分析进入分子水平的新阶段。

（二）细胞的跨膜静息电位和动作电位

生物细胞以膜为界，膜内外的电位差称为跨膜电位，简称膜电位。细胞的生物电现象主要有两种表现形式：一是安静状态下的静息电位；二是兴奋时的动作电位。体内各器官或多细胞的结构所表现的多种形式的生物电现象，大多数可根据细胞水平的这些基本电现象的产生机制来解释。

1. 细胞的静息电位：细胞安静时，存在于细胞膜内外两侧的电位差，称为跨膜静息电位，简称静息膜电位或静息电位。体内所有细胞的静息电位都表现为细胞膜内侧带负电，外侧带正电，这种膜内带负电、膜外带正电的状态称为膜的极化。大多数细胞的静息电位都是一种稳定的直流电位。通常规定膜外电位为零，则膜内大都在 $-10 \sim -100$mV。各种不同的细胞有各自相对稳定的静息电位值。例如，枪乌贼的巨大神经轴突等的静息电位为 $-50 \sim -70$mV；哺乳动物神经和肌肉细胞的静息电位值为 $-70 \sim -90$mV；人红细胞的静息电位约为 -10mV 等。

2. 细胞的动作电位：神经细胞、肌肉细胞在受到刺激发生兴奋时，细胞膜在原有静息电位的基础上发生一次迅速而短暂的电位波动，细胞兴奋时发生的这种短暂的电位波动，称为动作电位。这种电位波动可向周围扩布，动作电位是各种可兴奋细胞发生兴奋时所具有的特征性表现，因此，动作电位常作为兴奋的指标。实验观察到：哺乳动物的神经轴突（纤维）和肌肉细胞（纤维）在安静时，膜的外侧面带正电，内侧面带负电，其静息电位值为 $-70 \sim -90$mV，当细胞受到足够强度的刺激时，膜内、外的电位差迅速减小直至消失，而且可进一步出现膜两侧电位极性倒转的现象，即膜外带负电，膜内带正电，如果以膜外电位值为零时，则膜内电位值为 $+20 \sim +40$mV。

然而，这种膜电位极性倒转现象只是暂时的，它很快就恢复到受刺激前膜外正，膜内负的极化状态，即静息电位水平。膜电位这种迅速而短暂的波动即为动作电位。动作电位的幅

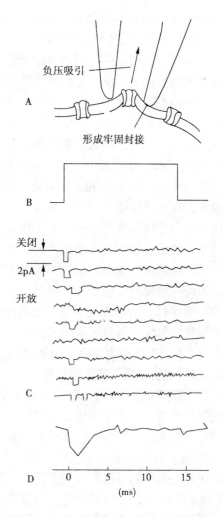

图 2−5　电压门控 Na$^+$ 通道的膜片钳实验 A. 用负压将玻璃微电极的尖端开口吸紧一小片质膜，使之与膜的其他部分形成电学分离，此膜片中正好含一 Na$^+$ 通道；B. 人为地使跨膜电位去极化并稳定在约 -10mV 的水平；C. 在多次去极化的观察中可看到的同一 Na$^+$ 通道的开放情况；D. 将多次实验中看到的通道开放引起的 Na$^+$ 内流叠加，可以模拟出整段膜去极化时的 Na$^+$ 内流情况，足以解释整段膜动作电位上升支的形成

值为 90~130mV，即从原来膜内为 -70~ -90mV 的静息电位值变到 +20~ +40mV。在动作电位发生和发展过程中，膜内、外电位差从静息值逐步减小直至消失，这一过程称为去极化或除极化，膜两侧电位倒转，成为膜外带负电、膜内带正电，称为反极化或超射，膜电位恢复到膜外带正电、膜内带负电的静息状态，称为复极化。在示波屏上显示的动作电位的曲线，可分为上升支和下降支。上升支又称去极相，包括膜电位的去极化和反极化两个过程；下降支又称复极相，即膜电位的复极化过程。各种可兴奋细胞的动作电位均由去极相和复极相组成，但是它们的形状、幅度和持续时间各不相同。例如，神经纤维的动作电位一般仅持续 0.5~2.0ms，呈尖锋状，因而称为锋电位。在锋电位的下降支恢复到静息电位水平以前相当于动作电位幅度的 70% 左右处，膜电位还要经历一段微小而缓慢的波动，称为后电位。一般是先有一段持续 5~30ms 的负后电位，再出现一段延续更长的正后电位；而心室肌的动作电位则可持续几百毫秒，常呈现平台状。

单一神经或肌细胞动作电位有以下特性：①当给予细胞的刺激强度太小时，动作电位不会出现，刺激强度达到阈值就可引发动作电位，且动作电位一旦产生，其幅度一般是固定的，即使再增加刺激强度，动作电位的幅度不再因刺激强度的增大而增大，这一特性，称为"全或无"（all or none）定律；②动作电位的另一特性是可扩布性，动作电位产生后并不局限于受刺激部位，而是迅速向周围扩散，直至整个细胞的细胞膜都依次产生动作电位；③动作电位在扩播过程中其幅度和波形不因传导距离的加大而改变，这种特性称为不衰减传导。

（三）生物电现象产生的机制

1. 细胞膜内外两侧的离子分布及膜对离子的通透性：上述生物电现象的产生是与细胞膜两侧带电荷的离子分布相关。细胞膜内外离子分布很不相同，膜内有较多的 K^+ 和带负电的大分子有机物，膜外有较多的 Na^+ 和 Cl^-。据测定，各类细胞在膜内的 K^+ 浓度为膜外的 20~40 倍，而 Na^+ 浓度则膜外为膜内的 7~12 倍。这样细胞膜两侧形成不同离子的浓度差，膜内外各种离子的不均衡分布为离子被动跨膜移动提供了势能储备。根据细胞膜的分子结构液态镶嵌模型学说：镶嵌于脂质双分子层中的各种通道蛋白质，分别对某种离子有选择性的通透能力，这种通透能力在各种生理条件下是可变的。用膜对物质转运形式的通道学说来解释认为：膜对离子通透能力的大小取决于离子通道开放、关闭以及开放的数量等，从而使细胞膜对各种离子的通透性发生改变。各种离子通道开放或关闭的状态不同，决定着膜的功能特性的差异。例如，在安静状态下，膜对 K^+ 的通透性最大，对 Cl^- 次之，对 Na^+ 的通透性很小，而对带负电的大分子有机物则几乎不通透；而兴奋时，膜对 Na^+ 的通透性突然增大。

上述细胞膜内外离子种类不同，离子浓度也存在差别，细胞膜对各种离子的通透性又有选择性差异，因此使细胞膜两侧具备了产生浓度差电动势，形成膜两侧平衡电位（即膜电位）的条件。

2. 静息电位与 K^+ 平衡电位：正常时细胞膜内 K^+ 浓度高于膜外，Na^+ 浓度则膜外高于膜内。在这种情况下，K^+ 必然有一个向膜外扩散的趋势，而 Na^+ 有向膜内扩散的趋势。但是在安静时细胞膜只对 K^+ 有选择通透，因此，只允许 K^+ 向膜外扩散。当 K^+ 向膜外扩散时，膜内带负电的大分子有机物由于细胞膜对它几乎不通透而留在细胞内。这样，随着 K^+ 的外移，膜的两侧就产生了电位差，即膜外带正电，膜内带负电。由于膜内外 K^+ 浓度差的存在，K^+ 将不断向膜外扩散，使膜两侧电位差逐渐加大。然而，随着 K^+ 外流的增加，这种逐渐加大的膜两侧的电位差，使同性电荷相斥和异性电荷相吸的力量也不断增加，即阻止

K$^+$外流的力量也不断加大。因此，K$^+$的外流不会无限制地进行下去。当浓度差（即促使K$^+$外流的动力）和电位差（即阻止K$^+$外流的阻力）使K$^+$移动的效应达到平衡时，K$^+$的跨膜净通量为零。于是，由于K$^+$外流所造成的膜两侧的电位差也稳定于某一数值不变，这种内负外正的电位差称为K$^+$的平衡电位。根据 Nernst 公式，K$^+$平衡电位（E_K）的数值可由膜两侧原有的K$^+$浓度算出，即：

$$E_K = \frac{RT}{ZF} \cdot \ln \frac{[K^+]_o}{[K^+]_i} \quad (V)$$

式中 E_K 是K$^+$的平衡电位，R 是气体常数，T 为绝对温度；Z 是离子价数；F 是法拉第常数（相当于 96500C）；式中只有 $[K]_o$ 和 $[K]_i$ 是变数，分别代表膜外和膜内的K$^+$浓度。若室温以 27℃ 计算，再把自然对数转换成常用对数，则上式可简化为：

$$E_K - 59.5 \cdot \log \frac{[K^+]_o}{[K^+]_i} \quad (mV)$$

由 Nernst 公式计算得到的K$^+$平衡电位的数值，与实际测得的静息电位的数值非常接近。由此证明，安静时膜两侧形成的静息电位主要是由K$^+$外流所造成。为了进一步证明这一点，在实验中人工改变细胞外液中K$^+$的浓度，使 $[K]_o / [K]_i$ 比值发生改变，结果静息电位的数值也发生相应的变化。这一结果与根据 Nernst 公式计算得到的预期值相当（图2-6）。

由此可见，大多数细胞的静息电位主要是由细胞内K$^+$的外流所产生。K$^+$外流的动力是细胞膜内、外的浓度差，外流的条件是安静时细胞膜对K$^+$有通透性。

通常静息电位的绝对值要比K$^+$平衡电位的理论值要小一些。例如，蛙缝匠肌的静息电位是 $-90mV$，其K$^+$平衡电位的数值为 $-105mV$，哺乳动物骨骼肌的静息电位是 $-90mV$，K$^+$平衡电位是 $-95mV$。目前已证明，这是由于在安静时膜不仅对K$^+$有通透性，而且对Na$^+$也有较小的通透性（只有K$^+$通透性的 $1/100 \sim 1/50$），Na$^+$扩移入膜内将抵消一部分K$^+$外流所造成的膜内负电位，因此使静息膜电位比K$^+$平衡电位的数值小一些。另外，安静时细胞膜对Cl$^-$也有一定的通透性，Cl$^-$的内流也会造成膜内带负电，通常由K$^+$外流所形成的静息电位，差不多正好抵消膜外高浓度Cl$^-$内流的趋势，所以一般不出现Cl$^-$的跨膜净移动。因此考虑到膜两侧是K$^+$、Na$^+$、Cl$^-$的混合离子溶液，而且膜对这些离子都有不同程度的通透性（分别以 PK、PNa、PCl 表示），那么膜两侧所造成的平衡电位（E）可由下式算出，即：

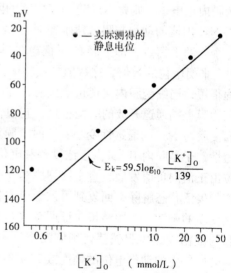

图2-6 改变细胞外浸浴液的K$^+$浓度对蛙缝匠肌静息电位的影响

横坐标表示 $[K^+]_o$。（每升中的毫克分子数）；纵坐标表示膜外电位为零时膜内负值的绝对值。图中直线是 $[K]_o$ 变化时算出的K$^+$平衡电位的变化情况，圆点表示某一 $[K]_o$ 值时实际测得的静息电位的数值

$$E = \frac{RT}{F} \ln \frac{P_k[K^+]_o + P_{Na}[Na^+]_o + P_{Cl}[Cl^-]_o}{P_k[K^+]_i + P_{Na}[Na^+]_i + P_{Cl}[Cl^-]_i}$$

式中除 P（为膜对某种离子的通透性）外，其余代号意义均与 Nernst 公式相同。

对于静息电位形成的机制，还应考虑细胞膜上钠泵对 Na^+、K^+ 不等比例的转运以及其他离子转运机制的作用。

3. 动作电位与 Na^+ 平衡电位：当细胞受刺激发生兴奋时，膜电位发生迅速而短暂的波动。这时不仅膜内的负电位消失，而且出现膜内、外电位倒转的现象，即膜外出现负电位而膜内为正。根据这一事实，设想膜在受刺激时可能使膜对 Na^+ 的通透性突然增大，并暂时超过了对 K^+ 的通透性，使大量 Na^+ 由细胞外流入细胞内而形成动作电位。这一设想在神经和骨骼肌等可兴奋细胞上都得到了证实。由于细胞膜外 Na^+ 浓度大于膜内，浓度差的存在使 Na^+ 具有向膜内扩散的趋势，而且静息膜电位具有相当数量的电位差，外正内负的电场力也要吸引 Na^+ 向膜内移动。但是，在安静时膜上大多数钠通道处于关闭状态，膜对 Na^+ 相对不通透，因此 Na^+ 不可能大量内流。当细胞受刺激发生兴奋时，钠通道蛋白质的结构由于被"激活"并变构大量钠通道开放，膜对 Na^+ 的通透性突然增大，并超过膜对 K^+ 的通透性，这时大量 Na^+ 迅速流入膜内，于是膜内负电位也随着正电荷的进入而迅速被抵消，进而使膜内出现正电位，形成动作电位。在动作电位发生的过程中，细胞膜两侧 Na^+ 的浓度差以及由静息时 K^+ 外移造成的外正内负的电位差是 Na^+ 内流的动力，而 Na^+ 内流所造成的膜内正电位，则是 Na^+ 进一步内流的阻力。随着 Na^+ 内流的增加，这种阻力也不断增大，当 Na^+ 内流的动力与阻力达平衡时，膜上 Na^+ 的净通量为零，这时膜两侧的电位差达到了一个新的平衡点，即 Na^+ 的平衡电位。将膜内、外 Na^+ 的浓度代入 Nernst 公式可计算出 Na^+ 平衡电位的数值，这数值与实验中实际测得的动作电位的超射值很接近。动作电位的时程很短，当细胞膜内出现正电位后，并不停留在正电位状态，而是很快出现复极过程。这是因为膜上钠通道开放的时间很短，它很快就进入所谓"失活"状态，即钠通道关闭状态，从而使膜对 Na^+ 的通透性变小。这时，膜对 K^+ 的通透性进一步增大，它很快超过对 Na^+ 的通透性，于是膜内 K^+ 又由于浓度差和电位差（膜内带正电）的推动而向膜外扩散，使膜内电位由正值向负值发展，直至回到原初安静时接近于 K^+ 平衡电位的静息电位水平。此时钠通道的失活状态解除，回复到可被激活或备用状态；膜对 K^+ 的通透性也恢复正常，细胞又能接受新的刺激。实验结果也证明动作电位的形成与 Na^+ 的内流有关。如果用不能透过细胞膜的蔗糖或氯化胆碱替代细胞浸浴液中的 Na^+，使细胞外液 Na^+ 浓度减小而渗透压不变，这时所发生的动作电位的幅度或其超射值减小，减小的程度和 Na^+ 平衡电位减小的预期值相一致。

综上所述，当神经和骨骼肌细胞受刺激而兴奋时，细胞膜上的离子通道被激活而迅速开放，随即又关闭，从而导致 Na^+、K^+ 等先后的移动，形成动作电位的不同组成部分（图 2-7）。其过程简述如下：

(1) 去极相（即上升支）：主要由细胞外 Na^+ 快速内流而产生。Na^+ 内流的动力是膜内外 Na^+ 的浓度差及静息状态下膜两侧的电位差。K^+ 内流的条件是细胞膜对 Na^+ 通透性的突然增大。去极相发展的最高水平，即动作电位的幅度相当于静息电位绝对值与 Na^+ 平衡电位绝对值之和。

(2) 复极相（即下降支）：主要由细胞内 K^+ 外流而产生。K^+ 外流的动力是膜内、外

K$^+$的浓度差以及反极化状态下的电位差。K$^+$外流的条件是细胞膜对 K$^+$ 通透性的增加。K$^+$ 的外流使膜电位由反极化状态回复到静息电位的水平。

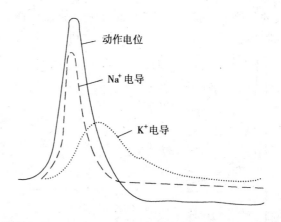

(3) 复极化后膜电位已恢复到静息电位水平，细胞膜对 Na$^+$、K$^+$ 的通透性也恢复，但是膜内、外的离子分布尚未恢复。此时细胞内 Na$^+$ 浓度稍增加，细胞外 K$^+$ 浓度也增加（据估计，神经纤维每兴奋一次，进入细胞内的 Na$^+$ 量大约使膜内 Na$^+$ 浓度增加 1/80 000，逸出的 K$^+$ 量也近似这个数值）。这种膜内 Na$^+$ 增多，膜

图2-7　神经动作电位和与它有关的膜对 Na$^+$、K$^+$ 通透性（电导）改变在时间上的相互关系

外 K$^+$ 增多的状态激活了细胞膜上的钠泵，使之加速运转，将细胞内多余的 Na$^+$ 运至细胞外，将细胞外多余的 K$^+$ 运回细胞内，从而使细胞膜内外的离子分布恢复到原初安静时的水平。

一、兴奋的引起和兴奋在同一细胞上的传导

可兴奋细胞受到刺激时可发生兴奋反应（即动作电位）。那么，引起细胞兴奋反应的刺激应具备哪些条件，刺激怎么会引起兴奋，兴奋又是如何向同一细胞的其他部位传导以及细胞在发生一次兴奋后，其兴奋性会发生怎样的变化等等问题将在本节中予以讨论。

（一）刺激引起兴奋的条件

刺激，是指能引起细胞、组织或机体发生反应的环境变化。刺激的种类很多，有化学、机械、温度以及声、光、电等。实验证明，并不是任何刺激都能引起组织细胞的兴奋。作为刺激，一般需要具备三个条件，即一定的强度、一定的持续时间以及一定的时间-强度变化率。这三个条件的参数不是固定不变的，它们可以相互影响。由于电刺激仪器提供的电刺激操作方便，各种刺激参数易于控制，而且一般能引起组织兴奋的电刺激并不造成组织损伤，且可重复使用，因此在实验室中常采用各种形式的电刺激。

为了研究刺激的各参数之间的相互关系，可将其中一个参数值固定，观察其余两个参数的相互影响。例如，当使用方波电脉冲作为刺激时，由于每个方波上升支或下降支的斜率相同，故可认为不同强度方波刺激的强度－时间变化率是固定不变的，只要观察刺激强度（即方波的振幅）与刺激的持续时间（即方波的波宽）两个参数就可了解两者之间的相互关系。在用神经或肌肉组织进行实验时，一般采用不同波宽的方波脉冲作为刺激，测定某一波宽条件下，各自能引起组织兴奋所需的刺激强度。结果发现：在一定范围内，方波波宽越小（即作用的持续时间越短），能引起组织兴奋所需的刺激强度就越大（即方波振幅越大），方波的波宽越大，则能引起组织兴奋所需的刺激强度值就越小。

曲线上任何一点代表一个具有一定强度和一定时程的能引起组织发生兴奋反应的最小刺激量。该曲线表明：当刺激强度低于某一临界值时，即使刺激时间无限长，也不能引起细胞兴奋，表现为曲线的右下支与横坐标平行；同样，当作用时间短于某一临界值时，即使刺激强度无限大，也不能引起细胞兴奋，表现为曲线左上支与纵坐标平行。在刺激作用时间足够

长的条件下，能引起兴奋的最小刺激强度，称为基强度（图2-8）。用基强度作刺激要引起细胞兴奋所需的最短作用时间称为利用时。

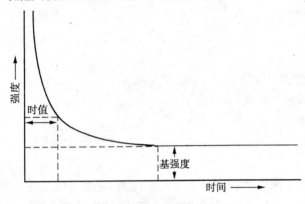

图2-8 可兴奋组织的强度-时间曲线

为了比较不同组织细胞的兴奋性，从理论上可以选用基强度和利用时作为比较指标。但该两项指标均处于曲线右端，难以精确测定，故有人主张用时值作为测定兴奋性高低的指标。时值是指用2倍基强度刺激时，引起组织细胞兴奋的最短作用时间。时值的位置大体上处于曲线上曲度最明显的部位，可以较精确地反映组织细胞的兴奋性。但时值的测定较为复杂，不便于应用，最简便的方法就是采用阈值作指标。一般所指阈值是强度阈值，即在刺激作用时间和强度-时间变化率固定不变的条件下，能引起组织细胞兴奋所需的最小刺激强度，达到这种强度的刺激称为阈刺激。阈值大，表示组织细胞的兴奋性低；阈值小，表示兴奋性高，强度小于阈值的刺激称为阈下刺激，它不能引起组织细胞兴奋。

（二）阈电位与动作电位

采用直流电作为刺激，观察组织发生兴奋反应的部位与直流电极性的关系，从而可以了解刺激引起组织发生兴奋的原理。实验中观察到：用直流电刺激神经纤维，在阴极下方的神经纤维发生兴奋反应，爆发出动作电位，而阳极下方的神经纤维不出现动作电位，即使加大刺激强度，也不能产生兴奋反应。对这个现象的解释是：通电时，阴极下细胞膜产生出膜电流（电流的方向是由膜内流向膜外），由于细胞膜具有一定的电阻，当电流通过时，在膜的两侧产生一个内正外负的电压降，这一电压降与膜两侧原有的外正内负（静息电位）的电位差方向相反，两者互相抵消，结果使阴极下方的细胞膜两侧的静息电位数值减小，即阴极下方细胞膜处于去极化状态，当这个去极化使膜电位达到某个临界值（即阈电位）时，细胞膜上的电压门控性 Na^+ 通道快速被激活，大量钠通道开放，使膜对 Na^+ 的通透性突然增大，Na^+ 大量内流，出现动作电位的上升支。动作电位的这个上升支实际上是膜的进一步去极化，而膜的这种去极化又导致更多的钠通道开放，有更多 Na^+ 的内流，这种正反馈式或称为再生性循环过程使细胞膜迅速、自动地去极化，直至达到 Na^+ 的平衡电位数值。这里需要注意区分阈刺激和阈电位两个不同的概念。阈刺激是从外部加给细胞的刺激强度，阈电位是从细胞膜本身膜电位的数值来考虑。当膜电位去极化到某一临界值，就出现膜上的钠通道大量开放，Na^+ 大量内流而产生动作电位，膜电位的这个临界值称为阈电位。阈刺激和阈电位的概念不同，但导致细胞最后产生动作电位的结果相同，故两者都能反映细胞的兴奋性。

阈电位一般比静息电位的绝对值小 $10\sim20mV$，在神经和肌肉细胞，阈电位为 $-50\sim-70mV$。由此不难理解，凡是能引起细胞兴奋的外加刺激，必定是其强度和作用时间等参数足以使膜电位去极化到阈电位的那些刺激。简而言之，外部给细胞一个阈刺激即使细胞的膜电位到达阈电位因而爆发动作电位。阳极下细胞膜的刺激电流是内向电流（入膜电流），此电流通过膜所引起的膜电压降和原有静息电位的方向相同，结果使膜电位加大（这种使膜电位加大远离阈电位过程称为超极化）。因此，阳极刺激处不但不能引发动作电位，而且使膜电位更远离阈电位水平，造成该处膜的兴奋性下降。

（三）阈下刺激、局部反应及其总和

实验表明刺激必须达到阈值，才能引起细胞兴奋爆发动作电位。如果给予阈下刺激，细胞不能爆发动作电位，但可使受刺激局部细胞膜的少量 Na^+ 通道被激活，膜对 Na^+ 的通透性较小，只限于受刺激局部的细胞膜而不能向远处传播，故被称为局部反应或局部兴奋。这种局部膜静息电位减小，本身虽未能达到阈电位所需的去极化的程度，因而不能爆发动作电位，但它能使膜电位距阈电位的差值减小，这时膜如果再受到别的适当刺激，就比较容易到达阈电位而发生兴奋。因此，局部反应可以提高细胞膜的兴奋性。

局部反应有如下特点：①局部反应不是"全或无"的，在阈下刺激的范围内，它可随刺激的增强而增大；②不能在膜上作远距离传播，这种局部膜电位变化只能向邻近细胞膜以电紧张方式扩布，而且随着距离的增大电变化逐渐减小以至消失；③局部反应是可以互相叠加的，局部反应没有不应期，而且能持续短暂时间（若干毫秒）。因此，几个阈下刺激所引起的局部反应可以叠加起来，称为总和。如果在细胞膜的同一部位先后给予两个阈下刺激，当第一个阈下刺激引起的局部反应尚未消失前，紧接着给予第二个阈下刺激，所引起的局部反应可与第一个局部反应叠加起来，这种局部反应的总和，称为时间总和；如果在细胞膜相邻的两个部位同时分别给予阈下刺激，这两个相邻的局部反应也可以叠加起来，这种局部反应的总和，称为空间总和。如果局部反应经过总和使静息电位减小（去极化）到阈电位时，细胞膜便可产生一次动作电位。

综上所述，细胞的兴奋可由两种方式引起：一种是给予一个阈刺激，就能使静息电位降低到阈电位，从而爆发动作电位；另一种是给予多个阈下刺激，使局部反应发生总和，从而使静息电位降低到阈电位水平，导致动作电位的爆发。总和现象的生理意义就在于使局部兴奋有可能转化为可远距离传导的动作电位。

（四）细胞兴奋和恢复过程中兴奋性的规律变化及其本质

细胞受到刺激发生兴奋，即爆发动作电位时，其本身的兴奋性会发生一系列的变化。这种变化总的时程很短（以 ms 计），且有一定的顺序，在兴奋后的较短时期内，如果再给予刺激，无论强度多大，细胞都不能再发生兴奋，即在这一时期内细胞对任何刺激都不发生反应，兴奋性降低到零。这一时期称为绝对不应期。此后，进入另一个时期，这时如果用原来的阈刺激，细胞仍不能发生兴奋，如果用阈上刺激，则有可能产生新的兴奋，可见这时细胞的兴奋性正在逐渐恢复，这一时期称为相对不应期。在相对不应期之后，细胞的兴奋性又稍高于正常水平，此时只要给予一定的阈下刺激也可能发生新的兴奋，这一时期称为超常期。最后，细胞的兴奋性又转入低于正常的时期，称为低常期。综上所述，细胞在一次兴奋后，其兴奋性要经历一个周期性变化的过程，在这些变化之后，细胞的兴奋性才完全恢复正常。

神经纤维或骨骼肌细胞，绝对不应期只有 0.5～2.0ms，而心肌细胞则可达 200～400ms。绝对不应期的长短决定了组织细胞在单位时间内所能接受刺激产生兴奋的次数。上述神经纤维不应期为 2ms，则该纤维的兴奋节律最大可达 500 次/s，而心肌每秒产生兴奋的次数则大为降低。

细胞兴奋的整个过程中兴奋性的上述变化的本质，要从细胞膜的离子通道机制来阐明。离子通道存在着三种功能状态，即备用、激活和失活，三种功能状态都是以蛋白质内部结构，即它的构型和构象的相应变化为基础的（这里要提请注意的是膜片钳实验中单通道离子流记录只能观测到通道的开放与关闭两种状态）。细胞在静息时膜上的 Na^+ 离子通道处在备用状态，兴奋时膜内不仅出现负电位的消失，而且出现一定数值的正电位，动作电位上升支的出现，是由于 Na^+ 通道被激活，膜对 Na^+ 通透性的突然增大，从膜片钳实验观测到，整段膜处于去极化状态时，应当有数量众多的 Na^+ 通道参与反应，这时整个膜段的跨膜 Na^+ 内流造成的电流变化情况如图 2－5D 曲线所示，它是由众多 Na^+ 通道随机开放造成的离子电流物理性叠加的结果。Na^+ 通道的开放主要出现在去极化开始后的几毫秒之内；以后去极化还在继续，但通道开放的概率几乎已下降到零（图 2－5）。这显示出通道的一个重要功能特性，称为失活。

Na^+ 通道失活的特点是它的失活出现较其他离子通道为快；通道失活表现为通道不因为尚存在的去极化而继续开放，也不因为新的去极化再行开放；只有当去极化消除后，通道才可能解除失活，才可能由于新出现的去极化而再进入开放状态。Na^+ 通道失活的迅速出现，可以解释神经或肌细胞的动作电位达到前述的超射值的顶点后何以不能维持在这一数值，而是迅速下降，表现为锋电位的形式。因为这时大多数被激活的 Na^+ 通道已进入失活状态而不再开放。这也决定了神经和肌组织在接受刺激而兴奋，亦即正当出现锋电位的时期内，不可能再接受任何新的刺激而出现新的锋电位，也就是说，可兴奋组织在接受一次刺激后的极短时间，即相当于此刺激引起的锋电位的时间内，不能接受新的刺激，因而也不可能发生两次锋电位的叠加。这就产生了绝对不应期。绝对不应期之后，接着有一个相对不应期发生，标志着一些失活的 Na^+ 通道已开始恢复转变为备用状态，但尚未全部恢复，因此需要较强的刺激才能引起兴奋。超常期正处于负后电位的后期，此时 Na^+ 通道已基本恢复到静息时的备用状态，但由于此时膜电位更靠近阈电位水平，故有较高的兴奋性。低常期处于正后电位时期，此时膜呈超极化状态，离阈电位水平远些，故其兴奋性低于正常。

（五）兴奋在同一细胞上的传导

可兴奋细胞的细胞膜任何一处发生兴奋所产生的动作电位，都可沿着膜向邻旁传布，使整个细胞的膜都经历一次与被刺激部位同样的跨膜离子移动，表现为动作电位沿整个细胞膜的传导。传导的机制实际已包含在前面叙述过的兴奋膜的有关特性之中。

细胞膜发生动作电位的部位是膜内带正电，膜外带负电，而邻旁的安静部位则是膜内带负电，膜外带正电。这样，在膜的兴奋部位与邻旁的静息部位之间存在着电位差，有电位差的存在就会形成电流，于是膜外的正电荷由静息部位向兴奋部位移动，膜内的负电荷由兴奋部位向静息部位移动，形成局部电流。不难理解，由于局部电流的出现，在兴奋部位有入膜电流，而在静息部位有出膜电流。静息部位在出膜电流的刺激下，膜发生去极化，使静息膜电位绝对值减小。当静息膜电位减小到阈电位时，静息部位的细胞膜即可爆发动作电位。于是兴奋由原先部位传导到邻旁部位。这样的过程在膜上连续进行下去，从而使整个细胞膜都依次发生兴奋，这就表现为兴奋在整个细胞上传导（图 2－9）。

上述传导机制是可兴奋细胞兴奋传导的共同原理，包括骨骼肌、心肌和神经细胞。由于神经细胞具有较长的轴突，兴奋在轴突上的传导又有它自身的特点，尤其在有髓鞘的神经纤维上，这主要由于有髓鞘神经纤维的轴突外面包有高电阻的髓鞘，只有朗飞结处无髓鞘，此处轴突可以和细胞外液直接接触允许离子作跨膜移动。因此，有髓鞘神经纤维发生兴奋时，只有朗飞结处的轴突膜出现膜内外的离子移动，而且只能在发生兴奋处相继出现，这种神经兴奋的传导方式，称跳跃式传导（图 2－10）。

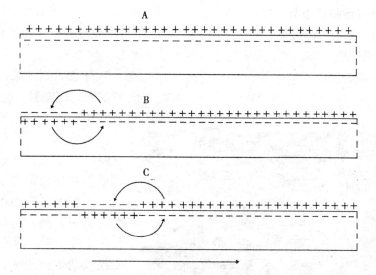

图 2-9　神经纤维传导原理的模式图

A.静息时；B.左端发生兴奋；C.兴奋传导过程中。弯箭头表示膜内外局部电流的流动方向，下方直箭头表示冲动传导方向

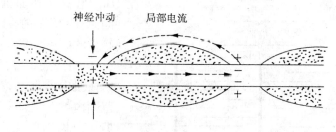

图 2-10　跳跃传导示意图

因此，有髓鞘神经纤维的传导速度要比无髓鞘神经纤维快得多。

第三节　肌肉的收缩功能

人体各种形式的运动，主要是靠肌细胞的收缩活动来完成的。例如，躯体的运动和呼吸动作由骨骼肌的收缩来完成；心脏的射血活动由心肌的收缩来完成；一些中空脏器如胃肠道、膀胱、子宫、血管等内脏器官的运动，则由平滑肌的收缩来完成，不同肌肉组织在功能和结构上各有特点，但从分子水平来看，各种收缩活动都与细胞内所含的收缩蛋白，主要与肌凝蛋白和肌纤蛋白等的相互作用有关；收缩和舒张过程的控制，也有某些相似之处。本节仅讨论目前研究最为充分的骨骼肌收缩活动，以说明肌细胞的收缩机制和肌肉收缩的力学表现。

一、骨骼肌细胞的微细结构

骨骼肌细胞在结构上最突出之点，是它们含有大量的肌原纤维和丰富的肌管系统，而且这些结构在排列上是高度规则有序的。这是肌肉进行机械活动、耗能作功的基础。

（一）肌原纤维和肌小节

每个肌细胞或肌纤维都包含大量直径为 $1\sim2\mu m$ 的纤维状结构，称为肌原纤维。它们平行排列，纵贯肌纤维全长，在一个细胞中可达上千条之多（图 2-11 上）。

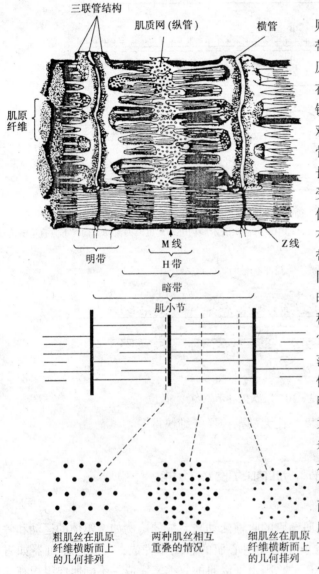

图 2-11　骨骼肌细胞的肌原纤维和肌管系统
注意肌小节的组成和不同部位肌小节横断面上粗、细肌丝的几何排列和重合情况

每条肌原纤维的全长都呈现规则的明、暗交替，分别称为明带（I带）和暗带（A带）；在平行的各肌原纤维之间，明带和暗带又都分布在同一水平上，这就使肌细胞在光镜或相差显微镜之下呈现横纹的外观。心肌也有类似的特点，因而和骨骼肌一起被称为横纹肌。暗带的长度比较固定，不论肌肉处于静止、受到被动牵拉或进行收缩时，它都保持 $1.5\mu m$ 的长度；在暗带中央，有一段相对透明的区域，称为 H 带，它的长度随肌肉所处状态的不同而有变化；在 H 带中央亦即整个暗带的中央，又有一条横向的暗线，称为 M 线。I 带的长度是可变的，它在肌肉安静时较长，并且在一定范围内可因肌肉受被动牵引而变长；但在肌肉因收缩而缩短时可变短。明带中央也有一条横向的暗线，称为 Z 线。肌原纤维上每一段位于两条 Z 线之间的区域，称为肌小节，是肌肉收缩和舒张的最基本单位，它包含一个位于中间部分的暗带和两侧各 1/2 的明带。由于明带的长度可变，肌小节的长度在不同情况下可变动于 $1.5\sim3.5\mu m$，通常在体骨骼肌安静时肌小节的长度为 $2.0\sim2.2\mu m$。

用 X 线衍射等更精密的方法进一步发现，肌小节的明带和暗带包含有更细的、纵向平行排列的丝状结构，称为肌丝。暗带中含有的肌丝较粗，直径约 10nm，称为粗肌丝，其长度与暗带相同；实际上暗带的形成就是由于粗肌丝的存在，M 线则是把成束的粗肌丝固定在一起的某种结构。明带中的肌丝较细，直径约 5nm，称为细肌丝；它们由 Z 线结构向两侧明带伸出，每侧的长度都是 $1.0\mu m$，它的游离端在肌小节总长度小于 $3.5\mu m$ 的情况下，必然有一段要伸入暗带，和粗肌丝处于交错和重叠的状态（图 2-11

· 34 ·

中）；如果由两侧 Z 线伸入暗带的细肌丝未能相遇而隔有一段距离，这就形成了较透明的 H 带。肌肉被动拉长时，细肌丝由暗带重叠区被拉出，肌小节长度增大，同时有明带长度增大和 H 带的相应增宽。粗、细肌丝相互重叠时，在空间上也呈规则的排列，这可从肌原纤维的横断面上看出（图 2-11 下）。

(二）肌管系统

肌管系统指包绕在每一条肌原纤维周围的膜性囊管状结构。这些囊管状结构实际是由来源和功能都不相同的两组独立的管道系统所组成，一部分肌管的走行方向和肌原纤维相垂直，称为横管系统，简称 T 管，是由肌细胞的表面膜向内凹入而成，因而是细胞表面质膜的延续，但凹入的部分形成闭合的管道而不与胞浆相通。它们穿行在肌原纤维之间，并在 Z 线的附近形成环绕肌原纤维的管道；横管之间可相互交通，且内腔通过肌膜凹入处的小孔与细胞外液相通。肌原纤维周围还有另一组肌管系统，就是纵管系统，也称肌质网，简称 L 管；它们的走行方向和肌小节平行，但主要包绕每个肌小节的中间部分；它们也相互沟通，但不与细胞外液或胞浆沟通，只是在接近肌小节两端的横管时管腔出现膨大，称为终末池，使纵管以较大的面积和横管相靠近。每一横管和来自两侧肌小节的纵管终末池，构成所谓三联管结构（图 2-11 上）。横管和纵管的膜在三联管结构处并不接触，中间为约 12nm 的胞浆隔开，说明它们之间要进行某种形式的信息转导才能实现功能上的联系。横管系统的作用据认为是将肌细胞膜兴奋时出现的电变化沿 T 管膜传入细胞内部，肌质网和终末池的作用是通过钙离子的储存、释放和再积聚，触发肌小节的收缩和舒张；而三联管结构正是把肌细胞膜的电变化和细胞内的收缩过程衔接或偶联起来的关键部位。

二、骨骼肌的兴奋收缩偶联

在以膜的电变化为特征的兴奋过程和以肌纤维机械变化为基础的收缩过程之间，存在着某种中介性过程把二者联系起来，这一过程称为兴奋收缩偶联。目前认为，它至少包括三个主要步骤：电兴奋通过横管系统传向肌细胞的深处；三联管结构处的信息传递；肌质网（即纵管系统）中的 Ca^{2+} 释放入胞浆以及 Ca^{2+} 由胞浆向肌质网的再聚积。

横管系统对正常肌细胞的兴奋收缩偶联是十分必要的，用含有甘油的高渗任氏液浸泡肌肉一段时间，再把它放回到一般任氏液中，这样的处理可以选择性地破坏肌细胞的横管系统。这时如果再给肌肉以外加刺激，虽然可在仍然完好的肌细胞膜上引起动作电位，但不再能引起细胞收缩。横管膜和一般肌细胞膜有类似的特性，又是后者的延续部分，因而它可以产生以 Na^+ 内流为基础的膜的去极化甚至动作电位，因此，当一般细胞膜因兴奋而产生动作电位时，这一电变化可沿着凹入细胞内部的横管膜传导，深入到三联管结构和每个肌小节的近旁，进而引起终末池中的 Ca^{2+} 释放。

肌肉安静时肌质中的 Ca^{2+} 浓度低于 $10^{-7}mol/L$，但在膜开始去极化后 1～5ms 内升高到 $10^{-5}mol/L$ 的水平，亦即增高 100 倍之多。用放射性 ^{45}Ca 自显影等技术证明，肌肉安静时 Ca^{2+} 主要停留和聚积在 Z 线附近的终末池中；肌肉收缩时，Ca^{2+} 由这里向 A 带区扩散，触发肌丝的相互移动，这样问题就归结为：当肌膜上的电变化沿横管系统到达三联管部分时，一定有某种因子把横管膜上发生的变化传递给了相距不远的肌质网膜上的类似 Ca^{2+} 通道的结构，引起后者分子变构，使通道开放，于是肌质网内高浓度的 Ca^{2+} 就不需耗能而靠易化扩散进入肌质，到达肌丝区。对于三联管处的这一信号转导过程，目前已有一些了解。据研究，横管膜上有一种类型的钙通道，它在胞浆侧的肽链结构正好和终末池膜（即肌质网膜的延续部分）上另一种钙通道在胞浆侧的肽链部分两两相对。在骨骼肌，前者可能对后者的通道开口起着堵塞作用，只有当到达横管膜上的电信号引起该膜中的钙通道出现变构时，才会使堵塞消除而使终末池中的 Ca^{2+} 量进入胞浆，引起肌丝滑行。但在心肌，由于横管膜上的钙通道属于不同类型，当它们由于电信号的作用而开放时，先有横管液（即细胞外液）中的 Ca^{2+} 量进入肌质，它们又进一步激活终末池膜的钙通道，使之开放，因而肌质中 Ca^{2+} 度迅速升高，触发肌丝滑行。

至于释放到肌质中的 Ca^{2+} 在诱发肌丝活动后又怎样被迅速除去，目前已证明是由于肌质网膜结构中存在的一种特殊的离子转运蛋白质即钙泵活动的结果。钙泵是一种 Ca^{2+} 依赖式 ATP 酶，目前已被分离提纯，它占肌质网膜蛋白质总量的 60%，在肌质中 Ca^{2+} 高的情况下，它可以分解 ATP 获得能量，将 Ca^{2+} 在逆浓度差的情况下由肌质转运到肌质网内腔中去。由于肌质中 Ca^{2+} 浓度的降低，和肌钙蛋白结合的 Ca^{2+} 解离，引起肌肉舒张。

三、骨骼肌收缩的分子机制

根据骨骼肌微细结构的形态学特点以及它们在肌肉收缩时长度的改变，Huxley 等在 20 世纪 50 年代初期就提出了用肌小节中粗、细肌丝的相互滑行来说明肌肉收缩的机制。这一被称为滑行学说的主要内容是：肌肉收缩时虽然在外观上可以看到整个肌肉或肌纤维的缩短，但在肌细胞内并无肌丝或它们所含的蛋白质分子结构的缩短，而只是在每一个肌小节内发生了细肌丝向粗肌丝之间的滑行，亦即由 Z 线发出的细肌丝在某种力量的作用下主动向暗带中央移动，结果各相邻的 Z 线都互相靠近，肌小节长度变短，造成整个肌原纤维、肌细胞乃至整条肌肉长度的缩短。滑行现象最直接的证明是，肌肉收缩时并无暗带长度的变化，而只能看到明带长度的缩短；与此同时也看到暗带中央 H 带相应地变窄。这说明细肌丝在肌肉收缩时也没有缩短，只是它们更向暗带中央移动，和粗肌丝发生了更大程度的重叠。滑行理论需要进一步说明的问题是：肌肉收缩时究竟是什么力量促使细肌丝向粗肌丝之间滑行。

近年来，肌丝滑行的机制已基本上从组成肌丝的蛋白质分子结构的水平得到阐明。粗肌丝主要由肌凝蛋白（亦称肌球蛋白）所组成，它们的分子在粗肌丝中呈独特的有规则的排列。一条粗肌丝含有 200~300 个肌凝蛋白分子，每个分子长 150nm，呈长杆状而在一端有球状膨大部。在组成粗肌丝时，各杆状部朝向 M 线而聚合成束，形成粗肌丝的主干，球状部则有规则地裸露在 M 线两侧的粗肌丝主干的表面，形成所谓横桥（图 2-12），当肌肉安静时，横桥与主干的方向相垂直，由粗肌丝表面突出约 6nm。横桥在粗肌丝表面的分布位置也是严格有规则的，每个横桥都能分别同环绕它们的 6 条细肌丝相对（图 2-11 下），有利于它们之间的相互作用。横桥的主要特性有二：一是横桥在一定条件下可以和细肌丝上的肌纤蛋白分子呈可逆性的结合，同时出现横桥向 M 线方向的扭动；二是横桥具有 ATP 酶的作用，可以分解 ATP 而获得能量，作为横桥扭动和作功的能量来源。

细肌丝至少由 3 种蛋白质组成，其中 60% 是肌纤蛋白（亦称肌动蛋白）。肌纤蛋白与肌丝滑行有直接的关系，故和肌凝蛋白一同被称为收缩蛋白质。肌纤蛋白分子单体呈球状，但它们在细肌丝中聚合成双螺旋状，成为细肌丝的主干（图2-12）。

细肌丝中另外有两种蛋白质，它们不直接参与肌丝间的相互作用，但可影响和控制收缩蛋白质之间的相互作用，故称为调节蛋白质；其中一种是原肌凝蛋白，也呈双螺旋结构，在细肌丝中和肌纤蛋白双螺旋并行，但在肌肉安静时原肌凝蛋白的位置正好在肌纤蛋白和横桥之间，阻碍了二者相互作用；另一种调节蛋白质称为肌钙蛋白（亦称原宁蛋白），在细肌丝上不直接和肌纤蛋白分子相连接，而只是以一定的间隔出现在原肌凝蛋白的双螺旋结构上。肌钙蛋白的分子呈球形，含有三个亚单位，其中一个亚单位有带双负电荷的结合位点，因而对肌质中出现的 Ca^{2+}（其他可能出现的两价正离子和 H^+）有很大的亲和力；当它与 Ca^{2+} 结合时，可把信息传递给原肌凝蛋白，引起后者发生分子构象改变，解除对肌纤蛋白和横桥相互结合的阻碍作用。

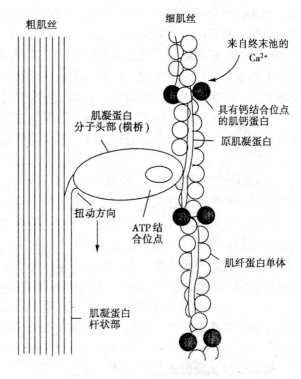

图 2-12　Ca^{2+} 和肌钙蛋白的结合诱发横桥和肌纤蛋白之间的相互作用示意图

　　根据对于组成粗、细肌丝的各种蛋白质分子的结构和功能的研究，目前一般公认的肌丝滑行的基本过程是：当肌细胞上的动作电位引起肌质中 Ca^{2+} 浓度升高时，肌钙蛋白结合了足够数量的 Ca^{2+}，引起肌钙蛋白分子构象的某些改变，这种改变"传递"给原肌凝蛋白，其结果是使原肌凝蛋白的双螺旋结构发生某种扭转，把安静时阻止肌纤蛋白和横桥相互结合的因素除去，导致二者的结合和横桥向 M 线方向的扭动，把细肌丝拉向 M 线的方向，继而出现横桥同细肌丝上新位点的再结合及再扭动，如此反复进行，肌细胞缩短。在横桥循环的过程中，细肌丝不断向暗带中央移动；如果此移动由于肌肉的负荷而受阻，则会产生张力。与横桥移动相伴随的是 ATP 的分解和化学能向机械功的转换，是肌肉收缩的能量来源。横桥循环在一个肌小节以至整个肌肉中都是非同步地进行的，这样才可能使肌肉产生恒定的张力和连续的缩短。能参与循环的横桥数目以及横桥循环的进行速率，则是决定肌肉缩短程度、缩短速度以及所产生张力的关键因素。

四、骨骼肌收缩的外部表现和力学分析

（一）肌肉收缩的外部表现

　　1. 等张收缩和等长收缩：当肌肉发生兴奋，出现收缩时，根据肌肉的长度与张力的改变可区分为两种形式即等张收缩和等长收缩。肌肉长度缩短可使躯体对抗某种阻力而移位，完成一定的物理功；肌肉张力增加，可保持躯体一定的体位，但无移位和作功，出现何种表现取决于肌肉本身的功能状态和肌肉所遇到的负荷条件。将肌肉标本一端固定，另一端处于游离状态，电刺激引起肌肉兴奋，于是肌肉开始以一定的速度缩短，这种收缩的特点是，肌肉收缩时长度明显缩短，但肌肉缩短的整个过程中张力始终不变，这种收缩形式称为等张收

缩。等张收缩所消耗的能量主要转变为缩短肌肉及移动负荷而完成一定的物理功。如果在实验时将肌肉两端固定，肌肉收缩时，其长度不可能缩短，但肌肉张力增大，这种收缩形式称为等长收缩。肌肉等长收缩消耗的能量，主要转变为张力增加，并无移位和作功。在机体内，不同肌肉收缩时所遇到的负荷不同，故其收缩形式也不同。一些与维持身体固定姿势和克服外力（如重力）有关的肌肉，如项肌等收缩时以产生张力为主，近于等长收缩；一些与肢体运动有关的肌肉，则表现不同程度的等张收缩。在整体内骨骼肌的收缩多表现为既改变长度又增加张力的混合收缩形式。由于不同部位肌肉的附着或功能特点不同，其收缩形式有所侧重。

2. 单收缩和强直收缩：根据所给肌肉的刺激频率不同，肌肉兴奋收缩时可呈单收缩和强直收缩两种形式。在实验条件下，给予单个电刺激，引起肌肉产生一次迅速而短暂的收缩，称为单收缩。单收缩整个过程可分为收缩期和舒张期。如果给肌肉以连续的短促刺激，随着刺激频率的不同，肌肉收缩会出现不同的形式。当频率较低时，后一个刺激落在前一个刺激引起的收缩过程结束之后，则只引起一连串各自分开的单收缩。随频率增加，若后一个刺激落在前一个刺激引起的收缩过程中的舒张期，则形成不完全强直收缩。若刺激频率再增加，每一个后面的刺激落在前一个收缩过程中的收缩期，于是各次收缩的张力变化和长度缩短完全融合或叠加起来，就形成完全强直收缩。不完全强直收缩与完全强直收缩均称为强直收缩。

骨骼肌每次受刺激而兴奋时，其绝对不应期甚短，约为 1ms，故能接受较高频率的刺激而再次兴奋，这是强直收缩产生的基础。强直收缩较单收缩能产生更大程度的张力和缩短。在整体内，骨骼肌收缩都属于强直收缩，但其持续时间可长可短，这是由支配骨骼肌的传出神经冲动所决定的。

（二）肌肉收缩的力学分析

肌肉收缩将克服一定的负荷而作功。在体内或实验条件下施加给肌肉的负荷有两种：前负荷和后负荷。两种负荷对肌肉收缩均有一定影响。

1. 前负荷对肌肉收缩力的影响：肌肉在收缩前所承受的负荷，称为前负荷。前负荷决定了肌肉在收缩前的长度，亦即肌肉的初长度。在生理学实验中，肌肉的前负荷可以用初长度来表示。在等长收缩的条件下，可以测定在不同的肌肉初长度的情况下肌肉收缩产生的张力。图 2-13A 是一个测定等长收缩张力的装置，当把肌肉牵拉到一定长度时，会产生一定的被动张力；在施加刺激后，又可记录到一个收缩时张力，此张力为被动张力与肌肉收缩产生的主动张力之和，即总张力。将肌肉固定于不同的初长度，然后记录在不同初长度时的静息张力和总张力，就可得到静息张力和总张力与肌肉长度的关系曲线，将这两条曲线相减，即得到主动张力与肌肉长度的关系曲线（图 2-13B）。

肌肉的长度-张力关系曲线表明，存在着一个最适初长度，在这一初长度下，肌肉收缩可以产生最大的主动张力；大于或小于这个初长度，收缩张力都会下降。肌肉长度-张力关系曲线的这一特点是与肌节长度的变化有关的。图 2-13C 是肌节初长度与主动张力的关系曲线。在曲线的 d 点，肌节的初长度最长，粗、细肌丝完全不重叠，肌肉收缩时的主动张力为零；在曲线的 c 点和 b 点，肌节的初长度分别为 $2.2\mu m$ 和 $2.0\mu m$，粗、细肌丝处于最适重叠状态（M 线两侧各 $0.1\mu m$ 范围内无横桥），即所有的横桥都能与细肌丝接触，肌肉等长收缩时的主动张力亦达最大值；在曲线的 a 点，肌节长度为 $1.6\mu m$，细肌丝穿过 M 线，造

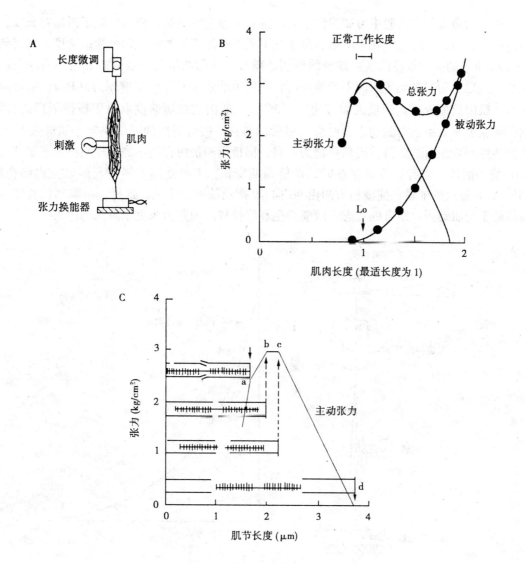

图 2-13　肌肉等长收缩时的长度-张力关系
A. 实验布置；B. 肌肉的长度-张力关系曲线；C. 肌节的长度-张力关系曲线

成两侧细肌丝相互重叠并发生卷曲，影响了部分横桥与细肌丝的接触，肌肉收缩产生的张力相应减小。以上结果表明，肌肉收缩产生的张力是与能和细肌丝接触的横桥数目成比例的。因此，最适肌节长度应是 $2.0\sim2.5\mu m$。肌肉的长度决定肌节的长度，因此能维持最适肌节长度的肌肉初长度，就是肌肉的最适初长度或最适前负荷。处于最适初长度时，肌肉收缩可以产生最大的主动张力。

2. 后负荷对肌肉收缩力的影响：在等张收缩的条件下，可以观测负荷对收缩张力和缩短速度的影响。

图 2-14A 是一个测量等张收缩张力和缩短速度的装置，负荷通过杠杆施加于肌肉，由于螺钉的阻挡，只有一部分负荷作用于收缩前的肌肉，即前负荷。如前所述，前负荷决定了收缩前肌肉的初长度。在给肌肉施加刺激后，肌肉最初出现等长收缩，当收缩张力超过负荷的重力时就进入等张收缩，将负荷向上拉起。这时肌肉承受的负荷，即收缩过程中承受的负

荷，称为后负荷。在实验中可通过调节旋转螺钉来改变前负荷，使肌肉处于最适初长度；然后改变后负荷，同时测定在不同后负荷情况下肌肉收缩产生的张力和缩短的速度，可得到图2-14B所示的张力箍度曲线。该曲线表明，随着后负荷的增加，收缩张力增加而缩短速度减小。当后负荷增加到使肌肉不能缩短时，肌肉可产生最大等长收缩张力（P_0）；当负荷为零时，肌肉的缩短可达到最大缩短速度（V_{max}）。肌肉的缩短速度取决于横桥周期的长短，而收缩张力则取决于与肌动蛋白结合的横桥的数目。横桥周期的长短决定于肌球蛋白 ATP 酶的活性和收缩时的负荷。当后负荷为零时，横桥周期最短，周期的长短只决定于肌球蛋白 ATP 酶的活性。当有后负荷存在时，横桥周期变长，主要是因为横桥与肌动蛋白结合后，利用 ATP 释放的能量，使横桥方向由 90°向 45°摆动的速度降低，这样，每瞬间就有较多的横桥处于与肌动蛋白结合的状态，故能产生和维持较大的张力来克服负荷的阻力。

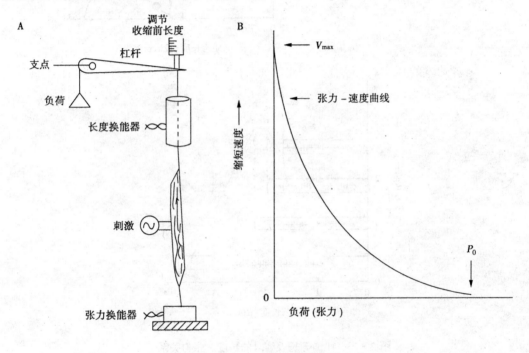

图 2-14　肌肉等张收缩时的张力 - 速度关系

A. 实验布置；B. 张力 - 速度关系曲线。V_{max}：负荷为零时肌肉缩短的最大速度　P_0：肌肉收缩的最大张力

3. 肌肉的收缩能力对肌肉收缩力的影响：肌肉收缩能力（contraclility）是指与负荷无关的、决定肌肉收缩效能的内在特性。显然，肌肉收缩能力提高后，收缩时产生的张力和（或）肌肉缩短的程度，以及产生张力和缩短的速度都会提高，表现为长度。张力曲线上移和张力 - 速度曲线向右上移。肌肉收缩能力降低时则发生相反的情况。肌肉这种内在的收缩特性主要决定于兴奋。收缩偶联期间胞浆内 Ca^{2+} 的水平和肌球蛋白的 ATP 酶活性。许多神经递质、体液物质、病理因素和药物，都是通过上述途径调节和影响肌肉收缩能力的，特别是对于心肌，有着重要的生理意义。

自 学 指 导

【重点难点】

1. 细胞膜是一种具有特殊结构和功能的脂质膜，它由脂质、蛋白质与糖链三种成分有规律地排列组成，呈可流动的液态。三种成分各自执行着重要的功能，如受体功能、免疫功能、物质转运功能等。

2. 膜的物质转运功能是组织细胞新陈代谢的重要条件。按物质转运的形式与特点，分为被动转运与主动转运两种。判断物质经过细胞膜时是被动还是主动有两个指标：物质或离子是否克服浓度梯度或电位梯度而运动；转运中是否需要代谢能量。一般来说，二者都是主动转运，相反，则为被动转运。细胞膜通过主动转运（如离子泵转运、吞饮等）和被动转运（如单纯扩散、易化扩散等）完成细胞膜内外的物质交换过程。

3. 一切生物细胞均具有电的现象，称生物电现象。将存在于细胞膜两侧的电位差称为膜电位，它对各细胞的功能具有重要的影响。如可决定神经、肌肉兴奋的产生与传导；可以调节腺细胞的分泌功能；在肾小管则有影响离子和水交换的重要作用；而在红细胞则与调节细胞内液量有关等等。所以学习细胞膜电位可为学习各器官、系统的生理功能打下基础。

一切细胞或可兴奋细胞处于静息状态时的跨膜电位，称为静息电位（RP），而动作电位（AP）只发生在可兴奋细胞（如神经、肌肉、腺细胞），它是指可兴奋细胞在刺激的作用下，膜电位在 RP 的基础上产生一系列变动的过程。RP 的形成虽是由众多的因素决定的，但钾的平衡电位（E_k）是构成 RP 的一个主要因素。AP 的去极相主要由钠离子内流形成，而复极相则主要是钾离子的外流所致。

4. 机体能感受刺激而产生反应的特性称应激性。应激性所指的"反应"，既可为兴奋，也可为抑制。兴奋性是指机体具有对刺激产生兴奋反应（即产生动作电位）的能力或特性。因此，兴奋性所指的"反应"只指兴奋而言。刺激的有效性应由三个方面的因素来决定：刺激的强度、刺激的有效作用时间及刺激的强度变化率。在实际应用中，常以阈值来反映组织兴奋性的高低，阈值是指在刺激时间固定的情况下，刚能引起可兴奋组织发生反应的最小刺激强度。阈值的大小与组织兴奋性的高低呈反比关系。

5. 骨骼肌是体内数最大的可兴奋组织，骨骼肌纤维收缩的机制，目前以肌丝滑行学说来解释，而肌肉的收缩总是发生在肌膜出现动作电位以后，因此，在以膜的电变化为特征的兴奋过程和以肌丝滑行为基础的收缩过程之间存在着一种偶联关系，称这一过程为兴奋收缩偶联，偶联因子是 Ca^{2+}。肌肉收缩的形式可根据所给刺激的频率不同，出现单收缩、复合收缩和强直收缩三种形式，只有强直收缩才能产生最大的肌力，这与人体正常姿势的维持以及人体活动的需要是相适应的。

【复习思考题】

1. 试述细胞的基本结构。各成分的主要功能是什么？
2. 细胞内、外液的组成有何特点，其意义是什么？
3. 试述细胞膜的主动转运和被动转运的区别，并分别举例说明之。
4. 何谓静息电位，其形成的机制如何？

5. 何谓动作电位，其形成的机制如何？
6. 何谓膜的极化状态？何谓去极化与超极化？
7. 何谓可兴奋细胞，它与非兴奋细胞有何异同？哪些细胞属可兴奋细胞？
8. 何谓阈电位和阈值，有何意义？
9. 刺激强度与时间有何关系，怎样认识刺激作用的有效量？
10. 何谓阈下刺激，阈下刺激是否为无效刺激？为什么？
11. 什么叫肌小节？详述其微细结构。
12. 何谓兴奋收缩偶联？

【参考文献】

1. 施雪筠，陈洁文. 生理学. 上海：上海科学技术出版社，1995
2. 黄作福，余孝慈. 生理学. 长沙：湖南科学技术出版社，1990
3. 樊小力. 人体机能学. 北京：北京医科大学出版社，2000
4. 姚泰，乔健天. 生理学. 第5版. 北京：人民卫生出版社，2001
5. 范少光，汤浩，潘伟丰. 人体生理学. 第2版. 北京：北京医科大学出版社，2000

【目的要求】

    1. 掌握血浆渗透压；各类血细胞的正常值及生理功能；血液凝固的基本过程和原理。

    2. 熟悉血液的组成；各种血细胞的生理特性；ABO 血型特性。

    3. 了解血浆酸碱度；各种血细胞的生成、破坏；抗凝与纤溶；Rh 血型系统；血细胞比容、红细胞脆性、血沉和交叉配血试验等方法。

【自学时数】

    2 课时。

血液是在心血管系统中流动的一种液体组织，是广义的结缔组织的一种。它在心脏推动下不断循环流动，担负着运输、防御、维持内环境相对稳定和实现体液调节等重要功能。

第一节 概　述

血液是在动物进化过程中出现的。生命最初出现在海洋中，当在远古的海洋中出现比较复杂的多细胞生物时，机体的部分细胞已经不再与海洋直接接触，这时机体内开始出现了细胞外液，它一方面作为细胞直接生活的环境，同时又是机体与外界环境进行物质交换的媒介。

一、体液

人体内含有大量液体，统称为体液，它包括水分和各种溶质。成人的体液约占体重的 60%，其中 2/3 存在于细胞内，称细胞内液，是细胞内各种生物化学反应进行的场所；1/3 存在于细胞外，称细胞外液，是细胞直接生活的液体环境。细胞外液包括血浆、组织液、淋巴液和脑脊液等，血浆约占体重的 5%，组织液约占 15%，其余体液所占比例很小。

细胞内液、组织液和血浆之间彼此隔开而又互相联系，外界的 O_2、营养物质和水都是先进入血浆，再通过组织液，然后到达组织细胞。组织细胞的代谢产物也要透过细胞膜到组织液，转经血浆，最后通过排泄器官排出体外（图 3-1）。血浆与组织液间的物质交换主要通过毛细血管进行，组织液与细胞内液之间的物质交换则通过细胞膜进行。

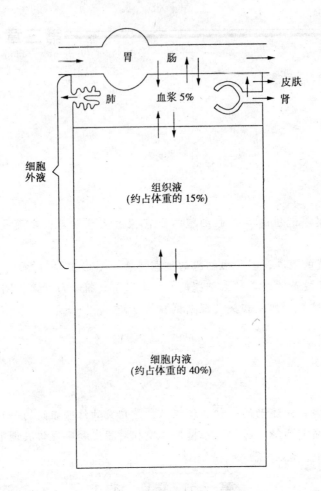

图 3-1 体液分布示意图

二、血液的组成

血液是一种不透明的红色液体，它由血浆和悬浮其中的有形成分组成。有形成分包括红细胞、白细胞和血小板。其中红细胞数量最多，约占其中的99%；而白细胞数量最少（图3-2）。

（一）血细胞比容

血细胞在全血中所占的容积百分比，称血细胞比容（曾称红细胞压积），可以用分血计来测定。通常将一定量的血液与抗凝剂混匀，置于分血计中，以3 000r/min（转/分）的速度离心30min，使血细胞下沉压紧，可观察到分血计内的血液分为两部分：上部为淡黄色、透明的血浆，下部红色沉淀为红细胞。在红色沉淀的表面有一白色的薄层为白细胞和血小板。正常成年男子的血细胞比容为40%～50%，女子为37%～48%。血细胞比容的数值反映血液中红细胞数量的相对值，如果血细胞比容小，表示红细胞数量的相对值低。

（二）血浆

血浆中含大量水，占血浆总量的91%～92%，其余8%～9%为溶解于水的物质，其中血浆蛋白含量最高，占6.2%～7.9%。血浆中的无机盐绝大部分以离子形式存在，其中正

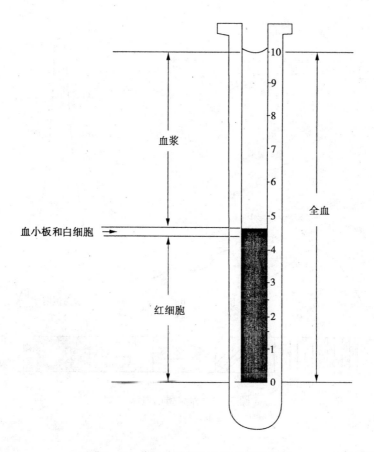

图 3-2　分血计玻管中血液分层示意图

离子主要有 Na^+，K^+，Ca^{2+}，Mg^{2+}，负离子有 Cl^-，HCO_3^-，HPO_4^{2-}，SO_4^{2-} 等，约占 0.9%，其余为非蛋白质的有机物。

　　血浆蛋白是血浆中所含多种蛋白质的总称，这是血浆与组织液的主要区别所在。应用盐析法可将血浆蛋白分为白蛋白（清蛋白）、球蛋白和因子Ⅰ三大类。用电泳法又可将球蛋白分为 α_1、α_2、β 和 γ 球蛋白（图 3-3）。白蛋白含量最高，占血浆蛋白总量的 50% ~ 70%。正常成年人白蛋白与球蛋白的比值为 1.5~2.0，因子Ⅰ含量最小。

　　血浆蛋白质的功能主要有下列五个方面：

　　1. 运输功能：血浆蛋白可以作为载体，参与体内许多物质的转运，如某些代谢产物、激素、离子、药物和染料等。有的与血浆蛋白结合后增强了可溶性，以利转运；有的与血浆蛋白结合后防止从肾脏流失，以保持其在血液中的浓度。

　　2. 缓冲功能：白蛋白及其钠盐组成缓冲对，与其他无机盐缓冲对（主要是碳酸和碳酸氢钠）一起，缓冲血浆中可能发生的酸碱变化，维持血浆酸碱度的相对恒定。

　　3. 参与机体免疫功能：人体血浆中的免疫球蛋白有 IgG、IgA、IgM、IgD 和 IgE 等，在机体免疫功能中有特别重要的作用。

　　4. 维持血浆胶体渗透压：白蛋白的分子量小，颗粒数量多，是形成血浆胶体渗透压的主要成分，对血浆和组织液间水的分布有重要作用。

　　5. 参与血液凝固和生理止血功能：因为绝大多数的血浆凝血因子、抗凝和纤溶物质都

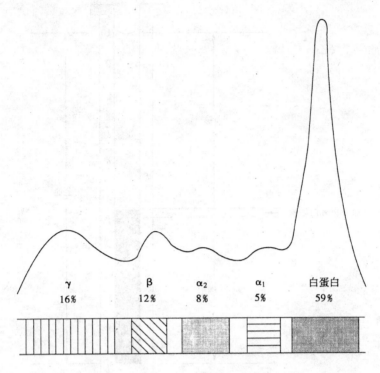

图 3-3 血浆蛋白电泳

是血浆蛋白质。

三、血液的理化特性

(一) 血液的比重

血液的比重 (相对密度) 为 1.050～1.060, 它主要取决于红细胞的数量。血浆的比重为 1.025～1.030, 它主要取决于血浆蛋白的含量。

(二) 血液的黏滞性

血液是一种黏滞性较大的体液, 以水的黏度为 1 计, 血液的相对黏度为 4～5, 血浆为 1.6～2.4。血液黏滞性主要决定于它所含红细胞数量和红细胞的可塑变形能力。病理情况下, 红细胞数量增多或其变形能力降低, 都可引起血黏度增大。另外血液黏滞性还与血流速度有关, 血液在血流速度很快时 (如在动脉内) 其黏滞性不随流速而变化; 但当血流速度小于一定限度时, 则黏滞性与流速成反比。这主要是由于血流缓慢时, 红细胞容易聚集成团, 使血黏度增大, 对血流造成很大阻力, 以致影响血液循环的正常进行。血浆黏滞性主要取决于血浆蛋白的组成和含量, 蛋白质分子量愈大, 形状上愈不对称, 血浆黏度愈大。血浆黏度增大的常见原因是血浆因子Ⅰ或 γ 免疫球蛋白的含量增多。因为形状不对称的大分子蛋白质在红细胞间可起桥联作用, 使红细胞易于发生聚集, 故此时血黏度亦明显增大。

(三) 血浆渗透压

1. 渗透现象和渗透压: 渗透压是溶液本身的一种特性。当用半透膜隔开两种不同浓度的同种溶液时, 则水分子从浓度低的一方通过半透膜向浓度高的一方扩散, 此现象称渗透现象。产生这种渗透作用的力称渗透压力, 即指溶液中的溶质吸引水分子的力量。溶液渗透压的大小与单位溶液中所含溶质的颗粒数成正比，溶质颗粒数愈多者，渗透压愈高。

2. 血浆渗透压的组成：正常情况下，血浆渗透压与组织液渗透压基本相等，约为313mmol/L，相当于7个大气压*，约709.1kPa。血浆渗透压由两部分组成：一部分是晶体渗透压，由血浆中的晶体物质，主要是NaCl形成。由于血浆中晶体物质的分子量小，颗粒数多，故晶体渗透压约占血浆渗透压的96%（约705.8kPa）；另一部分是胶体渗透压，由血浆蛋白质，主要是白蛋白形成。由于血浆蛋白质的分子量大，颗粒数少，故胶体渗透压约3.3kPa。

3. 血浆渗透压维持相对稳定的意义：水分子较易通过细胞膜，但各种溶质不易透过，故血浆晶体渗透压和血细胞内的晶体渗透压均保持相对稳定，细胞内、外水分相对平衡，血细胞在血浆中得以保持正常形态和功能。若血浆呈高渗状态，血细胞内的水分子外移，可使血细胞发生皱缩；相反，血浆处于低渗状态时，则会因过多水分子进入血细胞，使其发生膨胀、破裂，最终导致溶血。因此，血浆晶体渗透压保持相对稳定，对于维持细胞内、外水平衡，保持血细胞的形态、功能具有重要意义。

毛细血管壁的通透性较大，除水分子可自由通透外，低分子物质也可通过。如果血浆或组织液的晶体渗透压发生改变时，两者会很快得到平衡，因而对血管内、外水分的分布并无明显影响。由于血浆蛋白质大多不能透过毛细血管壁，故血浆胶体渗透压虽小，但它的变化却能明显影响血管内外水平衡。如果血浆蛋白质含量过少，引起血浆胶体渗透压降低时，便会使血浆中的水分子向组织液转移，导致组织水肿。

与血浆渗透压相等的溶液称等渗溶液，高于或低于血浆渗透压的则称为高渗溶液或低渗溶液。临床上常用作补液的等渗溶液有153mmol/L NaCl溶液和280mmol/L葡萄糖溶液等。

（四）血浆酸碱度

正常人血液的pH值为7.35～7.45。血液pH值的相对恒定主要取决于血液中所含的各种缓冲物质。在血浆中最主要的缓冲对是$NaHCO_3/H_2CO_3$，其比值通常为20:1，对缓冲酸具有重要作用，通常称之为碱储。血浆中还有Na_2HPO_4/NaH_2PO_4和Na-蛋白质/H-蛋白质。在红细胞中含有$KHCO_3/H_2CO_3$、K_2HPO_4/KH_2PO_4和$KHbO_2/HHbO_2$等，这些都是很有效的缓冲对。当一定量的酸或碱物质进入血液时，由于上述缓冲对的作用，可使血浆pH值的变化减至最小。由于肺和肾脏能不断排出体内过多的酸或碱，故血液的pH值通常只在一个极小的范围内波动，从而保持血浆酸碱度的相对恒定。

第二节 血细胞

血细胞是悬浮在血浆中的有形成分，包括红细胞、白细胞和血小板，其中红细胞的数量最多。

＊ 1个大气压(atm)约等于101.3kPa。

一、红细胞

（一）红细胞的形态和数量

1. 红细胞的形态：正常红细胞呈双凹圆盘形，平均直径约 $8\mu m$，周边较厚，中央较薄，故有较大的表面积，有利于进行气体交换和红细胞变形。保持红细胞正常形态是一个主动的耗能过程。外周血液的红细胞绝大多数为成熟红细胞，细胞内无核，充以大量血红蛋白（Hb）。

2. 红细胞的数量：在血液中，红细胞数量最多。正常成年男子的红细胞数量为 $4.5\times 10^{12}\sim 5.5\times 10^{12}/L$，平均为 $5.0\times 10^{12}/L$。成年女子为 $4.0\times 10^{12}\sim 5.0\times 10^{12}/L$，平均为 $4.5\times 10^{12}/L$。新生儿的红细胞可高达 $6.0\times 10^{12}/L$，出生后 9 周内逐渐减少。儿童期红细胞维持在 $4.2\times 10^{12}/L$ 左右，青春期后逐渐接近成人水平。儿童期红细胞数量并无男女之别，青春期后在性激素影响下，才出现红细胞数量的性别差异。

红细胞内含 Hb，因而使血液呈红色。正常成年男子 Hb 的含量是 $120\sim 160g/L$，成年女子含量是 $110\sim 150g/L$。每单位容积血液中，Hb 含量和红细胞数量密切相关，红细胞愈多，Hb 含量愈高；反之，红细胞愈少，Hb 含量也愈低。

（二）红细胞的生理特性

1. 可塑变形性：红细胞在血液循环中通过小于其直径的毛细血管和血窦孔隙时，将会发生卷曲变形，过后又恢复原状，此种特性称可塑变形性。红细胞的可塑变形性与其膜的流动性、弹塑性和表面积大小成正变关系。如衰老的红细胞，因其膜的流动性和弹塑性减退，故可塑变形能力降低。当红细胞表面积与其容积的比值减小时，其可塑变形能力也降低，故球形红细胞的可塑变形能力差。此外，红细胞内黏度增高也可使其可塑变形能力降低，如 Hb 异常、Ca^{2+} 在红细胞内浓度增高均会使红细胞内黏度增高而降低可塑变形性。红细胞可塑变形性的降低将使其不能顺利通过毛细血管，以致增加血黏度，导致血液循环障碍。

2. 悬浮稳定性：红细胞悬浮于血浆中不易下沉的特性，称悬浮稳定性。将血液与抗凝剂按一定比例混匀后静置于垂直放置的血沉管中，红细胞因其相对密度较大而下沉，但正常时下沉速度十分缓慢，这表明红细胞能相当稳定地悬浮于血浆中。通常以红细胞在第一小时末下沉的速度，即血浆柱的高度（mm）来表示，称红细胞沉降率。正常成年男子的红细胞沉降率为第一小时末不超过 3mm，女子不超过 10mm。红细胞下沉愈慢，沉降率愈小，表示其悬浮稳定性愈好。反之，红细胞下沉快，沉降率大，表示其悬浮稳定性差。

阻碍红细胞在血液中下沉的力量来源于红细胞与血浆之间的摩擦力和红细胞间相同膜电荷所产生的排斥力。正常红细胞呈双凹圆盘形，膜表面积/容积比值大，因而与血浆之间所产生的摩擦力大，故下沉慢。某些疾病，如活动性肺结核、风湿热时，红细胞下沉加快，主要是因为红细胞能较快地互相以凹面相贴而叠连起来，由于其总表面积与总容积比值减小，与血浆的摩擦力减小，故下沉加快。红细胞叠连的快慢主要在于血浆的性质，而不在红细胞本身。一般是血浆中白蛋白增多，可减少红细胞叠连，使沉降率减慢；而球蛋白和因子Ⅰ增多时，可增加红细胞叠连而使沉降率加快。

3. 渗透脆性：红细胞在低渗盐溶液中发生膨胀、破裂这一特性，称渗透脆性。正常情况下，红细胞内液与血浆的渗透压基本相等。若将红细胞放入与血浆等渗的 153mmol/L NaCl 溶液中，则其形状和大小可以保持不变；如放入低渗 NaCl 溶液中，水分子将透过细胞膜进入红细胞内，引起红细胞膨胀，甚至破裂，Hb 逸出而发生低渗性溶血。

正常人的红细胞一般在 76.5mmol/L NaCl 溶液中开始有部分破裂；在 59.5mmol/L NaCl 溶液中几乎全部破裂，形成完全溶血。故临床上以 59.5～76.5mmol/L NaCl 溶液作为正常红细胞渗透脆性的范围。若红细胞在高于 76.5mmol/L NaCl 溶液中即开始破裂，表示其脆性大，即对低渗盐溶液的抵抗力小；在低于 76.5mmol/L NaCl 溶液中才开始破裂者，表示其脆性小，即对低渗盐溶液的抵抗力大。在某些溶血性疾病中，患者的红细胞开始溶血和完全溶血的 NaCl 溶液浓度均比正常人高，即红细胞的渗透脆性显著增加了。

红细胞渗透脆性的大小与其膜的弹塑性和表面积/容积比值有关。血液中新成熟的红细胞，由于膜的弹塑性好，表面积/容积比值大，故渗透脆性小，不易破裂；相反，衰老红细胞的渗透脆性大，容易破裂。

（三）红细胞的生理功能

1. 运输 O_2 和 CO_2：红细胞运输 O_2 的功能是依赖于红细胞内的 Hb 而完成的。Hb 是一种含亚铁的色素蛋白，由珠蛋白和一种含铁血红素合成。血红素分子包括原卟啉和亚铁离子（Fe^{2+}）两部分。生理情况下，Hb 和 O_2 的结合是一种可逆的氧合作用，其结合非常疏松。其可逆反应的方向取决于氧分压的高低。在氧分压较高处（如肺内），Hb 容易与 O_2 结合形成氧合血红蛋白（HbO_2）；在氧分压较低处（如组织中），则易与 O_2 解离，将 O_2 释放出来。这一特性使 Hb 成为运输 O_2 的理想物质。

如果氧分压极高，或在氧化剂作用下，Hb 将起氧化作用，其中的 Fe^{2+} 变为 Fe^{3+}，称高铁血红蛋白。此时 Hb 与 O_2 的结合很牢固，不易解离，故不利于 O_2 的运输。

Hb 除与 O_2 结合外，还能与一氧化碳（CO）结合成一氧化碳血红蛋白（HbCO）。因为 Hb 同 CO 的亲和力比同 O_2 的亲和力约高 200 倍，以致空气中只要含有少量 CO，血液中就有较大量的 HbCO 形成。此时能同 O_2 结合的 Hb 量将大减，造成严重缺 O_2，甚至引起窒息死亡。

Hb 还能运输 CO_2。在二氧化碳分压高处（组织中），Hb 的自由氨基可与其结合成氨基甲酸血红蛋白（HbNH·COOH），在二氧化碳分压低处（肺内）则解离放出 CO_2。

2. 缓冲作用：红细胞的另一功能是对血液中酸、碱物质的缓冲作用，这是由于红细胞内含有的一些很有效的缓冲对所致。

（四）红细胞的生成

1. 骨髓造血过程：成年人的各种血细胞均发源于骨髓，且除淋巴细胞外，均在骨髓内发育成熟，有些甚至大量储存于骨髓中，并有规律地释放进入血液循环。一般认为，在骨髓内造血过程包括三个阶段：第一阶段是多潜能干细胞分裂，并分化出各系定向祖细胞。第二阶段是各系定向祖细胞继续分化和增殖生成各种血细胞的母细胞。第三阶段是各种母细胞发育成熟，最后分别生成具备细胞功能的各类成熟血细胞。

人出生后，红细胞生成部位主要在红骨髓。红细胞的生成过程是：多潜能干细胞→红系定向祖细胞→红系母细胞→早、中、晚幼红细胞→网织红细胞→成熟红细胞（图 3-4）。

2. 红细胞生成所需原料和辅助物质：红细胞生成所必需的原料主要是珠蛋白和铁。珠蛋白主要来自食物中的氨基酸，在红细胞内合成，由 4 条肽链两两配对组成。常见的 Hb 有 3 种，即 Hb-A、Hb-A_2 和 Hb-F。成人以 Hb-A 为主要成分，新生儿的主要成分是 Hb-F。肽链合成受特定基因的控制，如果基因突变可使某肽链合成障碍，出现珠蛋白组成异常。

人体每天需要 20～25mg 的铁（Fe^{2+}）用于红细胞生成，但每天只需从食物中吸收 1mg

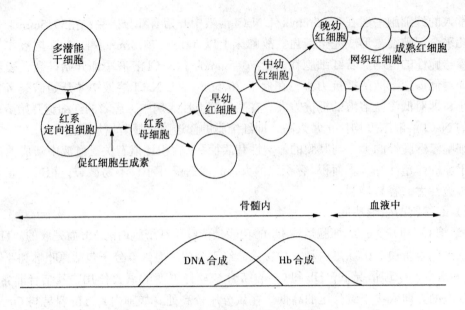

图 3-4 红细胞生成过程示意图

（约 5%）以补充排泄的铁，其余 95% 则来自机体内铁的再利用。再利用的铁主要来自破坏了的红细胞，当破坏的红细胞被巨噬细胞吞噬后，血红蛋白被消化而释放出血红素中的 Fe^{2+}，聚集成铁黄素而沉淀于巨噬细胞内，新近储存的铁最先被动用。血浆蛋白中有一种运铁蛋白，可以穿梭运行于巨噬细胞与红系母细胞之间，以运送铁。若体内铁的再利用或铁的吸收量减少时，均可造成缺铁性贫血。因为缺铁时合成的 Hb 减少，致使红细胞体积变小，故又称小细胞性贫血。

红细胞在发育成熟过程中，除需要一般细胞发育成熟所需的物质外，还特别需要叶酸、维生素 B_{12} 和内因子等物质。叶酸通过体内转化而成的四氢叶酸是合成嘌呤和核苷酸的辅酶。维生素 B_{12} 主要是增加叶酸在体内的利用率。如叶酸或维生素 B_{12} 缺乏时，可造成 DNA 合成障碍，使细胞分裂繁殖减慢，细胞体积大于正常，出现巨幼红细胞性贫血。

胃腺壁细胞可分泌一种称内因子的物质，它与维生素 B_{12} 形成的复合物吸附在回肠上段黏膜的特殊受体上，能促进维生素 B_{12} 的吸收。因此，由于胃大部分切除或萎缩性胃炎造成内因子缺乏时，亦可导致巨幼红细胞性贫血。

3. 红细胞生成的调节：在造血功能调节中，造血干细胞主要是接受这些细胞所在部位局部和近距离作用因素的调节，也就是造血微环境的综合影响。而各系的祖细胞则主要接受作用距离较远的体液调节因素的影响。循环血液中红细胞数量经常保持相对稳定就是造血微环境的作用和促红细胞生成素、雄激素等共同调节的结果。

构成造血微环境主要有各种基质细胞，包括成纤维细胞、上皮样细胞、巨噬细胞和脂肪细胞，在整体内还包括末梢血管和神经纤维。微环境的主要作用包括两个方面：①细胞与细胞间的相互作用；②释放短距离调节因子。细胞间相互作用可以影响造血干细胞的自我更新和分化趋向，释放调节因子在近距离内作用于造血细胞。此外，骨髓细胞和附近的神经末梢能释放一些小分子活性物质，如肾上腺素、乙酰胆碱、组胺等，可作用在造血细胞表面的相应受体，影响造血细胞的增殖和分化。

促红细胞生成素主要产生于肾脏，是一种酸性糖蛋白。当机体因为贫血、氧分压降低或局部缺血造成组织缺 O_2 时，可激活肾小球中有关的酶，使促红细胞生成素合成增加。促红细胞生成素的主要作用是促使骨髓内红系定向祖细胞增殖分化，加速红细胞生成，从而解除组织的缺 O_2 情况。这是一种负反馈调节，机体通过此反馈回路使血液中红细胞数量维持在相对稳定水平（图3-5）。

雄激素能直接刺激骨髓造血细胞，加快有核红细胞的分裂和 Hb 的合成；同时还能促使肾脏产生促红细胞生成素，再刺激骨髓制造红细胞的功能。故临床上应用人工合成的雄激素衍生物可以治疗再生障碍性贫血。

此外，促肾上腺皮质激素、糖皮质激素、促甲状腺激素和甲状腺素等对红细胞生成亦有一定促进作用。

（五）红细胞的破坏

实验证明，循环血液中的红细胞生存期限短者约40日，长者可达200日，平均约120日。因此，血液中每日约有1%左右的红细胞受到破坏。

当红细胞逐渐衰老时，细胞变形能力减退而膜脆性增加，在血流湍急处或通过微小孔隙时，可因受到冲击而破裂。血管外红细胞破坏的主要场所在脾脏和肝脏。肝、脾内的巨噬细胞能"识别"衰老、受损和形态异常的红细胞，

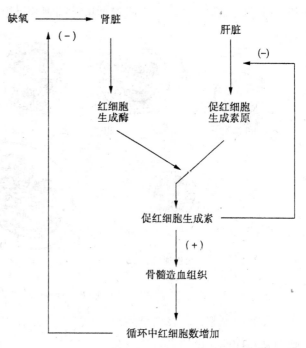

图3-5　促红细胞生成素的形成过程及其负反馈作用
（＋）促进　　（－）抑制

并将其吞噬，在脾内被吞噬的衰老红细胞经消化后，铁可再利用。红细胞在血管内破裂而发生溶血，所释出的 Hb 立即与血浆中的触珠蛋白（一种 α_2 球蛋白）结合，成为一种复合物，被肝脏所摄取，经脱铁后转变为胆色素。脱下来的铁经肝脏处理后，绝大部分由血浆蛋白转送回骨髓，重新用作制造 Hb 的原料。

二、白细胞

（一）白细胞的数量和分类

1. 白细胞的数量：白细胞是一种无色有核的血细胞，由多种形态、结构及功能各异的细胞所组成，体积比红细胞大，直径为 $10\sim17\mu m$。在安静状态下，正常成年人血液中的白细胞数为 $4\times10^9\sim10\times10^9/L$，平均为 $7\times10^9/L$。低于 $4\times10^9/L$ 为白细胞减少，高于 $10\times10^9/L$ 为白细胞增多。

白细胞总数的生理变动范围很大，新生儿大大高于成年人。剧烈运动、进食、情绪激动等均可引起白细胞总数生理性增高。每日下午2时左右白细胞总数较多，凌晨较低，这主要与中性粒细胞的昼夜周期变化有关。女性在月经、妊娠和分娩期，白细胞均有所增加。病理

情况下，白细胞总数增高主要见于急性炎症。白细胞总数减少主要见于某些传染性疾病，如伤寒、流感、麻疹、粟粒型肺结核等。放射性损害、化学品中毒、脾功能亢进和再生障碍性贫血等，也可见白细胞总数减少。

2. 白细胞的分类：血液中的白细胞，可根据其胞浆内有无特殊嗜色颗粒区分为颗粒细胞和无颗粒细胞两大类。颗粒细胞又因其颗粒嗜色特性不同分为中性粒细胞、嗜酸性粒细胞和嗜碱性粒细胞。无颗粒细胞包括单核细胞和淋巴细胞（图 3-6）。

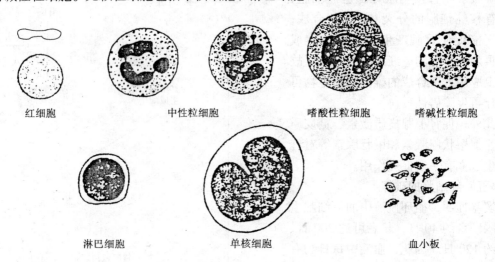

红细胞　　　　中性粒细胞　　　　嗜酸性粒细胞　　　　嗜碱性粒细胞

淋巴细胞　　　　单核细胞　　　　血小板

图 3-6　血液中各类白细胞示意图

各类白细胞数量在白细胞总数中均占一定比例，临床上用分类百分比来计数。各类白细胞的分类计数如下所列：

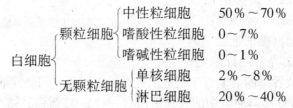

正常人白细胞的分类计数也保持相对稳定，但在急、慢性炎症和组织损伤或白血病等疾病情况下，即可发生明显变化。

（二）白细胞的生理功能

白细胞的主要功能是通过吞噬作用和免疫功能对机体实现防御、保护作用。根据其免疫特点的不同，白细胞可分为吞噬细胞和免疫细胞两大类。吞噬细胞包括中性粒细胞和单核细胞，它们主要是吞噬外来入侵的微生物、异物和体内坏死组织，并参与炎症反应，由于这些功能活动不具有针对某一类异物的特殊性，因此称为非特异性免疫功能。免疫细胞指淋巴细胞，它们针对某些特异性抗原进行细胞性或体液性免疫，执行特异性免疫功能。

1. 白细胞的吞噬作用：白细胞的吞噬活动包括三个步骤：

（1）当机体某部位有细菌、异物侵入时，首先是吞噬细胞聚集于入侵细菌、异物所在部位。吞噬细胞能做变形运动，细胞首先伸出伪足，细胞内容物也随着向伪足方向流动。血管内的吞噬细胞可通过这种变形运动渗出毛细血管，并朝细菌所释放的化学物质方向游走，到达入侵细菌、异物周围，称为趋化性。例如细菌产生的某些肽类、脂类物质、激肽释放酶和激肽等，都可使中性粒细胞产生趋化作用。

（2）吞噬细胞"识别"和黏着细菌、异物。此过程一般通过两种机制：一种是通过菌体表面或异物颗粒的特性来识别，如异物表面粗糙或异物表面负电荷减少，就易被吞噬。另一种机制是通过血浆中某些特异性抗体将细菌、异物包裹起来，从而促进识别和吞噬。吞噬细胞识别了异物后，便能将异物黏着在细胞膜上。

（3）吞噬细胞吞入和消化细菌、异物。当细菌异物黏着在吞噬细胞膜上时，便会触发细胞产生一系列活动，首先伸出伪足包围异物，将其吞入细胞内，形成吞噬体。吞噬体在细胞内与溶酶体结合，形成吞噬溶酶体。溶酶体内可放出各种蛋白水解酶、过氧化物酶和磷酸酶等，将细菌、异物分解消化，最后把分解产物排出细胞（图3-7）。

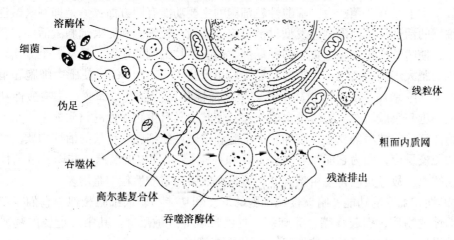

图3-7 白细胞吞噬消化细菌示意图

当溶酶体颗粒内的各种酶都已用于消化异物时，颗粒便消失，此现象称脱粒。如果一个中性粒细胞吞噬的细菌不多，只出现部分脱粒，若吞噬细菌超过50个时，将导致细胞全部脱粒而死亡。另外吞噬的同时又引发细胞内一系列生物化学变化，上述的吞噬和游走过程都需要消耗能量，该能量主要来自糖酵解所提供的ATP。

人血液中的吞噬细胞包括中性粒细胞与单核细胞。嗜酸性粒细胞虽具有吞噬能力，但所起的作用与一般吞噬活动不同；嗜碱性粒细胞则缺乏吞噬功能。吞噬细菌等异物主要依靠中性粒细胞和单核细胞。

（1）中性粒细胞的功能：中性粒细胞具有活跃的变形能力、敏锐的趋化性和很强的吞噬能力。它处在机体抵御微生物病原体、特别是急性化脓性细菌入侵的第一线，其作用主要是将入侵细菌异物包围在某一局部并吞噬之，防止其在体内扩散，并可参与免疫复合物和坏死组织的清除。因此，当身体发生急性炎症，特别是急性化脓性细菌入侵时，中性粒细胞将明显增多。若中性粒细胞减少到 1.0×10^9/L 时，机体发生感染的危险性将明显增加。

血液中的中性粒细胞约有一半随血流循环，另一半附在血管壁上，称为边缘粒细胞，两者不断进行位置交换。骨髓中还储备了大量成熟的中性粒细胞。在机体需要时，边缘粒细胞和储备的粒细胞可立即调动进入血液循环，发挥其防御功能。所以，往往在感染后2小时左右，中性粒细胞的分类计数便明显增高。

（2）单核－巨噬细胞的功能：单核细胞体积较大，它们也能进行变形运动和吞噬活动，但吞噬能力极弱，在血流中 3～4 日后即穿出血管壁进入肝、脾、肺和淋巴结等组织，并转变为巨噬细胞。巨噬细胞体积进一步增大，溶酶体颗粒也增多，因而吞噬能力大为增强。

单核－巨噬细胞主要是吞噬、消灭细胞内致病物，如病毒、疟原虫、真菌和结核分枝杆菌等。它们集结于感染灶附近，在与淋巴细胞的相互作用中被激活而发挥吞噬功能。巨噬细胞还参与激活淋巴细胞的特异性免疫功能；识别和杀伤肿瘤细胞；识别和清除变性的血浆蛋白、脂类等大分子物质；清除衰老与损伤了的细胞及其碎片，如衰老的红细胞、血小板等。巨噬细胞在吞噬衰老红细胞和溶血时所释出的 Hb 后，又参与体内铁的代谢和胆色素的代谢。

2. 嗜酸性粒细胞的功能：嗜酸性粒细胞具有吞噬抗原－抗体复合物的能力。但它缺乏溶菌酶，故基本上没有杀菌能力。嗜酸性粒细胞的主要功能有两方面：一是抑制嗜碱性粒细胞和肥大细胞的活性，从而限制速发型过敏反应。嗜碱性粒细胞和肥大细胞激活后，释放各种趋化因子，使嗜酸性粒细胞聚集于同一局部。嗜酸性粒细胞的作用，是从三个方面限制嗜碱性粒细胞与肥大细胞的活性：①嗜酸性粒细胞可产生 PGE_1 和 PGE_2 使肥大细胞和嗜碱性粒细胞中的 cAMP 增加，从而抑制其中具有生物活性物质的合成与释放；②嗜酸性粒细胞可吞噬肥大细胞和嗜碱性粒细胞所排出的颗粒，使其中具有生物活性的物质失去作用；③嗜酸性粒细胞能释放组胺酶等物质，破坏肥大细胞和嗜碱性粒细胞所释放的活性物质。二是参与对蠕虫的免疫反应，因为它能黏着经过 IgG 和补体 C_3 处理过的蠕虫，并以其溶酶体内所含的酶损伤蠕虫。故患某些寄生虫疾病时，可见血液中的嗜酸性粒细胞增多。

3. 嗜碱性粒细胞的功能：嗜碱性粒细胞的形态和功能与肥大细胞相似，它们能产生多种有生物活性的物质，引起哮喘、荨麻疹、食物过敏等过敏反应。其中最重要的物质有组胺、过敏性慢反应物质和嗜酸性粒细胞趋化因子 A 等。

组胺在嗜碱性粒细胞颗粒内合成，并储存于其中，主要作用于平滑肌等细胞。这些细胞的组胺受体有 H_1 和 H_2 两类。组胺与 H_1 受体结合，可舒张小血管，使毛细血管和微静脉的通透性增加，使支气管和肠道等处的平滑肌收缩。组胺与 H_2 受体结合可刺激胃酸分泌。

过敏性慢反应物质不是预先储存于颗粒中的，而是在释放时形成的。它可以使血管壁通透性增加，平滑肌收缩，尤其对细支气管平滑肌的作用更明显。其作用开始慢而持久，所以称为过敏性慢反应物质。

嗜酸性粒细胞趋化因子 A 是储存于颗粒中的，包括两种含 4 个氨基酸的小肽。它们能将嗜酸性粒细胞吸引过来，并使其聚集于局部。

4. 淋巴细胞的功能：淋巴细胞包括多种形态相似而功能不同的细胞群，其中主要有两大类。骨髓中生成的淋巴系干细胞，有一部分迁移到胸腺，并在胸腺激素作用下发育成熟，称 T 淋巴细胞。另一部分可能是在骨髓或肠道淋巴组织中发育成熟，称 B 淋巴细胞（图 3－8）。血液的淋巴细胞中，80%～90% 属于 T 淋巴细胞，B 淋巴细胞则主要留在淋巴组织内。淋巴细胞常在血液、淋巴系统和组织间隙之间往返循环流动，寿命较长，特别是 T 淋巴细胞寿命为数月，有的长达 1 年以上。

淋巴细胞具有特异性免疫功能，它们对“异己”构型的物质有防御、杀灭和清除功能。特异性免疫可分为细胞免疫和体液免疫两种类型。

（1）T 淋巴细胞的功能：T 淋巴细胞主要是执行细胞免疫功能。当 T 淋巴细胞被激活，

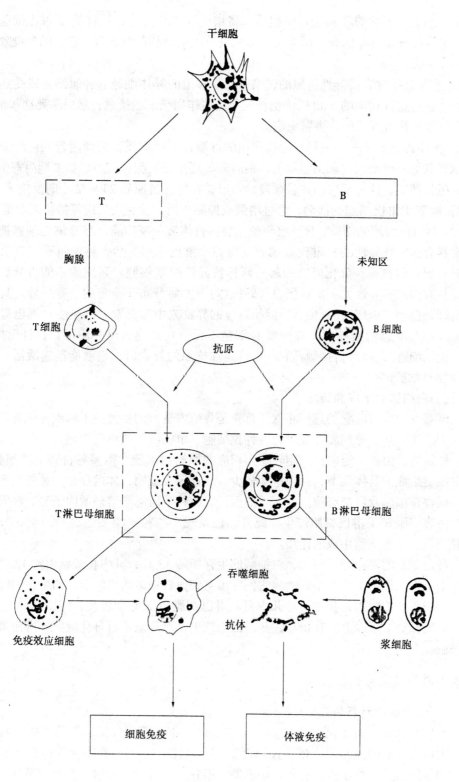

图 3-8　淋巴细胞与免疫示意图

并转变为具有特异性的 T 淋巴母细胞后，将增殖形成具同样特异性的 T 淋巴细胞株。按其功能，T 淋巴细胞可以区分为两大类，即免疫效应细胞和调节细胞。它们的免疫效应表现在下列三个方面：

1）直接破坏含有特异性抗原的靶细胞，如移植的异体细胞、肿瘤细胞或受病毒感染的细胞等。执行这种功能的 T 淋巴细胞首先与这些作用靶细胞接触，然后杀死这些细胞。1 个 T 淋巴细胞往往可以杀伤许多靶细胞。

2）产生淋巴因子———一种短距离作用的可溶性活性物质，促使附近的巨噬细胞、中性粒细胞和其他一些细胞向靶细胞聚集，最后破坏这些靶细胞和抗原，如细胞内寄生的结核杆菌、麻风杆菌等。这种反应出现较缓慢，一般是在接触抗原后 24～72 小时反应才达到高峰。

3）调节 T 淋巴细胞的活动，通过增强或抑制作用，使免疫反应保持协调平衡。

（2）B 淋巴细胞的功能：B 淋巴细胞主要执行体液免疫功能。当 B 淋巴细胞被激活，并转变为具有抗原特异性的 B 淋巴母细胞（曾称原淋巴细胞）后，将增殖形成具有抗原特异性的 B 淋巴细胞株，并分化成熟为具有同样特异性的浆细胞。浆细胞不能再分裂，但可产生大量具有同样特异性的免疫球蛋白（即抗体），主要分布于全身的细胞外液。具有特异性的免疫球蛋白能"识别"、凝集、沉淀相对应的异物或中和毒素。特异性 B 淋巴母细胞所形成的特异性 B 淋巴细胞株中，有少量 B 细胞不再分化成熟，但寿命很长，且保持特异性，称为"记忆细胞"，以后再接触具有同样特异性抗原的异物时，它就能迅速激活，成为特异性 B 淋巴母细胞。

（三）白细胞的生成和破坏

与红系细胞发育成熟的过程相似，首先是骨髓内造血的多潜能干细胞分化为各类白细胞的定向祖细胞，然后分别发育成熟为各种粒细胞、单核细胞或淋巴细胞。

一般认为，由各类定向祖细胞转化为相应的原始白细胞，需要各自特定的细胞生成素。关于白细胞生成的具体调节，目前所知较少。新近研究证明，体内存在一种能刺激中性粒细胞、嗜酸性粒细胞及巨噬细胞集落生长的因子，称粒－巨噬集落刺激因子。这些因子由内皮细胞、巨噬细胞和 T 淋巴细胞产生。此外，还发现一些粒－单系造血的抑制调节因子，有限制粒细胞和单核细胞生成的作用。

各种白细胞的寿命相差较大，粒细胞的生存期约 13 日，其中在骨髓内约 12 日。成熟粒细胞在血液中只逗留十几个小时，当它们穿出毛细血管壁进入组织后，约生存 20 多个小时。单核细胞的寿命约数周，长者可达几个月。淋巴细胞一般寿命较长，特别 T 淋巴细胞寿命更长，有的长达 1 年以上。在特异性 B 淋巴细胞中，有少量不再分化成熟、寿命很长的，称记忆细胞。

三、血小板

（一）血小板的形态和数量

1. 血小板的形态：血小板由骨髓中成熟的巨核细胞胞浆裂解，脱落而成。血小板无细胞核，为两面凸起的椭圆形小体，直径为 $2～4\mu m$（图 3-9）。血小板外包有外衣，是其发生黏聚的物质基础。血小板内有各种细胞器，能独立进行物质代谢。微丝、微管是血小板维持正常形态，进行收缩的物质基础。各种颗粒能储存、释放一些化学物质，为血小板参与止血和凝血所必需。血小板的寿命为 7～14 天。

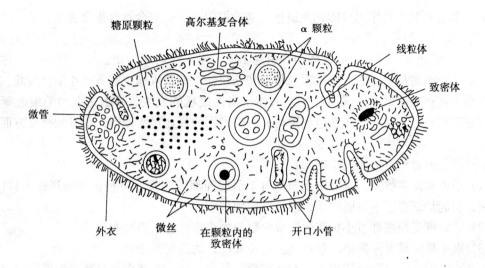

图3-9 血小板微细结构模式图

2. 血小板的数量：正常成年人血液中血小板数量为 $100 \times 10^9 \sim 300 \times 10^9/L$，平均为 $160 \times 10^9/L$。通常女性比男性稍少，运动、进食和妊娠可使血小板增多。血小板数量少于 $50 \times 10^9/L$ 时，人体可出现异常出血现象，称血小板减少性紫癜。若血小板数量超过 $1\,000 \times 10^9/L$ 时，则易发生血栓。

（二）血小板的生理特性

1. 黏附和聚集：当血管内膜受损伤暴露出结缔组织（曾称胶原组织）时，血小板便黏附在血管内膜上，此特性称血小板黏附作用。黏附作用的发生，是血小板膜上的糖苷移换酶与血管壁结缔组织中蛋白分子的自由氨基相互作用的结果。如抑制血小板膜上的糖苷移换酶或封闭结缔组织上的自由氨基，黏附作用则丧失。

血小板黏附在血管壁后，可互相粘连聚合在一起，称聚集。聚集开始时，血小板由圆盘形变成球形，并伸出一些貌似小刺的伪足；同时血小板"脱粒"，原来储存于致密颗粒内的ADP、5-羟色胺（5-HT）等活性物质被释放出来。ADP的释放和某些前列腺素的生成，对聚集的引起十分重要。聚集可分为两个时相：第一时相发生迅速，但聚集后又可解聚，为可逆性聚集，主要由受损伤组织释放的ADP所致。第二时相发生较慢，为不可逆聚集，主要由血小板释放的内源性ADP所致。可见，ADP是使血小板聚集最重要的物质，特别是从血小板释放出来的这种内源性ADP尤其重要。ADP引起血小板聚集还须有 Ca^{2+} 和因子I存在，而且要消耗能量，其能量的主要来源是葡萄糖。

血小板聚集形成的血小板血栓，可以堵塞小血管伤口，利于止血。能诱导血小板聚集的物质除ADP外，前列腺素 G_2、H_2 和血栓素 A_2（TXA_2）等均对血小板有很强的聚集作用。

2. 释放反应：当血小板黏聚在血管壁时，储存在其α颗粒和致密体中的5-HT、儿茶酚胺、ADP和血小板因子等活性物质可以释放出来，参与凝血和止血过程。

3. 吸附作用：血小板的表面可以吸附血浆中的许多凝血因子，如因子I、因子VII、因子IX、因子X等，尤其对因子XII、因子XI和因子VIII的吸附较为牢固。因此，一旦血小板发生黏聚后，局部的凝血物质浓度相应增高，有利于凝血。

4. 收缩血块：血小板内含收缩蛋白，类似骨骼肌的肌球蛋白和肌动蛋白，可以发生收缩，使血凝块紧缩。此作用对固化止血栓，加速损伤部位的愈合均有重要意义。

（三）血小板的生理功能

1. 生理性止血功能：小血管因损伤引起出血，经一定时间后出血会自然停止，称生理性止血。在止血过程中，除血液凝固成块堵住伤口外，血管收缩也起重要作用。因此，止血和凝血两个过程既有联系，又有区别。人体出血性症状的发生，有的是因为毛细血管壁脆弱，容易破损；有的是由于止血过程障碍；有的则因为凝血过程障碍；也有的是几方面因素都存在。

生理性止血过程可分为三个时期：

（1）小血管发生收缩，这是由于损伤刺激引起局部缩血管反应和血小板释放 5-HT、儿茶酚胺，引起局部血管平滑肌收缩，但持续时间较短。

（2）血管壁受损伤处血小板黏聚形成松软的血小板血栓，以堵塞伤口。

（3）血小板促进血液凝固，形成坚实的止血栓，达到有效止血。

上述止血的三个时期密切相关，相互重叠。与此同时，血浆中也出现了生理的抗凝血活动与纤维蛋白溶解活性，以防止血凝块不断增大和凝血过程蔓延到这一局部以外。显然，生理性止血主要是由血小板和某些血浆成分共同完成的。

2. 促进血液凝固功能：血小板对凝血过程有很强促进作用。因其表面质膜能吸附多种凝血因子；胞浆中的颗粒含因子 I、因子 XIII 和多种血小板因子（PF）。其中 PF_2 和 PF_3 有促进凝血作用，PF_4 可中和肝素，PF_6 能抑制纤溶。当血小板经表面激活后，它能加速因子 XII 和因子 XI 的表面激活进程。血小板所提供的磷脂表面（PF_3）可使凝血酶原激活加快 2 万倍，因而大大加速了血液凝固。因子 Xa 和因子 V 连接于此磷脂表面后，还可以避免抗凝血酶 III 和肝素对它们的抑制作用。

3. 对血管壁的营养支持功能：血小板对保持血管壁内皮细胞的完整和修复有重要作用。用放射性核素标记血小板示踪和电镜观察，发现血小板可以融入内皮细胞（图 3 - 10），且能随时沉着于血管壁，以填补内皮细胞脱落留下的空隙。因此，当血小板数量减少至 $50 \times 10^9 / L$ 以下时，毛细血管壁脆性增加，容易受损出血，使皮肤和黏膜出现出血点，甚至引起自发性出血。

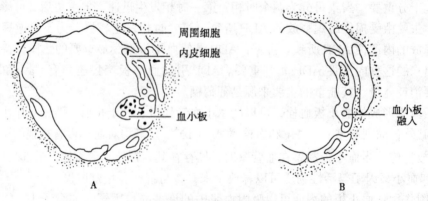

图 3 - 10 血小板融入毛细血管内皮细胞示意图

A. 融入过程；B. 融入完成

第三节 血液凝固和纤维蛋白溶解

血液凝固和纤维蛋白溶解是血液的基本功能，在生理性止血过程中，凝血、纤溶以及抗凝相互配合，既有效地防止了失血，又保持了血管内血流通畅。

一、血液凝固

血液从可流动的溶胶状态转变为不流动的凝胶状态的过程，称血液凝固，简称凝血。凝血是一个复杂的生化反应过程，其最终表现是纤维蛋白形成。纤维蛋白是一些像细针样的晶状物，在形成过程中交织成网，并把许多血细胞网罗其中，使原来液体状的血液逐渐变成血凝块，进而血块收缩挤出血清。与血浆相比，血清中缺少了因子Ⅰ和一些参与凝血的物质，同时又增添了一些在凝血过程中产生的活性物质。

（一）凝血因子

血浆和组织中直接参与凝血的物质，统称凝血因子。国际上按其被发现的先后次序，用罗马数字编排起来的计有 12 种（表 3-1）。此外还有前激肽释放酶、高分子激肽原及来自血小板的磷脂物质 PF_3 等。

表 3-1 按国际命名法编号的凝血因子

编号	同义名	编号	同义名
因子Ⅰ	纤维蛋白原	因子Ⅷ	抗血友病因子(AHF),抗血友病球蛋白
因子Ⅱ	凝血酶原	因子Ⅸ	血浆凝血致活素成分（PTC）
因子Ⅲ	组织凝血致活素	因子Ⅹ	Stuart-Prower 因子
因子Ⅳ	Ca^{2+}	因子Ⅺ	血浆凝血致活素前质（PTA）
因子Ⅴ	前加速素，加速球蛋白，易变因子	因子Ⅻ	接触因子，Hageman 因子
因子Ⅶ	前转变素，血清凝血酶原转变加速素（SPCA）	因子ⅩⅢ	纤维蛋白稳定因子

注：原有因子Ⅵ，因有重复，已取消。

上述因子中，除因子Ⅲ由损伤组织释放外，其他均存在血浆中。就其性质而言，因子Ⅳ为 Ca^{2+}，因子Ⅲ是一种脂蛋白，其余已知的凝血因子均属蛋白质，其中绝大多数在肝脏内合成。有些因子在形成过程中需要维生素 K 参与，如因子Ⅱ、Ⅶ、Ⅸ、Ⅹ等，属于维生素 K 依赖因子。

在血液中，因子Ⅱ、Ⅸ、Ⅹ、Ⅺ、Ⅻ通常均以一种无活性的酶原形式存在，必须通过有限水解，在其肽链上一定部位切断或切下一片段，以暴露或形成活性中心时，才能成为有活性的酶，此过程称激活。习惯上在该因子代号的右下角加"a"字表示。如凝血酶原被激活为凝血酶，即从因子Ⅱ变为因子Ⅱ$_a$。因子Ⅶ常以活性型存于血液中，但必须有因子Ⅲ同时存在才能起作用。

（二）凝血过程和原理

凝血过程是一连串酶促反应过程，可分为三个基本步骤：①凝血酶原激活物形成；②因子Ⅱ转变为凝血酶；③因子Ⅰ转变为纤维蛋白。其间关系如下所示：

$$\begin{array}{c} \text{凝血酶原激活物} \\ \text{因子 Ⅱ} \xrightarrow{\qquad} \text{凝血酶} \\ \text{因子 Ⅰ} \xrightarrow{\qquad} \text{纤维蛋白} \end{array}$$

有关凝血的理论中，受到较多学者承认的是瀑布学说。该学说认为，在凝血过程发生时，各个化学反应逐级促进，前一因子被激活后，再引起后一因子的激活，一连串催化反应，有如瀑布倾泻而下，直至血液发生凝固。

根据凝血酶原激活物形成来源（X→Xₐ）的不同，血凝过程可分为内源性凝血和外源性凝血两种途径。若凝血过程由于血管内膜损伤，因子Ⅻ被激活所启动，参与凝血的因子全部在血浆中者，称内源性凝血。如凝血由于组织损伤释放因子Ⅲ启动才形成凝血酶原激活物者，称外源性凝血。

1. 内源性凝血：内源性凝血从因子Ⅻ的激活开始。当血管内膜损伤，因子Ⅻ与内膜下组织，特别是胶原纤维接触时，便被激活为因子Ⅻₐ。由于形成的因子Ⅻₐ可激活前激肽释放酶使之成为激肽释放酶，激肽释放酶反过来又能激活因子Ⅻ，这一正反馈作用，可使因子Ⅻₐ大量生成。因子Ⅻₐ生成后，转而催化因子Ⅺ变为因子Ⅺₐ。形成的因子Ⅺₐ在因子Ⅳ参与下，激活因子Ⅸ生成因子Ⅸₐ。紧接着，在因子Ⅳ和PF₃共同存在的条件下，因子Ⅸₐ与血浆中的因子Ⅷ结合，形成"因子Ⅷ复合物"。此复合物能激活因子Ⅹ，使之成为因子Ⅹₐ。这里，PF₃可能是血小板膜上的磷脂，其作用主要是提供一个磷脂吸附表面，因子Ⅸₐ和因子Ⅹ分别通过因子Ⅳ同时连接于此磷脂表面上。这样，因子Ⅸₐ即可使因子Ⅹ发生有限水解而激活为因子Ⅹₐ。因子Ⅷ本身不是蛋白酶，不能激活因子Ⅹ，但它能使该反应过程加速几百倍。因此，因子Ⅷ是一种十分重要的辅助因子，缺乏时将会发生血友病，此时血凝过程缓慢，甚至微小创伤也会引起出血不止。

因子Ⅹₐ是凝血酶原激活物的重要成分，它在因子Ⅳ和PF₃共同存在的条件下，与因子Ⅴ结合，形成另一复合物，此复合物即为凝血酶原激活物。因子Ⅴ也是辅助因子，虽不能趋化凝血酶原变为凝血酶，但可使因子Ⅹₐ的作用增快几十倍。凝血酶原激活物形成后便能激活因子Ⅱ变为因子Ⅱₐ，进而使因子Ⅰ变为纤维蛋白（图3—11）。

值得注意的是凝血酶一旦形成，便能立即通过正反馈作用，使因子Ⅷ、因子Ⅴ充分发挥辅助因子作用，从而明显加速凝血过程。

2. 外源性凝血：外源性凝血由组织损伤释放因子Ⅲ而开始。因子Ⅲ和因子Ⅶ组成复合物，在Ca^{2+}存在的条件下，激活因子Ⅹ成为因子Ⅹₐ。因子Ⅲ是一种磷脂蛋白质，广泛存在于血管外组织中，尤以脑、肺和胎盘组织特别丰富。Ca^{2+}的作用是将因子Ⅶ和因子Ⅹ都结合在因子Ⅲ所提供的磷脂上，以便因子Ⅶ催化因子Ⅹ，使其激活为因子Ⅹₐ。因子Ⅹₐ形成后，外源性凝血与内源性凝血的过程便一致了。

一般而言，外源性凝血过程较简单，速度较快，内源性凝血过程较复杂，速度较慢。实际上，外源性凝血与内源性凝血过程密切联系，同时存在于机体的凝血过程中。

因子ⅩⅢ在血浆中原来不具活性，需经过因子Ⅱₐ的作用才转变为因子ⅩⅢₐ。当因子Ⅱₐ使因子Ⅰ水解为纤维蛋白单体，并联结为多聚体时，其结构是不稳定的，只有经过因子ⅩⅢₐ

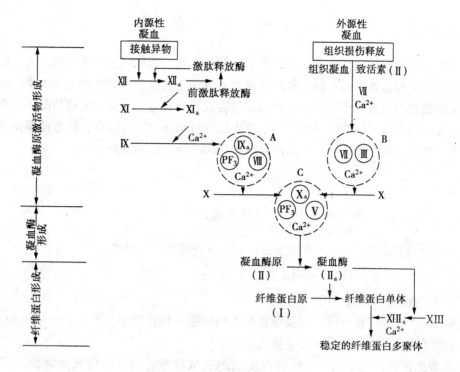

图 3-11 血液凝固过程示意图

A：因子Ⅷ复合物 B：因子Ⅶ复合物 C：凝血酶原激活物

的作用，才变为牢固的纤维蛋白多聚体，即生成不溶于水的纤维蛋白，从而形成血凝块。

二、抗凝系统

血液在血管内能保持流动，除血流速度快、血管内膜光滑完整和纤维蛋白溶解系统的作用外，抗凝物质的存在起了重要作用。血浆中最重要的抗凝物质是抗凝血酶Ⅲ和肝素，它们的作用约占血浆全部抗凝血酶活性的 75 %。

抗凝血酶Ⅲ是血浆中一种抗丝氨酸蛋白酶。因子 $Ⅱ_a$、Ⅶ、$Ⅺ_a$、$Ⅹ_a$ 的活性中心均含有丝氨酸残基，都属于丝氨酸蛋白酶。抗凝血酶Ⅲ分子上的精氨酸残基，可以与这些酶活性中心的丝氨酸残基结合，从而"封闭"了这些酶的活性中心，使之失活。在血液中，每一分子抗凝血酶Ⅲ，可与一分子凝血酶结合形成复合物，从而使凝血酶失活。

肝素主要山肥大细胞产生，存在于体内大多数组织中，尤以肝、肺含量最多。它是一种黏多糖，无论注入体内或与体外新鲜血液混合，均有很强抗凝作用。肝素的主要作用是与抗凝血酶Ⅲ结合，使抗凝血酶Ⅲ与凝血酶的亲和力大为增强，由于两者结合更快，更稳定，故使凝血酶立即失活。此外，肝素还能抑制血小板的黏聚和释放反应，保护血管内皮和降低血脂，因而有助于防止血栓形成。

在血液凝固过程中，许多环节需要因子Ⅳ的参与。因此，凡能降低血液中因子Ⅳ浓度的物质，均能用于体外抗凝。如草酸盐和柠檬酸钠均能去除因子Ⅳ而阻止血液凝固，柠檬酸钠是临床上常用的一种体外抗凝剂。

三、纤维蛋白溶解

纤维蛋白溶解指体内纤维蛋白和因子 I 水解的过程，简称纤溶。其作用是清除体内多余的纤维蛋白凝块和血管内的血栓，从而恢复血流通畅，且有利于受损组织的再生。因此，纤溶对于保持血管内血液处于液态，限制血凝过程发展具有重要意义。生理情况下，血液中常有少量纤维蛋白形成，但由于纤溶作用，使生成的纤维蛋白随即溶解，使血液保持流态。纤溶的基本过程包括两个阶段，即纤溶酶原的激活和纤维蛋白的降解。

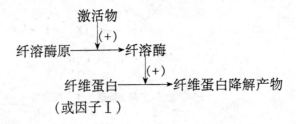

$$（或因子 I）$$

（一）纤溶酶原的激活

纤溶酶原主要在肝脏合成，它必须在纤溶酶原激活物作用下才转变为有活性的纤溶酶。纤溶酶原激活物分布广而种类多，主要有三类：

1. 血浆激活物：主要由小血管的内皮细胞合成释放，以维持血浆激活物浓度于基本水平。

2. 组织激活物：广泛存于体内组织中，特别是子宫、甲状腺，前列腺、肾上腺和肺等器官含量较多。尿激酶属此类激活物，其活性很强，可防止纤维蛋白在肾小管中沉着。

3. 依赖于因子 XII 的激活物：如前激肽释放酶被 XIIa 激活生成的激肽释放酶，即可激活纤溶酶原。此类激活物可使血凝与纤溶互相配合，保持平衡。

（二）纤维蛋白降解

在纤溶酶作用下，纤维蛋白和因子 I 分子可逐步水解为许多能溶于水的小段肽，统称纤维蛋白降解产物。这些降解产物一般不再凝固，且其中一部分有抗血凝作用。

（三）纤溶抑制物

对纤溶有抑制作用的物质有两类，一类是抗纤溶酶，如 α_2-抗纤溶酶，能与纤溶酶形成稳定的复合物，再水解纤溶酶而使其失活。另一类是纤溶酶原激活物的抑制物，如血浆中的 α_2-巨球蛋白，它能与尿激酶竞争而抑制纤溶。

正常情况下，循环血液中抗纤溶作用明显大于纤溶作用，即使受损局部有少量纤溶酶进入血流，通过抗纤溶作用很快将其灭活。但在受损伤处，由于纤维蛋白与组织纤溶酶原激活物有较强结合力，从而使血凝块局部的纤溶作用加强。

第四节　血量和血型

血量相对稳定是维持正常血液循环和内环境稳态的重要条件。失血过多通常需要采取输血措施，而输血则需要血型相配。因此，血量和血型与临床关系十分密切。

一、血 量

血量指体内循环系统中血液的总量。正常成年人血液总量占体重的 7%～8%，即每千克体重有 70～80mL 血液。以此推算，一个体重 60kg 的人，其血量为 4.2～4.8L，平均4.5L。不同个体，或同一个体在不同生理情况下，血量会有差异，但与正常平均值相差一般不超过 10%。

血量维持相对稳定对机体有重要意义。若人体一次失血不超过血量的 10%，可以通过体内的调节，使血量迅速恢复，其中血浆容量恢复较快，红细胞恢复稍慢。如果失血一次达20%，则可出现血压下降和缺血症状，造成一些内脏器官，如心、脑功能严重障碍。若失血量超过 30%，将会危及生命，应尽快采取急救措施。输血是重要的抢救措施之一，既可直接补充血量，恢复正常血压，同时又能反射性提高中枢神经系统兴奋性，加强心血管活动和促进机体新陈代谢。

二、血 型

血型指血细胞膜上所存在特异抗原的类型。如果含有某种凝集原的血细胞与含有相应凝集素的血浆相遇，则可出现凝集反应，表现为血细胞互相黏聚成团。凝集的血细胞，不论如何振荡，均不能再散开，以致造成微循环阻塞和溶血等严重后果。

通常所谓血型，主要指红细胞血型，因其与输血关系最为密切。血型一般根据红细胞膜上存在的凝集原命名。现已知人类红细胞血型多达十几种，包括 ABO、Rh、MNSs、P 等，其中临床意义最大的是 ABO 血型系统，其次是 Rh 血型系统。

（一）ABO 血型系统

人类的红细胞膜上，存在两种不同的凝集原，分别称 A 凝集原和 B 凝集原。根据红细胞膜上 A、B 凝集原分布的不同，可将血液分 4 型（表 3-2）。凡只有 A 凝集原者为 A 型，只有 B 凝集原者为 B 型，兼有 A、B 两种凝集原者为 AB 型，两种凝集原均缺者为 O 型。

表 3-2 ABO 血型系统中的凝集原和凝集素

血型	红细胞膜上的凝集原	血浆中的凝集素
A	A	抗 B
B	B	抗 A
AB	A 和 B	无
O	无	抗 A 和抗 B

目前已知，血型抗原（凝集原）是镶嵌于红细胞膜上的糖蛋白和糖脂。它们所含的糖都是由少数糖基组成的寡糖链，寡糖链暴露于红细胞表面，血型抗原的特异性就决定于这些寡糖链的组成与联结顺序。

ABO 血型系统的凝集素是一种天然抗体，主要为 IgM，不能通过胎盘。在同一个体血浆中，不存在与自身所含凝集原对抗的凝集素。即 A 型人的血浆只有抗 B 凝集素，而不含抗 A 凝集素；B 型人的血浆只含抗 A 凝集素，而不含抗 B 凝集素。因此，当 A 型的红细胞与 B 型血清混合时，A 型红细胞可被 B 型血清所凝集；同理，B 型红细胞可为 A 型血清所凝集；AB 型的红细胞可为 A 型、B 型或 O 型血清所凝集；而 O 型的红细胞则不为任何一型血清所凝集。

（二）ABO 血型与输血

为了防止引起凝集反应，输血时应首选同型输血，因为同型输血不会出现凝集原与对抗凝集素相遇的情况，一般不会引起凝集反应。

如果无法找到同型血液，而又必须输血的情况下，也可以考虑异型间输血，但只限于小剂量输血，一般不超过 300mL，且输血速度要缓慢。异型间输血时血型的选择原则是：供血者的红细胞不能被受血者的血浆所凝集。例如 O 型血液，因红细胞上缺乏凝集原，故可输给其他任何血型的人。又如 AB 型的人，因为血浆中缺乏凝集素，可以接受任何血型的输血。ABO 血型的输血关系概括如图 3－12。

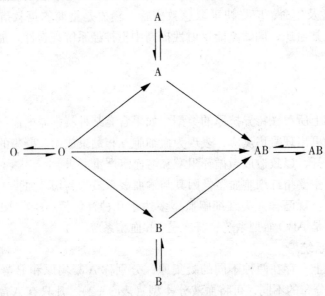

图 3－12　ABO 血型之间的输血关系

由于红细胞有多种血型，ABO 血型系统也还有不同的亚型，为了确保输血安全，即使已选择好合适血型，但在输血前还必须进行交叉配血试验（图 3－13）。如果主侧和次侧均不出现凝集反应，则为配血相合，输血最为理想；若主侧出现凝集，则为配血不合，不能输血；如果主侧不凝集而次侧凝集，则只在紧急情况下作小量的缓慢输血。

（三）Rh 血型系统

Rh 抗原是首先在恒河猴（Rhesusmonkey）红细胞表面发现的一类凝集原，称 Rh 因子。Rh 血型系统包括多种抗原，其中临床意义较大的为 D 抗原。凡红细胞表面存在 D 抗原者为 Rh 阳性，无 D 抗原者为 Rh 阴性。我国汉族人口中，绝大多数为 Rh 阳性，约占 99%，只有 1% 左右为 Rh 阴性。但在一些少数民族中，Rh 阴性的人较多，如塔塔尔族为 15.8%，苗族为 12.3%。

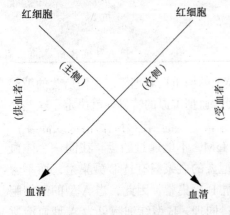

图 3－13　交叉配血试验示意图

人的血浆中，不存在能与该抗原起反应的天然抗体。但 Rh 阴性者，若接受了 Rh 阳性的血液后，可通过体液性免疫产生抗 D 凝集素，当第二次再输入 Rh 阳性血液时，就会发生凝集反应。因此，临床上对于重复输入同一供血者的血液时，也必须再作交叉配血试验。

（四）白细胞和血小板血型

白细胞和血小板除含有一定量的红细胞血型抗原（A、B、H 等）外，还有其本身特殊的抗原，其中最重要的是人类白细胞抗原系统（HLA），其抗原种类多，分布范围广，几乎存在体内所有细胞中。因此，HLA 系统的配型对于白细胞、血小板成分输血，对于输注骨髓及器官移植、异体植皮等均有重要意义。HLA 还可用于人类学的研究和法医学上亲子关系的判定等。

人类血浆中没有天然的白细胞抗体，仅在多次受血的病人或孕妇血浆中发现有 HLA 抗体，这些抗体与相对应的 HLA 发生反应，可引起白细胞凝集。

自 学 指 导

【重点难点】

1. 血液的组成及其功能：血液担负着运输、防御、维持内环境稳定和实现体液调节等重要功能。

血液由血浆和血细胞组成。血细胞包括红细胞、白细胞和血小板，其中红细胞占绝大部分。血细胞在全血中所占的容积百分比，称为血细胞比容。正常成年男子为 40%～50%，女子为 37%～48%。

2. 血浆的成分、功能及理化特性：

（1）血浆的成分及功能：血浆中含大量水及溶解于水的物质，包括无机盐、血浆蛋白和非蛋白质的有机物，其中血浆蛋白含量最高。血浆蛋白质的主要功能：一是运输功能；二是缓冲功能；三是参与机体免疫功能；四是维持血浆胶体渗透压；五是参与血液凝固和生理止血功能。

（2）血浆的理化特性：

1）血浆的相对密度：为 1.025～1.030，它主要取决于血浆蛋白的含量；

2）血浆的黏度：以水的黏度为 1 计，血浆的相对黏度为 1.6～2.4；

3）血浆渗透压：血浆渗透压由两部分组成：一部分是晶体渗透压，约占血浆渗透压的 96%，由血浆中的晶体物质（主要是 NaCl）形成，晶体渗透压的稳定对维持细胞内、外水平衡具有重要意义；另一部分是胶体渗透压，由血浆蛋白质（主要是白蛋白）形成，胶体渗透压的稳定对维持血管内、外水平衡具有重要意义。

与血浆渗透压相等的溶液称等渗溶液，高于或低于血浆渗透压的则称为高渗溶液或低渗溶液。临床上常用作补液的等渗溶液有 153mmol/L NaCl 溶液和 280mmol/L 葡萄糖溶液等。

4）血浆酸碱度：正常人血浆的 pH 值为 7.35～7.45。血浆 pH 值的相对恒定主要取决于血液中所含的各种缓冲物质。在血浆中最主要的缓冲对是 $NaHCO_3/H_2CO_3$，其比值通常为 20:1，对缓冲酸有重要作用。

3. 红细胞的正常值、生理特性及生理功能：

(1) 红细胞的正常值：正常成年男子的红细胞数量为 $4.5\times10^{12}\sim5.5\times10^{12}/L$，平均为 $5.0\times10^{12}/L$。成年女子为 $4.0\times10^{12}\sim5.0\times10^{12}/L$，平均为 $4.5\times10^{12}/L$。红细胞内含 Hb，正常成年男子 Hb 的含量是 120~160g/L，成年女子含量是 110~150g/L。

(2) 红细胞的生理特性：

1) 可塑变形性：红细胞在血液循环中通过小于其直径的毛细血管和血窦孔隙时，将会发生卷曲变形，过后又恢复原状，此种特性称可塑变形性。

2) 悬浮稳定性：红细胞悬浮于血浆中不易下沉的特性，称悬浮稳定性，以红细胞沉降率来表示。正常成年男子的红细胞沉降率为第一小时末不超过3mm，女子不超过10mm。红细胞下沉愈慢，沉降率愈小，表示其悬浮稳定性愈好。某些疾病，如活动性肺结核、风湿热时，红细胞沉降率增加，主要是因为红细胞叠连形成。

3) 渗透脆性：红细胞在低渗盐溶液中发生膨胀、破裂这一特性，称渗透脆性。临床上以 59.5~76.5mmol/L NaCl 溶液作为正常红细胞渗透脆性的范围。红细胞在低渗盐溶液中膨胀、破裂，血红蛋白逸出的现象称为低渗性溶血。

(3) 红细胞的生理功能：

1) 运输 O_2 和 CO_2：生理情况下红细胞内的 Hb 可与 O_2 和 CO_2 进行可逆性的结合。其可逆反应的方向取决于分压的高低。Hb 的这一生理特性使红细胞成为运输 O_2 和 CO_2 的理想工具。

当 Hb 与 O_2 结合形成 HbO_2 时，HbO_2 呈鲜红色，即动脉血的颜色；当 HbO_2 解离形成去氧血红蛋白时，去氧血红蛋白呈紫蓝色，即静脉血的颜色。另外 Hb 还可与 CO 结合，其结合能力比 O_2 大 210 倍，因此 CO 中毒时，Hb 与 CO 结合形成 HbCO，而丧失运输 O_2 的能力，HbCO 呈现樱桃红色。血红蛋白中的 Fe^{2+} 若被氧化成 Fe^{3+}，血红蛋白变成高铁血红蛋白，呈紫蓝色，同样丧失运输 O_2 的能力。

2) 缓冲作用：红细胞内含有的一些缓冲对，对血液中酸、碱物质起缓冲作用。

4. 红细胞的生成和破坏：红细胞生成部位主要在红骨髓。红细胞的生成过程是：多潜能干细胞→红系定向祖细胞→红系母细胞→早、中、晚幼红细胞→网织红细胞→成熟红细胞。红细胞生成所必需的原料主要是珠蛋白和铁。另外还特别需要叶酸、维生素 B_{12} 和内因子等物质。红细胞生成主要是接受造血微环境的作用和体液调节因素如促红细胞生成素、雄激素等共同调节。红细胞的寿命平均约 120 日，破坏的主要场所在脾脏和肝脏。

5. 白细胞的正常值、分类计数及生理功能：

(1) 白细胞的正常值：正常成年人血液中的白细胞数为 $4\times10^9\sim10\times10^9/L$，平均为 $7\times10^9/L$。

(2) 白细胞的分类计数：各类白细胞的分类计数如下所列：

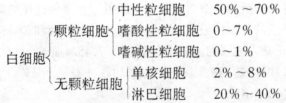

(3) 白细胞的生理功能：白细胞的主要功能是通过吞噬及免疫功能对机体实现防御保护

作用。根据其免疫特点的不同,白细胞可分为吞噬细胞和免疫细胞两大类,吞噬细胞包括中性粒细胞和单核细胞,它们执行非特异性免疫功能;免疫细胞指淋巴细胞,它们执行特异性免疫功能。白细胞的主要生理功能见表3-3。

6. 血小板的正常值、生理特性及生理功能:

(1) 血小板的正常值:正常成年人血液中血小板数量为 $100 \times 10^9 \sim 300 \times 10^9/L$,平均为 $160 \times 10^9/L$。

(2) 血小板的生理特性:

1) 黏附和聚集:当血管内膜受损,结缔组织暴露时,血小板便黏附在血管内膜上,黏附发生后,血小板可聚集在一起,此种特性为血小板的黏附和聚集。血小板聚集形成的血小板血栓,可以堵塞小血管伤口,利于止血。

2) 释放反应:当血小板黏聚发生后,储存其内多种活性物质释放出来,参与凝血和止血过程。

3) 吸附作用:血小板发生黏聚后,由于血小板的表面对血浆中多种凝血因子的吸附作用,可使局部的凝血物质浓度增高,有利于凝血。

表 3-3 白细胞的功能

分 类	功 能
中性粒细胞	吞噬细菌等病原微生物及坏死组织、衰老的红细胞
单核-巨噬细胞	1. 吞噬病毒、疟原虫、真菌和结核分枝杆菌等病原微生物 2. 识别和杀伤肿瘤细胞 3. 识别和清除变性的血浆蛋白、衰老受损的细胞及其碎片 4. 激活淋巴细胞
嗜酸性粒细胞	1. 抑制嗜碱性粒细胞和肥大细胞的活性,限制速发型过敏反应 2. 参与对蠕虫的免疫反应
嗜碱性粒细胞	产生多种生物活性物质,引起速发型过敏反应
淋巴细胞	1. T淋巴细胞执行细胞免疫功能 2. B淋巴细胞执行体液免疫功能

4) 收缩血块:血小板内含收缩蛋白,可以发生收缩,使血凝块紧缩,固化止血栓。

(3) 血小板的生理功能:

1) 生理性止血功能:生理性止血主要是由血小板和某些血浆成分共同完成的。

生理性止血过程可分为3个时期:一是小血管发生收缩;二是血管壁受损伤处血小板黏聚形成松软的血小板血栓,以堵塞伤口;三是血小板促进血液凝固,形成坚实的止血栓,达到有效止血。

2) 促进血液凝固功能:血小板通过黏附、聚集、吸附、释放等作用对凝血过程有很强促进作用。

3) 对血管壁的营养支持功能:血小板对保持血管壁内皮细胞的完整和修复有重要作用。

7. 血液凝固的过程和原理:血液从可流动的溶胶状态转变为不流动的凝胶状态的过程,称血液凝固,可分为三个基本步骤:①凝血酶原激活物形成;②因子Ⅱ转变为凝血酶;③因子Ⅰ转变为纤维蛋白。

根据凝血酶原激活物形成来源（$X \rightarrow X_a$）的不同，血凝过程可分为内源性凝血和外源性凝血两种途径。内源性凝血是由于血管内膜损伤，从因子Ⅻ的激活开始，参与凝血的因子全部在血浆中；外源性凝血由组织损伤释放因子Ⅲ启动形成凝血酶原激活物。

8．抗凝物质：血浆中最重要的抗凝物质是抗凝血酶Ⅲ和肝素。抗凝血酶Ⅲ可以"封闭"多种凝血酶的活性中心使之失活。肝素的主要作用是与抗凝血酶Ⅲ结合，使抗凝血酶Ⅲ与凝血酶的亲和力增强，使凝血酶立即失活。体外抗凝物质常用草酸盐和柠檬酸钠，其作用机制是去除因子Ⅳ而阻止血液凝固。

9．纤维蛋白溶解：纤维蛋白溶解指体内纤维蛋白和因子Ⅰ水解的过程。纤溶的基本过程包括两个阶段，即纤溶酶原的激活和纤维蛋白的降解。

10．血量：正常成年人血液总量占体重的7%～8%。血量维持相对稳定对机体有重要意义。当失血过多时通常考虑输血的方法来救治。

11．ABO血型系统的抗原（凝集原）、抗体（凝集素）及输血：ABO血型系统中的凝集原和凝集素的分布情况见表3－2。ABO血型系统的凝集素是一种天然抗体，主要为IgM，不能通过胎盘。

根据ABO血型特点，输血原则是应首选同型输血；异型间输血应少量缓慢，血型的选择应遵循供血者的红细胞不能被受血者的血浆所凝集的原则。为了确保安全，输血前还必须进行交叉配血试验。

12．Rh血型系统的抗原及抗体：Rh血型系统包括多种抗原，其中临床意义较大的为D抗原。凡红细胞表面存在D抗原者为Rh阳性，无D抗原者为Rh阴性。Rh血型抗体是免疫抗体，可通过胎盘。若两次将Rh阳性的血液输给Rh阴性者，可能发生凝集反应。

【复习思考题】

1．名词解释：内环境与内环境稳态　　血细胞比容　　红细胞的悬浮稳定性　　血液凝固　　外源性凝血与内源性凝血　　红细胞凝集

2．写出下列正常值：血量　　红细胞　　血红蛋白　　白细胞总数及分类计数　　血小板　　血沉　　白蛋白/球蛋白比值

3．简述体液分布概况。

4．简述血液的功能。

5．简述血浆蛋白的功能。

6．简述血浆晶体渗透压和血浆胶体渗透压的作用。

7．血浆中最重要的缓冲对是什么？

8．红细胞生成的原料是什么？

9．简述影响红细胞生成的因素。

10．简述红细胞、白细胞、血小板各自的功能。

11．简述血小板的生理特性。

12．简述血液凝固的基本过程。

13．简述纤维蛋白溶解的过程。

14．ABO血型各型的抗原和抗体是如何分布的？

15．简述输血的原则。

【目的要求】

1. 掌握心肌的生物电现象、心肌生理特征及其影响因素；心脏的泵血功能；动脉血压形成的原理及影响因素；影响静脉回心血量的因素；微循环的调节；心血管活动的调节。

2. 熟悉心音的组成和意义；心电图各波的意义；组织液的生成与回流及其影响因素；冠脉循环的特点。

3. 了解各类血管的功能特点；静脉血压与静脉回流；肺、脑循环的特点。

【学习时数】

14 学时。

心脏和血管组成机体的循环系统，在心脏搏动的驱动下，血液在循环系统中按一定方向周而复始地流动，称为血液循环。其主要功能是完成体内的物质运输，运输代谢原料和代谢产物，保证新陈代谢正常地进行；激素或其他体液因素，通过血液循环作用于靶细胞，实现体液调节；机体内环境稳态的维持和血液防御功能的实现，也都有赖于血液不断地循环流动。因此，血液循环是维持生命活动的重要条件。血液循环一旦发生障碍，新陈代谢不能正常进行，机体一些重要器官将受到损害，甚至危及生命。

长期以来，生物学家一直认为心脏是一个单纯的循环器官，近年来的研究结果表明心脏不但是一个关系到人体生命的重要循环器官，而且还具有内分泌功能。除心房钠尿肽外，从哺乳动物的心肌组织中还提取分离出某些生物活性多肽，如抗心律失常肽和内源性洋地黄素等，还发现心肌细胞内有肾素－血管紧张素系统存在。有关心脏内分泌功能的研究进展很快，这加深了人们对心脏功能的认识和了解。

第一节　心脏生理

心房和心室协调有序地交替进行的收缩和舒张活动，是心脏实现泵血功能，推动血液循环的必要条件。心肌细胞膜的兴奋过程则是触发收缩反应的始动因素，而心肌兴奋和兴奋的传导是心肌的主要生理特性，其基础是心肌细胞膜的生物电活动。

一、心肌的生物电现象

（一）心肌细胞的分类

根据心肌细胞的组织学结构、生理特性和功能特点，可将心肌细胞分为两类：

1. 普通的心肌细胞：又称工作细胞，包括心房肌和心室肌细胞。其结构特点是有丰富的肌原纤维，具有兴奋性、传导性和较强的收缩性，是心脏泵血功能的动力。在正常情况下无自动产生节律性兴奋的能力，属于非自律细胞。

2. 特殊分化的心肌细胞：构成心脏的特殊传导系统（图4-1）。这类细胞结构特点是胞浆丰富，但肌原纤维不发达。因此，其收缩功能基本丧失，但仍具有兴奋性和传导性。除结区细胞外，它们还具有自动产生节律性兴奋的特性（自动节律性），故通常称为自律细胞。房室交界的结区细胞，既无自律性，也无收缩性，只保留了较低的兴奋性和传导性，是特殊传导系统中的非自律细胞。

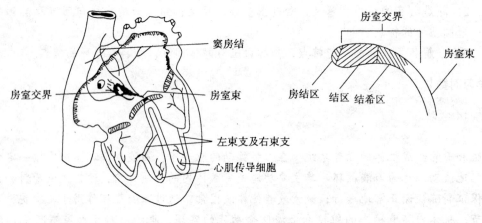

图4-1　心脏特殊传导系统

心肌细胞的跨膜电位在波形上和形成机制上比较复杂，不同类型的心肌细胞的跨膜电位（图4-2），其幅度和持续时间各不相同，而且波形特点和形成的离子基础也有一定的差别；各类心肌细胞电活动的不一致性，是心脏兴奋的产生及兴奋向整个心脏传播过程中表现出特殊规律的原因。

（二）工作细胞的跨膜电位及其形成原理

1. 工作细胞的静息电位：以心室肌为例，人和哺乳动物的心室肌，其静息电位约为-90mV，在无外来刺激时，静息电位能持续维持于稳定水平。工作细胞静息电位的形成机制与神经和骨骼肌相同，即在静息状态下，细胞膜对K^+的通透性较高，对其他离子通透性很低，因此，K^+顺浓度梯度向膜外扩散是形成工作细胞静息电位的离子基础。

2. 工作细胞的动作电位：心室肌细胞动作电位由去极化和复极化两个过程组成（图4-3），可分为5个时期，通常按发生的先后顺序用0、1、2、3、4来代表各期。其中0期为去极化过程，而复极化过程包括1、2、3、4期。

（1）0期（去极期）：当心肌细胞兴奋时，膜内电位可从静息时的-90mV快速上至$+20\sim+30\text{mV}$，细胞膜的极化状态消除而呈反极化状态，构成动作电位上升支，即为0期。0期占时间很短，为$1\sim2\text{ms}$，去极化速度很快，最大变化速率可达$800\sim1\,000\text{V/s}$。0期膜

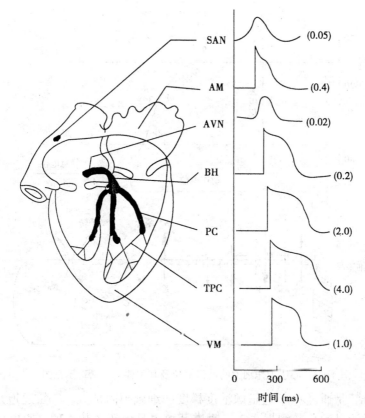

图 4-2　心脏各部分心肌细胞的跨膜电位和兴奋传导速度

SAN：窦房结　AM：心房肌　AVN：房室结（结区）　BH：房室束　PC：心肌传导细胞　TPC：末梢心肌传导
细胞　VM：心室肌。传导速度单位 m/s

电位变化的幅度称为动作电位振幅，心室肌动作电位振幅可达 120mV。

0 期形成的机制是由于 Na^+ 快速内流所致。决定 0 期去极化的 Na^+ 通道是一种快通道，其特征是激活快、失活也快，开放时间很短。快钠通道有电压依赖性，并可被河豚毒素（TTX）所阻断。当心肌细胞动作电位 0 期达顶峰后，随即进入复极化过程。心肌细胞复极化过程持续时间长，历时 200～300ms。

（2）1 期（快速复极初期）：膜内电位由 + 30～ + 20mV 迅速下降至 0mV 左右，形成 1 期。去极化 0 期和复极化 1 期，形成波形的尖锋部，常合称为锋电位。1 期占时约 10ms。

1 期时钠通道已失活，Na^+ 内流已停止。此时有一种一过性外向离子流（I_{to}）产生，使膜电位迅速向负值转化。I_{to} 可被 K^+ 通道阻滞剂四乙铵所阻断，因此，K^+ 是 I_{to} 的主要离子成分，K^+ 外流是形成 1 期的离子基础。

（3）2 期（缓慢复极期、平台期）：膜电位下降缓慢，保持在零电位水平附近达 100～150ms 之久，形成复极化过程的平台。2 期缓慢复极化是造成心肌细胞动作电位时程较长的主要原因，而且与心肌兴奋收缩偶联、心室肌不应期较长、不会产生强直收缩有密切关系。

平台期的形成是由于同时存在的内向离子流和外向离子流综合作用的结果。内向离子流是由 Ca^{2+}（主要）和 Na^+ 负载，外向离子流由 K^+ 携带。2 期复极化之初，两种离子流处于相对平衡状态，随时间进展，内向离子流逐渐减弱，而外向离子流逐渐增强，因而其复极化

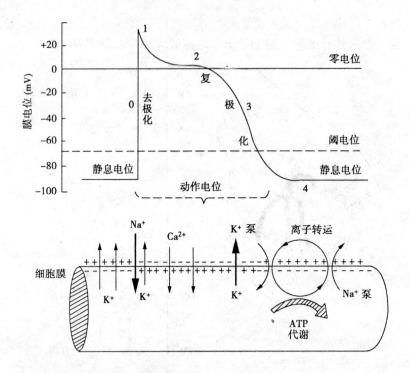

图 4-3　心肌工作细胞的动作电位及其主要离子活动示意图

速度较为缓慢。Ca^{2+} 是通过 Ca^{2+} 通道顺浓度梯度向细胞膜内扩散。Ca^{2+} 通道是慢通道，其激活、失活与再激活过程均较缓慢。Ca^{2+} 通道开放也是电压依赖性的（膜电位水平约为 -40mV）。它的专一选择性较差，主要对 Ca^{2+} 有通透性，对 Na^+ 也允许少量通过。Ca^{2+} 通道可被 Mn^{2+} 和多种钙通道阻断剂（如维拉帕米、Mn^{2+}）所阻断。

（4）3 期（快速复极末期）：平台期末，复极化速度加快，使膜内电位由 0mV 左右较快地恢复到 -90mV，从而完成复极化过程，历时 100~150ms。

3 期的出现是由于慢通道失活，内向离子流完全停止，而 K^+ 外向离子流进一步增强所致。3 期复极化的 K^+ 外流是再生性的，即 K^+ 外流使膜内电位更负，而膜内电位越负，膜对 K^+ 通透性就越增大，使 K^+ 外流加快，这一正反馈过程导致膜的复极化加速，直到复极化完成。

（5）4 期（静息期）：指 3 期复极化完毕，膜电位恢复后的时期。工作细胞 4 期稳定在静息电位水平。4 期心肌细胞的膜电位虽已恢复到静息水平，但膜内、外离子分布尚未恢复。4 期开始后，心肌细胞膜的离子主动转运作用增强，包括两种机制：①Na^+-Ca^{2+} 泵。②Na^+-Ca^{2+} 交换，以排出 Na^+ 和 Ca^{2+}，摄回 K^+，使膜内外离子分布恢复到静息时的状态。

Na^+ 的外运和 K^+ 的内运靠钠泵。Ca^{2+} 的逆浓度梯度外运与 Na^+ 顺浓度梯度内流相偶联进行，形成 Na^+-Ca^{2+} 交换。由于 Na^+ 的内向性浓度梯度是依靠钠泵实现的，所以 Ca^{2+} 的主动转运是由钠泵间接提供能量的。

（三）自律细胞的跨膜电位及其形成原理

1. 心肌传导细胞的跨膜电位：心肌传导细胞（又称浦肯野纤维）的动作电位与心肌传导细胞相似，心肌传导细胞动作电位也可分为去极化过程的 0 期和复极化过程的 1、2、3、4 期共 5 个时期（图 4-4）。其动作电位形态和各期形成的离子基础与工作细胞基本相同，不同的是心肌传导细胞 4 期（称为舒张期）膜电位不稳定，可产生自动去极化，也是其自律性产生的原因。心肌传导细胞的最大舒张电位（最大复极电位）为 -90mV。

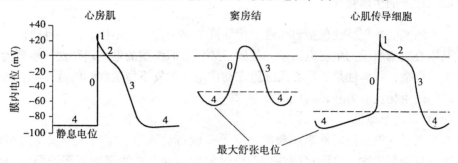

图 4-4　心房肌、窦房结和心肌传导细胞的跨膜电位

2. 窦房结细胞的跨膜电位：大致叫区分为 0、3、4 等三个时期，各期之间呈圆滑过渡，期间界限不清（图 4-4）。与心肌传导细胞相比，窦房结细胞的动作电位有以下特点：

（1）0 期（去极期）：阈电位（-40mV）0 期去极化速度较慢（约 10V/s），动作电位振幅较低（约 70mV），0 期去极化时程较长（约 7ms）。

（2）3 期（复极期）：窦房结细胞复极化过程无明显的 1 期和 2 期，3 期复极期末达最大负电位值，即最大舒张电位为 -60～-65mV，移行为 4 期。

（3）4 期（舒张期）：与心肌传导细胞相似，4 期膜电位不稳定，发生自动去极化。窦房结细胞 0 期去极化是由于 Ca^{2+} 通过钙通道内流所致，钙通道是慢通道，因此 0 期去极化速度较慢。随后，钙通道逐渐失活，而钾通道被激活，K^+ 外流导致复极化。4 期发生自动去极化（机制见后），当自动去极化达到阈电位 -40mV 时，激活了膜上的 Ca^{2+} 通道，引起 Ca^{2+} 内流，导致 0 期去极化。

（四）心肌细胞的类型

根据动作电位 0 期特征及形成原理，心肌细胞可进一步分为快反应细胞和慢反应细胞，它们所产生的动作电位分别为快反应动作电位和慢反应动作电位。

1. 快反应细胞：快反应细胞是具有快反应电位的一类心肌细胞，包括工作细胞（心房肌和心室肌）、自律细胞中的房室束、束支和心肌传导细胞。所谓快反应电位的特点是静息电位或最大舒张电位较大（-85～-95mV），0 期去极化速度快（200～1 000V/s），动作电位振幅较高（120～130mV）。0 期去极化主要与 Na^+ 内流有关。快反应细胞传导速度较快（0.5～3.0m/s）。

2. 慢反应细胞：慢反应细胞是具有慢反应电位的一类心肌细胞，包括窦房结细胞和房室交界区细胞。所谓慢反应电位的特点是最大舒张电位较小（-60～-70mV），0 期去极化速度慢，幅度低。0 期去极化主要与 Ca^{2+} 内流有关。慢反应细胞传导速度较慢（为 0.01～0.1m/s）。

根据快、慢反应细胞的分类结合有无自律性，又可将心肌细胞分为以下四种类型：①快反应非自律细胞，即工作细胞（心房肌细胞和心室肌细胞）。②快反应自律细胞：房室束（也称希氏束）、束支和心肌传导细胞。③慢反应自律细胞：窦房结细胞、房室交界区的房结区和结希区细胞。④慢反应非自律细胞：房室交界区的结区细胞。在某些实验条件或病理情况下，快反应细胞和慢反应细胞可发生转化。如临床上心肌供血严重不足时，可使原为快反应细胞变为慢反应性，而且非自律细胞可获得自律性，变为自律细胞。

二、心肌细胞的生理特性

心肌细胞的生理特性包括自律性、传导性、兴奋性和收缩性。其中自律性、传导性、兴奋性是以心肌细胞膜的生物电活动为基础，故属心肌细胞的电生理特性，表现为心脏内兴奋的发生与传播；收缩性是工作心肌细胞在动作电位触发下发生收缩的特性，它是以心肌收缩蛋白之间的生化反应为基础的机械特性。

（一）自动节律性

心肌细胞在没有任何外来刺激的情况下，能自动地按一定的节律发生兴奋的能力和特性，称为自动节律性，简称自律性。单位时间内自动产生兴奋的频率是衡量自律性高低的指标。

1. 心脏的正常起搏点与窦性心律：心脏各种自律细胞自律性频率存在着差别，其中窦房结细胞的自律性最高，房室交界区和房室束及其分支次之，心肌传导细胞的自律性最低。在无神经支配的情况下，窦房结的自律性频率为 $60\sim100$ 次/min，房室交界区频率为 $40\sim60$ 次/min，而心肌传导细胞的自律性只有 $15\sim40$ 次/min。由于窦房结自律性最高，它产生的节律性冲动按一定顺序传播，引起心脏其他各部位心肌细胞兴奋，产生与窦房结一致的节律性活动，因此，窦房结被称为正常起搏点。在窦房结控制下所产生的心脏节律性活动，称为窦性心律。

2. 潜在起搏点与异位节律：由于心脏其他自律组织的自律性较低，通常处于窦房结控制之下，其本身的自律性并不表现，只起传导兴奋的作用，故称为潜在起搏点。

在异常情况下，如窦房结功能降低，或窦房结的兴奋下传受阻（传导阻滞），此时潜在起搏点则可取代窦房结的功能而表现自律性，以维持心脏的兴奋和搏动，这时的潜在起搏点就称为异位起搏点，其表现的心搏节律称为异位节律。

通常窦房结对潜在起搏点的控制是通过两种方式实现的：①抢先占领，也称夺获。由于窦房结的自律性最高，所以，在潜在起搏点 4 期自动去极化尚未达到阈电位水平之前，窦房结来的兴奋已抢先激动它，使之产生动作电位，从而使其自身的节律兴奋不能出现。②超速驱动压抑。窦房结以快速节律活动，对潜在起搏点较低频率的兴奋发生直接抑制作用，称为超速驱动压抑。当窦房结对潜在起搏点的控制突然中断后，潜在起搏点不能立即按其自身的节律启动心脏搏动，而是需要一定时间才能从被阻抑状态下恢复过来。高频率自律组织对低自律性组织的这种抑制作用具有频率从性，即频率差别越大，抑制作用越强，即冲动发放停止后，心脏停搏的时间也越长。因此，当窦房结功能障碍，停止发放冲动或下传受阻后，则先由房室交界区的自律活动来替代，产生交界性心律；当窦房结和房室交界区自律功能均发生障碍时（所谓双结病变），则心室的自律活动来替代，产生心室自身心律。

3. 自律性形成的原理：4 期自动去极化是自律细胞产生自动节律性兴奋的基础，它具有随时间而递增的特点；4 期中逐渐增强的净内向电流是自律细胞 4 期自动去极化形成的机制，这种进行性净内向电流的产生，有以下三种可能的原因：①内向电流逐渐增强；②外向电流逐渐减弱；③两者兼有。不同类型的自律细胞，构成进行性净内向电流的离子流的方向和离子本质并不相同。现以心肌传导细胞和窦房结细胞为代表，分述如下。

（1）心肌传导细胞：4 期自动去极化是由两种离子流综合作用的结果。

1）I_f：通常称这种 4 期内向电流为起搏电流，其主要离子成分为 Na^+，但也有 K^+ 参与。I_f 是参与浦肯野细胞 4 期自动去极化的最为重要的离子基础。I_f 通道在动作电位 3 期复极化电位达 -60mV 左右开始被激活开放，其激活程度随着复极化的进行，膜内负电性的增加而增加，至 -100mV 左右就充分激活，因而可称之为超极化激活的非特异性内向离子流。这种内向电流及其导致的 4 期自动去极化程度表现为时间依从性增强，一旦达到阈电位水平，便又产生另一次动作电位。I_f 通道及其离子流可被铯（Cs）所阻断，而 TTX 却不能阻断它。

2）衰减的 K^+ 外流：I_k 通道在膜复极化达 -40mV 时便开始逐渐失活，K^+ 外流逐渐减少，导致膜内正电荷逐渐增加而形成 4 期去极化。这种时间依从性进行性衰减的 K^+ 外流，是参与浦肯野细胞 4 期自动去极化的较为次要的离子基础。

（2）窦房结细胞：4 期自动去极化是由三种跨膜离子流（一种外向电流和两种内向电流）综合作用的结果。

1）衰减的 K^+ 外流：I_k 通道在膜复极化达 -40mV 时便开始逐渐失活，K^+ 外流逐渐减少，导致膜内正电荷逐渐增加而形成 4 期去极化。这种 K^+ 外流进行性衰减，是窦房结细胞 4 期自动去极化最重要的离子基础。

2）I_f：窦房结细胞 4 期中 I_f 对起搏活动所起的作用不如 I_k 衰减。

3）非特异性的缓慢内向电流在膜去极化达 -60mV 时，这种缓慢内向电流才被激活，可见它在自动去极化过程的后 1/3 才起作用。目前认为这种缓慢内向电流可能是生电性 Na^+-Ca^{2+} 交换的结果，即 Na^+-Ca^{2+} 交换时，心肌细胞排出 1 个 Ca^{2+} 摄入 3 个 Na^+，出/入细胞正电荷之比为 2:3，形成内向电流。

4. 决定和影响自律性的因素：自律细胞自律性的产生是 4 期膜自动去极化，使膜电位从最大舒张电位达到阈电位水平而引起的。因此，影响自律性的因素包括 4 期自动去极化速度、最大舒张电位水平和阈电位水平（图 4-5）。

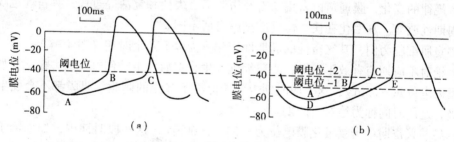

图 4-5　影响自律性的因素

（a）A~B：正常自动去极化速度；A~C：自动去极化速度减慢。（b）A~B：正常自动去极化。A~C：阈电位水平上移时的自动去极化；D~E：最大舒张电位水平下移时的自动去极化

（1）4 期自动去极化速度：4 期自动去极化速度直接影响膜电位从最大复极化电位水平达到阈电位水平所需时间。若 4 期自动去极化速度加快，达阈电位水平所需时间缩短，则单位时间内产生自动兴奋的次数增多，自律性增高。

（2）最大舒张电位与阈电位之间的差距：最大舒张电位水平上移（膜电位绝对值减小）和（或）阈电位水平下移（膜电位绝对值增大），均使两者之间的差距减小，自动去极化达阈电位水平所需时间缩短，自律性增高；反之亦然。

（二）兴奋性

所有心肌细胞都具有兴奋性，即具有在受到刺激时产生兴奋的能力。阈值是衡量心肌的兴奋性的指标，阈值大表示兴奋性低，阈值小表示兴奋性高。

1. 决定和影响兴奋性的因素：心肌细胞兴奋产生的过程包括静息电位去极到阈电位水平，以及 Na^+ 通道（快反应细胞）的激活这样两个环节；当这两方面的因素发生变化时，兴奋性将随之发生改变。

（1）静息电位水平：静息电位（在自律细胞，则为最大舒张电位）绝对值增大时，与阈电位之间的距离就加大，引起兴奋所需的刺激阈值增大，表现为兴奋性降低；反之，静息电位绝对值减小时，距阈电位的差距缩小，所需的刺激阈值减小，兴奋性增高。

（2）阈电位水平：静息电位水平和阈电位水平的改变，都能够影响肌兴奋性，但以静息电位水平改变为多见原因。

（3）Na^+（或 Ca^{2+}）通道性状：以快反应细胞心室肌为例，Na^+ 通道可表现为激活、失活和备用三种功能状态；Na^+ 通道的活动是电压依从性和时间依从性的。当膜电位处于正常静息电位水平 $-90mV$ 时，Na^+ 通道处于备用状态。这种状态下，Na^+ 通道是关闭的；当心肌细胞受到有效刺激使膜电位由静息水平去极化到阈电位水平（膜内 $-70mV$）时，Na^+ 通道可被激活，迅速开放，Na^+ 而得以快速跨膜内流。Na^+ 通道激活后即迅速失活，此时通道关闭，Na^+ 内流迅速终止。Na^+ 通道的激活和失活，都是比较快速的过程，前者在1ms内，后者在几毫秒至 10ms 内即可完成。处于失活状态的 Na^+ 通道不仅限制了 Na^+ 的跨膜扩散，并且不能被再次激活；只有在膜电位恢复到静息电位水平时，通道才重新恢复到备用状态，即恢复再兴奋的能力。由上可见，Na^+ 通道是否处于备用状态，是该心肌细胞当时是否具有兴奋性的前提；而正常静息膜电位水平又是决定 Na^+ 通道能否处于或能否复活到备用状态的关键。

2. 一次兴奋过程中兴奋性的周期性变化：心肌细胞每产生一次兴奋，其膜电位将发生一系列有规律的变化，膜通道由备用状态经历激活、失活和复活等过程，兴奋性也随之发生相应的周期性改变。其变化在快、慢反应细胞有所不同。

以心室肌细胞为例，其兴奋性的周期性变化分为以下几个时期（图4-6）：

（1）绝对不应期与有效不应期：心肌细胞发生兴奋后，由动作电位的去极化开始到复极化3期膜内电位达 $-55mV$，这一段时期内，无论给予多强的刺激，肌膜都不会发生任何程度的去极，这段时间称为绝对不应期。

（2）局部兴奋期：当复极化膜电位为 $-55 \sim -60mV$，这一段时期内，如果给予有足够强大的刺激，肌膜可发生的部分去极化，但并不能引起扩布性兴奋（动作电位），因而实际上也不能引起心肌收缩，这段时期称为局部兴奋期。

心肌细胞一次兴奋过程中，由 0 期开始到 3 期膜内电位恢复到 $-60mV$ 这一段不能再产生动作电位的时期，称为有效不应期。有效不应期包括绝对不应期和局部兴奋期。其产生原因是这段时间内膜电位绝对值太小，Na^+ 通道完全失活（前一阶段），或刚刚开始复活（后一阶段），但还远远没有恢复到可以被激活的备用状态。

（3）相对不应期：有效不应期结束后，膜内电位由 $-60 \sim -80mV$ 的这段时间，称为相对不应期。这一时期内，如给予心肌细胞以较强大的刺激，可引起扩布性兴奋。出现相对不应期的原因是，此期 Na^+ 通道虽已逐渐复活，但其开放能力尚未恢复正常。故心肌细胞的

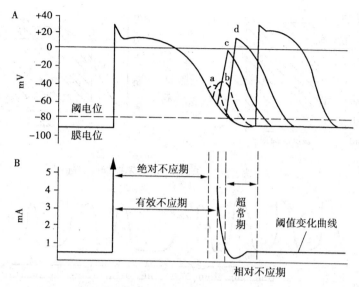

图 4-6　心肌的动作电位与兴奋性变化

　　A.心肌动作电位在不同的复极化时期给予刺激所引起的反应（a、b、c、d）；B.用阈值变化曲线说明兴奋后兴奋性的变化

兴奋性虽比有效不应期时有所恢复，但仍然低于正常，引起兴奋所需的刺激阈值高于正常，而所产生的动作电位0期去极的幅度和速度都比正常为小，兴奋的传导也比较慢。

　　（4）超常期：相对不应期以后，至复极化完毕，即膜内电位由 -80～-90mV 这一段时期内，由于膜电位已经基本恢复，但其绝对值尚低于静息电位，与阈电位水平的差距较小，用比阈值比还要低一点的刺激即可引起兴奋，表明兴奋性高于正常，故称为超常期。此时 Na^+ 通道也基本上恢复到可被激活的备用状态，同时膜电位的绝对值略小于静息电位，缩短了与阈电位之间的距离，故兴奋性高于正常，较弱的刺激即可引起兴奋；此时 Na^+ 通道复活的过程尚未完成，开放能力仍然没有恢复正常，产生的动作电位的0期去极化的幅度和速度，乃至兴奋传导的速度仍然低于正常。

　　超常期以后复极化完毕，Na^+ 通道复活过程完成，处于正常备用状态。膜电位恢复正常静息水平，兴奋性也恢复正常，阈刺激引起的动作电位也恢复正常。

　　心室肌细胞有效不应期较长（200～300ms），相当于心肌整个收缩期和舒张早期，故心肌不会像骨骼肌那样产生完全强直收缩，这是保障心脏泵血功能实现的重要前提。

　　心肌慢反应细胞兴奋性变化特点是有效不应期比快反应细胞更长，常超出复极3期，甚至波及4期（图4-7）。因此，其兴奋性完全恢复所需时间更长。

　　3.期前收缩与代偿间歇：正常情况下，窦房结产生的每一次兴奋传播到心房肌或心室肌的时间，都是在它们前一次兴奋的不应期结束之后。因此，整个心脏能够按照窦房结的节律而兴奋。若心室在窦性心律兴奋的有效不应期之后受到生理或病理性额外刺激，则可产生一次提前的兴奋和收缩，称为期前收缩，又称过早搏动（图4-8）。期前兴奋也有它自己的有效不应期，当紧接在期前兴奋之后的一次窦房结兴奋传到心室时，常常恰好落在期前兴奋的有效不应期内，因而不能引起心室兴奋和收缩，形成一次脱失，必须等到再下一次窦房结的兴奋传到心室时才能引起心室收缩。这样，在一次期前收缩之后往往出现一段较长的心室

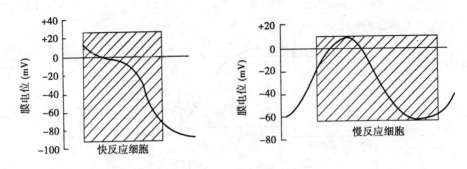

图 4-7 快、慢反应细胞的有效不应期（斜线区）

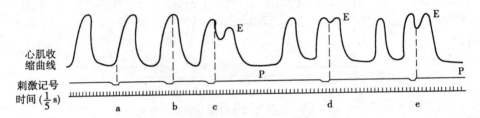

图 4-8 期前收缩与代偿间歇

E：期前收缩 P：代偿间歇 a、b：刺激落在有效不应期，无反应 c、d、e：刺激落在相对不应期，产生期前收缩与代偿间歇

舒张期，称为代偿间歇。随后，才恢复窦性节律。

（三）传导性

心肌细胞膜的任何部位产生的兴奋不但可以沿整个细胞膜传播，并且可以通过闰盘和缝隙连接等低电阻结构传递到另一个心肌细胞，从而引起整块心肌的兴奋和收缩。因此心肌细胞在结构上虽互相隔开，但在功能上却如同一个细胞，即心肌是功能性合胞体。动作电位沿细胞膜传播的速度可作为衡量传导性的指标。

1. 心脏内兴奋传播的途径和特点：

（1）心脏特殊传导系统具有起搏和传导兴奋的功能：窦房结含有 P 细胞和过渡细胞，P细胞是心脏起搏点，过渡细胞则将 P 细胞的自律性兴奋传播到与之相邻的心房肌细胞。正常情况下窦房结发出的兴奋通过心房肌传播到整个右心房和左心房，尤其是沿着心房肌组成的"优势传导通路"传到房室交界区，进而经房室束和左、右束支传到浦肯野纤维网，引起心室肌兴奋，再直接通过心室肌将兴奋由内膜侧向外膜侧心室肌扩布，引起整个心室兴奋。心脏的兴奋传导途径大致如下：窦房结→心房肌→房室交界区（房结区→结区→结希区）→房室束→左、右束支→心肌传导细胞→心室肌。

（2）心脏内兴奋传导的过程和特点：兴奋从窦房结开始传导到心室外表面为止，整个心脏内传导时间约为 0.22s，其中心房内传导约需 0.06s，心室内传导约需 0.06s，而房室交界区传导占时约 0.1s。

由于各种心肌细胞的传导性高低不等，兴奋在心脏各个部分传播的速度是不相同的。一般心房肌的传导速度较慢（约为 0.4m/s），而"优势传导通路"传导速度较快，窦房结的兴奋可以沿着这些通路很快传播到房室交界区。房室交界区细胞的传导性很低（0.05m/s），结区尤低，传导速度仅为 0.02m/s。心室肌的传导速度约为 1m/s，而心室内传导组织的传导性却高得多，浦肯野纤维传导速度可达 4m/s，而且它呈网状分布于心室壁，这样，由房室交界区传入心室的兴奋就沿着高速传导的浦肯野纤维网迅速而广泛地向左右两侧心室壁传导。从而使所有心室肌细胞能够几乎同时兴奋而同步收缩，使收缩效能提高，这就有利于心室射血。

心房肌与心室肌并不是以心肌细胞直接相连，而是以纤维环相隔。因此，房室交界区是正常时兴奋由心房传入心室的惟一通道。房室交界区传导缓慢，使兴奋在这里延搁一段时间，这种现象称为房室延搁。其生理意义在于：可使心室在心房收缩完毕之后才开始收缩，当心房收缩时，心室处于舒张状态，故心房收缩可进一步将其中的血液挤入心室，以使心室获得最大的充盈，有利于心室射血。

2. 影响传导性的因素：心肌细胞直径与细胞内电阻呈反变关系，直径小的细胞内电阻大，产生的局部电流小于粗大的细胞，兴奋传导速度较缓慢。心房肌、心室肌和浦肯野细胞的直径大于窦房结和房室交界区细胞，其中，末梢浦肯野细胞的直径最大（如羊的浦肯野细胞直径可达 70μm），兴奋传导速度最快；房室交界区细胞直径只有 3μm，尤以结区细胞直径更小，传导速度最慢。通常心肌细胞直径不会突然发生明显的变化，故经常影响传导性的不是结构因素，而是心肌细胞电生理特性的改变。

（1）0 期去极化的速度和幅度：与其他可兴奋细胞相同，心肌细胞兴奋的传播也是通过形成局部电流而实现的。局部电流是兴奋部位膜 0 期去极化所引起的，0 期去极化的速度愈快，局部电流的形成也就愈快，很快就促使邻近未兴奋部位膜去极化达到阈电位水平，故兴奋传导愈快；另一方面，0 期去极化幅度愈大，兴奋和未兴奋部位之间的电位差愈大，形成的局部电流愈强，扩布的距离愈大，兴奋传导也愈快。快反应细胞 0 期去极化速度和幅度明显高于慢反应细胞，故快反应细胞传导速度明显快于慢反应细胞。

（2）静息电位（或最大舒张电位）水平：是决定动作电位幅度和 0 期去极化速度的重要因素。在一定范围内，静息电位越大，兴奋后动作电位的幅度越高，0 期去极化速度也越快，兴奋传导速度也快；反之，静息电位小，形成的动作电位幅度低，0 期去极化速度小，兴奋传导速度慢（图 4-9）。

（3）邻近部位阈电位水平：邻近部位的阈电位水平下移，静息电位与阈电位差距小，邻近部位易发生兴奋，则兴奋传导速度快；反之，阈电位水平上移，则兴奋传导减慢。

（4）邻近未兴奋部位膜的兴奋性：兴奋的传导是细胞膜依次兴奋的过程，因此，膜的兴奋性必然影响兴奋的传导。当静息膜电位（或最大舒张电位）与阈电位的差距增大时，兴奋性降低，同时，膜去极化达阈电位水平所需时间延长，传导速度因此减慢。如在邻近部位受到额外刺激产生期前兴奋的情况下，由兴奋部位形成

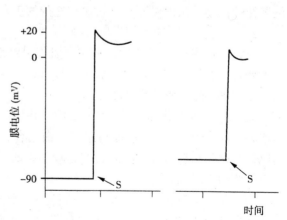

图 4-9　静息电位对动作电位上升支速度和幅度的影响
S: 给予刺激

的局部电流刺激将在期前兴奋复极化完成之前到达邻近部位，如落在期前兴奋的有效不应期

内，则不能引起兴奋；如落在期前兴奋的相对不应期或超常期内，则引起的动作电位上升支去极化速度缓慢，而且振幅小，兴奋传导速度减慢。

（四）收缩性

心肌细胞受到有效刺激发生兴奋产生动作电位后，通过兴奋收缩偶联，引发肌丝滑行，从而使整个肌细胞收缩，这是心肌细胞的收缩与骨骼肌细胞的共同特征。此外，心肌细胞的收缩还有其自身的特点。

1. 心肌收缩的特点：

（1）对细胞外 Ca^{2+} 有明显的依赖性：心肌细胞的收缩与骨骼肌细胞一样，需要 Ca^{2+} 作为兴奋收缩偶联的媒介。但心肌细胞结构特点与骨骼肌细胞有一定差别：①心肌细胞的肌质网系统不如骨骼肌发达，Ca^{2+} 储量较少。因此，心肌兴奋收缩偶联所需的 Ca^{2+} 除从肌质网释放外，还依赖心肌动作电位 2 期的 Ca^{2+} 内流来补充才能满足。兴奋后，肌质中的 Ca^{2+} 一部分返回终末池储存，另一部分则转运出细胞。②心肌细胞横管系统远比骨骼肌的发达，横管的直径是骨骼肌横管的 5 倍，其横管的容积为骨骼肌的 25 倍，为 Ca^{2+} 内流提供了更大的面积。因此，心肌细胞的收缩对细胞外液的 Ca^{2+} 有明显的依赖性。

在一定范围内，细胞外液的 Ca^{2+} 浓度升高，兴奋时内流 Ca^{2+} 增多，心肌收缩能力增强；反之，细胞外液 Ca^{2+} 浓度降低，则收缩力减弱。

（2）同步收缩（全或无式收缩）：心脏内特殊传导组织的传导速度快已如前述。因此兴奋在心房或心室内传导很快，几乎同时到达所有的心房肌或心室肌。而且细胞之间闰盘处的细胞膜紧密相贴，电阻很低，仅为其余部位细胞膜电阻的 1/400，使细胞间的传导很快，心肌在功能上是一个合胞体，引起全部心房肌或全部心室肌同时收缩，称为同步收缩。由于同步收缩的全或无式特性，使心脏或不发生收缩，或一旦产生收缩，则全部心房肌或心室肌都参与收缩。同步收缩效果好，力量大，有利于心脏射血。

（3）不发生强直收缩：心肌一次兴奋后，其有效不应期长，相当于整个收缩期和舒张早期。在此时期内，任何刺激都不能使心肌再次发生兴奋而收缩。因此，心肌不会发生像骨骼肌那样连续接受刺激而发生总和式的强直收缩。这一特点能使心肌始终保持收缩与舒张交替的节律性活动，从而保证心脏射血和充盈的正常进行。

2. 影响心肌收缩性的因素：

（1）血浆中 Ca^{2+} 的浓度：由于心肌收缩对细胞外液 Ca^{2+} 有明显的依赖性，因此，Ca^{2+} 浓度变化对心肌收缩有较大的影响。即在一定范围内，血 Ca^{2+} 升高则心肌收缩增强，反之血 Ca^{2+} 降低时，心肌收缩减弱。

（2）低氧和酸中毒：低氧时可使酸性代谢产物增多。因此，低氧和酸中毒均可使 H^+ 浓度增高。H^+ 与 Ca^{2+} 二者均可与肌钙蛋白结合，而呈竞争性抑制作用。当 H^+ 增加时，Ca^{2+} 与肌钙蛋白的结合降低，心肌收缩力减弱。此外，低氧还将导致 ATP 生成量减少，也会导致心肌收缩力减弱。

（3）交感神经和儿茶酚胺：交感神经兴奋或儿茶酚胺浓度增高时，能改善心肌细膜对 Ca^{2+} 通透性，促进 Ca^{2+} 内流，并能促进肌质网系统释放 Ca^{2+}，故可增强心肌收缩力。

三、心脏的泵血功能

（一）心动周期和心率

1. 心动周期：心脏每收缩和舒张 1 次，构成一个心脏的机械活动周期，称为心动周期。每一个心动周期分为收缩期和舒张期 2 个时期。由于心房和心室是分开活动的，因此心脏的一个心动周期分别有心房收缩期和心房舒张期，心室收缩期和心室舒张期。在一个心动周期中，首先是两心房收缩，继而两心房舒张。当心房开始舒张时两心室同步收缩，然后心室舒张。接着两心房又开始收缩进入下一个心动周期。若以心率为 75 次/min 计，则每个心动周期历时 0.8s，其中心房收缩期 0.1s，心房舒张期 0.7s，心室收缩期 0.3s，心室舒张期 0.5s（图 4-10）。在一个心动周期中，不论是心房还是心室，其舒张期均长于收缩期。在一个心动周期中，大约有一半的时间心房和心室是共同处于舒张状态的，称为全心舒张期。由于心脏泵血推动血液流动主要是依靠心室的收缩和舒张，心房的舒缩活动处于辅助地位，将心室收缩和舒张的起止作为心动周期的标志，故一般所说的收缩期和舒张期，通常是指心室的收缩期和舒张期。心动周期的持续时间与心率关系密切，心率越快，心动周期越短，收缩期和舒张期均相应缩短，但舒张期缩短更显著。因此，当心率过快时，心脏工作时间相对延长，而休息及充盈的时间明显缩短，使心脏泵血功能减弱。

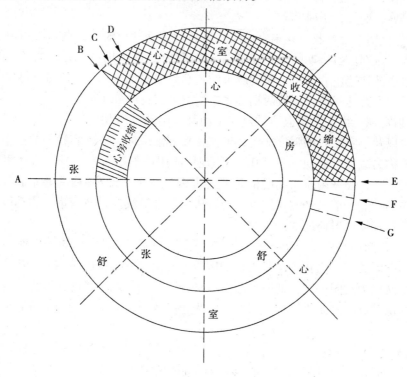

图 4-10 心动周期中房、室活动顺序与时间的关系

A：心房开始收缩　B：心房开始舒张，心室开始收缩　C：房室瓣闭　D：动脉瓣开　E：心室开始舒张　F：动脉瓣闭　G：房室瓣开

2. 心率：单位时间内心脏搏动的次数称为心搏频率，简称心率。正常成年人安静状态下，心率为 60~100 次/min。心率有明显的个体差异，不同年龄、不同性别和不同生理情况

下，心率可不相同。新生儿的心率很快，可达130次/min以上，随着年龄增长而心率逐渐减慢，至青春期接近成年人的心率。成年人中，女性心率比男性心率稍快。经常进行体力劳动和体育锻炼的人，平时心率就比较慢。同一个人的心率则随生理状态不同而波动，安静或睡眠时心率减慢，而剧烈运动或劳动以及情绪激动时，则心率加快。

（二）心脏的泵血过程

心脏泵血功能的完成，主要取决于两个因素：①心室和心房依次节律性收缩和舒张，造成心房—心室—动脉之间的压力梯度，形成推动血液流动的动力；②房室瓣和动脉瓣膜规律性的开放与关闭控制着血流的方向，导致心室顺序发生充盈和射血。心脏泵血功能主要依靠心室完成，包括两个方面：心室收缩完成射血过程；心室舒张完成充盈血的过程。左右心室是同步收缩和舒张，故其射血和充盈过程基本同时进行。现以左心室舒缩活动为中心，将1个心动周期分为7个时期（图4-11），说明心室射血和充盈的过程，以便了解心脏泵血的机制。

1. 等容收缩期：心室开始收缩，室内压立即上升，迅速超过房内压，血液推向房室瓣并使其关闭，因此血液不会逆流入心房，室内压继续上升，但尚低于主动脉内压（心舒末期约为10.0kPa，即75mmHg），故动脉瓣仍处于关闭状态，心室成为一个封闭的腔。血液是不可压缩的液体，心室肌继续强烈收缩将导致室内压急剧升高，而心室容积并不改变，故这段时间称为等容收缩期，历时0.05s。

2. 快速射血期：等容收缩期末室内压升高超过主动脉压时，动脉瓣被打开，等容收缩期结束，进入射血期。射血期的最初1/3左右时间内心室肌仍在作强烈收缩，心室内压上升很高，大量血液快速由心室射入主动脉（约占总射血量的80%）。此时，心室容积明显缩小，室内压继续上升达峰值，这段时期称快速射血期，占时0.10s。

3. 减慢射血期：由于大量血液被射入主动脉，主动脉压相应增高。与此同时，由于心室内血液减少以及心室肌收缩强度减弱，射血速度逐渐减慢，心室容积的缩小也相应变得缓慢，这段时期称为减慢射血期，占时0.15s。现代应用精确的压力测量方法观察到，在快速射血的中期或稍后，心室内压实际已稍低于主动脉压；但由于血液受到心室肌收缩的挤压作用而具有较高的动能，依其惯性作用可以逆着压力梯度继续推动血液进入主动脉。一直到本期末，心室容积降低到射血期的最小程度。

4. 等容舒张期：心室肌开始舒张后，室内压力急剧下降。主动脉内血液向心室方向逆流，推动主动脉瓣关闭，阻止主动脉内血液倒流入心室。这时室内压仍高于房内压，房室瓣仍关闭，心室又成为封闭的腔。此时，心室肌舒张，室内压以极快的速度大幅度下降，但容积并不改变。从动脉瓣关闭直到房室瓣开启时为止的这段时间，称为等容舒张期，持续时间为0.06~0.08s。

5. 快速充盈期：当室内压下降到低于心房压时，血液顺着房-室压力梯度由心房向心室方向流动，冲开房室瓣并快速进入心室，大量血液迅速进入心室，心室容积大增，称快速充盈期，占时0.11s左右；于此期进入心室的血液约为总充盈量的2/3。

6. 减慢充盈期：随着血液充盈心室，心室和心房及大静脉之间的压力梯度减小，血液以较慢的速度继续流入心室，心室容积进一步增大，称减慢充盈期，占时0.22s。

7. 心房收缩期：心室舒张末期，心房开始收缩。心房收缩之前，整个心脏均处于舒张期。此时心房和心室内压力都较低，接近于大气压。血液由心房顺房-室压力梯度进入心

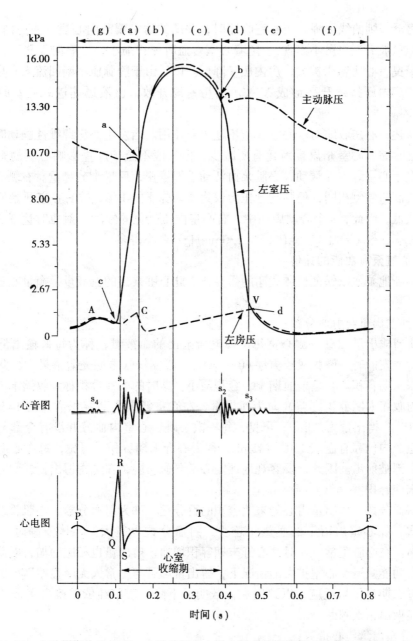

图 4-11　心动周期中左心室、主动脉和左心房内压力及瓣膜等变化和心音图、心电图

（a）等容收缩期　（b）快速射血期　（c）减慢射血期　（d）等容舒张期　（e）快速充盈期　（f）减慢充盈期　（g）心房收缩期 a 和 b 分别表示主动脉瓣开启和关闭　c 和 d 分别表示左房室瓣关闭和开启。A、C、V：左房内压变化的三个正波　S_1、S_2、S_3、S_4 分别为第一，二，三，四心音图

室，使心室充盈。心房收缩时，使心房内压进一步升高，心房内血液被挤入已经充盈了血液但仍然处于舒张状态的心室，使心室血液充盈量进一步增加，而心房容积缩小。由于心房收缩期较短（约 0.18s），心房肌较薄，故房缩期充盈血量少，占总充盈量的 8%～30%。所以心房收缩对心室充盈仅起辅助作用。

（三）心动周期中房内压的变化

在心动周期中，房内压变化较小。左房的压力曲线有三个波：房缩时房内压升高，形成

A波，心房舒张则曲线下降。当心室收缩时，关闭的房室瓣凸向心房，使房内压略有升高，形成C波（C波有时也可不出现）。随着心室射血时体积缩小，心底向下移动，房室瓣从而也被向下牵曳，心房容积扩大，房内压又降低。以后由于静脉血不断回流入心房，使心房内血量增加，房内压持续升高形成V波。当房室瓣开放，血液迅速进入心室时，房内压又下降。

综上所述，心房收缩对于心室充盈不起主要作用。当发生心房纤维性颤动时，虽然心房已不能正常收缩，心室充盈量因此有所减少，但一般不至于严重影响心室的充盈和射血功能。如果发生心室纤维性颤动，心脏泵血活动立即停止，后果十分严重。右侧心腔泵血活动的过程和机制与左侧相同，但肺动脉压力仅为主动脉压的1/6，故右心室开始射血时面临的对抗压力较低。因此，1个心动周期中，右心室内压变化的幅度（射血时达3.2kPa，即24-mmHg）比左心室（射血17.3kPa，即130mmHg）要小得多。

（四）心脏泵血功能的评价

心脏不断地泵血以保证机体代谢的需要，因此心脏泵出的血液量是衡量心脏功能的基本指标。

1. 每搏输出量与射血分数：

（1）每搏输出量：每一侧心室每次搏动所射出的血液量，称为每搏输出量（每搏量），简称搏出量。安静时，健康成年男性60~80mL。心室舒张末期充盈量最大，此时心室的容积称为舒张末期容积。心室射血期末，容积最小，这时的心室容积称为收缩末期容积。舒张末期容积与收缩末期容积之差，即为搏出量。左心室舒张末期容积估计约145mL，收缩末期容积约75mL搏出量为70mL。可见，每一次心跳，心室内血液并没有全部射出。在舒张期末，心室腔内仍存有血液130~145mL，称为心舒末期容积。可见，每次心搏，心室内血液并没有全部被射出。因此，要客观地评定心脏泵血功能，在考虑搏出量的同时，必须综合考虑心舒末期容积。

（2）射血分数：搏出量占心舒末期容积的百分比，称为射血分数。心肌收缩力越强，则搏出量越多，在心室内留下的血量将越少，射血分数也越大。人体安静时，射血分数为50%~60%。在心脏正常工作时，心舒末期容积增加，搏出量也相应增加，射血分数基本不变。但在心功能减退、心室扩大的情况下，搏出量虽可与正常人无明显差别，但已不能与增大了的心舒末期容积相适应，以致射血分数明显下降。若单纯依据搏出量来评定心泵血功能，则可能做出错误判断。

2. 每分输出量与心指数：

（1）每分输出量：每一侧心室每分钟泵出的血液总量，称为每分输出量。通常所谓心输出量大都是指每分输出量，它等于搏出量与心率的乘积。

健康成年男性在静息状态下，心率平均为75次/min，搏出量为60~80mL，则心输出量为4.5~6L/min。女性比同体重的男性的心输出量低10%左右。心输出量随机体代谢和活动情况而变化，在肌肉运动、情绪激动、妊娠等情况下，心输出量均增加。

（2）心指数：人体静息时的心输出量也和基础代谢一样，不与体重成正比，而与体表面积成正比。以单位体表面积（m^2）计算的心输出量，称为心指数（心排血指数）；安静和空腹情况下的心指数，称之为静息心指数，是分析比较不同个体心功能时常用的评定指标。中等身材的成年人体表面积为1.6~1.7m^2，安静和空腹情况下心输出量为5~6L/min，故静息心指数为 3.0~3.5L/（min·m²）。

心指数随不同生理条件而不同，女性比男性低7%～10%，新生儿较低，约2.5L/（min·m²），10岁左右，心指数最大，可达 4L/（min·m²）以上，以后随年龄增加而下降，到80岁时，接近 2L/（min·m²）。肌肉运动时，心指数随运动强度的增加大致成比例地增高。

3. 心脏作功量：血液在心血管内流动过程中所消耗的能量是由心脏作功所提供的，即心脏作功所释放的能量转化为压强能和血流的动能，血液才能循环流动。心脏每收缩一次所做的功称为每搏功，或简称搏功。主要用于维持在一定的压强下（射血期心室内压的净增值）射出一定的血液量（搏出量）。此外，还有少量用于增加血液流动的动能，但该部分占的比例很小，且变化不大，故可忽略不计。射血期心室内压的净增值＝射血期左室压－舒张末期左室压。为测算简化，常以平均动脉压代替射血期左室压，用平均心房压代替舒张末期左室压。

搏功(J)＝搏出量(L)×血液比重×（平均动脉压－平均心房压）

如左心室搏出量为 0.07L，平均动脉压为 11.7kPa，平均心房压为 0.8kPa，血液比重为 1.055，则搏功约为 0.81J。

每分功（J/min）＝搏功×心率

如心率为 75 次/min，则每分功约为 60.8J/min。

正常情况下，左、右心室的搏出量相等，但肺动脉平均压仅为主动脉平均压的1/6，故左心室作功量为右心室的 6 倍。

用心脏作功量来评价心脏泵血功能显然要比单纯的心输出量更全面。因为心肌收缩不仅是射出一定的血液量，而且这部分血液还具有较高的压力（以及很快的流速）。心肌的耗氧量与心肌的作功量是平行的，其中，心输出量的变动不如心室射血期压力和动脉压的变动对心肌耗氧量的影响大。这就是说，心肌收缩释放的能量主要用于维持血压。由此可见，作为评定心泵血功能的指标，心脏作功量要比单纯的心输出量更为全面。尤其在对动脉压不相等的个体，或同一人动脉压发生变动前后的心脏泵血功能进行分析比较时，应用心脏作功的指标则更有意义。

（五）影响心输出量的因素

心输出量为搏出量和心率二者的乘积，故凡能影响搏出量和心率的因素均可影响心输出量。

1. 搏出量：当心率不变时，搏出量与心输出量呈正变关系：搏出量增加，则心输出量增加，搏出量减少，则心输出量减少。搏出量又取决于前负荷（心舒张末期的容积）、后负荷（大动脉血压）及心肌收缩能力。

（1）前负荷－初长度对搏出量的影响在完整心脏，心室舒张末期的压力与容积，分别反映了心肌的前负荷与初长，与静脉回心血量有关。在一定范围内，静脉回心血量增加，心舒末期充盈量增加，则搏出量也增加。为观察心肌前负荷和初长对搏出量的影响，在实验中，稳定动脉压，在逐步改变心舒末期压（也称充盈压，即前负荷）或容积（即心肌初长）的情况下，观察搏出量或搏功的变化过程。将测得的一系列搏出量或搏功的数据和对应的心舒末期压力或容积绘制成坐标图，即为心室功能曲线(图4－12)。

心室功能曲线可分三段进行分析：①左室舒张末期压 1.60~2.00kPa 是人体心室最适前负荷，位于其左侧的一段为功能曲线的上升支，搏功随初长的增加而增加。通常左心室舒张

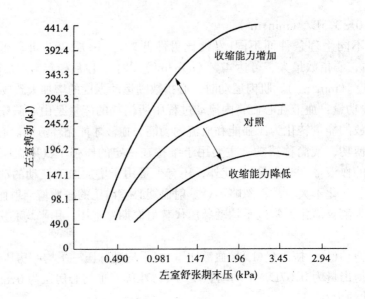

图 4-12　心室功能曲线

末期压为 $0.67\sim0.80$ kPa。可见正常情况下，心室是在功能曲线的升支段工作，与前负荷和初长最适水平距离尚远。表明心室具有较大程度的前负荷-初长储备。而体内骨骼肌的自然长度已接近最适初长，说明骨骼肌的前负荷-初长储备很小；②左室舒张末期压在 $2.00\sim2.67$ kPa 范围内，曲线逐渐平坦，说明前负荷在此上限范围内变动时，对搏功影响不大；③随后的曲线仍然平坦，或略有下倾，并不出现明显的下降支，说明正常。心室舒张末期压即使超过搏功仍保持不变或仅略有下降。只有心室严重病变时，心功能曲线才出现下降。这种通过心肌细胞本身长度的改变而引起心肌收缩强度的改变，称为异长自身调节。

正常情况下，引起心肌初长改变的主要因素是静脉回心血量。因此，凡能影响静脉回心血量的因素，都能通过异长自身调节改变搏出量或搏功。静脉回心血量又受下列因素的影响：①心室充盈的持续时间，如心率增快时，充盈期缩短，充盈量不足，则搏出量减少；②静脉回流速度，回流速度越快，充盈量越大，搏出量增加。静脉回流速度取决于外周静脉压与心房压和心室压之差，压差大，则静脉回流加速。

在生理情况下，通过异长自身调节，心脏可将增加的回心血量及时泵出，不致使过多血液滞留于心腔中，从而维持静脉回心血量和搏出量之间的动态平衡。

（2）后负荷对搏出量的影响：心室射血过程中，大动脉血压起着后负荷的作用。因此，动脉血压的变化将影响心室肌的收缩过程，从而影响搏出量。当动脉压升高即后负荷增加时，由于心室射血时的阻力增加，使心室等容收缩期延长，射血期缩短，心室肌缩短的速度和幅度降低，射血速度减慢，搏出量暂时减少，而心室内剩余血量增加，如静脉回心血量不变，则心舒末期充盈量增加，即心肌初长增加，使心肌收缩力增强，直到足以克服增大的后负荷，恢复到搏出量的原有水平。

（3）心肌收缩能力对搏出量的影响：心肌收缩能力（又称心肌收缩性）是指通过心肌细胞本身收缩活动的强度和速度改变以增加心肌收缩能力，从而增加每搏输出量和搏出功，这种调节方式与心肌初长的改变无关，故称为等长自身调节。凡能影响心肌收缩能力的因素，都能通过等长自身调节来改变搏出量。如心交感神经活动增强、血中儿茶酚胺浓度增加都能增强心肌收缩能力，使搏出量增加，而低氧、酸中毒等情况，可使心肌收缩能力降低，搏出量减少。

2．心率：心率在一定范围内变化，可影响心输出量（图 4－13）。心率在40～180 次/min 范围内，若搏出量不变，则心输出量随心率增加而增多。如心率超过 180 次/min 时，则心动周期缩短，可影响心室快速充盈期，尤以舒张期缩短更为明显。心室充盈不足，搏出量减少，因此，虽然心率增加，由于搏出量显著减少，使心输出量反而降低。心率过慢（低于 40 次/min），则由于舒张期过长，心室充盈已接近于极限，再增加心舒时间也不能相应提高充盈量和搏出量。因此，心率最适宜时，可随心率增减而相应改变心输出量，以适应机体的需要。心率过快或过慢都可使心输出量减少。

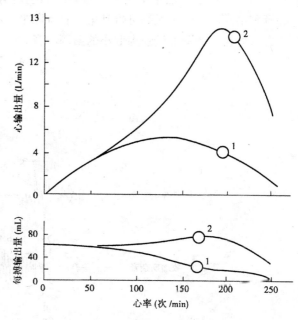

图 4－13　心率对心输出量的影响

曲线 1 为一般健康人安静状态下，心率超过 150 次/min 时心输出量下降；曲线 2 为运动员锻炼时，因呼吸与肌肉运动等帮助静脉回流。每搏输出量与每分输出量可在心率超过 180 次/min 左右才下降

（六）心力储备

心泵功能的储备又称心力储备，是指心输出量能随机体代谢需要而增加的能力。健康成年人安静时心率平均为 75 次/min，搏出量为 60～80mL，心输出量 5～6L/min，而强烈的体力劳动和运动时，心率可达 180～200 次/min，搏出量可提高到 150mL 左右，心输出量可达 25～30L，为安静状态的 5～6 倍，说明健康人有相当大的心力储备。心脏每分钟能射出的最大血量，称最大输出量。它反映心脏的健康程度。而训练有素的运动员，心力储备更高，其最大输出量可达 35L 以上，为静息时的 8 倍左右。

心脏泵血能力的储备取决于心率和搏出量可能发生的最大、最适宜变化的程度。心率的最大变化可从 75 次/min 增加到 180 次/min 左右，为静息时心率的 2 倍多，称之心力储备。

一般情况下，动用心力储备是提高心输出量的主要途径，可使心输出量增加 2～2.5 倍。而搏出量储备又以动用收缩期储备为主，由于心室舒张的可扩大程度有限，只有约 15mL 的容积，故舒张期储备的意义相对次要。坚持体育锻炼可促使肌纤维增粗，心肌收缩能力增强。在收缩期搏出量储备增加的同时，心力储备也增加。因此，经常进行体育锻炼可以增进心脏健康，提高心力储备。

四、心音与心电图

（一）心音与心音图

心动周期中，由于心肌收缩和舒张、瓣膜启闭、血流冲击心室壁和大动脉壁及形成湍流等因素引起的机械振动，通过周围组织传播到胸壁，如将耳紧贴胸壁或用听诊器在胸壁一定部位，所听到的声音称为心音。若用换能器将这些机械振动转换成电流信号记录下来即为心音图（图4-14）。在通常情况下，每心动周期可有4个心音，即第一心音，第二心音，第三心音和第四心音。一般都可听到第一心音和第二心音。单凭听诊很难听到第四心音，大多数正常人可在心音图上记录到低小的第四心音。

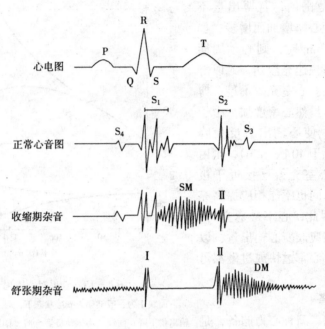

图4-14　心音图

S_1、S_2、S_3、S_4 分别表示与第一、二、三、四心音相关的振动；SM示主动脉瓣狭窄引起的收缩期杂音；DM示主动脉瓣闭锁不全造成的舒张期杂音

1．心音的组成及特点：

（1）第一心音：发生在收缩期之初，标志着心室收缩的开始。其特点是：音调较低，音频为40～60Hz，持续时间较长，历时约0.14s。第一心音形成的原因包括心室肌的收缩、房室瓣突然关闭以及随后射血入动脉等引起的振动。第一心音听诊的最佳部位在左锁骨中线第5肋间交点内侧（左房室瓣听诊区）或胸骨下部第4、5肋间或胸骨右缘（右房室瓣听诊区）。图4-15标示出心脏各瓣膜位置投影及其听诊区。

在心音图上，第一心音包括4个成分：第一成分是由于心肌收缩所引起的低频低幅的振动波；第二成分为高频高幅的振动，由左房室瓣关闭和左侧房室血流突然中断所致；第三成分也是高频高幅的振动波，由右房室瓣关闭和右侧房室血流中断而引起；第四成分可能是心室射血引起大血管扩张及产生湍涡流而发生的低频振动。

（2）第二心音：发生在舒张期之初，标志着舒张期的开始。其特点是：音调较高，频率为50～100Hz，持续时间较短，历时约0.08s。第二心音形成原因是动脉瓣关闭，大动脉中血流减速和室内压迅速下降而引起的振动。第二心音的最佳听诊部位是在第2肋间隙胸骨右缘（主动脉瓣听诊区）和第2肋间隙胸骨左缘（肺动脉瓣听诊区）。

心音图上第二心音的振幅较第一心音低，在低、中频范围内，有两种成分。第一成分与主动脉瓣关闭有关，第二成分与肺动脉瓣关闭相联系，两成分相距0.02s左右。主动脉瓣关闭在先，肺动脉瓣关闭在后。

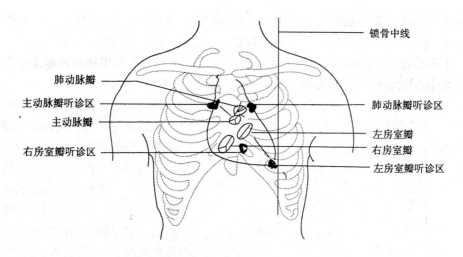

图 4-15 心脏各瓣膜位置投影及其听诊区

（3）第三心音：发生在快速充盈期末，可能由于心室快速充盈末血流速度突然减慢引起室壁和瓣膜发生振动而产生。在某些健康儿童和青年人有时可听到第三心音。特别是运动或平卧位时，静脉回心血量增加，较易听到。第三心音听诊最响亮的部位在心尖部的右上部。在心音图上，第三心音为低频低幅的振动波。

（4）第四心音：发生在心房收缩之后和心室收缩之前，故也称心房音。正常心房收缩听不到声音；但在异常有力的心房收缩和左室壁变硬的情况下，心房收缩使心室充盈的血量增加，心室进一步扩张，引起左室肌及二尖瓣和血液的振动，则可产生第四心音。

2. 心音和心音图的临床意义：心音的听取和心音图的检测在临床诊断方面具有重要意义。准确的心音听诊技术是临床医生物理诊断的基本功，而心音图可用于测取心动周期中各项心功能指标之间在时间上的关系，从而能在无创伤的条件下，测取和判断心脏的功能状态。

准确的心音听取，明确第一心音与第二心音，是界定收缩期与舒张期的基础。从第一心音开始到第二心音开始这段时期即代表收缩期，而从第二心音开始到下次第一心音开始这段期间即代表舒张期。准确听取心脏杂音，对诊断心脏瓣膜疾病具有重要意义。心脏杂音是异常心音，主要由于瓣膜改变（狭窄或闭锁不全）以及房、室间隔缺损等病理原因而形成湍流，产生杂音。杂音可与正常心音分开或相连续，甚至完全遮盖正常心音。根据杂音出现的时间（收缩期、舒张期）和杂音最响亮的瓣膜听诊区（左房室瓣听诊区、右房室瓣听诊区、主动脉瓣听诊区、肺动脉瓣听诊区），即可以判断病变的瓣膜及性质。例如，在心尖部（即左房室瓣听诊区）听到舒张期隆隆样杂音，结合病史和有关临床资料则可考虑为左房室瓣狭窄。

（二）心电图

每个心动周期中，由窦房结发出的一次兴奋，按一定的途径和时程，依次传向心房和心室，引起整个心脏的兴奋；这种兴奋的产生和传播时所产生的生物电变化，可通过心脏周围的组织和体液传布到全身，使身体各部位也都发生有规律的电变化。在临床和实验室条件下，将引导电极置于肢体表面的一定部位所记录到的心脏综合电位变化的波形，称为心电图。因此心电图只反映心脏兴奋的产生、传导和恢复过程中的生物电变化，而与心脏的机械舒缩活动无直接关系。

1. 心电图曲线与单个心肌细胞生物电变化曲线的区别：心电图曲线与单个心肌细胞生物电变化曲线相比较有明显的区别（图4-16），其主要原因如下：

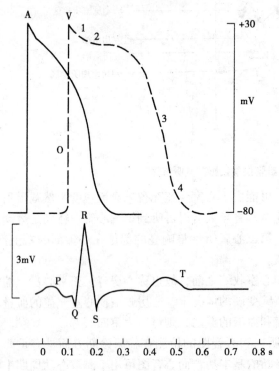

图4-16 心肌细胞电变化曲线与心电图的比较
A：心房肌细胞电变化 V：心室肌细胞电变化

（1）记录方法不同：单个心肌细胞电变化是采用细胞内电极记录法，即一个测量电极放在细胞外表面而另一个电极插入到细胞膜内，所测得的电变化是同一细胞膜内外的电位差，包括静息电位和动作电位；而心电图是采用细胞外记录法，它只能测出已兴奋部位和未兴奋部位之间的电位差，或是已复极部位和尚处于兴奋的部位之间的电位差。在静息状态，或都处于兴奋状态下，细胞膜外各部之间无电位差，故心电图曲线呈现等电位线。

（2）心肌细胞生物电变化曲线是单个心肌细胞在静息时或兴奋时膜内外电位变化曲线；而心电图反映的是一次心动周期中整个心脏的生物电变化。因此，心电图上每一瞬间的电位数值，都是很多心肌细胞电活动的综合效应在体表的反映。

2. 正常典型心电图的波形及其生理意义：心电图记录纸上有横线和纵线画出长和宽均为1mm的小方格。记录心电图时，首先调节仪器放大倍数，使输入1 mV电压信号时，描笔在纵向上产生10mm偏移，即纵线上每一小格相当于0.1mV的电位差。横向小格表示时间，每一小格相当于0.04s（即走纸速度为每秒25mm）。因此，可以在记录纸上测量出心电图各波的电位数值和间隔的时间。各导联所记录到的心电图，在波形上有所不同，但基本上都包括一个P波，一个QRS波群和一个T波，有时在T波后，还出现一个小的U波（图4-17）。

（1）P波：反映左右两心房去极过程的电变化。P波波形小而圆钝，历时0.08～0.11s，波幅不超过0.25mV。

（2）P-R间期（或P-Q间期）：是指从P波起点到QRS波起点之间的时程，为0.2～0.20s。P-R间期代表从心房开始去极化到心室开始去极化所需要的时间，也即兴奋经由心房、房室交界区和房室束到达心室，并引起心室开始兴奋所需要的时间，故也称为房室传导时间。在房室传导阻滞时，P-R间期延长。

（3）QRS波群：代表左右两心室去极化过程的电位变化。典型的QRS波群，包括三个紧密相连的电位波动：第一个向下的波为Q波，以后是高而尖峭的向上的R波，最后是一个向下的S波。但在不同导联中，这三个波不一定都出现。

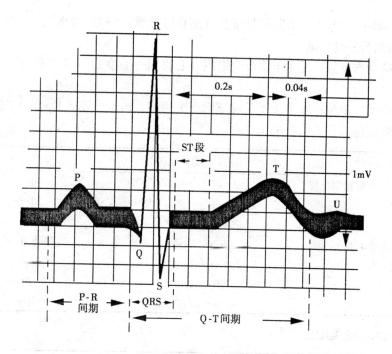

图 4-17 正常人典型心电图模式图

正常 QRS 波群历时 0.06～0.10s，代表兴奋在心室内传播的过程；各波波幅在不同导联中变化较大。

（4）ST 段：从 QRS 波群终点到 T 波起点之间的与基线平齐的线段，它代表心室各部分心肌细胞均已去极化，各部分之间没有电位差存在，曲线又恢复到基线水平。

（5）T 波：反映左右心室复极化过程中的电位变化，波幅一般为 0.1～0.8mV。在 R 波较高的导联中 T 波不应低于波的 1/10。T 波历时 0.05～0.25s，其方向与 QRS 波群的主波方向相同。

（6）Q-T 间期：从 QRS 波群的起点到 T 波终点的时间，代表两室去极化和复极化全过程所需的时间。Q-T 间期的长短与心率有关，心率越快，Q-T 间期越短。

（7）U 波：是 T 波后 0.02～0.04s 可能出现一个低而宽的波，方向一般与 T 波一致，波宽 0.1～0.38s，波幅大多在 0.05mV 以下。U 波的生理意义目前尚不十分清楚，在临床心电图中，U 波的改变对于低血钾的诊断有一定的意义。

自 学 指 导

【重点难点】

1. 心脏的生物电现象：

（1）心肌细胞的分类及其特性。

（2）心肌细胞的静息电位（舒张期电位）。

工作心肌细胞的静息电位和自律细胞的舒张期电位都是由于 K^+ 扩散外流所形成。工作心肌细胞（以心室肌为例）静息电位约为 -90mV；自律细胞的最大舒张电位，窦房结和房

室交界区为 $-60 \sim -70\mathrm{mV}$，心肌传导细胞（浦肯野纤维）约为 $-90\mathrm{mV}$。

（3）心肌细胞的动作电位：

1）快反应动作电位：发生于快反应细胞（心房肌、心室肌、房室束及其束支和心肌传导细胞）。

2）慢反应动作电位：发生于慢反应细胞（窦房结、房室交界区）。

3）快、慢反应动作电位特征比较表：

项　目	快反应动作电位	慢反应动作电位
静息电位（最大舒张期电位）	$-80 \sim -95\mathrm{mV}$	$-40 \sim -70\mathrm{mV}$
阈电位	$-60 \sim -70\mathrm{mV}$	$-30 \sim -40\mathrm{mV}$
去极化的主要离子活动	Na^+	Ca^{2+}
0 期去极化离子通道	快 Na^+ 通道	慢通道
通道阻断剂	河豚毒素	维拉帕米、Mn^{2+}
去极化幅度	$100 \sim 130\mathrm{mV}$	$35 \sim 75\mathrm{mV}$
去极化速度	$200 \sim 1000\mathrm{V/s}$	$1 \sim 10\mathrm{V/s}$

（4）心肌细胞的类型比较表：

心肌细胞的类型	分布范围
快反应非自律细胞	心房肌细胞和心室肌细胞
快反应自律细胞	房室束及其束支、心肌传导细胞（浦肯野纤维）
慢反应自律细胞	窦房结细胞房室交界区的房结区和结希区
慢反应非自律细胞	房室交界区的结区

2. 心脏生理特性：

（1）自动节律性：

1）窦性心律和异位节律：心脏各种自律细胞自律性频率存在着差别，其中窦房结细胞的自律性最高，房室交界区和房室束及其分支次之，心肌传导细胞的自律性最低。通常，窦房结是心脏的正常起搏点。由窦房结控制下的心脏节律性活动，称为窦性心律。

有时潜在起搏点则可取代窦房结的功能而表现自律性，以维持心脏的兴奋和搏动，这种由潜在起搏点控制下的心脏节律性活动称为异位节律。

2）自律性形成的原理：4 期自动去极是自律细胞产生自动节律性兴奋的基础，不同类型的自律细胞，构成进行性净内向电流的离子流的方向和离子本质并不相同。总结比较如下表：

顺序	快反应自律细胞（心肌传导细胞）	慢反应自律细胞（窦房结细胞）
1	I_f（主要是 Na^+ 内流）	衰减的 K^+ 外流
2	衰减的 K^+ 外流	I_f（主要是 Na^+ 内流）
3		非特异性的缓慢内向电流（Na^+-Ca^{2+} 交换）

（2）兴奋性：心肌细胞每产生一次兴奋，其膜电位将发生一系列有规律的变化。其变化在快、慢反应细胞有所不同。快反应细胞（心室肌细胞为例）兴奋性的周期性变化如下表

所示。

分 期	时间范围
绝对不应期	从动作电位 0 期去极开始到复极膜电位达 -55mV 时期
局部兴奋期	从复极膜电位 -55～-60mV 时期
有效不应期	从动作电位 0 期去极开始到复极膜电位达 -55mV 时期
相对不应期	从复极膜电位 -60～-80mV 时期
超常期	从复极膜电位 -80～-90mV 时期

（3）传导性：正常情况下由窦房结发出的兴奋通过心脏特殊传导系统和细胞间闰盘和缝隙连接等结构传播至整个心脏。心脏的兴奋传导途径大致如下：

窦房结→心房肌→房室交界区（房结区→结区→结希区）→房室束→左右束支→心肌传导细胞→心室肌。

兴奋从窦房结开始传导到心室外表面为止，整个心脏内传导时间约为 0.22s，其中心房内传导需 0.06s，心室内传导约需 0.06s，而房室交界区传导占时约 0.1s。

在所有心肌细胞中，心肌传导细胞传导速度最快（4m/s），房室交界区（特别是结区）传导速度最慢（0.02m/s）。

（4）影响心脏电生理特性的因素：自律性、传导性、兴奋性是以心肌细胞膜的生物电活动为基础，故属心肌细胞的电生理特性，下表概括了影响心脏电生理特性的因素。

项 目	自律性	传导性	兴奋性
决定因素	4 期自动去极化速度	0 期去极化速度	Na^+ 或 Ca^{2+} 通道状态
阈电位（若下移）	↑	↑	↑
静息电位（若上移）（最大舒张期电位）	↑	↓	↑

（5）收缩性：心肌细胞的收缩也有其自己的特点：①对细胞外 Ca^{2+} 有明显的依赖性，这是由于心肌细胞的肌质网系统不如骨骼肌发达，Ca^{2+} 储量较少的缘故。②同步收缩（全或无式收缩）心肌在功能上是一个合胞体，故全部心房肌或全部心室肌同时收缩。③不发生强直收缩，这一特点能使心肌始终保持收缩与舒张交替的节律性活动，从而保证心脏的射血和充盈的正常进行。

影响心肌收缩性的因素有三：①血浆中 Ca^{2+} 的浓度，在一定范围内，血 Ca^{2+} 浓度与心肌收缩性成正比。②低氧和酸中毒，使心肌收缩力减弱。③交感神经兴奋或儿茶酚胺浓度增高时，可增强心肌收缩力。

3. 心动周期与心脏射血：

（1）心房或心室每收缩和舒张一次称为一个心动周期。在一个心动周期中，舒张期长于收缩期。在一个心动周期中，心肌的舒缩、心腔内压力、瓣膜启闭、血流方向、容积改变均发生周期性变化，总结于下表：

分期	心室肌	心腔压力	房室瓣	动脉瓣	血流方向	心室容积
等容收缩期	收缩	房内压<室内压<动脉压	关	关	—	—
快速射血期	收缩	房内压<室内压>动脉压	关	开	快速射血入动脉	↓
减慢射血期	收缩	房内压<室内压<动脉压	关	开	射血速度变慢	↓
等容舒张期	舒张	房内压<室内压<动脉压	关	关	—	—
快速充盈期	舒张	房内压>室内压<动脉压	开	关	血液快速充盈心室	↑
减慢充盈期	舒张	房内压>室内压<动脉压	开	关	心室充盈速度变慢	↑
房缩期	舒张	房内压>室内压<动脉压	开	关	心房血挤入心室	↑

(2) 心脏泵血功能的评价：

1) 每搏输出量与射血分数：搏出量是指每一侧心室每次搏动所射出的血液量，为舒张末期容积与收缩末期容积之差（60～80mL）。搏出量占心舒末期容积的百分比，称为射血分数，人体安静时为 50%～60%。

2) 每分输出量与心指数：每一侧心室每分钟泵出的血液总量，称为每分输出量。通常所谓心输出量大都是指每分输出量。心输出量＝搏出量×心率。健康成年男性在静息状态下，为 4.5～6.0L/min，女性比同体重的男性的心输出量低 10% 左右。

心指数是指单位体表面积（m^2）的心输出量，中等身材的成年人静息心指数为 3.0～3.5L/（min·m^2）。

3) 心脏作功量包括每搏功和每分功：每搏功是指心脏每收缩一次所做的功，简称搏功。计算公式为：

$$搏功(J)＝搏出量(L)×血液比重×（平均动脉压－平均心房压）$$
$$每分功(J/min)＝搏功×心率$$

(3) 影响心输出量的因素：心输出量为搏出量和心率二者的乘积，故凡能影响搏出量和心率的因素均可影响心输出量。

1) 搏出量：当心率不变时，搏出量与心输出量呈正变关系。搏出量又取决于前负荷（心舒张末期的容积）、后负荷（大动脉血压）及心室肌收缩能力。其中通过改变前负荷对搏出量进行调节的方式称为异长自身调节，而通过改变心室肌收缩能力，对搏出量进行调节的方式称为等长自身调节。

2) 心率：心率 40～180 次/min 范围内，若搏出量不变，则心输出量随心率增加而增多。但是如心率过快（超过 180 次/min）或心率过慢（低于 40 次/min）时，都可使心输出量减少。

(4) 心力储备：是指心输出量能随机体代谢需要而增加的能力。健康人有相当大的心力储备，强烈的体力劳动和运动时，心输出量可达 25～30L，为安静状态的 5～6 倍。

心力储备由心率储备和搏出量储备组成，搏出量储备又包括收缩期储备和舒张期储备。

4. 心音与心电图：

(1) 心音：在通常情况下，每心动周期可有 4 个心音，即第一心音，第二心音，第三心音和第四心音。一般都可听到第一心音和第二心音，在某些健康儿童和青年人有时可听到第三心音，单凭听诊很难听到第四心音。其中，临床意义最重要的是第一心音和第二心音，总结如下表：

心音	音调	持续时间	意义	主要产生原因
第一心音	较低	较长	标志收缩期的开始	房室瓣突然关闭引起的振动
第二心音	较高	较短	标志舒张期的开始	动脉瓣突然关闭引起的振动

（2）心电图：正常心电图的波形及其意义如下表所示：

波段期	意义
P 波	反映左右两心房去极化过程的电变化
P-R 间期	代表从心房开始去极化到心室开始去极化所需要的时间
QRS 波群	代表左右两心室去极化过程的电位变化
	代表兴奋在心室内传播的过程
ST 段	代表心室各部分心肌细胞均已去极化
T 波	反映左右心室复极化过程中的电位变化
Q-T 间期	代表两室去极化和复极化全过程所需要的时间

【复习思考题】

1. 简述心室肌动作电位及各期的离子基础。
2. 简述房结动作电位及各期的离子基础。
3. 窦房结和浦肯野纤维自律性形成的原理有何不同？
4. 简述兴奋在心脏内的传导过程。
5. 简述心肌细胞兴奋后心肌细胞的周期性变化。
6. 简述影响心脏自律性、传导性和兴奋性的因素。
7. 心肌收缩有何特点？
8. 简述影响心肌收缩力的因素。
9. 试述一个心动周期中，心肌舒缩、心腔压力及容积、瓣膜启闭和血流方向的周期性变化。
10. 试述影响心输出量的因素。
11. 简述心力储备。

第二节　血管生理

血管系统与心脏共同构成一个基本密闭的循环管道，管内充满血液。血管系统起着运送血液、分配血量和物质交换的作用。由于各类血管在整个血管系统中所处的部位不同，因此它们分别具有不同的结构和功能特点。

一、各类血管的结构和功能特点

不论体循环或肺循环，由心室射出的血液都要经由大动脉→动脉→小动脉→微动脉→毛细血管→微静脉→静脉→大静脉，再回到心房。在体循环中，供应各器官的血管相互间又呈并联关系（图 4-18）。

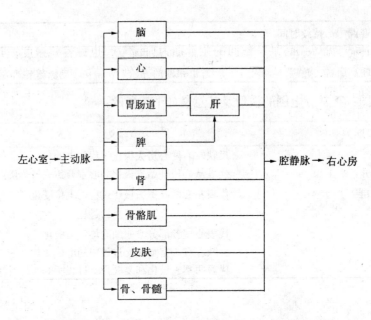

图 4-18　体循环各器官血管床并联关系示意图

1. 弹性储器血管：这类血管是指大动脉，包括主动脉、肺动脉主干及其最大分支。这些血管管壁厚而坚韧，壁内含丰富的弹性纤维，故富于弹性和可扩张性，称弹性储器血管。当心室射血时，大动脉被动扩张，将射出的一部分血液暂存于被扩张的大动脉内，缓冲收缩压，当舒张期动脉瓣关闭而停止射血时，大动脉内压力降低，管壁弹性回缩，构成舒张期推动血液的动力，将射血期暂时储存的那部分血液继续推向外周。大动脉的这种"弹性储器作用"发挥了缓冲收缩压和维持舒张压的作用，而且使心脏间断性射血成为血管系统连续的血流。

2. 分配血管：指从大动脉至小动脉之间的动脉管道，其管壁主要由平滑肌组成，故收缩性较强。其功能是将血液输送至各器官组织，称分配血管。

3. 阻力血管：小动脉和微动脉管壁有丰富的平滑肌纤维，收缩性好。在神经及体液调节下，通过平滑肌的舒缩活动可改变其管径大小，从而改变血流阻力。由于此段血管口径小，而形成的血流阻力很大，故称为阻力血管。

4. 交换血管：由于真毛细血管管壁只有一层内皮细胞，外覆一薄层基膜，通透性好，而且数量多，与组织细胞的接触面积大，有利于物质交换，故称为交换血管。

5. 容量血管：自微静脉至大静脉的整个静脉系统，与相邻的动脉相比，其管壁较薄、管径较粗，而且数量多，故其易扩张而容量大。循环系统血量有 60%～70% 容纳于静脉系统中，故称为容量血管。其管壁有一定量的平滑肌，平滑肌的舒缩活动可改变其口径而使静脉容量发生明显变化，故静脉起了储血库的作用。

二、血管系统中的血流动力学

血液在血管内流动的一系列物理学问题属于血流动力学范畴。血流动力学及一般流体力学的最基本内容是研究流量、阻力与压力及其相互的关系。但血管是比较复杂的管道系统，血管是有弹性和可扩张性的，而不是硬质的刚性管道，而且血液是含有血细胞及胶体物质等多成分液体，而不是理想液体，因此血流动力学具有其自身特点。

(一) 血流量

在单位时间内流过血管某一截面的血量称为血流量，也称容积速度，其单位以 mL/min 或 L/min 表示。血流量大小取决于两个因素，即血管两端的压力差和血管对血流的阻力。根据流体力学的原理，在一段管道中，液体的流量与该段管道两端的压力差成正比，与管道对液体流动的阻力成反变关系。因此在循环系统一段血管中，血流量（Q）与该段血管两端的压力差（P）成正变关系，与血流阻力（R）成反变关系，即：

$$Q = P/R$$

整个体循环中，动脉、毛细血管和静脉各段血管总的血流量也是相等的，都等于心输出量。即心输出量（用 Q 表示）与主动脉压和右心房压之差（P）成正比。就整个体循环而言，Q 即为心输出量，P 为主动脉压和右心房压的差，由于右心房压接近于零，故 P 接近于平均主动脉压（P_A），因此，三者的关系是 $Q = P_A/R$，即心输出量与平均主动脉压成正变关系，而与血流阻力成反变关系。

对于某一器官来说，公式中的 Q 即为器官血流量，P 为灌注该器官的平均动脉压和静脉压之差，R 为该器官的血流阻力。在整体内，供应不同器官血液的动脉血压基本相同，而供应该器官血流量的多少则主要取决于该器官对血流的阻力。因此，器官的血流阻力的变化是调节器官血流量的重要因素。

血流速度是指血液的一个质点在血流中的前进速度，即线速度。血流速度与血流量成正变关系，而与同类血管的总横截面积成反变关系（图 4 - 19）。因此在主动脉中血流速度最快，在毛细血管中血流速度最慢。

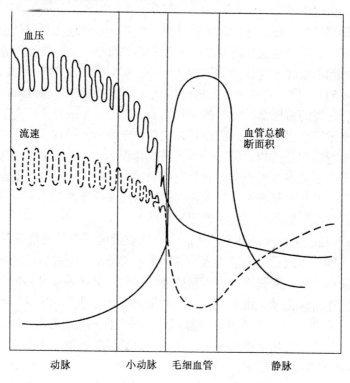

图 4 - 19　各段血管的血压、血流速度和血管横截面总面积的关系示意图

（二）血流阻力

血流阻力来源有两方面：①血液内部的摩擦力；②血液与血管间的摩擦力。血流阻力与血管口径、长度及血液黏滞度有关，其关系可用公式表示：

$$R = 8\eta L / \pi r^4$$

式中 R 为血流阻力，η 为血液黏滞度，L 为血管长度，r 为血管半径。一般而言，血管长度（L）不会有显著变化，可看做不变的常数。血液黏滞度（η）变化也较小，而血管半径（r）是易变因素。故血管口径是影响血流阻力的最主要因素。从公式可见血流阻力与血管半径的 4 次方成反比，若血管半径缩小 1/2，则血流阻力增加为原来的 16 倍。

血流阻力与血液黏滞度成正比。在体内血液黏滞度主要与红细胞数有关，红细胞数越多，血液黏滞性越高，故血流阻力越大。

将血流阻力（R）的公式代入 $Q = P / R$，则可得到泊肃叶定律的方程式，即：

$$Q = \pi P r^4 / 8\eta L$$

此公式仅在血液呈层流时适用。当发生湍流时，由于摩擦力增大，使血流阻力远较层流时大。

在整个体循环总外周阻力中，大、中动脉阻力约占 19%，小动脉及微动脉约占 47%，毛细血管约占 27%，静脉约占 7%，可见小动脉及微动脉是产生外周阻力的主要部位。

（三）血压

血压是指血管内流动的血液对血管壁的侧压力。测定血压时，是以血压与大气压比较，用血压高于大气压的数值表示血压高度，国际标准计量单位为 kPa，临床常用计量单位为 mmHg（1mmHg＝0.133kPa）。

血管系统各部都具有血压，分别称为动脉血压、毛细血管血压及静脉血压。通常所指的血压是指动脉血压。血压是由血管内血液的充盈和心脏收缩射血两方面因素共同构成。

1. 血液对血管的充盈：这是形成血压的前提。通常充盈于整个血管内的血量约有 5 000mL。当实验条件下使心搏停止，则血流停止，循环系统各部压力取得平衡，此时在心血管的任何一处所测得的血压都是相等的，均为 0.93kPa（7mmHg）。该压力代表循环系统内单纯由于血液充盈所产生的压力，称循环系统平均充盈压。循环系统平均充盈压的高低取决于循环血量与血管容积是否相适应。若血管系统容积不变，循环血量增加（如输液）或循环血量不变，而血管系统容积减小（如血管收缩），则循环系统平均充盈压升高；反之，若血管系统容积不变，循环血量减少（如大量失血）增加或循环血量不变，而血管系统容积增加大（如微小血管扩张）则循环系统平均充盈压降低。

2. 心脏射血：是产生血压的基本因素。心室肌收缩时所释放的能量分两部分，一部分表现为动能，用于推动一定量的血液进入动脉，另一部分形成对血管壁的侧压力，并使血管壁扩张，成为血液的势能。舒张期内，大动脉弹性回缩，又将一部分势能转为推动血流的动能，使血液在血管中持续流动。由于心脏是间断射血，在心动周期中动脉血压会发生周期性波动（图 4-19）。此外，由于血液从大动脉经体循环流向右房的全过程中，不断消耗能量，故血压逐渐降低，但各部血压的降落是不均匀的，这是因为血液在各段血管中所遇到的阻力不等。据粗略测定，人体的体循环各段血管中的平均血压：主动脉首端约 13.33kPa（100mmHg），最小的小动脉首端约 11.33kPa（85mmHg），毛细血管首端约 4.00kPa（30mmHg），静脉首端约 1.33kPa（10mmHg），血液最后由大静脉回右房时，压力已近于零。

可见，血液流经小动脉、微动脉时，血压降落幅度最大，是因为血液流经此处所遇阻力最大，势能消耗最多。

三、动脉血压与动脉脉搏

（一）动脉血压

1. 动脉血压的概念：动脉血压是指血液对动脉管壁的侧压力。在一个心动周期中，动脉血压随着心室的收缩和舒张而发生规律性的波动。心室收缩时，主动脉压急剧升高，在快速射血期动脉血压达到最高值，称为收缩压；心室舒张时，主动脉压下降，在心舒末期动脉血压降至最低值，称为舒张压。收缩压和舒张压的差值称为脉搏压，简称脉压。整个心动周期中各瞬间动脉血压的平均值，称为平均动脉压（图4-20）。由于舒张期长于收缩期，故平均动脉压接近于舒张压，大约等于舒张压加1/3脉压。

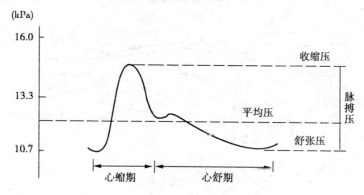

图4-20 主动脉血压波形图

一般所说的动脉血压是指主动脉压，因为在大动脉中血压降落很小，故通常将在上臂测得的肱动脉压代表主动脉压。我国健康青年人，安静状态时的收缩压为13.3～16.0kPa（100～120mmHg）；舒张压为8.0～10.6kPa（60～80mmHg）；脉压为4.0～5.3kPa（30～40mmHg）；平均动脉压在13.3kPa（100mmHg）左右。

2. 动脉血压的形成：前已述及，心血管系统足够的血液充盈和心室收缩射血是形成血压的基本条件。此外，在动脉血压的形成中，外周阻力和大动脉弹性的作用不可忽视。若仅有心肌收缩作功，而无外周阻力，则心室收缩释放的能量将全部表现为动能，心室每次收缩所射出的血液将全部流至动脉系统以后的部分，因而不能维持动脉血压。可见动脉血压的形成是心室射血对血流的推动和外周阻力两者相互作用的结果。

大动脉的弹性储器作用在血压形成中也具有重要作用。由于大动脉的弹性储器作用，使心室收缩时释放的能量中有一部分以势能的形式被储存在弹性储器血管壁中。而且由于外周阻力的存在，当心脏收缩射血时，仅有1/3射出血量流向外周，其余2/3暂时储存在胸腔大动脉中。心室舒张时停止射血，储存在弹性储器血管壁中的势能转化为动能，弹性储器血管管壁发生弹性回缩，将在收缩期储存的那部分血液继续推向外周，并使主动脉压在舒张期仍能维持在较高的水平（图4-21）。由于大动脉的弹性储器作用，使左心室的间断射血变为动脉内的连续血流；与此同时，大动脉的弹性储器作用，具有缓冲动脉血压作用，使每个心动周期中动脉血压的变动幅度不致过大。心脏收缩射血时，大动脉相应发生弹性扩张，可避免收缩压过高；心室舒张时停止射血，大动脉相应发生弹性回缩，可避免收缩压过低，使脉压减小。

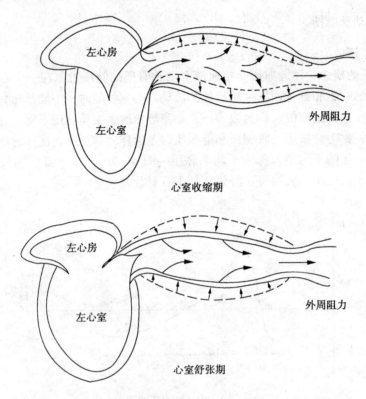

心室收缩期

心室舒张期

图 4-21　主动脉壁弹性对血流和血压的作用

在体循环中，微动脉段的血流阻力最大，血压降落也最为明显。如果微动脉起始端的血压为 11.3kPa（85mmHg），则血液流经微动脉后压力降落 7.3kPa（100～120mmHg），故在毛细血管起始端，血压仅 4.0kPa（30mmHg）。在不同动脉段记录血压时，可以看到从主动脉到外周动脉，血压的波动幅度变大。与主动脉内的血压波动相比，外周动脉的收缩压较高，舒张压较低，故脉压较大，而平均动脉压低于主动脉压。产生这种现象的主要原因是由于血压压力波的折返。当动脉的压力波动在传播至较小的动脉分支处，特别是微动脉时，因受到阻碍而发生折返。折返的压力波逆流而上，遇到下行的波动时，两者可以发生叠加，形成一个较大的波。在股动脉记录血压时，常可看到在一个大的波后面有一个较小的返折波，故股动脉的血压波动幅度大于主动脉的血压波动幅度。

3. 影响动脉血压的因素：形成动脉血压的有关因素已如前述，凡是能够改变这些因素的情况，都能影响动脉血压。在正常情况下，心输出量和外周阻力是影响动脉血压的经常性因素；在病理条件下，大动脉弹性和体循环平均充盈压也将对动脉血压产生一定的影响。

（1）心输出量：心输出量的多少反映心脏收缩射血动力的大小。在其他因素不变的条件下，心输出量与动脉血压成正变关系。即心输出量增多，动脉血压相应增高；心输出量减少，动脉血压相应降低。

心输出量等于搏出量与心率的乘积。若心输出量的改变主要是由于搏出量的改变而致，则对于收缩压的影响较舒张压更为显著。例如搏出量增大时，收缩期射入主动脉的血量增多，使其管壁所受的张力增大，故收缩期动脉血压的升高更加明显。由于动脉血压升高，血流速度就加快。如果外周阻力和心率的变化不大，则大动脉内增多的血量仍可在舒张期流至外周。到舒张期末，大动脉内存留的血量和搏出量增加之前相比，增加并不多。因此，当搏出量增加时，舒张压的升高不如收缩压的升高显著，故脉压增大；反之，搏出量减少时，则主要使收缩压降低，脉压减小。可见，在一般情况下，收缩压的高低主要反映搏出量的多少。

若心输出量的改变主要是由于心率改变所致，则对于舒张压的影响较收缩压更为显著。如果心率加快，而每搏量和外周阻力都不变时，则由于舒张期缩短，在舒张期内流至外周的血液减少，故心舒末期主动脉内存留的血量增多，舒张期血压升高。由于动脉血压升高可使血流速度加快，因此在收缩期内可有较多的血液流至外周，收缩压的升高不如舒张压的升高明显，脉压较心率增加前减小；反之，心率减慢时，舒张压降低的幅度比收缩压降低的幅度大，则脉压增大。

（2）外周阻力：当外周阻力改变而其他因素不变时，对收缩压、舒张压都有影响，但以对舒张压影响更为明显。这是因为在舒张期血液流向外周的速度主要决定于外周阻力。当外周阻力增大时，动脉血流向外周的速度减慢，舒张期留在动脉内的血量增多，故舒张压升高。反之，外周阻力减小时则舒张压降低。因此，舒张压主要反映外周阻力的大小。临床上常见的高血压病（原发性高血压），主要由于广泛小动脉微动脉硬化、狭窄，导致外周阻力增加，引起动脉血压特别是舒张压升高。

（3）大动脉管壁的弹性：大动脉管壁的可扩张性和弹性具有缓冲动脉血压变化的作用，即可使脉压减小。大动脉弹性在短期内不会有明显变化，但老年时，大动脉管壁中胶原纤维增生逐渐取代平滑肌和弹性纤维，使血管的可扩张性和弹性减弱，其弹性储器作用减弱，导致收缩压升高，舒张压降低，脉搏压增大。

（4）循环血量与血管系统容积的对比关系：循环血量与血管系统容积相适应，才能使血管有足够的血量充盈，从而产生一定的体循环平均压，这是形成动脉血压的前提。正常情况下，血管系统的充盈变化不大，循环血量与血管容量相适应。任何原因引起循环血量相对减少或血管系统容积相对增大，都会引起动脉血压下降。大失血时，若失血量超过 30%，则体内调节作用已不能保持血管系统的正常充盈状态，故动脉血压将急剧下降，引起休克。反之，如果循环血量不变，而血管系统容积大大增加，则血液将充盈在扩张的血管中，造成回心血量减少，心输出量也减少，动脉血压也将下降。

为便于分析，以上都是在假设其他因素不变的前提下，讨论某一因素改变对动脉血压的影响。实际上，在各种不同生理情况下，各种影响因素都可能发生改变。因此，在某种生理或病理情况下，动脉血压的变化往往是多种因素相互作用的综合结果。

（二）动脉脉搏

在每一心动周期中，随着心脏的收缩和舒张，动脉内压力发生周期性波动。这种周期性的压力变化可引起动脉血管产生搏动称为动脉脉搏，一般用手可摸到身体的浅表部位的动脉。

1. 动脉脉搏的波形：动脉脉搏产生于主动脉根部，并沿着动脉管系统依次向外周作波浪式传播，称为脉搏波。用脉搏描记仪可以记录浅表动脉的脉搏波形，称为脉搏图（图 4-22）。动脉脉搏的波形可分为上升支和下降支两个主要部分。

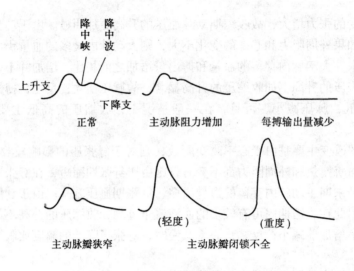

降中峡　降中波

上升支

下降支

正常　　　　　　主动脉阻力增加　　　每搏输出量减少

（轻度）　　　　（重度）

主动脉瓣狭窄　　　　　主动脉瓣闭锁不全

图 4-22　不同情况下桡动脉脉搏波形

（1）上升支：在心室快速射血期，动脉血压迅速上升，管壁被扩张，形成脉搏波形的上升支。上升支的斜率和幅度受心输出量、射血速度、射血所遇的阻力和大动脉的可扩张性等多方面因素的影响，凡是使心输出量增加，射血速度加快，射血所遇的阻力减小的因素，均可使上升支上升速度加快，上升支幅度增大。反之，凡是使心输出量减少，射血速度减慢，射血所遇的阻力增大，均可使上升支上升速度减慢，上升幅度减小；主动脉瓣狭窄时，射血所遇的阻力大，脉搏波上升支的斜率和幅度都较小。大动脉的可扩张性较小时，弹性储器作用减弱，动脉血压的波动幅度增大，脉搏波上升支的斜率和幅度也加大。

（2）下降支：心室射血后期，射血速度减慢，进入动脉的血量较流向外周的血量少，动脉血压逐渐下降，形成脉搏波形中下降支的前段。随着心室舒张，室内压力迅速下降，主动脉内的血液向心室逆流，促使主动脉瓣关闭，并使主动脉压急剧下降，在下降支上形成一个切迹，称为降中峡。由于倒流的血液撞击在主动脉瓣上而被弹回，使动脉压再次稍有上升，管壁又稍有扩张，因此在降中峡的后面形成一个短暂的向上的小波，称为降中波。此后，血液不断流向外周，动脉血压继续下降，形成坡度较平坦的下降支后段。

动脉脉搏波下降支的形状可大致反映外周阻力的高低。如外周阻力高，血液流向外周速度减慢，则下降支前段下降速度也较慢，降中峡位置较高；反之，外周阻力低时，则下降支的下降速度较快，降中峡的位置较低，降中峡以后的下降支的坡度小，较为平坦。

2. 动脉脉搏波的传播速度：动脉脉搏波可沿着动脉管壁向外周血管传播。其传播速度远较血流速度为快。例如人体安静时，主动脉血流平均速度仅为 20～30cm/s，而主动脉脉搏波的传播速度为 3～5m/s。一般来说，动脉管壁的可扩张性对脉搏波的传播可发生影响。血管壁的可扩张性愈大，脉搏波的传播速度愈慢。主动脉的可扩张性最大，故脉搏波在主动脉段的传播速度最慢。而小动脉可扩张性较小，脉搏波的传播速度可加快到 15～35m/s。老年人主动脉壁的可扩张性减小，脉搏波的传播速度可加快到 10m/s。

3. 动脉脉搏与中医脉象的关系：脉象是中医诊断疾病的重要依据之一。中医是根据切脉（按桡动脉的脉搏）时手指的主观感觉来判断脉象。现代中医研究脉象的原理，多采用脉搏图（特别是压力脉搏图）的方法。根据脉搏波的频率和节律，可以识别迟、数、促、结、代等脉象；根据各种取脉压力下脉搏波振幅变化的规律，可以区分浮、沉、虚、实等脉象；而且根据脉搏波的形态变化，确定了弦、滑、细、涩、芤等脉象的规律性特征（图4-23）。由于动脉脉搏与心输出量、动脉的可扩张性以及外周阻力等因素密切的关系，因此脉搏波所反映的是多种心血管功能改变的综合表现。现代中医在研究各种脉象的脉搏图表现的同时，对各种心血管功能参数，如心输出量、搏出量、射血分数、心指数、动脉血压、搏功、每分功、外周阻力等，进行了多因素同步研究，取得一定的进展。

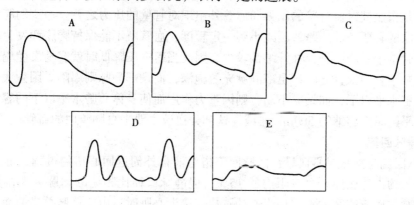

图4-23 几种脉象的脉搏图
A：弦脉　B：滑脉　C：细脉　D：芤脉　E：涩脉

四、静脉血压和静脉回流

（一）静脉血压

静脉系统位于毛细血管网与右心房之间，因此，静脉压既能影响毛细血管的功能，又能影响心脏的功能。静脉是血液回流入心脏的通道，由于整个静脉系统的容量很大，通过其舒缩，可发挥血液储存库的作用，并有效地调节回心血量和心输出量，使循环功能能够适应机体在各种生理状态时的需要。

1. 静脉血压：当体循环血液通过毛细血管汇集到小静脉时，血压降低至 $2.00\sim2.67kPa$（$15\sim20mmHg$），流至下腔静脉时，其静脉血压为 $0.40\sim0.50kPa$（$3\sim4mmHg$），最后汇入右心房时，压力已接近于零。通常将各器官静脉的血压称为外周静脉压，而胸腔大静脉或右心房的压力称为中心静脉压。中心静脉压的数值较低，常以厘米水柱为单位，正常人中心静脉压变动范围为 $0.39-1.18kPa$（$4\sim12cmH_2O$，$1cmH_2O=0.098kPa$）。

中心静脉压的高低取决于两个因素：①心脏射血能力。如心脏功能良好，能及时将回心的血液射入动脉，则中心静脉压较低；心脏射血功能减弱（心肌损伤、心力衰竭时），右心房和腔静脉淤血，则中心静脉压升高。②静脉回流速度。静脉回流速度慢，则中心静脉压下降。

中心静脉压的测定可反映静脉回心血量和心脏的功能状态，中心静脉压过低，常表示血量不足或静脉回流障碍。输血、输液过多超过心脏负担时，中心静脉压将升高。因此可作为临床控制输液速度和输液量的重要指标。若中心静脉压低于 $0.39kPa$（$4cmH_2O$），提示回心血量不足，是补液的指征；而中心静脉压超过 $1.57kPa$（$16cmH_2O$）时，提示心脏射血能力有所下降，是慎重或停止输液的指征。

2. 重力对静脉压的影响：血管内血液本身的重力作用于血管壁，产生一定的静水压。

各部分血管的静水压的高低取决于人体所取的体位。在平卧时，身体各部分血管的位置大致与心脏同水平，故静水压也大致相同。当人体从平卧转为直立时，足部血管内的血压要比卧位时高，其增高的部分相当于从足至心脏这一血液柱高度产生的静水压，约 12.00kPa，而高于心脏水平的血管内压力，较平卧时低。重力引起的静水压变化，对于同一水平的动脉和静脉而言是相同的，但它对静脉的影响远比动脉大。这是因为静脉管壁较薄，其充盈程度受跨壁压的影响较大。

跨壁压是指血液对血管壁的压力和血管外组织对管壁的压力之差。一定的跨壁压是保持血管充盈膨胀的必要条件。跨壁压减小到一定程度，血管就不能保持膨胀而发生塌陷。静脉管壁较薄，管壁中平滑肌和弹性纤维都较少，因此当跨壁压降低时就容易发生塌陷。此时静脉的容量也减小。当人直立时，足部静脉充盈饱满，而颈部静脉则塌陷。因为大多数容量血管都处于心脏水平以下，如站立不动，则因重力作用而使身体心脏水平以下的容量血管都充盈扩张，比平卧时多容纳约 500mL 血液，这部分血液主要来自胸腔内的血管。

（二）静脉回流

1. 静脉回流与静脉回心血量：静脉回流指血液自外周返回心房的过程，静脉系统的血流阻力很小，约占体循环总血流阻力的 15%。但静脉口径比相应的动脉为大，且静脉分支较多，故静脉的血流速度远不如相应的动脉快。接近心脏时，由于静脉总横截面积减小，静脉回流速度加快。静脉回心血量是指单位时间内由外周静脉返回右心房的血流量，通常以 mL/min 或 L/min 表示。由于心血管系统是一闭合系统，所以在稳定而正常状态下，静脉回心血量与心输出量相等，静脉回心血量增加，心输出量也增加；反之，静脉回心血量减少，则心输出量也降低。

2. 影响静脉回心血量的因素：单位时间内的静脉回心血量取决于外周静脉压和中心静脉压以及静脉对血流的阻力。故凡是能影响这些的因素，都能影响静脉回心血量。

（1）循环系统平均充盈压：是反映血管系统内血液充盈程度的指标，其高低取决于循环血量与血管容积的对比关系。当循环血量增加或容量血管收缩时，循环系统平均充盈压升高，静脉回心血量也增多；反之，当血量减少或容量血管舒张时，循环系统平均充盈压降低，静脉回心血量减少。

（2）心肌收缩力量：心肌收缩将射血入动脉，舒张时则可从静脉抽吸血液入心室。心缩力加强，射血量多且速度快，心室排空比较完全，故舒张期心室内压较低，对心房和大静脉中血液的抽吸力量较大，使静脉回心血量增加；反之，如心力衰竭患者，由于心肌收缩力减弱，不能及时将静脉回流的血液射入动脉，导致大量血液淤积于心房和大静脉，造成心脏扩大、静脉高压和静脉回流受阻。右心衰竭时，则患者出现颈静脉怒张、肝脾肿大、下肢浮肿等体循环静脉淤血等体征。左心衰竭时，则引起肺循环高压、肺淤血和肺水肿等肺循环静脉系统淤血的体征。

（3）体位改变：人体由平卧转为直立时，由于重力影响，使心脏水平以下的容量血管扩张，可多容纳 500mL 血液，故静脉回心血量减少，此时的循环血量大约减少 10%。长期卧床病人，静脉壁紧张性较低，扩张性较大，加之腹壁和下肢肌肉收缩减弱，对静脉挤压作用减小，故由平卧位突然站立时，可因大量血液容纳于下肢，静脉回流量过少而发生晕厥。

（4）骨骼肌的挤压作用：人体站立位时，如果进行下肢运动，骨骼肌收缩，可使位于肌肉内或肌肉间的静脉受到挤压，使静脉回流加快。同时由于四肢的静脉内有向心方向的静脉瓣存在，肌肉收缩时，静脉内的血液只能向心脏方向流动而不能逆流。这样，骨骼肌与静脉瓣一起发挥了"泵"的作用以促进静脉血流回心，该"泵"可称为"静脉泵"或"肌肉泵"。"肌肉泵"对于促进下肢静脉回流，降低下肢静脉压，阻止静脉血流淤滞，减少下肢血液潴留，防止组织水肿具有重要的生理意义。

（5）呼吸运动：平静呼吸和用力吸气时，胸膜腔内压为负压，胸腔内大静脉的跨壁压较大，故经常处于充盈扩张状态。在吸气（特别是用力呼吸）时，胸膜腔负压（绝对值）进一步增大，使胸腔内的大静脉和右心房更加扩张而压力进一步降低，促使外周静脉内的血液回流入心加速；呼气时，胸膜腔负压（绝对值）减小，由静脉回流入心的血量相应减少。可见，呼吸运动对静脉回流也起着"泵"的作用。

五、微循环

微循环是指微动脉和微静脉之间的血液循环，其基本功能是进行血液和组织之间的物质交换。

（一）微循环的组成及血流通路

各器官、组织的形态结构与功能不同，其微循环的组成和结构也不相同。典型的微循环一般由微动脉、后微动脉、毛细血管前括约肌、真毛细血管、通血毛细血管、动静脉吻合支和微静脉七个部分组成（图4-24）。微循环的血液可通过三条途径从微动脉流向微静脉。

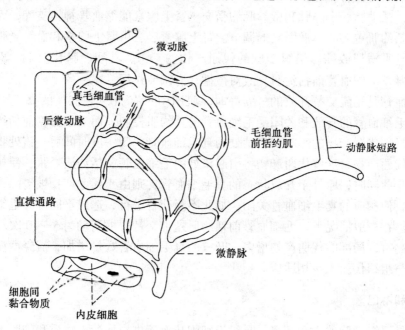

图4-24　微循环模式图

1. 直捷通路：是指血液从微动脉→后微动脉→通血毛细血管→微静脉的通路。这一通路途径较短，而且通血毛细血管管径较一般真毛细血管稍粗，因此血流速度快，并经常处于开放状态，而物质交换功能较小。直捷通路的主要功能是促使血液迅速通过微循环而由静脉回心。这类通路在骨骼肌中较多。

2. 迂回通路：是血液与组织细胞进行物质交换的主要场所，血液的循行路径较为复杂，从微动脉→后微动脉→毛细血管前括约肌→真毛细血管网→微静脉。这一通路的真毛细血管由单层内皮细胞构成，管壁极薄，通透性大，互相连通成网络，称为真毛细血管网。真毛细血管网迂回曲折，途径较长，血流速度缓慢，这些特点有利于物质交换，故又称营养通路。

3. 动静脉短路：血液从微动脉→动静脉吻合支→微静脉，是微循环最短的一条途径，血流速度快，但经常处于关闭状态。在人的皮肤，特别是手掌、足底、耳郭等处，动静脉短路分布较多，其主要作用是参加体温调节。当环境温度降低时，动静脉短路关闭，皮肤血流量减少，有利于保存热量；反之，当环境温度升高时，动－静脉短路开放，皮肤血流量增加，有利于散热。

（二）微循环的调节

微动脉是微循环的阻力血管，其舒缩活动控制着这一功能单位的血流量。因此，可将微动脉看作是微循环的总闸门。毛细血管前括约肌的舒缩活动控制着真毛细血管网的血流量，可认为是微循环的分闸门。这些血管都位于毛细血管之前，对血流的阻力通称为毛细血管前阻力。微静脉和小静脉所容纳的血量较多。这些血管的舒缩活动可改变毛细血管的后阻力，以致影响血液经毛细血管网流入静脉的血量，这部分血管可看做是微循环的后闸门。小动脉、微动脉、后微动脉和毛细血管前括约肌等称毛细血管前阻力血管。小静脉和微静脉也称为毛细血管后阻力血管。

小动脉、微动脉、小静脉和微静脉均受交感肾上腺素能缩血管神经支配，而后微动脉和毛细血管前括约肌主要受体液因素的调节。肾上腺素、去甲肾上腺素和血管紧张素Ⅱ等体液因素可使血管平滑肌收缩。组织细胞的代谢产物如 CO_2、乳酸、腺苷及 H^+ 等可舒张微动脉、后微动脉及毛细血管前括约肌，故对微循环有调节作用。

真毛细血管是轮流交替开放的。安静时，肌肉中只有 20%～35% 的真毛细血管处于开放状态。真毛细血管的开放和关闭受毛细血管前括约肌控制，而毛细血管前括约肌的舒缩活动则主要受局部代谢产物的影响。当某处的真毛细血管关闭一段时间后，该处将聚积较多的组织细胞的代谢产物，这些代谢产物将引起该处的毛细血管前括约肌舒张，使相应的真毛细血管开放。与此同时，原处于开放状态的真毛细血管，则由于代谢产物被清除，毛细血管前括约肌收缩，使相应的真毛细血管关闭。如此不断交替进行，造成不同部分毛细血管网交替开放的现象。在一般情况下，毛细血管前括约肌这种交替舒缩活动为5～10次/min。当组织代谢水平增高时，局部的代谢产物增多，开放的真毛细血管数量增加，流经微循环的血量也增多，从而与组织代谢水平相适应。

六、组织液和淋巴液

组织液是组织细胞的生活环境，是组织细胞从血液中摄取营养物质和细胞代谢产物进入血液的中介。组织液进入毛细淋巴管即为淋巴液。淋巴液经淋巴循环最后又回流入血。

（一）组织液的生成与回流

组织液存在于组织细胞的间隙中，绝大部分呈胶冻状，不能自由流动，不会因重力作用而流至身体的低垂部分，也有极小部分（约占组织液的1%）呈液态，可自由流动。自由流动的液体与不能自由流动的液体经常保持动态平衡。

毛细血管中血浆的水和营养物质透过毛细血管壁进入组织间隙，生成组织液。组织液中各种离子成分与血浆相同，虽然也有各种血浆蛋白，但其浓度明显比血浆少。组织液中的水和代谢产物透过毛细血管壁而进入毛细血管血液的过程，称组织液回流。

组织液的生成与回流取决于四个因素，即毛细血管血压、血浆胶体渗透压、组织液静水压和组织液胶体渗透压。其中毛细血管血压和组织液胶体渗透压是推动滤过生成组织液的力量；而血浆胶体渗透压和组织液静水压是阻止滤过、促进组织液回流的力量。这两种力量的对比，决定着组织液进出的方向和流量。滤过力量与回流力量之差称为有效滤过压，即：

有效滤过压=（毛细血管血压＋组织液胶体渗透压）−（血浆胶体渗透压＋组织液静水压）

当滤过的力量大于回流力量时，有效滤过压为正值，液体就由毛细血管滤出生成组织液；反之，当回流力量大于滤过力量时，有效滤过压为负值，液体从组织间隙中被重吸收回毛细血管（图4-25）。

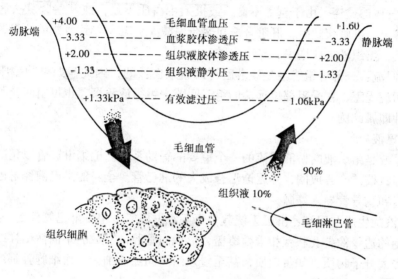

图4-25　组织液生成与回流示意图
＋代表使液体滤出毛细血管的力量；−代表使液体吸收回毛细血管的力量

按上式计算，得出毛细血管动脉端有效滤过压为1.33kPa（10mmHg），而毛细血管静脉端有效滤过压为1.07kPa（8mmHg）。因此，在毛细血管动脉端血浆滤出生成组织液，而在毛细血管静脉端组织液被重吸收进入血液。从毛细血管动脉端到静脉端，血压逐渐下降，因而有效滤过压也将从动脉端的1.33kPa（10mmHg）逐渐下降为静脉端的−1.07kPa（8mmHg）。因此血液在流经毛细血管时，在动脉端滤过作用最强，组织液生成最多。此后，滤过活动逐渐减弱，直至消失，而移行为重吸收，组织液回流入血，并且呈逐渐加强之势。毛细血管中液体的滤出和回流是一个逐渐变化的过程，没有明显的界线。在回流中，约90%的组织液在毛细血管静脉端回流，约10%的组织液流入毛细淋巴管形成淋巴液，再经淋巴系统汇入静脉。

（二）影响组织液生成与回流的因素

正常情况下，组织液生成与回流保持动态平衡，以维持血量和组织液量的相对稳定。异常情况下，由于毛细血管滤过增强使组织液生成过多或组织液回流障碍，则组织液生成回流的动态平衡被破坏，以致组织间隙中有过多液体潴留，形成组织水肿。上述决定有效滤过压的各种因素的变化以及毛细血管通透性的变化，均可影响组织液的生成。

1. 毛细血管壁的通透性：正常情况下，血浆蛋白很少滤入组织间隙。在烧伤、过敏反应等情况下，毛细血管壁的小孔口径变大，通透性显著升高。部分血浆蛋白可透过管壁进入组织液，使组织液胶体渗透压升高而血浆胶体渗透压下降，使有效滤过压增高，组织液生成增多，导致水肿。

2. 毛细血管血压：毛细血管血压与毛细血管前、后阻力有关。微动脉扩张时，毛细血管前阻力减小，毛细血管血压升高。毛细血管血压升高可使有效滤过压升高，促使滤过增加而重吸收减少，组织液生成增加；反之，毛细血管血压下降可使有效滤过压降低，将使滤过减少而重吸收增加，组织液生成减少。右心衰竭时，静脉回流受阻，静脉淤血，使毛细血管血压逆行性升高，使组织液生成的有效滤过压增高，组织液生成增多，导致水肿。

3. 血浆胶体渗透压：由于营养不良，或摄入蛋白质不足，或某些肾脏疾病时，大量血浆蛋白随尿排出，肝脏疾病时，肝脏合成血浆蛋白减少，都可导致血浆胶体渗透压降低，有效滤过压增大，组织液生成增多，导致水肿。

4. 淋巴回流：一部分组织液是经淋巴管回流入血液的，因此，如果肿瘤压迫或淋巴管炎症使淋巴回流受阻，在受阻部位远端的组织间隙中组织液积聚，也可引起浮肿，丝虫病患者的下肢水肿即属此例。

（三）淋巴液

淋巴管系统是组织液向血液回流的一个重要的辅助系统。毛细淋巴管以稍膨大的盲端起始于组织间隙，彼此吻合成网，并逐渐汇合成大的淋巴管。全身的淋巴液经淋巴管收集，最后由右淋巴管和胸导管导入静脉。

1. 淋巴液的生成与回流：淋巴系统起始于毛细淋巴管。毛细淋巴管仅有一层内皮细胞，相邻内皮细胞的边缘像叠瓦状互相重叠覆盖，形成向管腔内开放的单向活瓣样结构。组织间隙中的液体和大分子物质，如蛋白质，甚至侵入组织间隙的细菌、血细胞等都可通过内皮细胞间隙的活瓣进入毛细淋巴管。

由于淋巴液来自于组织液，因此，凡影响组织液生成的因素也可影响淋巴液的生成。淋巴液生成后，经淋巴系统最后又回入血液。正常人在安静状况下每小时约有 120mL 淋巴液进入血液循环，以此推算，每天生成的淋巴液 2～4L。

2. 淋巴液回流的生理意义：通过淋巴液回流，回收组织液中的蛋白质，每天有 75～200g 蛋白质由淋巴液带回血液；进入组织间隙的红细胞，或侵入机体的细菌等，可被淋巴液从组织中带走；运输脂肪及其他营养物质，由肠道吸收的脂肪，80%～90% 是经过淋巴途径被输送入血液的；调节血浆和组织液之间的液体平衡，24 小时中回流的淋巴液量大致相当于全身血浆总量（2～4L）。

自 学 指 导

【重点难点】

1. 各类血管的功能特点归纳如下表：

血 管	功能名称	功能特点和意义
主动脉和大动脉	弹性储器血管	具有弹性储器作用
小动脉和微动脉	毛细血管前阻力	血管血流阻力最大
毛细血管	交换血管	进行物质交换
微静脉和小静脉	毛细血管后阻力血管	血流阻力较大
静脉	容量血管	具有储血库作用

2. 动脉血压：

（1）动脉血压分类及正常值见下表：

动脉血压	概 念	我国健康青年人安静状态正常值
收缩压	在快速射血期动脉血压达到最高值	13.3~16.0kPa（100~120mmHg）
舒张压	在心舒末期动脉血压降至最低值	8.0~10.6kPa（60~80mmHg）
脉压	收缩压和舒张压的差值	4.0~5.3kPa（30~40mmHg）
平均动脉压	舒张压加 1/3 脉压	13.3kPa（100mmHg）左右

（2）动脉血压的形成：血管内血液的充盈是形成动脉血压的前提，心室射血是动脉血压的基本条件，外周阻力和大动脉 - 弹性也是形成动脉血压的重要因素。

（3）影响动脉血压的因素：凡是能影响动脉血压形成诸条件的因素，均可影响动脉血压。

1）心输出量：在其他条件不变时，动脉血压随心输出量的增减而升高或降低。搏出量增加而使心输出量增加进而使动脉血压升高时，主要是收缩压升高；心率加快使心输出量增加进而使动脉血压升高时，以舒张压升高为主。

2）外周阻力：外周阻力增加使动脉血压升高时，以舒张压升高为主。

3）主动脉和大动脉弹性：主动脉和大动脉的弹性储器具有缓冲动脉血压的作用，当其弹性降低时，收缩压升高而舒张压降低，脉压增大。

4）循环血量与血管容积的关系：正常时二者关系相适应，动脉血压正常。当循环血量明显减少而血管容积不变，或血管容积增大而循环血量不变时，均可使动脉血压降低。

一般来说，收缩压的高低反映着搏出量的多少；舒张压的高低反映着外周阻力的大小。生理情况下，影响动脉血压的因素主要是心输出量和外周阻力；病理情况下，大动脉的弹性和体循环平均压的改变，也可对动脉血压产生影响。

3. 动脉脉搏：动脉脉搏的波形可描记成脉搏图。脉搏波包括上升支和下降支两部分。上升支的斜率与幅度可以反映心输出量、射血速度、外周阻力及主动脉的弹性；下降支则大致反映外周阻力的高低。

4. 静脉血压：通常各器官的静脉压称为外周静脉压；而胸腔大静脉或右心房的血压称为中心静脉压。中心静脉压可反映心脏的功能状态和静脉回心血量。心脏射血功能减弱，可使中心静脉压升高；静脉回心血量减少，可使中心静脉压降低；反之亦然。

5. 静脉血流：静脉血流量取决于外周静脉压与中心静脉压的压力差，以及静脉血管内外阻力的大小。静脉血流量可受循环系统平均压、心肌收缩力、体位改变、骨骼肌挤压作用以及呼吸运动等因素的影响。当循环系统平均压升高、心肌收缩力增强、骨骼肌活动增强以及深吸气时，均可使静脉回心血量增加。

6. 微循环：是指微动脉和微静脉之间的血液循环。微循环血液可通过三条途径从微动脉流向微静脉。直捷通路的主要功能是促使一部分血液迅速回流心脏；迂回通路（营养通路）是血液和组织液进行物质交换的主要部位；动静脉短路在体温调节中发挥一定的作用。

7. 组织液的生成与回流：组织液是血浆经毛细血管壁滤过而形成的。滤过的动力为有效滤过压，其中毛细血管血压和组织液的胶体渗透压是促进滤过的力量；而血浆胶体渗透压和组织液静水压是促进组织液重吸收回血液的力量。这两种力量的对比决定着液体进出的方向和量。当有效滤过压为正值，则形成滤过；若为负值，则形成重吸收。组织液 90％ 在毛细血管静脉端回流至毛细血管，其余部分经淋巴系统汇入大静脉。

毛细血管血压、血浆胶体渗透压、毛细血管通透性、淋巴回流等因素均可影响组织液的生成与回流。当毛细血管血压升高、血浆胶体渗透压降低、毛细血管通透性增强以及淋巴回流受阻等情况时，组织液生成增多，可形成组织水肿。

8. 淋巴液的生成与回流：组织液进入淋巴管便成为淋巴液。组织液和毛细淋巴管之间的压力差是促使淋巴液生成的动力。淋巴液生成后，经淋巴管又回流入血液循环。

淋巴液的生成与回流的意义主要在于：回收组织液中的蛋白质（每日 75～200g）；运输脂肪及其他营养物质；调节血浆和组织液之间的平衡；以及清除组织中的红细胞及其他异物等。

【复习思考题】

1. 各类血管有何功能特点？
2. 正常情况下动脉收缩压和舒张压的范围是什么？
3. 动脉血压形成的因素有哪些？
4. 试述影响动脉血压的因素。
5. 简述脉搏图中脉搏波形的特点及其意义。
6. 中心静脉压取决于哪些因素？
7. 影响静脉血回流的因素有哪些？
8. 微循环主要有几条途径？各有何功能？
9. 影响组织液生成与回流的因素有哪些？

第三节　心血管活动的调节

在不同的生理状况下，机体各器官组织的代谢水平不同，对血流量的需要也不同。机体可通过神经和体液机制，对心血管系统的活动进行三个方面的调控作用：一是改变心肌收缩力及心率，以调节心输出量；二是改变阻力血管口径以调节外周阻力；三是改变容量血管口径以改变静脉回心血量。通过这三方面的调节作用，不仅使动脉血压的相对稳定得以维持，而且还对各器官的血流量进行调整，从而适应各器官组织在不同情况下对血流量的需要，以适应组织器官的活动和代谢水平，保证各组织器官功能的正常进行。

一、神经调节

机体对心血管活动的神经调节是通过各种心血管反射来完成的，心肌和血管平滑肌接受交感神经和副交感神经支配。

（一）心脏的神经支配及其作用

心脏受心交感神经和心迷走神经双重支配。

1. 心交感神经：心交感神经增强心脏功能的作用十分显著。支配心脏的交感神经节前纤维源于脊髓第 1～5 胸段灰质侧角神经元，进入交感神经链中同一节段的椎旁神经节和颈神经节中，主要与星状神经节中的节后神经元形成突触。心交感节前神经元为胆碱能神经元，其末梢释放 ACh 与节后神经元细胞膜上的胆碱 N_1 受体结合，引起节后神经元兴奋。人的心交感节后纤维经由心上、心中和心下神经到达心脏，沿着大血管的表面走向心脏的基底部，组成心脏神经丛，分布到心脏各个部分，并伴随冠脉分支穿透进入心肌。

心交感神经节后纤维属肾上腺素纤维，其末梢释放去甲肾上腺素。心肌细胞膜上的肾上腺素受体是 β_1 受体。去甲肾上腺素与 β_1 受体结合后，激活腺苷酸环化酶，通过环—磷酸腺苷（cAMP，第二信使）作用，增强膜对 Ca^{2+}，Na^+ 和 K^+ 通透性，导致心脏活动加强。具体作用如下：

（1）心率加快（正性变时作用）：去甲肾上腺素可增强自律细胞（如窦房结细胞）4 期内向电流 I_f（主要是 Na^+ 内流），使其自动去极速度加快，窦房结细胞自律性增高。

（2）传导性加强（正性变传导作用）：由于促进 Ca^{2+} 内流，使房室交界区细胞的动作电位期上升速度和幅度增加，故兴奋传导加快，房室传导时间缩短。此外，由于心交感神经增强心肌传导性的作用，还可使心室肌纤维收缩更趋同步化，使心肌收缩力加强。

（3）心缩力加强（正性变力作用）：由于膜对 Ca^{2+} 通透性增强，使心肌细胞动作电位平台期 Ca^{2+} 内流增加，细胞肌质网释放的 Ca^{2+} 也增加，其最终效应是使心肌收缩力增强。兴奋收缩偶联加强，故心肌收缩力增强。同时，去甲肾上腺素能促使肌钙蛋白释放 Ca^{2+} 和加强肌质网对 Ca^{2+} 摄取，使心肌舒张速度加快。由于心缩力加强，心率加快，故心输出量增加。

（4）心肌不应期缩短：去甲肾上腺素可加强心肌细胞复极化 K^+ 外流，使心肌动作电位平台期缩短，因而使心肌不应期缩短。

据动物实验观察的结果，两侧心交感神经对心脏的支配有所差别。支配窦房结的交感纤维主要来自右侧心交感神经；而支配房室交界区的交感纤维主要来自左侧心交感神经。在功能上，右侧心交感神经兴奋的效应以增加心率为主，而左侧心交感神经兴奋的效应主要是增强心肌收缩力。

2. 心迷走神经及其作用：支配心脏的副交感神经节前纤维行走于迷走神经干中。这些节前神经元的细胞体位于延髓的迷走神经背核和疑核，在不同的动物中有种间差异。在胸腔内，心迷走神经纤维和心交感神经一起组成心脏神经丛，并和交感纤维伴行进入心脏，与心内神经节细胞发生突触联系。心迷走神经的节前和节后神经元都是胆碱能神经元。节后神经纤维支配窦房结、心房肌、房室交界区、房室束及其分支。心室肌也有迷走神经支配，但纤维末梢的数量较少。

心迷走神经节后纤维末梢释放乙酰胆碱，它和心肌细胞膜上的 M 型胆碱能受体结合，可抑制腺苷酸环化酶，使环—磷酸鸟苷（cGMP）增多而 cAMP 减少，增强膜对 K^+ 通透性，减小对 Ca^{2+} 通透性，导致心脏活动减弱。心迷走神经的具体作用如下：

（1）心率减慢（负性变时作用）：由于乙酰胆碱与 M 型受体结合后，通过 G_k 蛋白激活膜上的 K^+ 通道（$I_K \cdot ACh$ 通道），而使窦房结细胞复极 3 期 K^+ 外流增加，导致最大舒张电位加大，使膜超极，使 4 期自动去极化到达阈电位的时间延长，即 4 期自动去极化速度减慢。另一方面，ACh 还能抑制 4 期的内向电流 I_f，这两方面因素均可使窦房结自律性降低，心率减慢。

（2）房室传导速度减慢（负性变传导作用）：这可能与 ACh 的两方面作用有关，即 ACh 除能抑制房室交界区细胞膜 Ca^{2+} 通道，减少 Ca^{2+} 外流外，还可激活一氧化氮合酶，使细胞内 cGMP 增多，cGMP 使细胞膜 Ca^{2+} 通道开放概率变小，Ca^{2+} 内流减少使房室交界区细胞 0 期上升速度和幅度减小，故房室传导速度减慢。

（3）心房肌收缩力减弱（负性变力作用）：其机制主要与细胞膜对 K^+ 的通透性增高有关。由于 K^+ 外流增加导致心房肌复极化加速，动作电位平台期缩短，则每一动作电位期间进入细胞内 Ca^{2+} 的量也相应减少，兴奋收缩偶联作用减弱。此外，ACh 有直接抑制 Ca^{2+} 通道、减少 Ca^{2+} 内流的作用，使心房肌收缩力减弱。

（4）心房肌不应期缩短：去甲肾上腺素可加强心房肌细胞复极化 K^+ 外流，使心房肌动作电位平台期缩短，因而使心房肌不应期缩短。

两侧心迷走神经对心脏的支配也有一定的差别。右侧迷走神经对窦房结的影响占优势，左侧迷走神经对房室交界区的作用占优势。

（二）血管的神经支配及其作用

除真毛细血管外，血管壁都有平滑肌分布。绝大多数血管平滑肌都受自主神经支配，它们的活动受神经调节。血管平滑肌的舒缩活动称为血管运动。支配血管平滑肌的神经纤维称为血管运动神经纤维，分为缩血管神经纤维和舒血管神经纤维两类。

1. 交感缩血管神经：缩血管神经纤维都是交感神经纤维，故称为交感缩血管神经。节前神经元位于脊髓胸段和上腰段的中间外侧柱内，末梢释放的递质为乙酰胆碱。节后神经元位于椎旁和椎前神经节内，末梢释放的递质为去甲肾上腺素。血管平滑肌细胞的肾上腺素受体有两类，即 α 受体和 β_2 受体。α 受体主要分布在皮肤和内脏等处的血管上，β_2 受体则主要分布于肌肉和脂肪组织的血管上。去甲肾上腺素与 α 受体结合，可引起血管平滑肌收缩，与 β_2 受体结合，可使血管平滑肌舒张。去甲肾上腺素与 α 受体结合的能力较强，而与 β_2 受体结合的能力较弱，故交感缩血管神经兴奋时，所释放的递质主要与 α 受体结合，故以缩血管效应为主。

人体的大部分血管只接受交感缩血管神经的单一神经支配。在安静状态下，交感缩血管纤维持续发放低频率（低于 10 次/s）的冲动，称为交感缩血管神经的紧张性活动。这种紧张性活动使血管平滑肌维持一定程度的收缩。当交感缩血管神经的紧张性加强时，血管平滑肌可进一步收缩，口径更小；反之，当紧张性减弱时，血管平滑肌的收缩程度减弱，血管即舒张，口径变大。

2. 舒血管神经：体内的血管除主要接受交感缩血管神经支配外，还有部分血管接受舒血管神经支配。

(1) 交感舒血管神经：骨骼肌血管除接受交感缩血管神经支配外，还接受交感舒血管神经的支配。其节后纤维释放的递质是 ACh，与血管平滑肌的 M 型胆碱能受体结合，使血管舒张。交感舒血管神经平时无紧张性活动，只有在机体呈现激动、恐慌和准备做强烈肌肉活动时才发挥作用，使骨骼肌血管舒张，肌肉血流量大大增加。目前认为交感舒血管神经可能属于防御性反应系统的一部分，在人体可能也有交感舒血管神经参与。

(2) 副交感舒血管神经：主要分布在脑膜、唾液腺、胃肠道腺体和外生殖器等器官的血管。这些舒血管神经末梢释放的递质也是 ACh，它能与血管平滑肌细胞上的 M 受体结合引起血管舒张，一般无紧张性活动，只对所支配器官的血流起调节作用，对循环系统的总外周阻力影响极小。

(3) 脊髓背根舒血管纤维：皮肤伤害性刺激的感觉信号由一些无髓鞘纤维传入脊髓。这些神经纤维在外周末梢处可有分支。当某处皮肤受到伤害性刺激时，感觉信号 方面沿传入纤维向中枢传导，另一方面可在末梢分叉处沿其分支到达受刺激部位邻近的微动脉，使微动脉舒张，局部皮肤出现红晕。这种仅通过神经元轴突外周部位完成的反应称为"轴突反射"。实际上它并不符合反射必须有神经中枢参与这一定义。背根舒血管纤维末梢释放的递质尚不清楚。目前已被提出的递质有 P 物质、组胺、ATP、降钙素基因相关肽等。

（三）心血管中枢

在中枢神经系统中，与调节心血管活动有关的神经细胞群，称为心血管中枢。它分布于从脊髓到大脑皮质的中枢神经系统各个部位。

脊髓胸、腰段灰质侧角中有支配心脏和血管的交感节前神经元，在骶端还有支配血管的副交感节前神经元。这些神经元是中枢神经系统调节心血管功能传出信息的通路。正常情况下，这些神经元的活动完全受来自延髓和延髓以上的心血管中枢的控制，脊髓的神经元在整体内不具有精确的整合性调节功能。

1. 延髓心血管中枢：延髓是调节心血管活动的最基本中枢。经典的动物实验观察结果表明，如果从中脑向延髓方向逐段横断脑干，只要保持延髓与脊髓的完整及其正常联系，动脉血压并无明显变化，一些心血管反射仍存在；当横断水平逐步下移，动脉血压逐步降低，一些心血管反射（如刺激坐骨神经的升压反射）的效应也逐步减弱，横断至延髓闩部时，动脉血压降至极低水平，心血管反射也基本消失。这些结果说明心血管的正常紧张性的活动不是起源于脊髓，而是起源于延髓。因此延髓被认为是心血管活动的基本中枢，其中包括心交感中枢、心迷走中枢和交感缩血管中枢。

延髓心血管中枢的神经元是指位于延髓内的心迷走神经元和控制心交感神经和交感缩血管神经活动的神经元。这些神经元在平时都有紧张性活动，分别称为心迷走紧张、心交感紧张和交感缩血管紧张。在机体处于安静状态时，这些延髓神经元的紧张性活动表现为心迷走神经纤维和交感神经纤维持续的低频放电活动。

一般认为，延髓心血管中枢至少可包括以下四个部位的神经元：

(1) 缩血管区：通常将发出纤维支配脊髓的交感节前神经元的神经元称为交感节前运动神经元。目前普遍认为，延髓头端的腹外侧部 C1 区是维持交感缩血管神经正常的紧张性活动的基本部位。

(2) 舒血管区：位于延髓尾端的腹外侧部的神经元，可抑制缩血管区神经元的活动，导致交感缩血管紧张降低，血管舒张。

（3）传入神经接替站：延髓孤束核的神经元接受由颈动脉窦、主动脉弓和心脏感受器经舌咽神经和迷走神经传入的信息，然后发出纤维至延髓和中枢神经系统其他部位的神经元，继而影响心血管活动。

（4）心抑制区：心迷走神经元的细胞体位于延髓的迷走神经背核和疑核。

2. 延髓以上的心血管中枢：在延髓以上的中枢心血管活动有关的神经元，参与整合功能。即调控心血管功能活动，使其能够在不同的环境刺激或机体处于不同的功能状态时，与当时机体对血流分配的需求相适应。

下丘脑在"防御反应"中是一个非常重要的整合机构。"防御反应"立即引起动物的警觉状态，骨骼肌紧张加强，表现出准备防御的姿势等行为反应，同时出现一系列心血管活动的改变，主要是心率加快，心缩力加强，心输出量增加，皮肤和内脏血管收缩，骨骼肌血管舒张，血压稍有升高。这些心血管反应显然是与当时机体所处的状态相协调的，主要是使骨骼肌有充足的血液供应，以适应防御、搏斗或逃跑等行为的需要。

大脑的一些部位，特别是边缘系统的结构，如颞极、额叶的眶回、扣带回的前部、杏仁、隔、海马等，能影响下丘脑和脑干其他部位的心血管神经元的活动，并和机体各种行为的改变相协调。

（四）心血管活动的反射性调节

神经系统对心血管活动的调节是通过各种心血管反射来实现的。各种心血管反射的生理意义是：①维持血压的相对稳定；②调配各器官的血流量以移缓济急。这样使心血管活动适应于当时机体所处的状态和内、外环境中的各种变化。

1. 颈动脉窦和主动脉弓压力感受器反射：颈动脉窦和主动脉弓血管壁的外膜下有丰富的感觉神经末梢，其分支末端膨大呈卵圆形，分别称颈动脉窦压力感受器和主动脉弓压力感受器（图4-26）。当血压升高时，血管壁扩张，外膜下的神经末梢受到机械牵张刺激，压力感受器兴奋发出传入冲动。在一定范围内，血管壁的扩张度（或血管内压力）与压力感受器的传入冲动频率成正比。扩张血管的压力越高，传入冲动的频率也越高。颈动脉窦压力感受器的传入神经为窦神经，它加入舌咽神经，进入延髓，到达孤束核。主动脉弓压力感受器的传入纤维行走于迷走神经干，进入延髓，到达孤束核。

压力感受器的传入神经冲动到达孤束核后，可通过延髓内的神经通路使延髓头端的腹外侧部C1区血管运动神经元抑制，从而使交感神经紧张性活动减弱；孤束核神经元还与延髓内其他神经核团以及脑干其他部位如脑桥、下丘脑等的一些神经核团发生联系，其效应也是使交感神经紧张性活动减弱。此外，压力感受器的传入冲动到达孤束核后还与迷走神经背核和疑核发生联系，使迷走神经的活动加强。

当动脉血压升高时，压力感受器发出的传入冲动增加，通过以上中枢机制，使心交感紧张和交感缩血管紧张减弱，而心迷走紧张加强，导致心率减慢，心肌收缩力减弱，心输出量减少，外周血管舒张，外周阻力降低，结果使动脉血压回降，故该反射又称为降压反射。

颈动脉窦和主动脉弓压力感受器反射对动脉血压可进行双向调节。动脉血压升高时，颈动脉窦和主动脉弓压力感受器发出的传入冲动减少，通过中枢机制，使心交感紧张和交感缩血管紧张加强，而心迷走紧张减弱，导致心率加快，心肌收缩力增强，心输出量增加，外周血管收缩，外周阻力升高，结果使动脉血压回升（图4-27）。

在动物实验中，改变颈动脉窦灌注压，可观察主动脉血压的变化效应（图4-28）。从

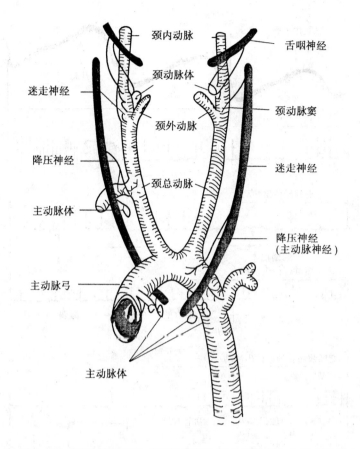

图 4-26　颈动脉窦区和主动脉弓区的压力感受器和化学感受器

图可见，当颈动脉窦灌注压变动于 8.00～24.00kPa（60～180mmHg）范围内时，灌注压愈高，窦神经传入冲动愈多，主动脉血压就降得愈低；反之，灌注压愈低，传入冲动愈少，主动脉血压也就愈高。当窦内灌注压在 8.00kPa（60mmHg）以下时，压力感受器无传入冲动，即压力感受器反射不发挥作用，说明颈动脉窦压力感受器的刺激阈值为 8.00kPa（60mmHg）；灌注压在 13.33kPa（100mmHg）左右时，窦内压的轻微变化即可引起主动脉血压的明显改变。这表明窦内压在这一段范围内的变动，压力感受器反射的调节最灵敏；当灌注压超过 24.00kPa（180mmHg）时，压力感受器的传入冲动不再增加，主动脉血压也不再出现明显降低，说明压力感受器的兴奋已达饱和。可见降压反射在血压正常波动范围内反应最为灵敏。

　　综上所述，颈动脉窦和主动脉弓压力感受器反射的生理意义在于：①通过负反馈调节机制，使动脉血压保持相对稳定。在平静状态时，动脉血压已高于压力感受器的阈值，因此降压反射起经常性调节作用，以缓冲血压大幅度的波动；②由于颈动脉窦和主动脉弓压力感受器正好位于脑和心脏供血通路的起始部，因此，降压反射在维持正常血压的相对稳定的同时，对保证脑和心脏等重要脏器的正常血供具有特别重要的意义。

　　2. 化学感受器反射：在颈总动脉分叉处的颈动脉体和主动脉弓的主动脉体区域，存在一些能感受血液的某些化学成分发生变化的特殊装置，如血液 P_{O_2} 降低、P_{CO_2} 过高，或 H^+ 浓度过高等，可以刺激这些感受装置，故称之为化学感受器。这些化学感受器受到刺激后，其

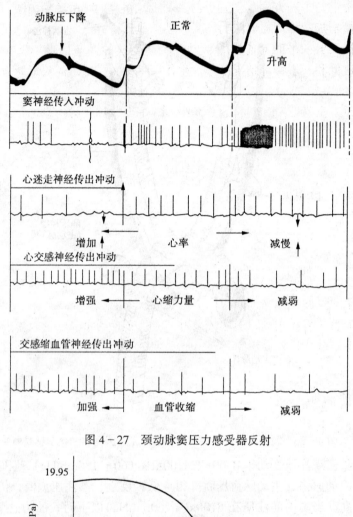

图 4-27 颈动脉窦压力感受器反射

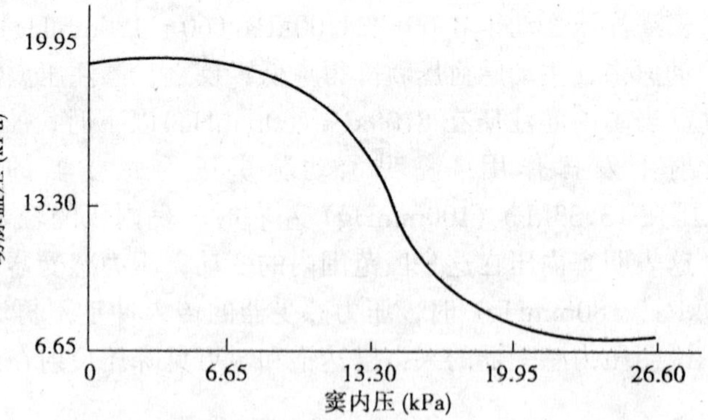

图 4-28 犬颈动脉窦内压力变化对动脉血压的反射性影响

感觉信号也由窦神经和迷走神经传入至延髓孤束核，然后使延髓内呼吸神经元和心血管活动神经元的活动发生改变。

化学感受器反射的效应主要是呼吸加深加快。在动物实验中人为地维持呼吸频率和深度不变，则化学感受器传入冲动对心血管活动的直接效应是心率减慢，心输出量减少，冠状动脉舒张，骨骼肌和内脏血管收缩。大多数情况下，外周阻力增大的作用超过心输出量减少的作用，故动脉血压升高。在动物保持自然呼吸的情况下，化学感受器传入冲动，一方面可直接兴奋心血管中枢，另一方面化学感受器受刺激时引起的呼吸加深加快，可间接地引起心率加快，心输出量增加，外周血管阻力增大，动脉血压升高。

化学感受器反射在平时对心血管活动并不起明显的调节作用。只有在低氧、窒息、失血、动脉血压过低和酸中毒等情况下才发生作用，尤其在低氧时对动脉血压的维持具有重要意义。

当动脉血压过低达 5.3kPa（40mmHg）时，压力感受器传入冲动很少，但化学感受器反射明显加强，这是由于化学感受器因局部血流量减少而出现局部低氧、P_{CO_2} 升高和 H^+ 浓度升高等化学刺激，引起化学感受器反射，使呼吸加深加快，并由此引起心血管反射效应，表现为心率加快，心输出量增加，脑和心脏等重要器官血流量增加，而腹腔内脏和肾脏的血流量减少，血压升高。

3. 心肺感受器引起的心血管反射：在心房、心室和肺循环大血管壁存在许多感受器，总称为心肺感受器，其传入神经纤维行走于迷走神经干内。引起心肺感受器兴奋的适宜刺激有两大类：一类是血管壁的机械牵张。当心房、室或肺循环大血管中压力升高或血容量增多而使心脏或血管壁受到牵张时，这些机械或压力感受器就发生兴奋；另一类心肺感受器的适宜刺激是一些化学物质，如前列腺素、缓激肽等。

大多数心肺感受器受刺激时引起的反射效应是交感紧张降低。心迷走紧张加强，导致心率减慢，心输出量减少，外周阻力降低，故动脉血压下降。与此同时，可抑制肾素和血管升压素的释放，使血压下降，排尿排钠增加。可见心肺感受器反射引起的心血管活动的改变，对血容量及细胞外液的调节具有重要意义。

4. 其他心血管反射：

（1）躯体感受器引起的心血管反射：其效应取决于感受器的性质、刺激的强度和频率等因素。通常体表的传入冲动，如疼痛、冷、热等刺激往往引起心率加快和血管收缩，血压升高。

（2）其他器官感受器引起的心血管反射：上呼吸道感受器受刺激（如呼吸道插管）可导致心跳暂停；眼心反射，即压迫眼球可反射性引起心率减慢；扩张肺、胃、肠、膀胱等器官，以及挤压睾丸时，常引起心率减慢，外周血管扩张等反应。

二、体液调节

心血管活动的体液调节是指血液和组织液中一些化学物质对心肌和血管平滑肌活动的调节作用。这些体液因素中，有些是由内分泌细胞分泌的激素，通过血液循环可广泛作用于心血管系统；有些则在组织中形成，主要作用于局部的血管平滑肌，对局部组织的血流起调节作用。

（一）肾上腺素和去甲肾上腺素

循环血液中的肾上腺素和去甲肾上腺素主要来自肾上腺髓质的分泌，其中肾上腺素约占 80%，去甲肾上腺素约占 20%，在不同的生理情况下，二者的比例可发生变化。肾上腺素能神经末梢释放的递质去甲肾上腺素也有一部分进入血液循环。肾上腺素和去甲肾上腺素对心血管的作用既有共性，各自也有特殊性，因为二者对不同的肾上腺素受体的结合能力不同。

肾上腺素可与 α 和 β 两类肾上腺素受体结合。在心脏，肾上腺素与 $β_1$ 肾上腺素受体结合，可使心率加快，心缩力增强，使心输出量增加；在血管，肾上腺素的作用取决于血管平滑肌上的 α 和 β₂ 肾上腺素受体分布的情况。在皮肤、肾脏、胃肠道等器官的血管平滑肌上 α 受体占优势，肾上腺素激动 α 受体可使这些器官的血管收缩；在骨骼肌和肝脏的血管以 β₂ 受体占优势，小量的肾上腺素常以兴奋 β₂ 受体的效应为主，引起血管舒张，大剂量时也可兴奋 α 受体，引起血管收缩。所以，肾上腺素对外周血管的调节作用是使全身各器官的血液分配发生变化。由于它可使肌肉组织的血流量大为增加，而肌肉组织的重量几乎占体重的一半左右，故总外周阻力增加很少，或基本不变。由于肾上腺素明显的强心作用，使心率加快，心肌收缩力加强，心输出量增加，故临床常作为"强心药"使用。

去甲肾上腺素作用主要是激活肾上腺素 α 与 β₁ 受体，但与 β₂ 肾上腺素受体结合作用较弱。因此，它对心脏有兴奋作用，对体内大多数血管具有强烈的收缩作用，动脉血压明显升高；采用去甲肾上腺素灌注离体心脏，可使心率加快；但在整体内，静脉注射去甲肾上腺素后，心率减慢。这是由于去甲肾上腺素引起动脉血压明显升高，进而通过颈动脉窦主动脉弓压力感受器反射，导致心率减慢，掩盖了去甲肾上腺素加快心率的效应。故去甲肾上腺素在临床上常用作"升压药"来使用。

（二）肾素－血管紧张素系统

血管紧张素是一组多肽类物质，具有较强的缩血管作用。肾素是由肾球旁细胞合成和分泌的一种酸性蛋白酶，经肾静脉进入血液循环。血浆中的血管紧张素原在肾素的作用下水解，产生为血管紧张素 I（10 肽）。而后在血浆和组织中（主要在肺血管内皮表面），在血管紧张素转换酶作用下，血管紧张素 I 水解为血管紧张素 II（8 肽）；继而，血管紧张素 II 在血管紧张素酶 A 的作用下，再失去一个氨基酸，成为 7 肽的血管紧张素 III。

当各种原因引起肾血流灌注减少时，或血浆、肾小管液中 Na^+ 浓度降低时，均可导致肾素分泌增多。对体内多数组织、细胞来说，血管紧张素 I 不具有活性。血管紧张素 II 和血管紧张素 III 可作用于血管平滑肌和肾上腺皮质等细胞的血管紧张素受体，引起相应的生理效应。血管紧张素中最重要的是血管紧张素 II。

血管紧张素 II 的作用是：①直接使全身微动脉收缩，使动脉血压升高；②使静脉收缩，促使静脉回心血量增多；③作用于交感缩血管纤维末梢上的接头前血管紧张素受体，起接头前调制的作用，使交感神经末梢释放递质增多；④作用于中枢神经系统中一些神经元的血管紧张素受体，使交感缩血管紧张加强。因此，血管紧张素 II 可以通过中枢和外周机制，使外周血管阻力增大，升高动脉血压。

血管紧张素 III 的缩血管作用只有血管紧张素 II 的 1/5，但它刺激肾上腺皮质合成和释放醛固酮的作用较强。

由于肾素、血管紧张素和醛固酮之间功能上相连续而密切相关，因此称此为肾素－血管紧张素－醛固酮系统。此系统也是动脉血压长时程稳定调节的重要因素之一。

（三）血管升压素

血管升压素是由下丘脑视上核和室旁核神经元合成的由 9 个氨基酸组成的多肽，经下丘脑垂体束轴浆运输到神经垂体，作为神经垂体的激素被释放入血液。

血管升压素可作用于血管平滑肌的血管升压素受体引起强烈的血管平滑肌收缩，是已知强烈的缩血管物质之一。在正常情况下，血浆中血管升压素浓度升高时，首先出现抗利尿效应，故又称为抗利尿激素；只有当其血浆浓度明显高于正常时，引起血管平滑肌收缩，才引起血压升高。当缺水而使血浆晶体渗透压升高，或循环血量减少使动脉血压降低时，均可通过刺激相应的感受器，使血管升压素释放增加，对保持体细胞外液量和渗透压稳态，维持动脉血压稳态，都起重要的作用。

（四）血管内皮生成的血管活性物质

血管内皮细胞可以生成并释放若干种血管活性物质，引起血管平滑肌舒张或收缩。

1. 血管内皮生成的缩血管物质：血管内皮细胞可产生多种缩血管物质，称为内皮缩血管因子（EDCF）。其中内皮素研究得较为深入。它是内皮细胞合成和释放的由 21 个氨基酸构成的多肽，也是已知的最强烈的缩血管物质之一。但在升血压之前常先出现一个短暂的降血压过程。在生理情况下，血管血流对内皮产生的切应力，可使内皮细胞合成和释放内皮素。内皮素对各种血管作用不同，其中以对冠状动脉作用最强，它的缩血管作用持续时间较长，且不易清除。

2. 血管内皮细胞的舒血管物质：血管内皮生成和释放的舒血管物质有多种。内皮细胞内的前列环素合成酶可以合成前列环素（PGI_2）。血管内的搏动性血流对内皮产生的切应力可使内皮释放 PGI_2，可产生血管舒张效应。

目前尤为人们所关注的是内皮生成的另一类舒血管物质，即内皮舒张因子（EDRF），而且认为可能是一氧化氮（NO）。EDRF 可使血管平滑肌内的鸟苷酸环化酶激活，cGMP 浓度升高，游离 Ca^{2+} 浓度降低，使血管舒张。血流对血管内皮产生的切应力可引起 NO 的释放。低氧也可使内皮释放 NO。此外，内皮细胞表面存在着一些受体，例如 P 物质受体、5-HT 受体、ATP 受体、M 型胆碱受体等，这些受体被相应的物质激活后，可释放 NO。

NO 可参与机体对动脉血压的即刻调节，动脉血压突然升高时，血流对血管的切应力增大，可导致血管内皮细胞释放 NO，使血管扩张，动脉血压回降。

（五）心房钠尿肽

心房钠尿肽是由心房肌细胞合成和释放的多肽。它具有强烈的利尿排钠作用，并使血管平滑肌舒张，血压降低。此外，它还有抑制肾素－血管紧张素－醛固酮系统的作用，间接地促进 Na^+ 的排泄及抑制血管升压素的作用。

当血容量增加和血压升高时，可使心房肌释放心房钠尿肽，引起利尿和排钠效应。因此，它是体内调节水盐平衡的一种重要体液因素。

（六）激肽

激肽是一类具有舒张血管作用的多肽。体内有两种来源的激肽释放酶，一种存在于血浆，称血浆激肽释放酶，另一种存在于组织(肾、唾液腺、胰腺)中，称为组织激肽释放酶。前者可将高分子量(200 000)的激肽原(存在于血浆中)转变为缓激肽，后者可将低分子量(60 000)的激肽原转变为血管舒张素。血管舒张素在氨基肽酶作用下转变为缓激肽，缓激肽在激肽酶作用下水解失活。

激肽可使血管平滑肌舒张和毛细血管通透性增高，但对内脏平滑肌则可引起收缩。在一些腺体中生成激肽，可使该器官局部血管舒张，血流量增加。此外，激肽不仅有局部作用，而且循环血液中的缓激肽和血管舒张素也参与动脉血压调节，使血管扩张，动脉血压降低。

病理情况如组织损伤、抗原抗体反应、炎症等均可激活激肽原，并进一步产生激肽，故使局部血管舒张，通透性增强，组织液生成多。由于激肽对神经末梢有强烈的刺激作用，而引起局部红、肿、热、痛等反应。

由于血浆中存在激肽释放酶、激肽原，以及缓激肽和血管舒张素等，因此激肽不单纯是局部作用，同时也参与全身性体液调节。

（七）组胺

组胺存在于组织中，特别是皮肤、肺、肠黏膜的肥大细胞中。当组织受到机械、温度、化学的刺激，局部产生炎症或损伤以及抗原抗体反应时，均可释放组胺。组胺有强烈的舒血管作用，并能使毛细血管和微静脉的管壁通透性增加，血浆漏入组织，形成局部组织水肿。

（八）阿片肽

血浆中的 β 内啡肽可进入脑内，并作用于心血管活动有关的神经核团，使交感神经活动抑制，心迷走神经加强。失血、内毒素等强烈刺激，可引起 β 内啡肽释放，引起动脉血压下降，并可成为引起休克的原因之一。

除中枢作用外，阿片肽也可作用于外周的阿片受体，导致血管平滑肌舒张。

三、心血管的自身调节

心肌和血管平滑肌不依赖神经和体液因素的影响，对环境的变化产生一定的适应性反应，称为心血管自身调节。心脏泵血功能的自身调节，已于本章第一节中叙述。

血管的自身调节表现于某些器官对本身血流量的调节。动物实验可见，当器官血管的灌注压突然升高时，则引起器官血管收缩，使血流阻力加大，器官血流量就不致因灌注压增高而增多。当器官灌注压突然降低时，则可使器官血管舒张，使血流阻力减小，器官血流量不致因灌注压降低而减少，从而保持器官血流量的相对稳定。

自 学 指 导

【重点难点】

1. 神经调节：

（1）心脏的神经支配：

1）心交感神经：心交感神经的节后纤维支配窦房结、房室交界区、房室束、心房肌及心室肌。其中右侧心交感神经主要分布于窦房结，其作用以加快心率为主；左侧心交感神经广泛分布于心房肌和心室肌，其主要作用是增强心肌收缩力。

2）心迷走神经：心迷走神经的节后纤维支配窦房结、房室交界区、房室束及心房肌。心室肌虽也有心迷走神经纤维支配，但数量较少，而作用较小。右侧心迷走神经对窦房结的抑制作用较强；左侧心迷走神经对房室交界区的抑制作用较为明显。心交感神经和心迷走神经对心脏的调节作用总结于下表。

心交感神经与心迷走神经对心脏的作用是互相拮抗的。在多数情况下，心迷走神经的作用比心交感神经占有更大的优势。

（2）血管的神经支配：

1）交感缩血管神经：人体内大多数血管只接受交感缩血管神经的单一神经支配。交感缩血管神经节后纤维释放去甲肾上腺素，若与血管平滑肌（如皮肤、内脏等血管）α 受体结合，可使之收缩；若与血管平滑肌（如肌肉、脂肪等血管）$β_2$ 受体结合，可使之舒张。去

甲肾上腺素与 α 受体结合能力较强，而与 β₂ 受体结合能力较弱。故交感缩血管神经兴奋时，以缩血管的效应为主。

类型	节后纤维递质	心肌细胞膜受体	离子通透性改变	生理作用
心交感神经	NE	β_1 受体	Ca^{2+}，Na^+ 和 K^+ 通透性↑	心率加快
				心肌收缩力加强
				心肌传导加快
				心肌不应期缩短
心迷走神经	ACh	M 受体	K^+ 通透性↑	心率减慢
				房室传导减慢
				心房肌收缩力减弱
				心房肌不应期缩短

2）舒血管神经：包括交感舒血管神经和副交感舒血管神经。其主要作用是使血管舒张，增加血流量或调节局部血流。

（3）心血管中枢：

1）延髓心血管中枢：包括心交感中枢、心迷走中枢和交感缩血管中枢，其中心交感中枢和心迷走中枢有相互抑制作用。安静状态下，心迷走中枢紧张性较高而占优势；运动时，心交感中枢紧张性增强而占优势。

2）调节心血管活动的高级中枢：下丘脑是调节心血管活动的较高级中枢。大脑皮质可对心血管活动作精细的调节。

（4）心血管反射：

1）颈动脉窦和主动脉弓压力感受器反射：又称降压反射，反射弧是：动脉血压升高→动脉管壁被牵张→刺激颈动脉窦和主动脉弓压力感受器，使其发放冲动的频率增高→分别经窦神经和迷走神经传入延髓的心血管中枢→使心迷走中枢紧张性增高，而心交感中枢和交感缩血管中枢的紧张性降低，使心率减慢，心缩力减弱，心输出量减少；血管扩张，外周阻力降低，导致动脉血压下降。

动脉血压下降→压力感受器所受的刺激减弱，传入神经冲动减少→使心交感中枢和交感缩血管中枢活动加强。而心迷走中枢活动减弱→导致心率加快，心缩力加强，心输出量增加，阻力血管收缩，外周阻力增加→总的结果是降压反射减弱，动脉血压回升。

降压反射是一种负反馈调节机制，在血压正常波动范围内反应最为灵敏，因此在维持正常血压的相对稳定方面起着重要作用。

2）颈动脉体和主动脉体化学感受器反射：颈动脉体和主动脉体是化学感受器，接受血液化学成分改变（低氧、P_{CO_2} 过高，或 H^+ 浓度过高等）的刺激。当化学感受器兴奋时，在完整机体中所产生的心血管反射，其效应是心率加快、心输出量增加，心脑血流量增加，而腹腔内脏和肾脏血流量减少。

由于失血导致动脉血压降低，压力感受器的传入冲动很少，但因局部血流量减少，而出现局部低氧、P_{CO_2} 过高，或 H^+ 浓度过高等化学刺激，化学感受器活动显著加强，通过传入冲动兴奋交感缩血管中枢，使外周血管收缩，血压升高，称为化学感受性升压反射。其生理意义是在低氧、窒息或脑部循环不足时，增加外周阻力，使心输出量重新分配，以保证心、脑的血液供应。

2. 体液调节：

(1) 肾上腺素和去甲肾上腺素：

1) 肾上腺素能激活心肌细胞膜 β_1 受体，使心率加快，心肌收缩力加强，心输出量增加；肾上腺素可与血管 α 和 β_2 受体结合，使皮肤及内脏血管收缩而血流量减少，还可使骨骼肌血管舒张而血流量增加，因此肾上腺素对血管的总效应是外周阻力增加很少，甚至下降。因此肾上腺素对心脏作用较强，而临床常用作"强心药"。

2) 去甲肾上腺素能与心脏 β_1 受体和血管 α 受体结合，而对 β_2 作用较小。因此去甲肾上腺素既可兴奋心脏，又对体内大多数血管有明显的收缩作用，使外周阻力大为增加，血压明显升高。但在整体内，血压升高通过降压反射使心率减慢，掩盖了去甲肾上腺素的加快心率效应。因此，去甲肾上腺素临床常用作"升压药"。

(2) 肾素-血管紧张素系统：血管紧张素包括血管紧张素 Ⅰ、Ⅱ、Ⅲ。血浆中的血管紧张素原在肾素的作用下水解，产生为血管紧张素 Ⅰ。而后在血浆和组织中酶作用下，依次产生血管紧张素 Ⅱ 和 Ⅲ。其中最重要的是血管紧张素 Ⅱ，可以通过中枢和外周机制，使外周血管阻力增大，升高动脉血压。肾素-血管紧张素-醛固酮系统是动脉血压长时程稳定调节的重要因素之一。

(3) 血管升压素：血管升压素可作用于血管平滑肌的血管升压素受体引起强烈的血管平滑肌收缩，是已知强烈的缩血管物质之一。

(4) 血管内皮生成的血管活性物质：

1) 血管内皮生成的缩血管物质：其中内皮素研究得较为深入，是已知的最强烈的缩血管物质之一。内皮素对各种血管作用不同，其中以对冠状动脉作用最强，它的缩血管作用持续时间较长，且不易清除。

2) 血管内皮细胞的舒血管物质：血管内皮生成和释放的舒血管物质有多种，内皮细胞内的前列环素合成酶可以合成前列环素 (PGI_2)，可产生血管舒张效应。

目前尤为人们所关注的是内皮生成的另一类舒血管物质，即内皮舒张因子 (EDRF)，而且认为可能是一氧化氮 (NO)。NO 可参与机体对动脉血压的即刻调节，动脉血压突然升高时，血流对血管的切应力增大，可导致血管内皮细胞释放 NO，NO 使血管扩张，动脉血压回降。

(5) 心房钠尿肽：心房钠尿肽具有强烈的利尿排钠的作用，并使血管平滑肌舒张，血压降低。而且它还有抑制肾素-血管紧张素-醛固酮系统的作用，间接地促进 Na^+ 的排泄，以及抑制血管升压素的作用。

(6) 激肽：激肽是一类具有舒张血管作用的多肽，包括缓激肽和血管舒张素两种。激肽可使血管平滑肌舒张和毛细血管通透性增高，但对内脏平滑肌则可引起收缩。激肽参与动脉血压调节，使血管扩张，动脉血压降低。

(7) 组胺：组胺存在于组织中，特别是皮肤、肺、肠黏膜的肥大细胞中。它具有强烈的舒血管作用，能使毛细血管和微静脉的管壁通透性增加，血浆漏入组织，形成局部组织水肿。

(8) 阿片肽：血浆中的 β 内啡肽可进入脑内，并作用于心血管活动有关的神经核团，使交感神经活动抑制，心迷走神经加强。阿片肽也可作用于外周的阿片受体，导致血管平滑肌舒张。

【复习思考题】

1. 心交感神经兴奋对心脏有哪些作用，其作用机制是什么？
2. 心迷走神经兴奋对心脏有哪些作用，其作用机制是什么？
3. 简述颈动脉窦和主动脉弓压力感受性反射及其生理意义。
4. 简述颈动脉体和主动脉体化学感受性反射及其生理意义。
5. 试比较肾上腺素和去甲肾上腺素的心血管作用有何不同。
6. 血管紧张素、血管升压素、激肽、组胺以及组织代谢产物对血管各有何作用？

第四节　心、肺和脑的血液循环

机体各器官的血流量取决于进出该器官的动脉和静脉之间的压力差，而与该器官内部的血流阻力成反比。由于各器官的结构和功能各不相同，因此，其血流量除服从上述一般规律外，还有其本身的特点。

一、冠状动脉循环

心肌的血液供应来自左、右冠状动脉，冠状动脉（简称冠脉）主干及其大分支走行于心脏的表面，其小分支可呈锐角自主干分出，穿入心肌，在心肌外 1/3 分支成丛，灌注外层心肌；也可呈直角自主干分出，垂直穿入心肌，沿途分支，最后至心内膜下分支成网。

（一）冠脉循环的特点

1. 血流丰富，流速快，血流量大：左右冠状动脉起自主动脉根部，故冠脉循环血压较高，流速快，血流量大。安静时，人体冠脉血流量为每 100g 心肌 60～80mL/min。中等体重的人，全部冠脉的血流量为 200～250mL/min，占心输出量的 4%～5%。当心肌活动加强，冠脉达到最大舒张状态时，血流量可增加到每 100g 心肌 300～400mL/min。

2. 冠脉血流随心肌节律收缩呈现相性波动：由于冠脉的大部分分支都埋藏于心肌内，因此，心肌节律性舒收缩对冠脉血流产生很大的影响，尤以对左冠状动脉影响更为显著。图 4－29 表示犬的左、右冠状动脉血流在一个心动周期中的变化。图中可见，左冠状动脉血流在整个心动周期中变化很大，在心肌收缩早期，左冠状动脉受心肌收缩的强烈压迫，使冠脉循坏阻力大增，以致血流锐减，甚至倒流。至快速射血期，冠状动脉压随主动脉压升高而升高，因此，血流较收缩早期增加。至减慢射血期，冠脉血流量又随动脉血压下降而减少。心肌开始舒张时，动脉血压虽然降低，但由于冠脉所受心肌挤压解除，血流阻力显著减少，冠脉血流量急剧增多，形成陡峭的高峰，随后逐渐回降。

在整个心动周期中，左心室在收缩期的血流只有舒张期血流量的 20%～30%。心肌收缩加强时，收缩期血流量所占的比例更小。由此可知，舒张期的长短和舒张压的高低，是决定冠脉血流量的重要因素，而主动脉舒张压主要决定于外周阻力，若舒张压太低，或心动过速导致舒张期缩短，均可导致冠脉流量减少。由于右心室肌较薄，收缩时对血管的挤压力量小，因而在安静状态下，右冠状动脉血流量在整个心动周期中变化不大。

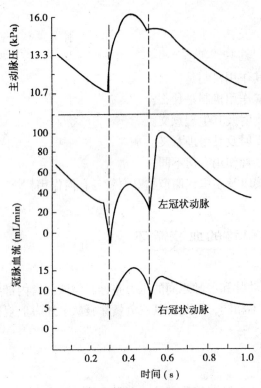

图 4-29　一个心动周期中左、右冠状
动脉血流量的变化

（二）冠脉血流量的调节

心肌收缩的能量来源几乎惟一地依靠氧化代谢。由于心肌不停地节律性舒缩，故心肌的耗氧量较大，即使在安静状态下，冠状动脉流经心肌后，其中 65%～70% 的 O_2 已被心肌摄取，故心肌进一步从单位血液中增加摄取 O_2 的潜力较小。因此，当心肌活动加强，需氧量增加时，主要是通过扩张冠脉以增加冠脉血流量来适应心肌对 O_2 的需求。对冠脉血流量调节的各种因素中，最重要的是心肌本身的代谢水平，而神经调节作用相对较为次要。

1. 心肌代谢水平对冠脉血流量的调节：心肌本身的代谢水平是调节冠脉血流量的最重要的因素。实验证明，冠脉血流量与心肌代谢水平成正比。当心肌活动加强，使心肌代谢加强时，冠状动脉口径加大，冠脉血流量增加。一般认为，引起冠脉舒张的原因并不是低氧本身，而是心肌的某些代谢产物，其中最重要的是腺苷。心肌其他的代谢产物如 H^+、CO_2、乳酸等，也能促使冠脉舒张，但作用较弱。

2. 神经调节：冠状动脉受交感神经和迷走神经的调节。

（1）交感神经的作用：冠脉平滑肌具有 α 和 β_2 两种受体。但在一般情况下，刺激交感神经时，可激活 α 受体，使冠脉收缩。与此同时，交感神经兴奋又可激活心肌 β 受体，使心率加快，心缩力增强，耗氧量增加，代谢产物增加，产生继发性冠脉舒张作用。

（2）迷走神经的作用：迷走神经对冠脉的直接作用是引起舒张，但在完整机体内刺激迷走神经，对冠脉流量影响较小。这是因为迷走神经兴奋时，使心脏活动减弱，心肌代谢降低，这些因素可抵消迷走神经对冠状动脉的直接作用。

总之，在整体条件下，冠脉血流量主要是由心肌本身的代谢水平来调节的。神经因素对冠脉血流量的影响，在短时间内就被心肌代谢水平改变所引起的血流变化所掩盖。

二、肺循环

肺的血液供应有两条途径：其一为体循环中的支气管循环，其功能是供给气管、支气管以及肺的营养需要；其二为肺循环，其功能为使右心室射出的静脉血通过肺泡壁进行气体交换而成为动脉血，然后进入左心房。两种循环在末梢部分有少量吻合，少量支气管静脉血可通过吻合支直接进入肺静脉而入左心房，使主动脉的动脉血中掺入少量未经肺泡气体交换的静脉血，估计这部分血量占心输出量的 1%～2%。

（一）肺循环的特点

右心室的每分输出量和左心室相同；肺动脉及其分支较短粗，管壁较薄；肺循环的全部血管都位于胸膜腔内，胸膜腔内压低于大气压。这些因素使肺循环的功能特点与体循环有明显不同。

1. 血流阻力小、血压低：肺动脉分支较短而管径较大，管壁薄而可扩张性较大，故血流阻力小，约为体循环的1/8；肺动脉血压远较主动脉压为低，仅为体循环压力的1/4～1/6，是一低压系统。直接测量人的肺动脉血压，其收缩压平均约 2.93kPa（22mmHg），舒张压为 1.07kPa（8mmHg），平均压约 1.73kPa（13mmHg）。

2. 肺血容量波动大：肺部血容量约为450mL，占全身血量的9%。由于肺组织和肺血管的可扩张性很大，故肺部血容量的波动范围很大。卧位时可较坐位或立位增加400mL；深吸气时，肺血容量可增加到1 000mL，而用力呼气时，肺血容量则可减至200mL左右；因此肺循环血管也起着储血库的作用。

3. 肺循环毛细血管部分的液体交换：肺循环毛细血管血压平均仅 0.93kPa（7mmHg），血浆胶体渗透压平均为 3.33kPa（25mmHg），故将肺组织中的液体吸收入肺循环毛细血管的力量较大。一般认为肺部组织液的压力为负压，这一负压促使肺泡膜和毛细血管壁紧密相连，有利于肺泡和血液之间的气体交换，并有利于吸收肺泡腔内的液体。故肺泡内一般没有液体积留。

（二）肺循环血流量的调节

一般情况下，肺循坏血管口径的变化大多是被动的，亦即当右心室输出量增加时，肺血管被动扩张，肺动脉压升高不明显。故神经调节的反射性变化很小。但肺组织局部环境某些因素改变及某些体液因素能起调节作用。

1. 低氧和二氧化碳分压升高：低氧可引起肺血管收缩，使局部血流阻力增大，肺动脉压升高。肺组织低氧引起局部缩血管反应具有一定生理意义。当某部分肺泡通气不足而使局部 P_{O_2} 降低时，该部分的血管收缩，血流减少，使较多血液流至通气充足的肺泡，有利于气体在血液和肺泡之间进行有效的交换。P_{CO_2} 升高时也可引起肺血管收缩，其机制尚不清楚。

2. 血管活性物质对肺血管的调节：肾上腺素、去甲肾上腺素、血管升压素、血管紧张素Ⅱ等能使肺循环的微动脉收缩；组胺、5-HT 等可使肺循环的微静脉收缩；ACh 和异丙肾上腺素则可使肺血管舒张。

三、脑循环

脑循环是指流经整个脑组织的血液循环。脑组织的代谢水平很高，但能量代谢水平十分有限，因此及时通过血液供给其代谢所需的氧能量物质是极为重要的。

（一）脑循环的特点

1. 血流量大、耗氧量多：脑组织的代谢率高，血流量较多。安静时，每100g脑组织的血流量为50～60mL/min。整个脑的血流量为750mL/min，约占心输出量的15%，即有1/7的血液流经脑组织。安静时，脑的耗氧量为250mL/min，即每100g脑组织耗氧量3～3.5mL/min。整个脑的耗氧量约占全身耗氧量的20%，可见脑组织耗氧量很大。

2. 血流量变化小：脑位于颅腔内，头颅为骨性结构，其容积是相对固定的。颅腔为脑、脑血管和脑脊液所充满。三者容积的总和也是固定的，其中某一部分发生明显变化将会影响另外两个部分。由于脑组织的不可压缩性，脑血管的舒展受到相当的限制，脑血流量的变化较小。

3. 脑各部分血流量与该部分脑组织的活动程度有关：某一部分脑组织的活动水平升高时，该部分的血流量也随之增多。例如，实验动物接受光刺激时，则其大脑皮质视区的血流量增多；当人左手握拳时，则右侧大脑皮质运动区的血流量增加。

（二）脑血流量的调节

1. 脑血流量的自身调节：按照公式 $Q = P/R$，脑的血流量主要取决于脑的动脉和静脉之间的压力差和脑血管的血流阻力。正常情况下，因颈内静脉压已接近于右心房压，且变化不大，故颈动脉血压成为决定脑血流量的主要因素。颈动脉压升高时，脑血流量相应增加；反之，颈动脉压降低时，脑血流量减少。但当平均动脉压在 $8.00 \sim 18.62kPa$（$60 \sim 140mmHg$）范围内变动时，通过脑血管的自身调节机制可使脑血流量保持相对稳定。但是，当平均动脉压低于 $8.00kPa$（$60mmHg$）时，则脑血流量就会显著减少，导致脑功能障碍。当平均动脉压超过 $18.62kPa$（$140mmHg$）时，脑血流量将随血压升高而增加；若平均动脉压过高时，可因毛细血管血压过高而引起脑水肿。

2. 体液调节：影响脑血管舒缩活动的最重要因素是脑组织局部的化学环境。当血液 P_{CO_2} 升高或 P_{O_2} 降低时，脑的阻力血管舒张，脑血流量增加；反之，当过度通气时，CO_2 呼出过多，动脉血 P_{CO_2} 降低，脑血流量减少，可引起头晕等脑缺血症状。

此外，虽然脑血管也接受交感、副交感神经支配，但神经因素在脑血管活动调节中作用不明显。

（三）血－脑脊液屏障和血－脑屏障

1. 血－脑脊液屏障：脑脊液主要是由脑室脉络丛分泌而产生，存在于脑室系统、脑周围的脑池和蛛网膜下腔。脑脊液的成分不同于血浆，其蛋白质含量极微，葡萄糖含量也较血浆少，Na^+、Mg^{2+} 和 Cl^- 浓度较血浆高，而 K^+、HCO_3^- 和 Ca^{2+} 则较血浆低。可见血液与脑脊液之间的物质交换不是被动转移过程，而是主动转运过程。即在血液和脑脊液之间存在着一种特殊屏障，称为血－脑脊液屏障。血－脑脊液屏障的基础是无孔毛细血管壁和脉络丛细胞中运输各种物质的特殊载体系统。血－脑脊液屏障对不同物质通透性不同，如 O_2 和 CO_2 等脂溶性物质很易通过屏障，而许多离子的通透性较低。

2. 血－脑屏障：血液和脑组织之间也存在着类似的屏障，可限制物质在血液和脑组织之间的自由交换，称为血－脑屏障。毛细血管的内皮、基膜和星状胶质细胞的血管周足等结构可能是血－脑屏障的形态学基础。脂溶性物质如 O_2、CO_2、乙醇及某些麻醉药易于通过血－脑屏障，而青霉素、胆盐、H^+、HCO_3^- 和非脂溶性物质则不易透入脑组织。其通透性大小并不完全与分子大小有关，如葡萄糖和氨基酸的通透性较高，而甘露醇、蔗糖和许多离子的通透性则很低，甚至不能通透，说明脑内毛细血管处的物质交换也是一种主动转运过程。

血－脑脊液屏障和血－脑屏障的存在，对于保持脑组织周围稳定的化学环境和防止血液中有害物质侵入脑内具有重要意义。而且循环血液中的去甲肾上腺素、多巴胺、甘氨酸等物质不易进入脑，有利于保证脑内神经元的正常活动。

自 学 指 导

【重点难点】

1．冠脉循环：

（1）冠脉循环的特点：

1）血流丰富，流速快，血流量大（占心输出量的4％～5％）。

2）冠脉血流随心肌节律收缩呈现相性波动心肌节律性舒收缩对冠脉血流产生很大的影响，尤以对左冠状动脉影响更为显著。在整个心动周期中，左心室在收缩期的血流只有舒张期血流量的20％～30％。舒张期的长短和舒张压的高低，是决定冠脉血流量的重要因素。

（2）冠脉血流量的调节：冠脉血流量调节的各种因素中，最重要的是心肌本身的代谢水平，而神经调节（交感神经和迷走神经）作用相对较为次要。神经因素对冠脉血流量的影响，在短时间内就被心肌代谢水平改变引起的血流变化所掩盖。

2．肺循环：

（1）血流阻力、血压和肺血容量：肺循环具有低血流阻力和低压的特点。肺血容量变动范围可以很大，肺血管起着储血库的作用。

（2）肺循环血管的调节：

1）低氧和二氧化碳分压升高，可引起肺血管收缩。

2）血管活性物质对肺血管的调节：肾上腺素、去甲肾上腺素、血管升压素、血管紧张素Ⅱ等能使肺循环的微动脉收缩；组胺、5-HT等可使肺循环的微静脉收缩；ACh和异丙肾上腺素则可使肺血管舒张。

3．脑循坏：

（1）脑循环的特点：血流量大（约占心输出量的15％），变化小。整个脑的耗氧量多（约占全身耗氧量的20％）。脑各部分血流量与该部分脑组织的活动程度有关。

（2）脑血流量的调节：

1）脑血流量的自身调节：当平均动脉压在8.00～18.62kPa（60～140mmHg）范围内变动时，通过脑血管的自身调节机制可使脑血流量保持相对稳定。

2）体液调节：影响脑血管舒缩活动的最重要因素是脑组织局部的化学环境。当血液 P_{CO_2} 升高或 P_{O_2} 降低时，脑的阻力血管舒张，脑血流量增加。

虽然脑血管也接受交感、副交感神经支配，但神经因素在脑血管活动调节中作用不明显。

（3）血-脑脊液屏障和血-脑屏障：

1）血-脑脊液屏障：血-脑脊液屏障的基础是无孔毛细血管壁和脉络丛细胞中运输各种物质的特殊载体系统。血-脑脊液屏障对不同物质通透性不同，如 O_2 和 CO_2 等脂溶性物质很易通过屏障，而许多离子的通透性较低。

2）血-脑屏障：毛细血管的内皮、基膜和星状胶质细胞的血管周足等结构可能是血-脑屏障的形态学基础。脂溶性物质如 O_2、CO_2、乙醇及某些麻醉药易于通过血-脑屏障，而青霉素、胆盐、H^+、HCO_3^- 和非脂溶性物质则不易透入脑组织。

血-脑脊液屏障和血-脑屏障的存在，对于保持脑组织周围稳定的化学环境和防止血液中有害物质侵入脑内具有重要意义。

【复习思考题】

1. 冠脉血流有哪些特点？
2. 简述冠脉血流量的调节。
3. 肺循环的阻力和血压有何特点？
4. 肺循环血管受哪些因素调节？
5. 何谓血-脑脊液屏障，有何生理意义？

【参考文献】

1. 张镜如主编. 生理学. 第4版. 北京：人民卫生出版社，1996
2. 施雪筠主编. 生理学. 第6版. 上海：上海科学技术出版社，1995
3. 姚泰主编. 生理学（七年制规划教材）. 北京：人民卫生出版社，2001

【目的要求】

　　1. 掌握肺通气、呼吸气体的交换及呼吸运动的调节。
　　2. 熟悉气体在血液中的运输形式。
　　3. 了解呼吸道和肺泡的主要功能及肺的非呼吸功能。

【自学课时】

　　7 学时。

　　呼吸指机体与外界环境之间进行气体交换的过程。通过呼吸，机体不断从外环境中摄取 O_2，同时不断排出 CO_2，以确保新陈代谢过程的正常进行和内环境的相对恒定。一旦呼吸停止，生命也将终止。

　　呼吸的全过程由以下三个连续的环节组成（图 5-1）：

　　（1）外呼吸：指在肺部实现的外环境与血液间的气体交换过程，它包括肺通气和肺泡气体交换。

　　（2）气体在血液中的运输。

　　（3）内呼吸：指细胞通过组织液与血液间的气体交换过程，亦称组织气体交换。有时也将细胞内氧化过程包括在内。

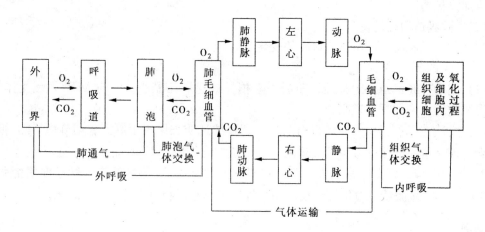

图 5-1　呼吸的全过程

可见呼吸功能不单靠呼吸系统来完成，还需要血液循环的协调配合。

第一节　肺通气

肺通气指气体经呼吸道出入于肺的过程。实现肺通气的器官包括呼吸道、肺泡和胸廓等。呼吸道是气体进出肺泡的通道；肺泡是吸入气体与血液之间进行气体交换的场所；胸廓的节律性扩大和缩小则是实现肺通气的动力。

一、呼吸道的功能特征及调节

临床上将鼻、咽、喉称为上呼吸道。气管、支气管及其在肺内的多级分支称为下呼吸道，自呼吸性细支气管以下具有气体交换功能。肺泡囊是呼吸道分支的最后一级，每个肺泡囊由若干个肺泡组成。

（一）呼吸道的主要功能

1. 通气功能：是呼吸道的主要功能。它不仅作为简单的呼吸通道，还通过调节呼吸道阻力影响进出肺的气体量和呼吸功。

2. 加温和湿润作用：主要在上呼吸道完成。由于鼻、咽部黏膜血流丰富，并有黏液腺分泌黏液，故对吸入气有加温、加湿作用。此作用对肺组织具有保护意义。

3. 防御作用：

（1）鼻毛、鼻甲对异物有阻挡作用。

（2）呼吸道分泌的黏液加上上皮细胞的纤毛运动，可将异物黏着并排出体外。

（3）巨噬细胞可吞噬异物。

（4）免疫球蛋白有抗感染作用。

（5）鼻黏膜受刺激引起的喷嚏反射和喉、气管、支气管黏膜受刺激引起的咳嗽反射具有保护意义。

临床上，气管切开患者由于缺乏对吸入气的加温、加湿和净化作用，故易导致肺部感染，应加强护理。

（二）呼吸道口径的调节

呼吸道平滑肌的舒缩可影响口径的变化。

1. 神经调节：

（1）迷走神经：当迷走神经兴奋时，末梢释放递质乙酰胆碱，与 M 型胆碱受体结合，使平滑肌收缩，增加呼吸道阻力。

（2）交感神经：当交感神经兴奋时，末梢释放递质去甲肾上腺素，与 β_2 型肾上腺素受体结合，使平滑肌舒张，减少呼吸道阻力，但正常时作用较小。

2. 体液调节：肾上腺素、去甲肾上腺素、前列腺素 E_2 等可使支气管平滑肌舒张。组胺、5-羟色胺、缓激肽、过敏性慢反应物质等，可引起呼吸道平滑肌强烈收缩。

二、肺泡

（一）肺泡

肺泡大小不一，数量甚多，总面积可达 $50\sim100m^2$。肺泡内壁由单层上皮细胞构成，肺泡上皮细胞主要有两型：Ⅰ型细胞为扁平上皮细胞，构成肺泡的内表面层；Ⅱ型细胞为分肺泡与肺泡间为肺泡隔，隔内有毛细血管网、弹力纤维及少量胶原纤维、网状纤维等，使肺泡具有一定的弹性。

泌上皮细胞，呈立方形，分散在Ⅰ型细胞之间，具有分泌功能，可分泌肺泡表面活性物质。

（二）呼吸膜

肺泡与肺毛细血管血液间气体分子进行交换所通过的组织结构，称为呼吸膜。在电镜下，呼吸膜自肺毛细血管向肺泡，依次为毛细血管内皮细胞、毛细血管基膜、间质、肺泡上皮基膜、肺泡上皮细胞和含肺泡表面活性物质的液体层（图5-2）。

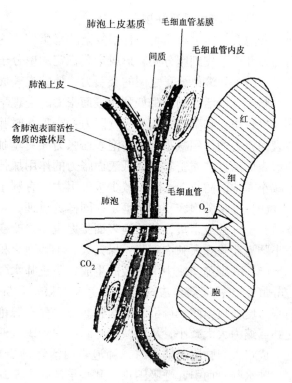

图5-2 呼吸膜结构示意图

呼吸膜是进行肺泡气体交换的重要场所，有很强的通透性，平均厚度不到1μm。当呼吸膜发生病变时，会严重影响气体交换。如肺气肿、肺水肿、肺充血等，使呼吸膜交换面积减少或呼吸膜变厚，均可导致气体交换减少。

（三）肺泡表面张力与肺泡回缩力

肺泡内液-气界面上，液体分子之间存在的吸引力所产生的表面张力，是使肺泡表面积缩小的主要原因。根据 Laplace 定律，肺泡回缩力（P）与肺泡表面张力（T）成正比，而与肺泡的半径（r）成反比，即：

$$P = 2T/r$$

如果 T 不变，则 r 越小，P 越大；r 越大，P 越小。由于肺泡回缩力的存在，必将产生一系列问题：①如果 T 不变，在呼气时，由于肺泡变小，回缩力增大，将引起肺不张；②在大、小相连通的肺泡内，可因小肺泡的回缩力大，而大肺泡的回缩力小，致使小肺泡内气体挤入大肺泡，因而小肺泡塌陷，大肺泡膨胀（图5-3）；③由于肺泡回缩力存在，还可能对肺间质起抽吸作用，使其内静水压降低，组织液生成增多，导致肺间质和肺泡腔内水分潴留，引起肺水肿。

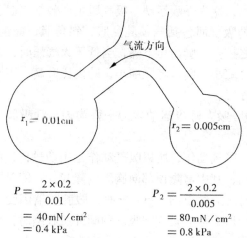

$$P = \frac{2 \times 0.2}{0.01}$$
$$= 40\,mN/cm^2$$
$$= 0.4\,kPa$$

$$P_2 = \frac{2 \times 0.2}{0.005}$$
$$= 80\,mN/cm^2$$
$$= 0.8\,kPa$$

图5-3 大、小相连通的肺泡间气流方向示意图

假定两个肺泡上的表面张力均为0 2mN/cm

P 为肺泡回缩力

（四）肺泡表面活性物质

肺泡表面活性物质是一种很复杂的脂蛋白，主要化学成分为二软脂酰卵磷脂（DPPC）。由肺泡Ⅱ型上皮细胞分泌，形成十分稳定的单分子层覆盖在肺泡液体层表面，并稀释了液体分子，减少了液体分子之间的吸引力，使肺泡表面张力降低至原来的 $1/4 \sim 1/7$。

肺泡表面活性物质降低肺泡表面张力的生理学意义有：

（1）防止肺萎陷，减少吸气阻力：当吸气时肺泡扩大，肺泡表面活性物质分散，降低肺泡表面张力的作用减小，即肺泡表面张力相对增加，肺泡回缩力也增大；呼气时肺泡缩小，肺泡表面活性物质密集，降低表面张力的作用加强，即肺泡表面张力相对减小，肺泡回缩力也减小，从而防止肺萎陷，减少吸气阻力，有利于肺泡扩张。

（2）维持肺泡容积相对恒定：同样的道理，在大、小连通的肺泡中，由于肺泡表面活性物质分子分散或密集，使肺泡表面张力也随之改变，缓冲了大、小肺泡中回缩力的变化，防止小肺泡萎陷和大肺泡膨胀，保证大、小肺泡容积的相对稳定。

（3）减少肺间质中组织液的生成，防止肺水肿发生：肺泡毛细血管血压平均为 0.93kPa（7mmHg），血浆胶体渗透压平均为 3.33kPa（25mmHg），故肺泡内没有液体聚积。肺泡表面张力使肺泡回缩，可引起肺水肿。由于存在肺泡表面活性物质，它能降低肺泡表面张力，使肺回缩力大大减小，从而减少肺间质中组织液的生成量，防止肺水肿的发生。

成年人当肺组织缺血时，肺泡表面活性物质减少，肺泡回缩力增加，有可能出现肺不张、肺水肿，而引起呼吸困难。某些早产儿由于缺乏肺泡表面活性物质而致肺不张、呼吸困难，临床称之为呼吸窘迫综合征。

三、肺通气动力

气体进出肺取决于两方面因素相互作用：一是推动气体流动的动力，一是阻止其流动的阻力，通气动力大于通气阻力，才能实现肺通气。肺通气的原动力是呼吸运动。

（一）呼吸运动

呼吸肌收缩、舒张所造成的胸廓扩大和缩小，称为呼吸运动。吸气肌主要包括膈肌和肋间外肌；呼气肌主要包括肋间内肌和腹肌。辅助吸气肌包括胸锁乳突肌、斜角肌、前锯肌、背阔肌等。当吸气肌收缩时，胸廓扩大，肺随之扩张，肺内压下降，当低于大气压时，则空气进入肺，称为吸气；反之，吸气肌舒张，胸廓缩小，肺也随之缩小，肺内压升高，当高于大气压时，肺内气体顺此压差排出体外，称为呼气。

1. 平静呼吸：安静状态下的呼吸称为平静呼吸。呼吸运动较为平稳均匀，呼吸频率为 $12 \sim 18$ 次/min。

（1）平静吸气：只有吸气肌收缩时，才发生吸气动作，所以吸气动作是主动过程，由膈肌和肋间外肌收缩引起。膈肌位于胸、腹腔之间，其中穹隆顶部向胸腔内隆起，收缩时隆起部分下移，使胸廓上下径扩大，完成平静呼吸时总通气量的 4/5。此时，腹腔脏器因受压而使腹壁隆起，因此，由膈肌舒缩引起的呼吸运动形式称为腹式呼吸。肋间外肌收缩时，使斜向前向下的肋骨和胸骨上提，同时肋骨稍向外旋，增加胸廓的前后径、左右径。由肋间外肌舒缩为主的呼吸运动形式称为胸式呼吸。正常情况下，人体多为混合式呼吸。但当胸部或腹部活动受限时，可单独出现一种呼吸类型。一般小儿常以腹式呼吸为主；妊娠后期则以胸式呼吸为主。

（2）平静呼气：平静呼气为被动过程，由于膈肌和肋间外肌舒张，腹腔脏器回位而膈肌上升，肋骨因重力作用而下移，胸廓随之缩小。

2. 用力呼吸：机体活动时，或吸入气中 CO_2 含量增加、O_2 减少时，呼吸加深加快，称为深呼吸或用力呼吸。用力呼吸时，吸气和呼气动作均为主动过程。吸气除膈肌和肋间外肌收缩外，吸气辅助肌也参与收缩活动。呼气时，有肋间内肌、腹部肌肉参与收缩。

（二）肺内压

1. 平静呼吸时的肺内压改变：肺内压指肺泡内的压力。吸气初期，肺随胸廓扩大而扩大，肺内压低于大气压，在平静吸气时低 0.13～0.27kPa（1～2mmHg），空气在此压差推动下进入肺泡，至吸气末期，肺内压与大气压达到相等。呼气初期，肺内容积减小，肺内压高于大气压，在平静呼气时高 0.13～0.27kPa（1～2mmHg），肺内气体流向外界，至呼气末期，肺内压又与大气压相等（图5-4）。临床上，人工呼吸的原理就是用人工的方法造成肺泡与外界压力差的周期性变化，以维持肺的通气功能。

2. 用力呼吸时肺内压的改变：用力吸气时，肺容积明显增大，肺内压显著下降，可达 −10.7kPa（−80mmHg），促使大量气体吸入。

用力呼气时，肺容积明显减小，肺内压显著升高，可达 8～18kPa（60～135mmHg），促使大量气体呼出。

（三）胸膜腔内压

胸膜腔指脏胸膜与壁胸膜间密闭的潜在腔隙。腔内没有空气而仅存少量液体，它使两层胸膜紧贴在一起，只能沿水平方向滑动而不能垂直分开，从而保证在呼吸运动中，肺随胸廓运动而被动扩大或缩小。

1. 胸膜腔内压测定：胸膜腔内压力可用连有水检压计的注射针头插入胸膜腔内直接测定，也可用气囊测定下 1/3 食管内压来间接反映（因食管位于胸腔内，平时又是关闭的）。在平静呼吸的全过程中，胸膜腔内压都低于大气压（图5-4）。以大气压为零，则胸膜腔内为负压，习惯称之为胸内负压。在平静呼气末胸膜腔内压为 −0.40～−0.67kPa（−3～−5mmHg），平静吸气末为 −0.67～−1.33kPa（−5～−10mmHg）。若紧闭声门，用力呼气，则胸膜腔内压可升高到 +14.67kPa（+110mmHg），变成正值。

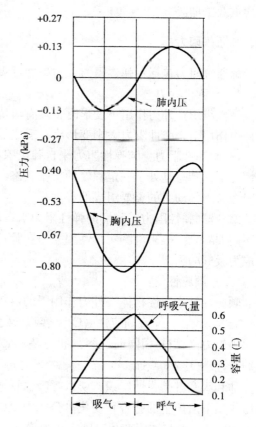

图5-4　平静呼吸时肺内压、胸膜腔内压和呼吸气量的变化

2. 胸内负压成因：胸内负压是出生后形成的。当婴儿一出生第一次呼吸，气体进入肺后，肺被动扩张，具有回缩倾向的肺随之产生回缩力，使胸膜腔内开始产生负压。以后，在发育过程中，胸廓发育的速度大于肺发育的速度，肺被牵拉得更大，回缩力也更大，使胸内

负压也随之增加。

在吸气或呼气末，肺内压等于大气压，此压力通过肺作用于胸膜腔，似应使胸膜腔内压也等于大气压，但由于肺回缩力的方向与大气压作用的方向相反，因此抵消了一部分作用于胸膜腔的压力，使其低于大气压，即：胸膜腔内压＝肺内压（大气压）－肺回缩力，以大气压值为零，则胸膜腔内压为负肺回缩力。由此可见，胸膜腔内压是由肺回缩力造成的。实验证实，平静呼吸时，肺弹性回缩力约占回缩力的 1/3，表面张力所造成的回缩力占 2/3。

3. 胸内负压的生理意义：

（1）使肺和小气道维持扩张状态，不致因回缩力而使肺完全塌陷。

（2）有助于静脉血和淋巴的回流。位于胸腔内的腔静脉、胸导管等由于管壁薄，胸内负压可使其被动扩张，管内压下降，有利于回流。

当胸膜腔的密闭性遭到破坏时，空气进入胸膜腔，形成气胸。气胸时，肺将因回缩力而塌陷，严重影响通气功能；胸腔大静脉和淋巴回流也将受阻，甚至因呼吸、循环功能严重障碍而危及生命。

四、肺通气阻力

肺通气阻力包括：弹性阻力（占平静呼吸时总阻力的 70%）和非弹性阻力。

（一）弹性阻力

弹性组织在外力作用下变形时，具有对抗变形和回位的力量，称为弹性阻力。在同样大小外力作用下，弹性阻力大则变形小；反之，弹性阻力小则变形大。

1. 肺弹性阻力：肺弹性阻力来自肺组织的弹性成分和肺泡内层液体的表面张力。在正常情况下，肺总是处于一定程度的扩张状态，故总是表现有回缩力。肺的弹性阻力始终是吸气阻力和呼气动力的重要组成部分。

2. 胸廓弹性阻力：胸廓的弹性阻力来自胸廓的弹性组织，它的作用方向视胸廓扩大程度不同而异。一般来说胸廓弹性回缩力在肺总容量 67% 以下时，为吸气的动力；＞67% 时，才成为吸气的阻力。

（二）顺应性

顺应性是指弹性物体在外力作用下的可扩张性，顺应性是弹性阻力的倒数。即：

$$顺应性（C）＝容积变化（\Delta V）/压力变化（\Delta P）$$

当外力（ΔP）相同时，容易扩张者（ΔV_1）顺应性大；反之，不容易扩张者（ΔV_2）则顺应性小（图 5-5）。

肺和胸廓都是弹性组织，所以呼吸器官的弹性阻力来自肺和胸廓。肺顺应性指在一定跨肺压作用下所产生的肺容积变化。公式中 ΔP 指跨肺压变化，即肺内压与胸膜腔内压压力差的变化；ΔV 指跨肺压变化时肺容积的变化。临床上，肺顺应性可因肺充血、肺不张、肺水肿等病变和肺泡表面活性物质减少而降低，患者肺扩张性降低。胸廓顺应性指在单位跨壁压作用下胸腔容积的变化。公式中 ΔP 指跨胸壁压变化，即胸壁外大气压与胸膜腔内压之差的变化；ΔV 是跨胸壁压改变下胸腔容积的变化。胸廓顺应性可因肥胖、胸廓畸形、胸膜增厚等而降低。

（三）非弹性阻力

非弹性阻力包括呼吸道阻力、惯性阻力和黏滞阻力。正常情况下，后两种阻力较小，可忽略不计，呼吸道阻力占80%~90%，它指气流通过呼吸道时，气体分子之间的摩擦力。正常人平静呼吸时，总呼吸道阻力为0.1~0.3kPa/(L·s)[0.75~2.25mmHg/(L·s)]，L·s表示单位时间内气体流量。呼吸道阻力主要发生在直径2mm细支气管以上的部位。气体的流速、流动形式、密度、黏滞度和呼吸道的口径、长度、光滑与否等因素，都影响呼吸道阻力。流速快，阻力大；流速慢，阻力小。湍流阻力大；层流阻力小。流速太快、管腔不规则容易发生湍流，增加呼吸道阻力。

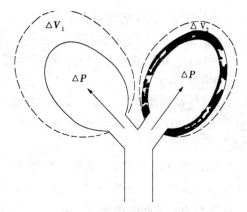

图5-5 肺顺应性示意图

呼吸道口径是一易变因素，呼吸道平滑肌的舒缩、呼吸道内外两侧的压差以及小呼吸道外肺间质内弹性成分的牵引力量，都可改变其口径。吸气时呼吸道口径增大，呼气时口径变小，故支气管哮喘患者的呼气比吸气更为困难。

（四）呼吸功

呼吸功是指呼吸肌在呼吸运动中克服弹性阻力和非弹性阻力实现肺通气所做的功。计算方法是单位时间内压力变化乘以容积的变化，单位为J。平静呼吸时呼吸功为2.94~5.88J，占全身耗能总量的3%，故呼吸功很小。剧烈运动时，由于肺通气量增大，呼吸的能量消耗也增多。如果达到同样通气量，呼吸功增大者表示通气阻力增加。在神经系统调节下，机体倾向于以最小的呼吸功完成最佳的通气效率。

五、肺容量

肺容量指肺容纳的气量。在呼吸运动中，肺容量随出入肺的气体量而变化，用肺量计可测知其组成（图5-6）。

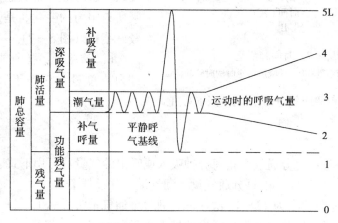

图5-6 肺容量的组成

1. 潮气量：每次呼吸时吸入或呼出的气量，似潮汐涨落，故名潮气量。平静呼吸时，为0.4~0.6L。其量的多少与年龄、性别、运动量及情绪等因素有关。运动时，潮气量将增大。

2. 补吸气量和深吸气量：平静吸气末，再尽力吸入的气量称为补吸气量。正常成年人为 1.5~2.0L。补吸气量加潮气量为深吸气量，是衡量最大通气潜力的一个重要指标。

3. 补呼气量：平静呼气末，再尽力呼出的气量称为补呼气量。正常成年人为 0.9~1.2L。

4. 残气量和功能残气量：残气量指最大呼气末存留于肺内的气量。正常成年男性约为 1.5L，女性约为 1.0L。功能残气量指平静呼气末肺内存留的气量，即补呼气量和残气量之和。

功能残气量代表了吸气肌处于松弛状态时的肺容量，它对每次呼吸时肺泡内 P_{O_2} 和 P_{CO_2} 变化起着缓冲作用。在吸气时，肺泡内 P_{O_2} 不致突然升得太高，P_{O_2} 不致降得太低；呼气时，肺泡内 P_{O_2} 不致降得太低，P_{CO_2} 不致升得太高；这样肺泡气和动脉血中 P_{O_2} 和 P_{CO_2} 不会随呼吸发生大幅度波动，有利于在呼吸运动过程中保持气体交换的持续进行。肺弹性降低、呼吸道狭窄致通气阻力增大等都可使功能残气量增加。

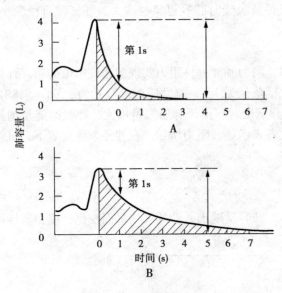

图 5-7 时间肺活量
A. 正常的时间肺活量；B. 呼吸道狭窄时的时间肺活量

5. 肺活量和时间肺活量：肺活量指在最大吸气后，用力呼气所能呼出的气量。它是补吸气量、潮气量和补呼气量三者之和。正常成年男性平均约为 3.5L，女性约为 2.5L。肺活量可反映一次呼吸的最大通气量，同一个体重复性好，误差不超过 5%。时间肺活量是指在最大吸气后，以最快速度呼气，分别记录第 1、2、3s 末所呼气体量占肺活量的百分数。正常成年人第 1、2、3s 末分别为 83%、96%、99%。时间肺活量是一项动态指标，不仅反映一次呼吸的最大通气量，而且反映呼吸所遇阻力的变化，是评价肺通气功能的较好指标（图 5-7）。

6. 肺总量：肺所能容纳的最大气量，即为肺总量，它等于肺活量与残气量之和。正常成年男性平均约 5.0L，女性约 3.5L。

六、肺的通气量

1. 每分通气量：每分通气量指每分钟吸入或呼出的气量。可用下式表示：

$$每分通气量 = 潮气量 \times 呼吸频率$$

正常成年人呼吸频率为 12~18 次/min，故每分通气量为 6~8L。

2. 最大通气量：每分钟吸入或呼出的最大气量称为最大通气量。一般由被试者做最深最快呼吸 15s，所得呼出气体总量乘以 4 即是。正常成年人为 70~120L/min。最大通气量是通气功能全部发挥出来所达到的通气量，可判断呼吸功能的潜在能力，是估计一个人能进行多大运动量的生理指标。通气储备量百分比可以显示通气功能的储备能力：正常值≥93%。

3. 肺泡通气量：

（1）无效腔：

1）解剖无效腔：从上呼吸道至呼吸细支气管以前的呼吸道，因无换气功能，故称为解剖无效腔，成年人容量约0.15L。

2）肺泡无效腔：当机体直立时，肺叶顶部有一些肺泡常得不到足够血液供应，不能充分进行气体交换，因而称为肺泡无效腔。

3）生理无效腔：解剖无效腔加上肺泡无效腔则为生理无效腔。正常人平卧时肺泡无效腔容积不大，故生理无效腔与解剖无效腔几乎相等。当肺动脉部分栓塞时，肺泡无效腔增大，则生理无效腔大于解剖无效腔，将会影响气体交换。

（2）肺泡通气量：由于无效腔的存在，每次吸气能进行气体交换的新鲜气体量等于潮气量减去无效腔气量。因此从气体交换的角度考虑，真正有效的通气量是肺泡通气量。肺泡通气量指每分钟吸入肺泡或由肺泡呼出的气量，由下式表示：

$$肺泡通气量＝（潮气量－无效腔气量）×呼吸频率$$

如果某人潮气量为0.5L，解剖无效腔气量为0.15L，则每次吸入肺泡的新鲜空气是0.35L，若呼吸频率为12次/min，则肺泡通气量为4.2L/min。

当潮气量减半而呼吸频率加倍或呼吸频率减半而潮气量加倍时，每分通气量不变，但肺泡通气量则发生很大变化（表5－1）。可见浅快呼吸时的肺泡通气量比深慢呼吸时明显减少。故从气体交换的效果看，浅快呼吸对机体不利，适当深而慢的呼吸，肺泡通气量加大，有利于气体交换。

表5－1　不同呼吸频率和潮气量时的每分通气量和肺泡通气量

呼吸频率（次/min）	潮气量（L）	每分通气量（L/min）	肺泡通气量（L/min）
16	0.5	8.0	5.6
8	1.0	8.0	6.8
32	0.25	8.0	3.2

第二节　呼吸气体的交换

肺通气使肺泡气不断更新，保持了肺泡气 P_{O_2}、P_{CO_2} 的相对稳定，这是气体交换得以顺利进行的前提。呼吸气体的交换包括肺泡气体交换和组织气体交换，这两处换气的原理都是通过扩散来实现的。

一、气体交换原理

气体交换通过扩散方式实现。气体分压差是气体交换的动力，即气体分子从分压高的一侧向分压低的一侧扩散。

（一）分压与张力

分压指混合气体中，各组成气体所具有的压力。它不受其他气体或其分压的影响，在温度恒定时，气体分压只决定于它自身的浓度，混合气的总压力等于各气体分压之和。空气是混合气体，它主要由 O_2、CO_2、N_2 等气体组成，各种气体在大气压中所具有的压力，就是分压，可用该气体在总气体中所占的容积百分比来计算。如空气的总压力为 101.3kPa（760mmHg），O_2 占 29.9%，则氧分压（P_{O_2}）为 $101.3 \times 20.9\% = 21.17kPa$（159mmHg）；二氧化碳分压（$P_{CO_2}$）为 $101.3 \times 0.04\% = 0.04kPa$（0.3mmHg）。

当气体与液体表面接触时，气体分子不断溶解于液体，而溶解的气体分子又不断从液体中逸出。溶解的气体分子从溶液中逸出的力，称为气体张力，亦即该气体在液体中的分压。若液面气体分压高于液体中该气体张力，则气体继续进入液体，直至平衡为止；若液体内气体张力大于液面该气体的分压，则气体自液体内逸出，也达到平衡为止。在平衡状态时，液体内气体的张力等于液面该气体的分压。

1. 呼吸气和人体不同部位气体的分压：吸入的空气在呼吸道内被水蒸气所饱和，其分压已不同于大气。呼出气由无效腔的吸入气和肺泡气混合而成。表 5-2 示呼吸气和人体不同部位气体的分压。

表 5-2　海平面各气体的容积百分比（%）和分压 [kPa（mmHg）]

气体	大气		吸入气		呼出气		肺泡气	
	容积百分比	分压	容积百分比	分压	容积百分比	分压	容积百分比	分压
O_2	20.84	21.15 (159.0)	19.67	19.86 (149.3)	15.7	15.96 (120.0)	13.6	13.83 (104.0)
CO_2	0.04	0.04 (0.3)	0.04	0.04 (0.3)	3.6	3.59 (27.0)	5.3	5.32 (40.0)
N_2	78.62	79.40 (597.0)	74.09	74.93 (563.4)	74.5	75.28 (566.0)	74.9	75.68 (569.0)
H_2O	0.50	0.49 (3.7)	6.20	6.25 (47)	6.20	6.25 (47)	6.20	6.25 (47)
合计	100.0	101.08 (760)	100.0	101.08 (760)	100.0	101.08 (760)	100.0	101.08 (760)

N_2 在呼吸过程中并无增减，只是因 O_2 和 CO_2 百分比的改变，使 N_2 的百分比发生相对改变。

2. 肺泡气、血液及组织中 P_{O_2} 和 P_{CO_2}：肺泡中 P_{O_2} 和 P_{CO_2} 随呼吸过程的变化有轻微波动。表 5-3 示肺泡气、血液及组织内平均 P_{O_2} 和 P_{CO_2} 值。

表 5-3　血液及组织中气体的分压 [kPa（mmHg）]

分压	动脉血	静脉血	组织
P_{O_2}	12.9～13.3 (97～100)	5.32 (40)	4 (30)
P_{CO_2}	5.32 (40)	6.12 (46)	6.65 (50)

由表中数值可见，肺泡气、血液和组织内 P_{O_2} 和 P_{CO_2} 各不相同，存在着分压差，这就是气体扩散进行交换的动力。

（二）气体扩散速率

它指单位时间内气体扩散的容量，受很多因素影响，其关系式是肺泡气体交换发生在气相与液相之间，所以扩散速率和气体的溶解度成正比，即溶解度大的扩散快，溶解度小的扩散慢。一个大气压下，在38℃时，O_2 和 CO_2 在血浆中的溶解度分别为 $2.14mL/100mL$ 和 $51.5mL/100mL$，CO_2 溶解度是 O_2 的 24 倍。

质量轻的气体扩散快，扩散速率与气体分子量的平方根呈反比关系。O_2 和 CO_2 分子质量的平方根之比为 $1:1.17$。如果分压差相等，加上上述 O_2 和 CO_2 的溶解度差别，则 CO_2 的扩散速率比 O_2 快 21 倍。但在肺部，O_2 分压差（$13.32-5.32=8.0kPa$）是 CO_2 分压差（$6.12-5.32=0.8kPa$）的 10 倍，则 CO_2 的扩散速率只是 O_2 的 2.1 倍。

二、气体交换的过程

（一）肺泡气体交换

由表5-2气体分压数值可知，在肺泡与肺毛细血管起始端之间 P_{O_2} 差值为 $13.6\sim5.33=8.27kPa$（62mmHg），使 O_2 自肺泡扩散入血；而 P_{CO_2} 差值仅有 $6.13-5.33=0.8kPa$（6mmHg），使 CO_2 自肺毛细血管向肺泡扩散，推动 O_2 扩散的分压差要比推动 CO_2 扩散的分压差大 10 倍左右。经此交换后，肺毛细血管中的静脉血变成了含 O_2 增多、含 CO_2 减少的动脉血（图5-8）。

（二）组织气体交换

由于细胞代谢过程不断消耗 O_2、产生 CO_2，故组织液内 P_{O_2} 低于动脉血，而 P_{CO_2} 高于动脉血。在组织毛细血管起始端推动 O_2 由血液向组织液扩散的分压差为 $9.33kPa$（70mmHg），使 CO_2 由组织液向血液扩散的分压差为 $1.34kPa$（10mmHg）（表5-3）。经此气体交换后，体毛细血管中的动脉血变成了静脉血（图5-8）。

总之，肺循环毛细血管中的血液不断从肺泡获得 O_2，放出 CO_2；而体循环毛细血管的血液则不断从组织获得 CO_2，放出 O_2。

三、影响肺泡气体交换的因素

气体在肺泡内交换的顺利与否，通常用肺扩散容量来表示。它指气体在 $0.133kPa$（1mmHg）分压差作用下，每分钟通过呼吸膜扩散的气体总量，是测定呼吸气通过呼吸膜能力的一项指标。正常成年人安静时，O_2 扩散容量平均为每分钟 $150mL/kPa$（$1.13L/mmHg$），CO_2 扩散容量比 O_2 大。

肺扩散容量可因年龄、性别、体位、健康情况不同而异。在病理情况下，如肺部疾患、通气、血流分布不匀或呼吸膜面积减少、呼吸膜增厚等都会使肺扩散容量减少。

影响肺泡气体交换的因素除前已提及的分压差、溶解度、分子质量等之外，还有呼吸膜及通气/血流比值。

（一）呼吸膜

1. 呼吸膜扩散面积：正常肺有 3 亿左右个肺泡，据估计呼吸膜总面积 $50\sim100m^2$。静息状态下，血液通过肺毛细血管的时间约 $0.75s$。右心室每搏输出量为 60mL，均匀分布在

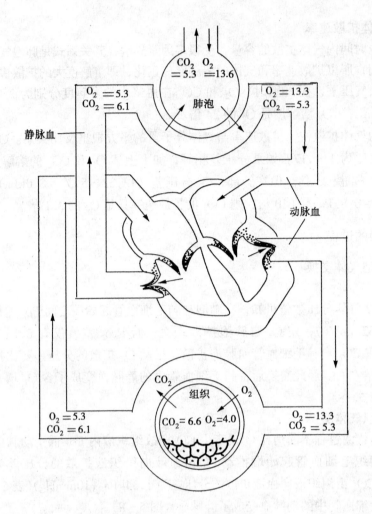

图 5-8 气体交换示意图

数字单位: kPa

如此广大的面积上，形成很薄的液体层，使气体能迅速进行交换。O_2 的扩散在肺毛细血管全长的 1/3 时就已基本完成，有巨大的储备能力。肺不张、肺实变、肺气肿、肺毛细血管关闭和堵塞使呼吸膜面积减少，则气体交换量减少。

2. 呼吸膜厚度：正常呼吸膜厚度不到 $1\mu m$，故气体分子能迅速通过呼吸膜进行扩散。若因病变如肺纤维化、肺水肿使呼吸膜增厚时，气体扩散距离增加，则扩散速率减慢，扩散量减少。

(二) 通气/血流比值

通气/血流比值指肺泡通气量 ($\dot{V}_A$) 与每分钟肺血流量 (Q) 的比值。正常人安静时肺泡通气量约为 4.2L/min，心输出量(右心输出量也就是肺血流量)约为 5L/min，则通气/血流比值 ($\dot{V}_A/Q$) 为 0.84，此种匹配最为合适，也即流经肺的混合静脉血能较充分地进行气体交换，变成动脉血。如果 $\dot{V}_A/Q$ 增大，说明通气过度或血流减少，表示有部分肺泡气不能与血液充分进行气体交换，使生理无效腔增大。

如果因通气不良或血流过多，导致 $\dot{V}_A/Q$ 减少时，则表明有部分静脉血未经充分气体交换而混入动脉血中，如同发生动静脉短路一样。

正常人在直立时，由于重力作用，肺各个局部的通气和血流分布不均匀。肺尖部的通气/血流比值可增大到 3.3，而肺底部该比值降低为 0.63（图 5-9）。

人体运动时，肺泡通气量和肺血流量都增加，但以肺泡通气量增加明显，故通气/血流比值加大。正常人肺泡通气和肺血流之间存在着自身调节，如肺某部位通气减少时，由于 P_{O_2} 降低，可导致该部位肺血管收缩，相应减少肺血流量，使通气/血流比值相对稳定，以利气体交换的有效进行。

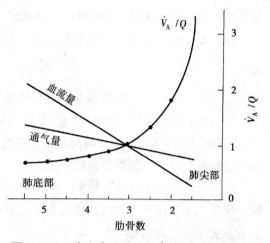

图 5-9 正常人直立时通气/血流比值的变化

第三节 气体在血液中的运输

从肺泡扩散入血液的 O_2，必须经血液循环运至全身各组织；CO_2 也必须从组织细胞扩散入血液，经血液循环运至肺（图 5-8）。因此，血液循环通过对气体的运输将肺泡气体交换和组织气体交换联系起来。

O_2 和 CO_2 在血循环中的运输都有两种形式，即物理溶解和化学结合，其溶解和结合的量见表 5-2。化学结合是血液中运输 O_2 和 CO_2 的主要形式。物理溶解的运输形式虽然量小，但它是化学结合必须经过的环节，物理溶解和化学结合两种方式处在平衡之中，即：

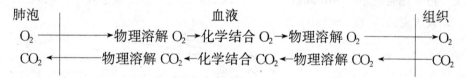

气体物理溶解运输的量与气体的溶解度和分压成正比，与温度成反比。O_2 和 CO_2 在血液中的溶解度是一常数，故物理溶解的量主要决定于气体的分压值，分压高时溶解多，分压低时溶解少。

一、O_2 的运输

动脉血中物理溶解的 O_2 仅占总量的 1.5%，而化学结合的 O_2 占 98.5%。O_2 的化学结合是 O_2 和红细胞中血红蛋白（Hb）的结合。

（一）Hb 与 O_2 的可逆性结合

1. 血红蛋白的分子结构：1 分子 Hb 由 1 个珠蛋白和 4 个血红素组成。每个珠蛋白有 4 条多肽链，每条与 1 个血红素相连接构成血红蛋白单体。所以，Hb 是由 4 个单体构成的四聚体。每个血红素由 4 个吡咯基组成 1 个环，中心为 Fe^{2+}，每一个 Fe^{2+} 能和 1 分子 O_2 进行可逆性结合，因此 1 分子 Hb 可以结合 4 分子 O_2。Fe^{2+} 与 O_2 结合后，铁离子仍保持低铁形式，没有电子数目的变化，故不是氧化作用而称为氧合。Hb 与 O_2 的可逆性结合可表示为：

$$Hb + O_2 \underset{Po_2}{\overset{Po_2}{\rightleftharpoons}} HbO_2$$

上述反应可逆，不需酶催化，反应速度快。当血液流经 Po_2 高的肺部时，Hb 与 O_2 结合，形成氧合血红蛋白（HbO_2）而运输，HbO_2 呈鲜红色，亦即动脉血的颜色。当血液流经 Po_2 低的组织时，HbO_2 迅速解离形成去氧血红蛋白，并释放 O_2，供组织代谢所需，去氧血红蛋白呈紫蓝色，亦即静脉血的颜色。

临床上发绀一般可作为低 O_2 的征兆，若每升血液中含去氧血红蛋白达 50g 以上时，皮肤、甲床、黏膜出现浅蓝色，称为发绀。但一些严重贫血病人，虽严重低 O_2，由于 Hb 总量太少，去氧血红蛋白达不到 50g/L，也不会发生发绀，因此，发绀与低 O_2 并不呈平行关系。Hb 中的 Fe^{2+} 与 CO 结合力比 O_2 大 210 倍，所以在 CO 中毒时，Hb 与 CO 形成 HbCO，而丧失运输 O_2 的能力，出现严重低 O_2 状态，但由于 HbCO 呈樱桃红色，所以病人也不出现发绀。血红蛋白中的 Fe^{2+} 若被氧化为 Fe^{3+}，如亚硝酸盐或苯胺中毒，血红蛋白变成高铁血红蛋白，呈紫蓝色，丧失运输 O_2 的能力，同时也出现发绀。

（二）氧解离曲线

Po_2 与氧饱和度之间的关系曲线称为氧解离曲线（图 5 - 10）。

氧容量指每升血液中，Hb 所能结合的最大 O_2 量。它受 Hb 浓度的影响，若按 1gHb 结合 1.34mL O_2 计算，正常人每升血液中平均含 Hb150g，因此完全饱和时，1L 血中 Hb 约可结合 200mL O_2。氧含量指每升血液中，Hb 实际结合的 O_2 量。它受 Po_2 影响，正常人动脉血中氧含量高于静脉血中氧含量。氧饱和度指氧含量占氧容量的百分比，如氧含量等于氧容量，则氧饱和度为 100%。正常人动脉血氧饱和度为 93%～98%，静脉血氧饱和度为 60%～70%。

Hb 与 O_2 结合的量随 Po_2 高低而改变。以 Po_2 为横坐标，氧饱和度为纵坐标，绘制出的曲线，即氧解离曲线（图 5 - 10）。

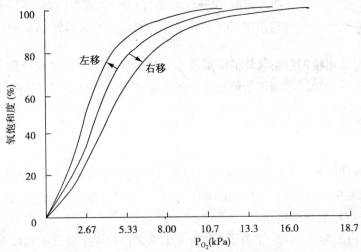

图 5 - 10　氧解离曲线及其位置的变化

1. 氧解离曲线的特点及生理意义：氧解离曲线不是一条直线，而是呈 S 形的曲线。S 形曲线的形成与 Hb 变构效应有关 1 分子 Hb 中的 4 个 Fe^{2+} 可以结合 4 分子 O_2，这 4 个 Fe^{2+} 逐一与 O_2 结合，且互相间有协同效应，即 1 个 Fe^{2+} 与 O_2 结合后，由于 Hb 变构效应，其他 Fe^{2+} 更易与 O_2 结合。反之，当 HbO_2 中的 1 个 O_2 释放出来后，其他几个 O_2 也更易放出，因此，氧解离曲线呈现特殊的 S 形。

(1) 曲线的上段：Po_2 在 8.00～13.30kPa（60～100mmHg）时，曲线坡度小。如 Po_2 从 13.3kPa（100mmHg）降至 10.7kPa（80mmHg），氧饱和度从 97.5% 降至 94.5%，仅减少 3%，这对居住在高原地区或有轻度呼吸功能不全的人很有益处，虽然此时肺泡气中 Po_2 下降，但动脉血中氧饱和度仍较高，使机体能获得较多的 O_2。

(2) 曲线的中段：Po_2 在 5.33～8.00kPa（40～60mmHg）时，曲线坡度较陡，即随着 Po_2 下降，氧饱和度较明显降低，以促进大量 O_2 解离。如静脉血 Po_2 为 5.33kPa（40mmHg），氧饱和度为 75%，按氧容量 200mL／L 计算，则每升静脉血中含 O_2 量约 150mL，亦即当 1L 动脉血通过组织时，有 50mL O_2 释放出来，供组织利用。

(3) 曲线的下段：Po_2 在 1.33～5.33kPa（10～40mmHg）时，曲线坡度最陡，即 Po_2 稍有下降，则氧饱和度急剧下降，HbO_2 解离，放出大量 O_2。这一特点，对组织活动增强、O_2 需要量急剧增加有利。如骨骼肌运动时，组织内 Po_2 可降至 2.67kPa（20mmHg），此时氧饱和度为 35%，每升静脉血中含 O_2 量为 70mL，亦即当 1L 动脉血通过组织时，能放出 130mL O_2，供组织利用，相当于安静时释放 O_2 量的 2.5 倍，可见该段曲线代表了 O_2 储备。

2. 影响氧解离曲线的因素：影响氧解离曲线的因素很多，它们可使曲线位置偏移（图 5－10）。曲线右移，表示在相同 Po_2 下，氧饱和度比正常降低，即 Hb 与 O_2 的亲和力减小，容易释放 O_2；相反，曲线左移，表示在同样 Po_2 下，氧饱和度增加，即 Hb 与 O_2 的亲和力增加，不易放出 O_2。

(1) 酸碱度和 CO_2 的影响：pH 值降低和 Pco_2 升高，都可使 Hb 对 O_2 的亲和力降低，曲线右移；相反，pH 值升高，Pco_2 降低，Hb 对 O_2 的亲和力增加，曲线左移。酸度对 Hb 氧亲和力的这种影响称为波尔效应。波尔效应的机制，与 pH 值改变时 Hb 构型变化有关。酸度增加时，H^+ 与 Hb 多肽链某些氨基酸残基的基团结合，促进盐键形成，促使 Hb 构型变为 T 型，从而降低了对 O_2 的亲和力，曲线右移；酸度降低时，则促使盐键断裂放出 H^+，Hb 变为 R 型，对 O_2 的亲和力增加，曲线左移。Pco_2 的影响，一方面是通过 Pco_2 改变时，pH 值也改变的间接效应，一方面也通过 CO_2 与 Hb 结合而直接影响 Hb 与 O_2 的亲和力，不过后一效应极小。

波尔效应有重要生理意义：当血液流经肺部时，CO_2 从血液中向肺泡扩散，使血液 Pco_2 下降，pH 值升高，Hb 与 O_2 的亲和力增加，促使血液运 O_2；当血液流经组织时，由于组织代谢活动，Pco_2 增高和酸性代谢产物的影响，Hb 与 O_2 的亲和力降低，促使 HbO_2 解离，向组织释放 O_2。

(2) 温度的影响：温度升高可使氧解离曲线右移；反之，温度降低，则曲线左移。温度的这种影响可能与活动度有关。当温度升高时，H^+ 活动度增加；温度降低时，则 H^+ 活动度减少。组织代谢旺盛时，局部温度升高，加上 Pco_2 和酸性代谢产物的增加，均可使曲线右移，促使 HbO_2 解离，放出更多的 O_2，以适应代谢的需要。

（3）2，3 二磷酸甘油酸（2,3-DPG）：是红细胞内的主要磷酸盐。2，3-DPG 增多，可使氧解离曲线右移。在低 O_2 时，红细胞进行无氧酵解，产生较多的 2，3-DPG，促进 HbO_2 解离，使组织在贫血、低 O_2 时能从血液中得到更多的 O_2。

二、CO_2 的运输

（一）CO_2 的运输形式

1. 物理溶解的形式：仅占总量的 6%，绝大部分仍是化学结合的形式。

2. 化学结合的形式：CO_2 化学结合的形式可分为两种：一种是形成碳酸氢盐（$NaHCO_3$、$KHCO_3$），约占总量的 87%；另一是形成氨基甲酸血红蛋白（HbNHCOOH），约占总量的 7%。

（1）碳酸氢盐：是 CO_2 运输的主要形式，在红细胞中生成 $KHCO_3$，在血浆中生成 $NaHCO_3$，其具体过程见图 5-11。

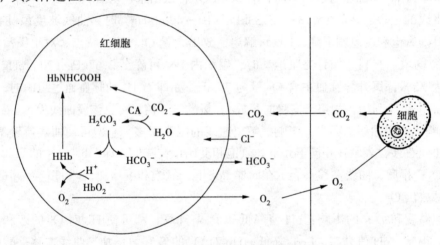

图 5-11 体循环毛细血管中的气体交换
CA：碳酸酐酶

由于 CO_2 和 H_2O 生成 H_2CO_3 的反应需要碳酸酐酶催化，而碳酸酐酶在血浆中极少，在红细胞中含量丰富，所以该反应在红细胞中进行。H_2CO_3 形成后，解离为 H^+ 与 HCO_3^-，由于 CO_2 不断进入红细胞，红细胞中 HCO_3^- 浓度逐渐升高，一部分 HCO_3^- 可顺浓度差向血浆中扩散，HCO_3^- 透出红细胞后，并无正离子随同透出，必定造成电位差，因此在 HCO_3^- 透出红细胞的同时，血浆中 Cl^- 向红细胞中转移，这一现象称为氯离子转移。H_2CO_3 解离出来的 H^+ 必须及时移去，才有利于反应继续进行。Hb 是强有力的缓冲剂，HbO_2 酸性较强，而去氧血红蛋白酸性较弱，易与 H^+ 结合。在组织毛细血管中，H_2CO_3 解离下来的 H^+，在 HbO_2 放出 O_2 后，与去氧血红蛋白结合，形成 HHb。由此可知，H^+ 和 HbO_2 的结合不仅能促进更多的 CO_2 转变为 HCO_3^-，有利于 CO_2 的运输，而且还能促使更多的 O_2 释放，有利于向组织供 O_2。

当血液流经肺时，上述反应向图 5-11 箭头的相反方向进行，同时 HHb 从肺泡中摄取

O_2 形成 HbO_2，由于其酸性较强，释放的 H^+ 有利于与 HCO_3^- 结合而放出 CO_2。

O_2 和 CO_2 的运输不是孤立进行，而是相互影响的。CO_2 影响 O_2 与 Hb 的结合和释放，O_2 与 Hb 的结合也影响 CO_2 的结合和释放。

(2) 氨基甲酸血红蛋白（碳酸血红蛋白）：CO_2 能直接与血红蛋白分子上的自由氨基（—NH_2）结合，形成 HbNHCOOH。这一反应迅速、可逆，不需酶参与，其运输 CO_2 的效率很高，虽然在静脉血中该形式所运 CO_2 量仅占总量的 7%，但在肺排出的 CO_2 总量中，该形式释放的 CO_2 占总量的 20%～30%。

HbNHCOOH 形式的运输主要受氧合作用调节。去氧血红蛋白与 CO_2 结合的能力比 HbO_2 大。所以在组织毛细血管内，HbO_2 放出 O_2 之后，形成去氧血红蛋白，它能生成较多的 HbNHCOOH。当血液流经肺毛细血管时，去氧血红蛋白与 O_2 结合，形成 HbO_2，CO_2 就很容易被解离出来。

（二）CO_2 解离曲线

CO_2 解离曲线指血液中 CO_2 含量与 P_{CO_2} 关系的曲线（图 5-12）。该曲线与氧解离曲线不同，不是 S 形而呈直线，即血液 CO_2 含量与 P_{CO_2} 之间几乎呈线性关系随着 P_{CO_2} 增高，血液中 CO_2 含量也增加。图 5-12 中 A 点代表静脉血，即 P_{O_2} 为 5.33kPa（40mmHg），P_{CO_2} 为 6.13kPa（46mmHg）中的 CO_2 含量，约为 520mL／L；B 点代表动脉血，即 P_{O_2} 为 13.33kPa（100mmHg），P_{CO_2} 为 5.33kPa（40mmHg）中的 CO_2 含量，约为 480mL／L，

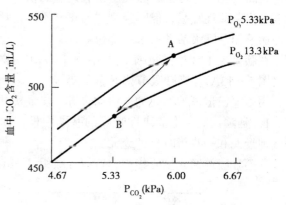

图 5-12　CO_2 解离曲线
A：静脉血　B：动脉血

两者之差为 40mL／L，此即血液流经肺时释放出来的 CO_2 量。

影响 CO_2 解离曲线的主要因素是 Hb 是否被氧合，O_2 与 Hb 结合促使 CO_2 释放，这一效应称为何尔登效应。去氧血红蛋白由于其酸度低，与 H^+ 结合力强，使 CO_2 在两种结合形式运输过程中产生的 H^+ 能及时移去，反应过程不断进行，所以可以结合更多的 CO_2，在同一 P_{CO_2} 下去氧血红蛋白比 HbO_2 含 CO_2 的量多，即静脉血比动脉血 CO_2 的含量高。

第四节　呼吸运动的调节

正常机体的节律性呼吸运动是在各级呼吸中枢相互配合共同调节下进行的。呼吸的深度和频率能随机体活动的水平而改变。当劳动或运动时，代谢增强，呼吸加深加快，摄取更多的 O_2，排出更多的 CO_2，以适应机体代谢的需要。

一、呼吸中枢

广义的呼吸中枢指在中枢神经系统内，产生和调节呼吸运动的神经细胞群。它们分布在脊髓、延髓、脑桥、间脑及大脑皮质，其中以延髓-脑桥最为重要，所以通常所谓呼吸中枢多指延髓-脑桥呼吸中枢。

（一）脊髓

支配吸气肌或是呼气肌的运动神经元均来自脊髓前角，但如果在脊髓与延髓间横断，则呼吸停止（图5-13D）。因此说明脊髓只是联系上位中枢与呼吸肌的中继站和整合某些呼吸反射的初级中枢。

（二）下位脑干

下位脑干包括延髓和脑桥。横断脑干实验证明，延髓和脑桥是呼吸节律产生的主要部位。切断两侧迷走神经，若在脑桥和延髓间横断（图5-13C），保留延髓和脊髓的联系，动物能产生节律性呼吸，但呼吸型式与正常不同，呼吸不规则，常呈喘式呼吸，说明延髓是产生原始节律性呼吸活动的基本部位。

在脑桥上1/3处横断脑干（图5-13B），动物出现长吸式呼吸，在脑桥以上部位横断脑干（图5-13A），则呼吸节律基本不变。

用微电极记录神经元的电活动，进一步证实呼吸中枢的位置。

1. 延髓：是产生节律性呼吸的基本中枢，称为延髓呼吸中枢。延髓中有吸气神经元、呼气神经元和一些跨时相神经元。

延髓呼吸神经元主要集中在背侧呼吸组（DRG）和腹侧呼吸组（VRG）（图5-13）。

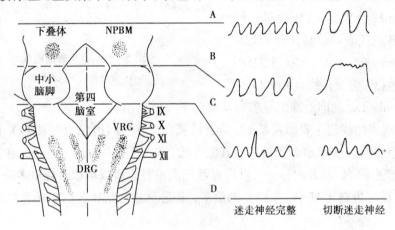

图5-13　脑干呼吸有关核团（左）和在不同平面横切脑干后呼吸的变化（右）示意图
DRG：背侧呼吸组　VRG：腹侧呼吸组　NPBM：臂旁内侧核
A、B、C、D为不同平面横断

背侧呼吸组的呼吸神经元主要集中在孤束核的腹外侧部，多为吸气神经元，支配对侧脊髓的膈运动神经元。腹侧呼吸组的呼吸神经元主要集中在疑核、后疑核和面神经后核附近，疑核呼吸神经元的轴突由同侧舌咽神经和迷走神经传出，支配咽喉部呼吸辅助肌。后疑核的呼吸神经元绝大部分交叉到对侧，支配脊髓肋间内、外肌和腹肌的运动神经元，部分纤维也发出侧支支配腹肌的运动神经元。

2. 脑桥：脑桥上部呼吸神经元主要集中在背外侧部的臂旁内侧核等部位，具有抑制吸气、促使吸气向呼气及时转化，调整呼吸节律的作用，称此为呼吸调整中枢。

（三）呼吸节律的形成

呼吸节律的形成机制尚未完全阐明。近年来比较公认的是回返抑制假说。在平静呼吸时，由于吸气是主动的，而呼气是被动的，认为在延髓有一个吸气活动发生器，即有些吸气神经元自发地产生放电活动，且放电频率逐渐增加，引起吸气。吸气后，通过吸气切断机制，转入呼气。

已有实验资料表明，吸气切断机制可被延髓内的一组吸气神经元、肺牵张感受器和呼吸调整中枢传来的冲动所激活，当达到阈值时，则抑制吸气发生器的活动，使吸气转入呼气，如此周而复始，形成呼吸节律（图5-14）。

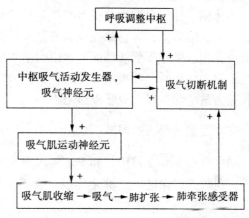

图5-14 呼吸节律形成机制模式图

（四）上位脑对呼吸的调节

呼吸还受脑桥以上部位的影响，如下丘脑、边缘系统、大脑皮质等。

1. 下丘脑：下丘脑是体温调节中枢所在地。当体温过高时，呼吸常变浅变快，以促进散热。这可能是由于血液温度升高，刺激下丘脑体温调节中枢通过脑干各呼吸中枢实现的。

2. 边缘系统：情绪紧张时，呼吸活动可随心血管活动加强而加深加快，此现象可能与边缘系统有关。

3. 大脑皮质：大脑皮质对呼吸运动有明显的调节作用，如人们可以有意识地控制呼吸深度和频率，说话、唱歌、屏气、深呼吸等都必须靠呼吸运动配合。经过训练，呼吸运动也能建立条件反射。

二、肺牵张反射

肺牵张反射是指由肺扩张或缩小所引起的反射性呼吸变化。

1. 肺扩张反射：当肺扩张时能反射地抑制吸气动作而产生呼气，称为肺扩张反射。

2. 肺缩小反射：当肺强烈缩小时，又引起呼气动作的停止而产生吸气，称为肺缩小反射。

肺牵张感受器位于支气管和细支气管的平滑肌中。当吸气时，肺扩张，肺内气体达一定容积时，肺牵张感受器兴奋，发放冲动增加，冲动沿迷走神经传入纤维到达延髓，抑制吸气中枢的活动，促使吸气向呼气转化，最后吸气终止，发生呼气。当呼气时，肺缩小，肺牵张感受器所受刺激减弱，迷走神经传入冲动减少，解除了对吸气中枢的抑制，吸气中枢再次兴奋，产生吸气，从而又开始一个新的呼吸周期。

3. 肺牵张反射的生理意义：肺牵张反射的敏感性有种族差异。人体在平静呼吸时，此反射生理意义不大，只有当潮气量增加至0.8L以上时，该反射才参与呼吸调节，它可使吸气不致过深过长，防止肺过度扩张，促使吸气及时转为呼气。临床上，在肺充血、肺水肿等病理情况下，由于肺顺应性降低，吸气时对呼吸道有较大的机械牵张，此时肺牵张感受器兴奋，发放冲动增加，使呼吸变浅、变快。

三、呼吸肌本体感受性反射

呼吸肌具有肌梭装置，它是呼吸肌的本体感受器，接受肌肉牵张的刺激。当呼吸肌被动拉长成梭内肌纤维收缩时，本体感受器被牵拉而兴奋，传入冲动通过脊神经传至脊髓，反射性使感受器所在的呼吸肌收缩加强。

本体感受性反射在调节正常呼吸运动和呼吸肌负荷改变时自动调节呼吸强度和频率具有重要意义。临床上，为解除癌症患者躯体某部位剧痛，不得不切除与疼痛有关的脊神经根。术后可见相应的呼吸肌活动减弱，说明本体感受性反射的传入冲动参与正常呼吸的调节。当呼吸道阻力增加时，呼吸肌不易缩短，但梭内肌发生收缩，通过本体感受性反射，可使呼吸肌收缩力量增强，以克服呼吸道阻力。

四、化学因素对呼吸的调节

动脉血中 P_{CO_2}、[H^+] 和 P_{O_2} 等因素发生变化时，通过化学感受器影响呼吸运动，从而改变肺通气，以保证这三种化学成分在血液中的相对恒定，并使肺通气能适应机体代谢的需要。

（一）化学感受器

1. 外周化学感受器：指颈动脉体和主动脉体化学感受器，对动脉血中 P_{O_2}、P_{CO_2} 和 [H^+] 的变化敏感。当动脉血中 P_{O_2} 降低，P_{CO_2} 升高或 [H^+] 升高时，该感受器兴奋，传入冲动增加，反射性引起呼吸加深加快和血循环功能的变化。

在呼吸调节中，颈动脉体的作用远较主动脉体重要。

2. 中枢化学感受器：提高脑脊液中 CO_2 和 [H^+]，也能强烈刺激呼吸，提示有中枢化学感受器存在。中枢化学感受器位于延髓腹外侧浅表部位，左右对称，自上而下共有头、中、尾三个化学敏感区（图 5-15A）。

中枢化学感受器主要对脑脊液和局部脑组织细胞外液的 [H^+] 敏感，因此一般认为 CO_2 的作用通过 [H^+] 实现。在机体内，血液中的 CO_2 能迅速透过血-脑屏障，进入脑脊液和脑组织细胞外液，与其中的 H_2O 结合生成 H_2CO_3，再解离出 H^+，刺激中枢化学感受器，从而引起呼吸中枢的兴奋（图 5-15B）。脑细胞外液的 CO_2 本身对中枢化学感受器也有刺激作用，但中枢化学感受器并不感受低 O_2 的刺激。

（二）CO_2 对呼吸的调节

CO_2 对呼吸有很强的刺激作用，可使呼吸加深加快，肺通气量增加（图 5-16A）。

在海平面，当吸入气中 CO_2 增加至 1% 时，肺通气量已增加。吸入气中 CO_2 含量增加至 4% 时，肺通气量为静息时的 1 倍，通过肺通气量的增大，可以增加对 CO_2 的清除。

但当吸入气中 CO_2 含量超过 7% 时，就会引起 CO_2 在体内堆积，造成头痛、头昏，甚至引起中枢麻痹、呼吸抑制。

CO_2 对呼吸刺激通过两条途径实现：主要途径是通过中枢化学感受器；其次是通过外周化学感受器。血中 P_{CO_2} 比正常高出 0.37kPa（2.8mmHg）时，就可刺激中枢化学感受器，

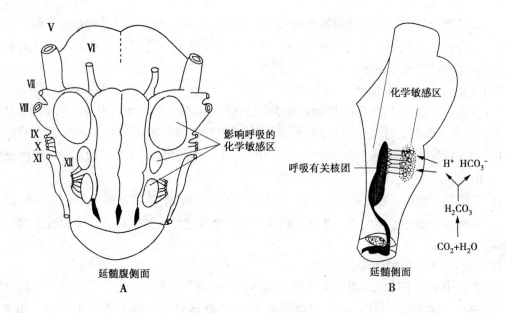

图 5-15　中枢化学感受器

A. 三对化学敏感区；B. P_{CO_2} 升高时，刺激呼吸的中枢机制

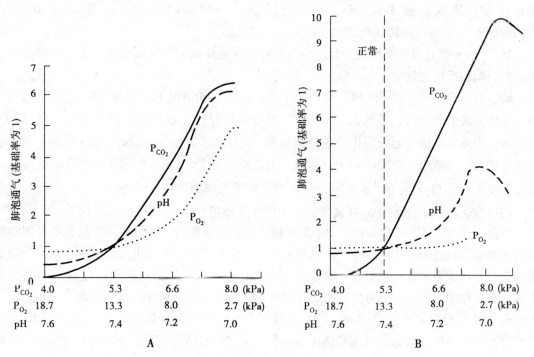

图 5-16　动脉血 P_{CO_2}、P_{O_2}、pH 值改变对肺泡通气的影响

A. 仅改变一种体液因素，保持其他因素于正常水平时的情况；B. 改变一种体液因素，其他因素不加控制时的情况

使之产生兴奋；而血中 P_{CO_2} 要比正常高出 1.33kPa（10mmHg）时，外周化学感受器才受到刺激而兴奋。

CO_2 是呼吸调节中经常起作用的重要化学因素，在一定范围内，对维持呼吸中枢兴奋是必要的。人在过度通气后可发生呼吸暂停，这是因为过度通气排出较多 CO_2，以致血 P_{CO_2} 下降，对呼吸的刺激作用减弱。

（三）[H^+]对呼吸的调节

当动脉血中 [H^+] 增加时，可使呼吸加深加快，肺通气量增加（图 5-16A）；相反，当血中 [H^+] 下降时，呼吸受到抑制。[H^+] 对呼吸的刺激作用不如 CO_2 明显，主要原因是 [H^+] 升高后，呼吸加深加快，呼出 CO_2 增多，以至血中 P_{CO_2} 下降，限制了呼吸的增强（图 5-17b）。

[H^+] 增加，刺激呼吸的途径与 CO_2 类似，通过外周化学感受器和中枢化学感受器两条途径，以外周化学感受器的途径为主。因为 H^+ 不易透过血-脑屏障，因而它对中枢化学感受器的刺激较小。

（四）低 O_2 对呼吸的调节

当吸入气中 P_{O_2} 下降时，可引起呼吸加深加快，肺通气量增加（图 5-16A）。但刺激作用远不如 P_{CO_2} 升高的刺激作用明显，也不及 [H^+] 升高对呼吸的刺激作用明显（图 5-16B）。因为低 O_2 对呼吸中枢有直接抑制作用，而且低 O_2 引起呼吸增强时，会使 CO_2 过多地被排除，造成血液 P_{CO_2} 和 [H^+] 的降低。一般在动脉血 P_{CO_2} 下降至 10.7kPa（80mmHg）以下时，肺通气量才出现可觉察到的增加。

低 O_2 对中枢的直接作用是抑制，因此它对呼吸运动的刺激作用完全是通过外周化学感受器所引起的反射性效应。

动脉血中 P_{O_2} 对正常呼吸的调节作用不大，但在特殊情况下，如肺气肿、肺心病患者，肺泡气体交换受到障碍，导致低 O_2 和 CO_2 潴留，长期 CO_2 潴留使中枢化学感受器对 CO_2 的刺激作用发生适应，而外周化学感受器对低 O_2 刺激适应很慢。这时，低 O_2 对外周化学感受器的刺激就成为驱动呼吸的主要刺激。但若严重低 O_2，来自外周化学感受器的传入冲动已不能抗衡低 O_2 对呼吸中枢的抑制作用时，则呼吸减弱，甚至停止。

（五）P_{CO_2}、[H^+] 和 P_{O_2} 在调节呼吸中的相互作用

血液 P_{CO_2} 和 [H^+] 升高以及 P_{O_2} 的降低，均能刺激呼吸。假设在三个因素中，固定两个因素不变，只改变其中的一个，则结果如图 5-16A 所示。但在机体内，三者之中往往不会只有一种因素单独在变化。若一种因素变化，而另两种因素不加控制时，三者间就会相互影响，相互作用（图 5-16B）。它们既有因相互总和而加大，也有因相互抵消而减弱。如当 P_{CO_2} 升高时，[H^+] 也随之增高，两者总和起来，使肺通气量较单独 P_{CO_2} 升高时大。P_{O_2} 降低时，因肺通气量增加，呼出较多 CO_2，使 P_{CO_2} 和 [H^+] 下降，从而减弱了低 O_2 的刺激作用。

在人体实验中还可观察到，当机体低 O_2 和 [H^+] 增加时，均能提高 CO_2 对呼吸的刺激作用。如进行体力劳动，机体代谢水平较高，P_{O_2} 降低，增加了 CO_2 对呼吸的刺激作用，使肺通气量增加以适应代谢需要。

总之，在完整机体内往往有多种化学因素同时变动，因而在探讨它们对呼吸的调节时必须全面、动态地进行观察和分析。

第五节　肺的非呼吸功能

呼吸是肺的主要功能，但不是惟一的。呼吸以外的其他功能，总称为肺的非呼吸功能。

1. 防御功能：呼吸系统的防御功能表现在很多方面，在本章第一节中已有介绍。

2. 代谢功能：主要指肺在合成、激活、释放和分解某些生物活性物质方面的功能。如肺可合成肺泡表面活性物质、缓激肽、组胺、5-羟色胺、前列腺素等。血管紧张素Ⅰ在肺中可转化为血管紧张素Ⅱ。肺可清除某些物质，如 5-羟色胺等。

3. 储血功能：肺血管系统中有 750～1 000mL 血液，其中约 1/10 分布在肺毛细血管内，其余大部分存在于肺的微、小静脉内。肺血管内和左心房内血液，是左心室的储血库，对左心室的有效射血起着重要保证作用。

4. 水液调节功能：肺循环为低压、低阻系统，肺间质有丰富的淋巴管网络，能防止液体由血液渗出到肺泡。

自学指导

【重点难点】

1. 呼吸的三个环节：呼吸指机体与外界环境之间进行气体交换的过程。呼吸包括二个环节：①外呼吸指在肺部实现的外环境与血液间的气体交换过程，它包括肺通气（外环境与肺泡间的气体交换过程）和肺泡气体交换（肺换气，即肺泡与血液间的气体交换过程）；②气体在血液中的运输；③内呼吸指细胞通过组织液与血液间的气体交换过程，亦称组织气体交换。有时也将细胞内氧化过程包括在内。

2. 肺通气：肺通气指气体经呼吸道出入于肺的过程。气体进出肺取决于两方面因素的相互作用。一是推动气体流动的动力，一是阻止其流动的阻力，通气动力大于通气阻力，才能实现肺通气。

肺通气的原动力是呼吸运动。呼吸肌收缩、舒张所造成的胸廓扩大和缩小，称为呼吸运动。吸气肌主要包括膈肌和肋间外肌；呼气肌主要包括肋间内肌和腹肌。辅助吸气肌包括胸锁乳突肌、斜角肌、前锯肌、背阔肌等。当吸气肌收缩时，胸廓扩大，胸膜腔内压下降，肺随之扩张，肺内压下降，当肺内压低于大气压时，则空气进入肺，称为吸气；反之，吸气肌舒张，胸廓缩小，胸膜腔内压升高，肺也随之缩小，肺内压升高，当肺内压高于大气压时，肺内气体顺此压差排出体外，称为呼气。

肺通气可分成平静呼吸和用力呼吸两种形式：①平静呼吸：吸气动作是主动过程，由膈肌和肋间外肌收缩引起。平静呼气为被动过程，此时，呼气肌不收缩。②用力呼吸：吸气和呼气动作均为主动过程。吸气除膈肌和肋间外肌收缩外，吸气辅助肌也参与收缩活动。呼气时，有肋间内肌、腹部肌肉参与收缩。

肺通气阻力包括：弹性阻力（占平静呼吸时总阻力的 70%）和非弹性阻力。

弹性组织在外力作用下变形时，具有对抗变形和回位的力量，称为弹性阻力。在同样大小外力作用下，弹性阻力大则变形小；反之，弹性阻力小则变形大。弹性阻力可用顺应性表示，顺应性是弹性阻力的倒数。肺顺应性可因肺充血、肺不张、肺水肿等病变和肺泡表面活性物质减少而降低。胸廓顺应性可因肥胖、胸廓畸形、胸膜增厚等而降低。肺泡表面活性物质二软脂酰卵磷脂（DPPC）通过降低肺泡表面张力，大大减少肺弹性阻力，使肺顺应性增加。

非弹性阻力包括呼吸道阻力、惯性阻力和黏滞阻力。正常情况下，后两种阻力较小，可忽略不计，呼吸道阻力占 80%～90%。当迷走神经兴奋时，末梢释放递质乙酰胆碱，与 M 型胆碱受体结合，使平滑肌收缩，增加呼吸道阻力。当交感神经兴奋时，末梢释放递质去甲肾上腺素，与 β_2 型肾上腺素受体结合，使平滑肌舒张，减少呼吸道阻力。肾上腺素、去甲肾上腺素、前列腺素 E_2 等可使支气管平滑肌舒张，减少呼吸道阻力。组胺、5-羟色胺、缓激肽、过敏性慢反应物质等，可引起呼吸道平滑肌强烈收缩，增加呼吸道阻力。

肺通气能力可由肺容量和肺的通气量测知。反映肺一次通气能力的主要指标是肺活量和时间肺活量，反映肺一分钟通气能力的主要指标是每分通气量和肺泡通气量。

3. 呼吸气体的交换：肺通气使肺泡气不断更新，保持了肺泡气 P_{O_2}、P_{CO_2} 的相对稳定，这是气体交换得以顺利进行的前提。呼吸气体的交换包括肺泡气体交换和组织气体交换，在这两处换气的原理都是通过扩散来实现的。气体分压（张力）差是气体交换的动力，即气体分子从分压（张力）高的一侧向分压（张力）低的一侧扩散。①肺泡气体交换：O_2 自肺泡扩散入血，CO_2 自肺毛细血管向肺泡扩散。经此交换后，肺毛细血管中的静脉血变成了含 O_2 增多、含 CO_2 减少的动脉血。②组织气体交换：O_2 由血液向组织液扩散，CO_2 由组织液向血液扩散。经此气体交换后，体毛细血管中的动脉血变成了静脉血。

影响肺泡气体交换的因素有呼吸膜及通气/血流比值。①呼吸膜：肺不张、肺实变、肺气肿、肺毛细血管关闭和堵塞使呼吸膜面积减少，则气体交换量减少。肺纤维化、肺水肿使呼吸膜增厚时，气体扩散距离增加，则扩散速率减慢，扩散量减少。②通气/血流比值：指肺泡通气量（$\dot{V}_A$）与每分钟肺血流量（Q）的比值。正常人安静时肺泡通气量约为 4.2L/min，心输出量（右心输出量也就是肺血流量）约为 5L/min，则通气/血流比值（$\dot{V}_A/Q$）为 0.84，此种匹配最为合适，即流经肺的混合静脉血能较充分地进行气体交换，变成动脉血。如果 $\dot{V}_A/Q$ 增大，说明通气过度或血流减少，表示有部分肺泡气不能与血液充分进行气体交换，使生理无效腔增大。如果因通气不良或血流过多，导致 $\dot{V}_A/Q$ 减少时，则表明有部分静脉血未经充分气体交换而混入动脉血中，如同发生动静脉短路一样。

4. 气体在血液中的运输：O_2 和 CO_2 在血液循环中的运输都有两种形式，即物理溶解和化学结合。化学结合是血液中运输 O_2 和 CO_2 的主要形式。物理溶解的运输形式虽然量小，但它是化学结合必须经过的环节。

（1）O_2 的运输：动脉血中物理溶解的 O_2 仅占总量的 1.5%，而化学结合的 O_2 占 98.5%。O_2 的化学结合是 O_2 和红细胞中血红蛋白（Hb）的结合。Hb 与 O_2 结合的量随 P_{O_2} 高低而改变。以 P_{O_2} 为横坐标，氧饱和度为纵坐标，绘制出的曲线，即氧解离曲线。影响氧解离曲线的因素很多，它们可使曲线位置偏移。曲线右移，表示在相同 P_{O_2} 下，氧饱和度比正常降低，即 Hb 与 O_2 的亲和力减小，容易释放 O_2；相反，曲线左移，表示在同样 P_{O_2} 下，氧饱和度增加，即 Hb 与 O_2 的亲和力增加，不易放出 O_2。pH 值降低和 P_{CO_2} 升高，使曲线右移。温度升高可使氧解离曲线右移。2，3-DPG 增多，可使氧解离曲线右移。

（2）CO_2 的运输：物理溶解的形式，占总量 6%，绝大部分仍是化学结合的形式。CO_2 化学结合的形式可分为两种：一是形成碳酸氢盐（$NaHCO_3$，$KHCO_3$），约占总量的 87%；另一是形成氨基甲酸血红蛋白（HbNHCOOH），约占总量的 7%。

5. 呼吸运动调节：正常机体的节律性呼吸运动是在各级呼吸中枢相互配合共同调节下进行的。呼吸的深度和频率能随机体活动的水平而改变。当劳动或运动时，代谢增强，呼吸加深加快，摄取更多的 O_2，排出更多的 CO_2，以适应机体代谢的需要。

（1）呼吸中枢：延髓和脑桥是呼吸节律产生的主要部位。延髓是产生原始节律性呼吸活动的基本部位。脑桥上部呼吸神经元具有抑制吸气、促使吸气向呼气及时转化，调整呼吸节律的作用，称此为呼吸调整中枢。

（2）呼吸节律的形成：呼吸节律的形成机制尚未完全阐明。近年来比较公认的是回返抑制假说。在平静呼吸时，由于吸气是主动的，而呼气是被动的，认为在延髓有一个吸气活动发生器，即有些吸气神经元自发地产生放电活动，且放电频率逐渐增加，引起吸气。吸气后，通过吸气切断机制，转入呼气。

（3）肺牵张反射：肺牵张反射包括肺扩张反射（当肺扩张时能反射地抑制吸气动作而产生呼气）和肺缩小反射（当肺强烈缩小时，又引起呼气动作的停止而产生吸气）。肺牵张感受器位于支气管和细支气管的平滑肌中。当吸气时，肺扩张，肺内气体达一定容积时，肺牵张感受器兴奋，发放冲动增加，冲动沿迷走神经传入纤维到达延髓，抑制吸气中枢的活动，促使吸气向呼气转化，最后吸气终止，发生呼气。当呼气时，肺缩小，肺牵张感受器所受刺激减弱，迷走神经传入冲动减少，解除了对吸气中枢的抑制，吸气中枢再次兴奋，产生吸气，从而又开始一个新的呼吸周期。人体在平静呼吸时，此反射生理意义不大，只有当潮气量增加至 0.8L 以上时，该反射才参与呼吸调节，它可使吸气不致过深过长，防止肺过度扩张，促使吸气及时转为呼气。

（4）化学因素对呼吸的调节：当动脉血中 CO_2 增加时，可使呼吸加深加快，肺通气量增加。CO_2 对呼吸刺激通过两条途径实现：主要途径是通过中枢化学感受器；其次是通过外周化学感受器。当动脉血中 $[H^+]$ 增加时，可使呼吸加深加快，肺通气量增加。$[H^+]$ 增加，刺激呼吸的途径与 CO_2 类似，通过外周化学感受器和中枢化学感受器两条途径，以外周化学感受器的途径为主。因为 H^+ 不易透过血-脑屏障，因而它对中枢化学感受器的刺激较小。当吸入气中 P_{O_2} 下降时，可引起呼吸加深加快，肺通气量增加。但刺激作用远不如 P_{CO_2} 升高的刺激作用明显，也不及 $[H^+]$ 升高对呼吸的刺激作用明显。因为低 O_2 对呼吸中枢有直接抑制作用，而且低 O_2 引起呼吸增强时，会使 CO_2 过多地被排除，造成血液 P_{CO_2} 和 $[H^+]$ 的降低。一般在动脉血 P_{CO_2} 下降至 10.7kPa 以下时，肺通气量才出现可觉察到的增加。

低 O_2 对中枢的直接作用是抑制。因此它对呼吸运动的刺激作用完全是通过外周化学感受器所引起的反射性效应。

【复习思考题】

1. 简述肺泡表面活性物质的作用。
2. 简述平静呼吸的过程。

3．试述影响肺泡气体交换的因素。

4．简述化学因素对呼吸的调节。

【参考文献】

1 施雪筠，陈洁文．生理学．上海：上海科学技术出版社，1995

2 黄作福，余孝慈．生理学．湖南：湖南科学技术出版社，1990

【目的要求】

1. 掌握食物在胃内和小肠内的消化过程及其调节。
2. 熟悉食物在消化道中进行消化和吸收的基本过程。
3. 了解口腔和大肠内的消化过程。

【自学时数】

4 学时。

人体在新陈代谢过程中，必须不断从外界摄取各种营养物质，食物中主要的营养物质不能直接被人体利用，必须先在消化管内经过分解，转变为结构简单的小分子物质，才能供组织细胞吸收利用。

第一节 概 述

消化器官的主要生理功能是对食物进行消化和吸收。食物在消化道内被分解为可吸收的小分子物质的过程称为消化。食物消化后的小分子物质通过消化道黏膜进入血液和淋巴的过程称为吸收。消化和吸收两大过程相辅相成、紧密联系，为机体新陈代谢提供营养物质和能量来源。

食物中除无机盐、维生素外，蛋白质、脂肪和糖类为结构复杂的大分子有机物，它们必须经过消化，分别转变为氨基酸、甘油和脂肪酸、葡萄糖等小分子物质后才能被吸收而为机体所利用。消化系统是一个重要系统，中医学认为"脾胃为后天之本"，消化功能的好坏直接影响人体的健康水平并导致许多疾病的发生。

一、消化方式

消化有两种方式：一种是机械消化，即通过消化道肌肉的运动，将食物磨碎，使之与消化液充分混合，并不断向消化道远端推送。另一种是化学消化，即通过消化液中消化酶的作用，将食物分解为小分子物质。这两种消化方式同时进行、互相配合，使食物彻底分解并充分吸收。

二、消化道平滑肌的生理特性

除口、咽、食管上端和肛门外括约肌是骨骼肌外，消化道的其余部分都是由平滑肌组成。

（一）一般特性

消化道平滑肌具有肌肉组织的共同特性，如兴奋性、传导性、收缩性等，这些特性的表现均有自己的特点。

1. 对化学、机械牵张和温度刺激较为敏感：消化道平滑肌对电刺激的兴奋性低，但对化学、牵张和温度刺激却特别敏感，如微量乙酰胆碱可使它收缩，肾上腺素可使它舒张；轻度的突然拉长，可引起平滑肌强烈收缩。消化道平滑肌的这一特性与其所处胃肠腔内的生理环境有关。消化道内容物对平滑肌的牵张、化学刺激是引起其推进和排空的自然刺激因素。

2. 紧张性收缩：指消化道平滑肌经常保持在一种微弱的持续收缩状态，这也是胃肠道所共有的一种收缩形式。其意义：①维持消化道腔内一定的基础压力；②平滑肌的各种收缩活动是在此基础上发生的；③保持胃、肠的形状和位置。

3. 自动节律性运动：消化道平滑肌在离体后，放入适宜环境内，仍能发生良好的节律性收缩与舒张，但远不如心肌那样规则，且收缩较缓慢，频率也低，每分钟数次至十余次。

4. 伸展性：消化道平滑肌能适应实际需要做较大的伸展。这一特性，对于一个中空的容纳器官而言，具有重要的生理意义。如胃可容纳数倍于空胃体积的食物。

（二）电生理特性

消化道平滑肌电活动的形式比骨骼肌和心肌复杂，其电变化表现为静息电位、慢波电位（也称基本电节律，BER）和动作电位。

1. 静息电位：应用微电极技术记录消化道平滑肌的静息电位为 $-50 \sim -60 \text{mV}$。但此静息电位并不恒定地维持在一定水平上，它能周期性地去极化，形成基本电节律。

静息电位主要由 K^+ 外流形成，但也与 Cl^- 顺浓度差内流及钠泵的生物电作用有关。细胞周围的某些激素和递质浓度的变化，可影响静息电位水平，如去甲肾上腺素或肾上腺素能使膜超极化，而乙酰胆碱或促胃液素（曾称胃泌素）可使膜去极化。

2. 基本电节律（BER）：即使胃和小肠均无收缩，也可记录到一种自发的比较规律的电活动，因其决定着胃肠道平滑肌的收缩节律，故称基本电节律（图 6-1）。BER 起于平滑肌

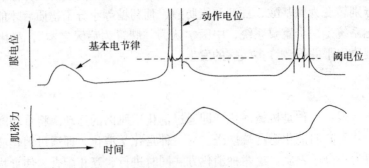

图 6-1　小肠平滑肌的生物电活动
下方为肌肉收缩曲线

的纵肌层,其波幅变动在 $5 \sim 15 \text{mV}$，持续时间为几秒至十几秒。BER 频率随人体部位不同而

异，胃部为 3 次/min，十二指肠为 11～12 次/min，回肠末端为 8～9 次/min。

BER 并不引起平滑肌的收缩活动，其意义在于通过细胞膜的周期性部分去极化，使细胞的膜电位更接近阈电位，为动作电位的产生创造有利条件。因此，BER 的节律，传播速度和方向是决定平滑肌收缩的节律、扩布方向和速度的重要因素。

3. 动作电位：当 BER 的电位波动使细胞膜去极化达到阈电位时，就可触发一个或多个动作电位，随后出现肌肉收缩。动作电位的数目越多，肌肉收缩的幅度就越大（图 6-1）。

动作电位的时程较短，仅 5～10ms，波幅 60～70mV。其产生原因主要与 Ca^{2+} 通过细胞膜内流有关，Na^+ 的内流也有一定影响，但相当弱。一旦 BER 消失，则动作电位和胃肠收缩便不能发生，所以，BER 是胃肠运动的起步电位，是平滑肌收缩节律的控制波。

4. 消化间期复合肌电（IMC）：在消化间期或禁食期间，人的胃肠道能周期性爆发多个动作电位，并伴有平滑肌运动，这种电活动称为消化间期复合肌电。每个周期的 IMC 共有 4 个时相：Ⅰ相仅有基本电节律，不发生平滑肌收缩；Ⅱ相断断续续出现动作电位和肌肉收缩；Ⅲ相几乎每个基本电节律上均负载有成簇的动作电位，同时伴有平滑肌收缩；Ⅳ相为Ⅲ相恢复到下一周期Ⅰ相之间的过渡相。在清醒空腹情况下，IMC 总是按 4 个时相的顺序，周而复始地规律进行，进食能很快使其终止。这一复合肌电（主要指Ⅲ相），自胃和小肠开始，向小肠下端移行，行至回肠末端需 1.5～2h，故又称为移行性肌电复合波（图 6-2）。

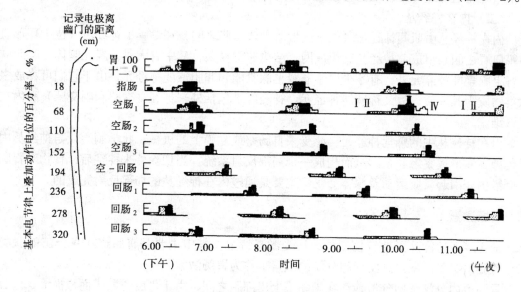

图 6-2 禁食犬消化间期复合肌电的周期活动
Ⅲ相用暗带表示

IMC 的生理意义在于Ⅲ相电活动所伴随的周期性平滑肌收缩，从胃肠道近端向远端移行，可清除其中的残余食物，为后来的进食及消化做好准备。

IMC 的周期出现与促胃动素的释放周期一致，故认为 IMC 的产生与促胃动素活动有关。IMC 因进食而中断，其原因可能与迷走神经活动增强有关。

三、胃肠道的神经支配

胃肠活动受自主神经（也称外来神经）和胃肠道神经系统（也称内在神经）的双重

调节。

自主神经包括交感神经和副交感神经。

(一) 副交感神经和交感神经

除口腔、食管上段和肛门外括约肌外，几乎整个消化道都受副交感神经和交感神经双重支配，其中以副交感神经的作用为主。

副交感神经主要来自迷走神经，它起源于延髓迷走神经背核，从结肠远端起由副交感神经系统的盆神经支配。副交感节前纤维进入消化道后，在内在神经丛换神经元，发出节后纤维支配胃肠道平滑肌和黏膜内腺体。大多数副交感节后纤维末梢释放的递质是乙酰胆碱，后者通过 M 型胆碱受体对胃肠运动和分泌起兴奋作用，这一作用可被阿托品阻断。此外，迷走神经节后纤维中有一部分是抑制性纤维，其末梢递质是肽类物质。

支配胃肠道的交感神经起源于脊髓胸段第 5 节至腰段第 3 节，经腹腔神经节和肠系膜神经节换神经元，其节后纤维末梢释放的递质是去甲肾上腺素。交感神经末梢部分终止于内在神经丛，间接抑制胃肠平滑肌活动，部分直接到达平滑肌，抑制其活动。

在支配胃肠道的副交感神经和交感神经中，约有半数以上是传入神经。如迷走神经参与从胃-胃、胃-胰、肠-胰等的迷走-迷走反射，即兴奋通过迷走神经干内的传入纤维到达中枢，经迷走神经传出纤维到达腹腔脏器的反射。

(二) 内在神经丛

内在神经丛由肌间神经丛（位于纵形肌和环形肌之间）和黏膜下神经丛（位于环形肌和黏膜肌层之间）组成。神经丛交织成网，结构非常复杂，其中有大量神经元胞体，除胆碱能和肾上腺素能神经元外，有不少属于非肾上腺素能和非胆碱能神经元，由于它们可释放多种肽类物质为其递质，故又称肽能神经元。神经纤维包括外来神经（交感和副交感）和内在神经纤维。

内在神经丛中的感觉神经元，感受来自肠壁或黏膜上的机械、化学刺激，与神经丛内的其他神经元形成突触联系，从而构成一个局部反射系统。当切除外来神经后，食物对胃肠道的刺激仍能引起胃肠运动及腺体分泌，主要是通过内在神经丛的局部反射完成的。

四、胃肠激素

消化道的功能除受神经控制外，还受激素调节，其中主要是胃肠道本身分泌的肽类激素。胃肠道黏膜内的内分泌细胞分泌的激素，称为胃肠激素。

胃肠道内分泌细胞分散地存在于黏膜上皮细胞之间，由于胃肠道黏膜面积极大，内分泌细胞种类繁多，有数十种。因此胃肠道不仅是消化吸收的器官，也被认为是体内最大、最复杂的内分泌器官。

(一) 胃肠激素的作用途径

胃肠激素可通过下列四条途径发挥作用（图 6-3）：

1. 远距分泌途径：胃肠激素释放入血，通过血循环作用于靶细胞。这是经典的内分泌途径，如促胃液素（曾称胃泌素）、促胰液素（曾称胰泌素）、缩胆囊素等。

2. 旁分泌途径：胃肠激素释放后，通过细胞外液扩散至邻近的靶细胞，传递局部信息，在局部发挥作用。生长抑素就是以这种方式起作用的。

3. 腔内分泌途径：在胃肠腔中已检测出多种肽类物质，因此推测，胃肠激素由内分泌

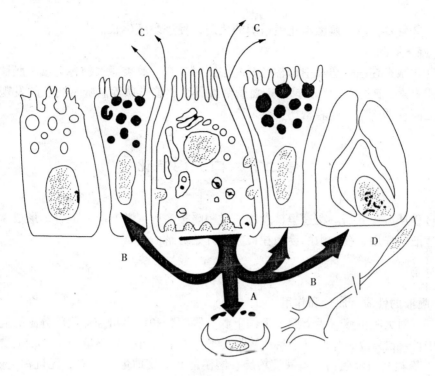

图 6-3 胃肠激素作用途径示意图
A：远距分泌 D：旁分泌 C：腔内分泌 D：神经分泌

细胞释放后，有可能沿着细胞与细胞之间的缝隙，扩散到胃肠腔内起作用。

4．神经分泌途径．胃肠激素作为胃肠道肽能神经元的递质而起作用，如血管活性肠肽、P 物质等。

（二）主要胃肠激素

胃肠激素在结构和功能上具有共同特性，可将其分为两大类：一类为促胃液素族，主要有促胃液素和缩胆囊素，另一类为促胰液素族，主要有促胰液素、胰高血糖素、血管活性肠肽和糖依赖性胰岛素释放肽等。在消化功能调节中起重要作用的主要有 4 种（表 6-1）。

表 6-1 4 种主要胃肠激素简介

名称	胃肠内分泌细胞	氨基酸组成	主要生理作用	引起释放的刺激物
促胃液素	G	17	促进胃液（主要是胃酸）分泌、胃窦收缩、胰液（主要是酶）分泌、胆汁分泌	蛋白质消化产物、迷走神经兴奋、胃窦扩张
促胰液素	S	27	促进胰液（主要是 H_2O 和 HCO_3^-）分泌、胆汁分泌，抑制胃酸分泌	盐酸、蛋白质分解产物、脂酸钠
促胰酶素缩胆囊素	I	33	促进胰液（主要是酶）分泌、胆囊收缩	蛋白质分解产物、脂肪酸、盐酸
糖依赖性胰岛素释放肽	K	43	促进胰岛素分泌，抑制胃酸分泌及胃肠运动	脂肪、葡萄糖

总之，胃肠激素的生理作用极为广泛，概括起来，主要有以下三方面：①调节消化腺分泌和消化道活动；②调节其他激素的释放，如糖依赖性胰岛素释放肽有很强的刺激胰岛素分

泌的作用；③营养作用，刺激消化道组织的代谢，促进黏膜生长。

（三）脑-肠肽

有些肽类激素在消化道和中枢神经系统中同时存在，此类激素被称为脑-肠肽，如促胃液素、缩胆囊素、P物质、生长抑素、血管活性肠肽、脑啡肽等。脑-肠肽的发现，表明神经和胃肠之间在功能上存在着密切关系。

第二节　口腔内消化

消化过程从口腔开始。在这里，食物通过咀嚼被磨碎，并与唾液混合，形成食团而被吞咽。由于唾液的作用，食物中的淀粉在口腔内开始分解。

一、唾液分泌

（一）唾液的性质、成分和作用

唾液是三对大唾液腺（舌下腺、下颌下腺、腮腺）和许多口腔黏膜腺分泌的混合液，为无色、近中性（pH6.7~7.1）、低渗的黏稠液体，成年人每日分泌量为1~1.5L。唾液中水分占99%，有机物有黏蛋白、唾液淀粉酶、溶菌酶和免疫球蛋白A等，无机物主要有 Na^+、K^+、Ca^{2+}、Cl^-、HCO_3^- 等。

唾液的作用主要表现在两大方面：①消化作用：唾液可湿润食物，便于吞咽，溶解食物以产生味觉，唾液淀粉酶可将食物中的淀粉分解为麦芽糖。唾液淀粉酶的最适pH值为6.8。食物入胃后，该酶在食团中心仍可短期发挥作用，直至胃酸侵入食团，使pH值降至4.5时，其作用才终止。②保持口腔清洁：如唾液可清洁口腔，当有害物进入口腔时，唾液分泌立即增多，可稀释并中和这些物质，溶菌酶有杀菌作用。

（二）唾液分泌的调节

唾液分泌的调节完全是神经反射性的。食物的形状、颜色、气味以及进食环境所引起的唾液分泌，属于条件反射性分泌，传入神经在第Ⅰ、Ⅱ、Ⅷ对脑神经中。望梅止渴是唾液分泌条件反射性的例子。食物对口腔黏膜的机械、化学、温度刺激所引起的唾液分秘，属于非条件反射性分泌，其传入神经在第Ⅴ、Ⅶ、Ⅸ、Ⅹ对脑神经中。反射的初级中枢在延髓泌涎核，高级中枢在下丘脑、大脑皮质等处。传出神经主要是副交感神经，其末梢释放乙酰胆碱和肽类递质，能引起大量稀薄的唾液分泌，交感神经末梢释放去甲肾上腺素，能引起少量黏稠的唾液分泌。

二、咀嚼

咀嚼是咀嚼肌收缩所组成的复杂反射动作。它的作用是配合牙齿和舌肌运动，将食物切割、研磨，并与唾液充分混合，形成便于吞咽的食团。咀嚼还可反射性引起胃、胰、肝、胆囊等的消化活动及胰岛素分泌，为后继消化过程准备条件。

三、吞咽

食团由口腔经食管蠕动送入胃的过程称为吞咽，这是一个复杂的反射动作。根据食团在吞咽时所经过的解剖部位，将吞咽动作分为三期：①由口腔到咽，此为随意动作。②由咽到食管上端，这是食团刺激软腭所引起的一系列快速反射动作，包括封闭咽与鼻腔的通道，封闭咽与气管的通路；呼吸暂停，食管上口张开等。③沿食管下行至胃，由食管蠕动来完成。蠕动指由平滑肌顺序收缩而完成的一种向前推进的波形运动，它是消化道普遍存在的运动形式。在食团前方是舒张波，后面是收缩波，这样食团自然被推送前进。当蠕动波到达食管下端时，贲门舒张，食团进入胃内。

吞咽反射的基本中枢在延髓，传入神经来自软腭、咽后壁、会厌和食管，传出神经在第Ⅴ、Ⅸ、Ⅹ、Ⅻ对脑神经中。当吞咽反射发生障碍时，食物易误入气管。

在食管与胃连接处，虽然解剖上并不存在括约肌，但用测压法观察到，在食管与胃贲门连接处以上，有一段长 3~6cm 的高压区，其内压比胃高出 0.67~1.33kPa（5~10mmHg），称此段为食管胃括约肌。它是功能性括约肌，可防止胃内容物逆流入食管。临床上食管胃括约肌功能不全时，出现胃食管反流等病症，胃酸刺激食管下端而诱发食管炎。食管胃括约肌在食管的蠕动波到达食管下端时便舒张，使食团入胃。

第三节　胃内消化

胃是消化道中最膨大的部分，成人的容量为 1~2L，因而其主要功能是暂时储存食物。食物入胃后，将受到胃液的化学性消化和胃壁肌肉的机械性消化，是小肠内消化的准备阶段。

胃黏膜是一个复杂的内分泌器官，胃黏膜内有两类分泌腺。一类是外分泌腺，主要有贲门腺、泌酸腺和幽门腺。贲门腺和幽门腺主要分泌碱性黏液，泌酸腺分布在全胃黏膜的 2/3 的胃底和胃体部，由壁细胞、主细胞和黏液细胞组成，它们分别分泌盐酸、胃蛋白酶原和黏液。胃液是由这三种腺体以及胃黏膜上皮细胞的分泌物构成的。另一类是内分泌腺，散在分布于胃黏膜中，如分泌促胃液素的 G 细胞等。

一、胃液分泌

（一）胃液的性质、成分和作用

胃液为无色透明的酸性液体，pH0.9~1.5。正常成年人每天分泌量为 1.5~2.5L。胃液的主要成分中，无机物有盐酸、钠和钾的氯化物，有机物有胃蛋白酶原、黏蛋白以及内因子等。

1. 盐酸：即通常所说的胃酸，由胃腺的壁细胞分泌。它有两种形式：一呈解离状态，称游离酸，另一与蛋白质结合，称结合酸，两者合称为总酸。胃液酸度为 125~165mmol/L。正常人空腹时胃酸排出量为 0~5mmol/h。在组胺或促胃液素刺激下，胃酸的最大排出量可达 20mmol/h。

盐酸的主要生理作用有：①能激活胃蛋白酶原使之变成有活性的胃蛋白酶；②为胃蛋白酶的作用提供最适 pH 值；③促进食物中蛋白质变性，使之易于消化；④高酸度有抑菌和杀菌作用；⑤盐酸进入小肠可促进胰液、胆汁和小肠液的分泌；⑥酸性环境有助于钙和铁在小肠的吸收。若胃酸分泌过少，常引起腹胀、腹泻等消化不良症状。但胃酸过多，对胃和十二指肠黏膜有侵蚀作用,是溃疡病发病的直接原因之一。

盐酸分泌是耗能的主动过程,能量主要来自 ATP 的分解。盐酸在壁细胞内小管中合成。其中 H^+ 来源于 H_2O,H_2O 解离成 H^+ 和 OH^-,H^+ 靠小管膜上氢泵转运入小管内,与 H^+ 进行交换的是 K^+。H_2O 解离生成的 OH^- 被细胞内 H_2CO_3 中和,形成 HCO_3^- 和 H_2O。HCO_3^- 由细胞内进入血液,与 Cl^- 进行交换,Cl^- 进入细胞后,靠氯泵转运至壁细胞小管内,于是在小管内 H^+ 与 Cl^- 形成 HCl,并随即进入胃腺腔(图 6-4)。HCO_3^- 进入血液,致使胃静脉血中 pH 值高于动脉血,并使尿中 pH 值升高,形成"餐后碱潮"。

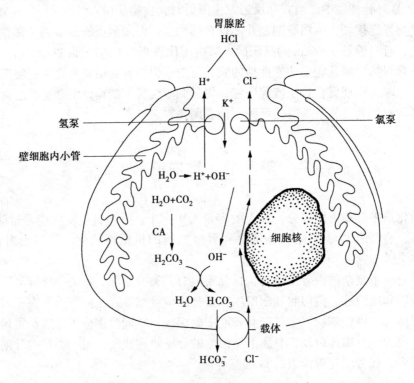

图 6-4 壁细胞分泌盐酸的过程
CA:碳酸酐酶

2. 胃蛋白酶原:无活性,由主细胞合成并分泌。它在胃酸或已有活性的胃蛋白酶作用下,转变为具有活性的胃蛋白酶。

胃蛋白酶在酸性环境中,可水解蛋白质,其主要产物是蛋白胨和蛋白䏡。其作用最适 pH 值为 1.5~3.5,pH>6.0 即失去活性。

3. 黏液及胃的屏障:胃黏液由胃表面上皮细胞分泌的不溶性黏液和腺体分泌的可溶性黏液组成。其主要成分为糖蛋白,因此使黏液具有较高的黏滞性形成凝胶。

正常人胃内存在两种屏障,其主要作用是防止胃酸和胃蛋白酶对胃黏膜的侵蚀,并保护胃黏膜免遭食物的机械损伤。

(1)胃黏膜屏障:由胃黏膜上皮细胞腔面细胞膜和细胞间的紧密连接所构成。该屏障对脂溶性物质易通透,而对离子化物质如 H^+ 和 Na^+ 则难以通透,因此可有效地阻止 H^+ 由胃腔扩散入黏膜,在保护胃黏膜防止酸的侵蚀方面具有重要意义。很多化合物可以破坏胃黏膜屏障，如乙醇、高渗盐和糖溶液、阿司匹林、反流的胆汁等；

（2）黏液-碳酸氢盐屏障：是胃黏液与HCO_3^-结合在一起所形成的一道屏障。黏液为中性或偏碱性，可中和并稀释胃酸，降低胃蛋白酶的活性，具有润滑和保护作用。胃黏膜表面上皮细胞分泌HCO_3^-，它与黏液结合在一起形成一层厚$0.5 \sim 1.5$mm的黏液凝胶层，覆盖在胃上皮细胞顶部。这一屏障的作用在于，当胃腔中的H^+向胃壁慢慢扩散时，被其中的HCO_3^-中和，使黏液层中出现pH值梯度，即胃腔侧pH值较低，而靠近上皮细胞侧，pH值较高，因而有效地保护了胃黏膜（图6-5）。

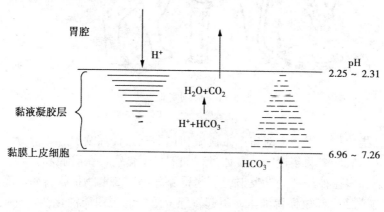

图6-5 胃黏液-碳酸氢盐屏障及其作用

乙醇、乙酸、胆盐和阿司匹林等化合物可以破坏这一屏障。但前列腺素等能刺激黏液和HCO_3^-分泌，因而对胃黏膜具有保护作用。

4. 内因子：由壁细胞分泌，为糖蛋白，分子量约60 000。它具有保护维生素B_{12}并促进其吸收的作用。内因子有两个活性部位，一个部位可与食物中的维生素B_{12}结合，形成复合体，保护维生素B_{12}不被水解酶破坏，另一部位可与远端回肠上皮细胞膜上的受体结合而促进维生素B_{12}的吸收。若内因子缺乏（如胃大部切除或泌酸功能降低等），则维生素B_{12}吸收不良，导致红细胞发育障碍而引起巨幼红细胞性贫血。

（二）胃液分泌的调节

1. 基础分泌：空腹时胃液基础分泌量很少，酸度低。

2. 消化期胃液分泌：食物是引起胃液分泌的自然刺激物，故进食后胃液分泌增多。为叙述方便，一般按感受食物刺激部位的先后顺序分为头期、胃期和肠期三个时相。

（1）头期：由进食动作引起，由于其传入冲动均来自头部感受器，故称为头期胃液分泌。与食物有关的形象、气味、声音等刺激了视、嗅、听感受器，通过迷走神经传出所引起的胃液分泌，属于条件反射性。食物刺激口腔、咽、喉等处的化学和机械感受器引起的胃液分泌属于非条件反射性。传出神经是迷走神经。若切断迷走神经，则头期胃液分泌消失。迷走神经兴奋时，一方面通过胆碱能节后纤维直接引起胃腺分泌，另一方面还可通过非胆碱能节后纤维兴奋胃窦G细胞分泌促胃液素，间接刺激胃腺分泌。因此，头期的胃液分泌既有神经调节又有体液调节。

头期胃液分泌的特点是：①持续时间长；②胃液分泌量大，酸度高，胃蛋白酶含量更高；③其分泌反应的强弱与情绪、食欲有很大关系。

头期胃液分泌的机制用"假饲"实验进行分析。事先给犬做成食管瘘和胃瘘（图6-6）。实验时给犬进食，食物经口腔入食管后，随即从食管瘘流出体外，并未进入胃内，只是刺激头部的感受器，却引起了大量胃液分泌（由胃瘘收集胃液）。

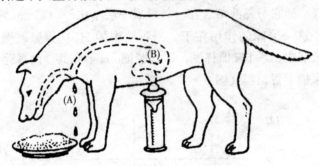

图6-6 假饲实验方法
A：食管瘘；B：胃瘘

(2) 胃期：指食物入胃后，对胃产生机械和化学刺激，继续引起胃液分泌。此期的胃液分泌也有神经和体液调节两条途径，具体过程如下：①食物扩张胃底和胃体部的感受器通过迷走-迷走反射和内在神经丛局部反射，引起胃腺分泌；②食物扩张胃窦，经内在神经丛作用于胃窦 G 细胞，使之释放促胃液素，引起胃腺分泌；③蛋白质消化产物直接刺激 G 细胞，释放促胃液素，使胃腺分泌。

胃期胃液分泌的特点是胃液酸度较高而胃蛋白酶含量较头期低，故消化力比头期弱。胃酸的最大分泌率发生在进食后 1h 左右。

(3) 肠期：食糜进入小肠后，仍可引起少量的胃液分泌，它由食糜对肠壁的机械扩张和化学刺激所引起。由于切断支配胃的外来神经后，食糜作用于小肠仍可引起胃液分泌，提示肠期胃液分泌的机制中，神经反射的作用不大，主要通过体液因素来调节。十二指肠黏膜分泌的促胃液素和小肠黏膜释放的肠泌酸素可促使胃液分泌。肠期胃液分泌量少，仅占胃液总分泌量的1/10。

以上胃液分泌的三个时相，虽有先后顺序，但又互相重叠（图6-7）。在人体，以头期、胃期分泌量最多，作用也最重要，而肠期的分泌则较次要。在胃液分泌的调节中，头期以神经调节为主，胃期以内在神经丛和促胃液素的调节作用较为重要，肠期则主要是体液因素在起作用。

3. 引起胃酸分泌的内源性物质：

(1) 乙酰胆碱：它是迷走神经的末梢递质。乙酰胆碱直接刺激壁细胞引起胃酸分泌，其作用可被胆碱受体阻断剂阿托品阻断。

(2) 促胃液素：由 G 细胞合成并释放，经血液循环作用于壁细胞，引起胃酸分泌。促胃液素以多种分子存在于体内，其中主要的形式是 G-17（小促胃液素）和 G-34（大促胃液素），G-17 的生物学效应较强。目前临床上使用的五肽促胃液素是人工合成的，具有天然促胃液素的全部作用。

(3) 组胺：是一种很强的胃酸分泌刺激物，由固有膜中的肥大细胞合成和分泌。组胺释放后，可通过旁分泌途径扩散到邻近的壁细胞，与壁细胞上的组胺Ⅱ型受体（H_2 受体）结合，促使胃酸分泌。

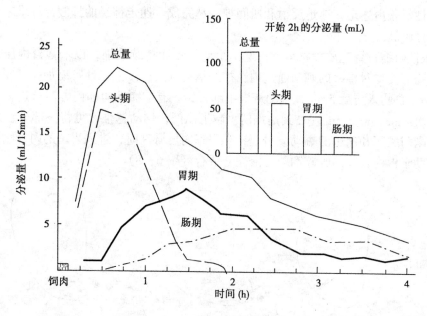

图 6-7 胃液分泌三个时相的相对关系

以上三种内源性泌酸物质在壁细胞上都有各自的受体，因此都可独立刺激壁细胞分泌盐酸。另外，二者又互相影响、互相加强，其中组胺起着关键作用。临床上应用 H_2 受体阻断剂甲氰咪胍可拮抗组胺的泌酸作用，减少胃酸分泌，治疗某些消化性溃疡。

4．胃液分泌的抑制：抑制胃液分泌的主要因素有盐酸、脂肪和高渗溶液三种。

（1）盐酸由胃腺分泌，反过来抑制胃腺活动，这是一种负反馈调节机制，对于调节胃酸水平有重要意义。胃窦区内酸度增加可抑制盐酸分泌，这主要是由于盐酸可直接抑制胃窦黏膜中 G 细胞的活动，减少促胃液素分泌。十二指肠内酸度降至 pH 2.5 时，也可抑制盐酸分泌，其原因尚未阐明，可能与盐酸刺激小肠黏膜释放促胰液素和刺激十二指肠球部释放球抑胃素有关。

（2）脂肪及其水解产物进入十二指肠后，可抑制胃酸分泌。目前已知脂肪刺激小肠黏膜释放多种激素如糖依赖性胰岛素释放肽等，都能抑制胃酸分泌。

（3）高渗溶液作用于十二指肠可引起胃液分泌的抑制，其作用途径主要是高渗溶液刺激十二指肠内渗透压感受器，通过肠-胃反射而抑制胃液分泌。

二、胃运动

胃运动的生理功能是研磨食物，使食物与胃液充分混合形成食糜，并逐步将食糜排至十二指肠。

（一）胃运动形式及其调节

胃运动形式在头区和尾区不相同。头区的主要运动形式是容受性舒张和紧张性收缩，尾区主要是蠕动。

1．容受性舒张：当吞咽食物时，食物刺激咽、食管、胃壁牵张感受器，反射性引起胃底和胃体部肌肉松弛，称为容受性舒张。它能使胃容量与进入胃内的食物量相适应，而胃内压却无明显改变，以完成容纳和储存食物的功能。

胃容受性舒张由迷走－迷走反射和肌间神经丛完成。迷走神经的抑制性纤维末梢递质可能是血管活性肠肽。

2．紧张性收缩：胃充盈食物后，胃壁平滑肌缓慢而持续收缩，以增强胃内压，有助于胃液渗入食物。食物对胃壁的刺激通过内在神经丛局部反射使紧张性收缩加强。

3．蠕动：食物入胃后5min，蠕动从胃中部开始，有节律地向幽门方向行进。人的胃蠕动频率约3次/min，需1min左右到达幽门。越近幽门，蠕动越强，可将一部分食糜推入十二指肠。当幽门关闭和前进的蠕动波引起远端胃窦内压升高时，进入胃窦的内容物被挤压而返回，这有助于胃内容物的磨碎和与胃液充分混合（图6-8）。

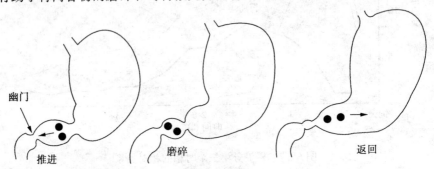

图6-8　胃窦蠕动的作用

胃蠕动受胃平滑肌基本电节律控制。胃的基本电节律起于胃大弯上部，向幽门方向传播，3次/min。胃肌收缩通常出现在基本电节律波后6~9s，动作电位后1~2s。神经和体液因素可通过影响基本电节律和动作电位而影响胃蠕动。胃基本电节律和动作电位出现的频率增加，胃的收缩频率和强度也增加。如迷走神经兴奋、促胃液素、促胃动素等可使其增强，而交感神经兴奋、促胰液素、糖依赖性胰岛素释放肽等则使之减弱。但在正常情况下，交感神经对胃运动的影响很小。此外，内在神经丛的活动也能使蠕动波传播加快。

（二）胃排空及其控制

胃内容物进入十二指肠的过程称为胃排空。胃排空一般在食物入胃后5min开始，并以适应小肠消化吸收的速度进行，直至胃内容物排空为止。排空的速度与食物的物理性状和化学组成有关。一般而言，稀的、流体食物比稠的、固体食物快，三种主要营养食物中，糖类最快，蛋白质次之，脂肪最慢。对于混合食物，由胃完全排空通常需要4~6h。

胃排空受来自胃内和十二指肠内两方面因素的控制：胃内因素可促进胃排空，十二指肠内因素可抑制胃排空。

1．胃内因素：胃运动加强，胃内压大于十二指肠内压时，食糜即可排入十二指肠。因此，胃运动是产生胃内压的根源，也是促进胃排空的动力。凡能使胃运动加强的因素均能促进排空。如胃内食物量对胃壁扩张的机械刺激通过内在神经丛和迷走－迷走反射，可引起胃运动加强，胃内容物刺激胃窦黏膜释放促胃液素使胃运动增强、幽门舒张，均能促进胃排空。

2．十二指肠内因素：对胃排空的抑制在其调节过程中起重要作用。食糜的充胀作用以及酸、脂肪、渗透压等刺激十二指肠壁上感受器，通过肠－胃反射可以抑制胃运动，延缓胃排空，酸和脂肪进入十二指肠，还可引起十二指肠黏膜释放促胰液素，糖依赖性胰岛素释放肽等抑制胃运动。当盐酸在肠内被中和、食物的消化产物被吸收，它们对胃的抑制性影响便渐渐消失，胃运动又逐渐增强，推送另一部分食糜进入十二指肠。如此反复，使胃内容物的排空较好地适应十二指肠内消化和吸收的速度。

第四节 小肠内消化

小肠内消化是整个消化过程中最重要的阶段。食糜在小肠内停留 3～8h，在同时受到胰液、胆汁和小肠液的化学消化和小肠运动的机械作用后，变成小分子物质而被小肠吸收。不能消化和吸收的食物残渣则进入大肠。

一、胰液分泌

胰腺是既具有外分泌又具有内分泌功能的腺体。胰液是由胰腺的外分泌部分泌的。

（一）胰液的性质、成分和作用

胰液含有 HCO_3^- 和多种消化酶。HCO_3^- 及 H_2O 由胰腺导管细胞分泌，各种消化酶由胰腺腺泡细胞分泌。

胰液为无色透明的碱性液体，pH 7.8～8.4，正常成年人每天分泌量为 1～2L。胰液的成分中，无机物主要是 HCO_3^-，其次有 Cl^-，Na^+，K^+，Ca^{2+} 等，有机物主要是各种消化酶。

1. $NaHCO_3^-$：是胰液中的主要无机盐，其主要作用为：①中和进入十二指肠的胃酸，使肠黏膜免受胃酸侵蚀，若此功能降低，则易导致十二指肠溃疡；②为小肠内各种消化酶的活动提供最适 pH 值。

导管细胞内含有丰富的碳酸酐酶，它可将 CO_2 与 H_2O 催化而生成 H_2CO_3，后者再离子化，生成 HCO_3^- 和 H^+。HCO_3^- 由导管细胞分泌入胰导管腔。H^+ 则在离子泵作用下与血浆中 Na^+ 进行交换，这样 HCO_3^- 和 Na^+ 就由导管细胞进入导管（图 6-9）。若给予碳酸酐酶抑制剂乙酰唑胺，则可使胰液中 HCO_3^- 浓度降低。

2. 胰淀粉酶：它以活性形式分泌，可将淀粉分解成麦芽糖和葡萄糖，其特点是对生、熟淀粉都能水解，水解的效率很高，速度快。

3. 胰脂肪酶：在胆盐和胰辅脂酶的帮助下，可分解甘油三酯为脂肪酸、甘油一酯和甘油。胰辅脂酶是脂肪酶的辅因子，在胰腺腺泡中以酶原形式合成，被胰蛋白酶激活后，发挥其生理作用。胰辅脂酶具有既可与脂肪酶又可与脂肪底物结合的特性，它可牢固地附着在脂肪微滴表面，防止胆盐将脂肪酶从脂肪表面置换下来，同时也有助于脂肪酶对脂肪的水解作用。

4. 胰蛋白酶原和糜蛋白酶原：和胃蛋白酶原一样，胰腺腺泡细胞分泌的是无活性的胰蛋白酶原，胰液流入肠腔后，经小肠液中肠激酶的激活，使胰蛋白酶原变为具有活性的胰蛋白酶。此外，胰蛋白酶本身也能使胰蛋白酶原活化，胰蛋白酶一旦形成，便可以正反馈的形式进行自我激活，并可激活糜蛋白酶原。

胰蛋白酶和糜蛋白酶的作用极相似，能分解蛋白质，当两种酶同时作用时，可消化蛋白

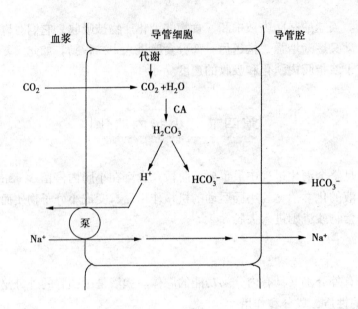

图 6-9　胰腺导管细胞分泌 HCO_3^- 的过程

CA：碳酸酐酶

质为小分子多肽和氨基酸。

胰腺还分泌胰蛋白酶抑制物，它可与胰蛋白酶结合，抵抗由于少量胰蛋白酶在腺体内活化所发生的自身消化作用，从而保护胰腺。但由于其浓度较低，不能阻止充分活化了的胰蛋白酶活性。

正常胰液中除以上几种主要消化酶外，还有羧基肽酶，弹性蛋白酶等蛋白分解酶，核糖核酸酶、脱氧核糖核酸酶等核糖分解酶，胆固醇酯酶和磷脂酶 A_2 等脂肪分解酶。

由于胰液中含有水解三大类主要营养物的消化酶，因而是所有消化液中最重要的一种。临床上，若胰液分泌障碍，即使其他消化腺分泌正常，食物中的脂肪和蛋白质仍不能完全消化，从而影响吸收。但糖的消化和吸收一般不受影响。如果胰导管梗阻或胰腺腺泡受损伤，胰液从腺泡和导管壁逸出，进入胰腺间质，胰蛋白酶原被组织液激活，致使胰腺组织发生自身消化，引起急性胰腺炎。此时胰淀粉酶也大量进入血液，并从尿中排出，故测定血、尿中胰淀粉酶含量可有助于该病的诊断。

（二）胰液分泌的调节

在非消化期，胰液很少分泌。消化期胰液开始分泌或分泌增加，可见食物是兴奋胰腺的自然因素。进食时胰液分泌受神经和体液双重控制，并以体液调节为主。

1．神经调节：食物的形状、气味等刺激引起条件反射性胰液分泌。食物刺激胃和小肠均可启动迷走－迷走反射，促进胰液分泌增加。迷走神经可通过其末梢释放乙酰胆碱直接作用于胰腺，也可通过引起促胃液素的释放，间接引起胰腺分泌。由于迷走神经主要作用于胰腺腺泡细胞，故迷走神经兴奋引起胰液分泌的特点是：水分和碳酸氢盐含量很少，而酶的含量较丰富。

内脏大神经对胰液分泌的影响不明显。若刺激内脏大神经，可出现两种不同的作用：通过胆碱能纤维可使胰液分泌增加，通过肾上腺素能纤维，使胰腺血管收缩，胰液分泌减少。

2. 体液调节：主要有促胰液素、促胰酶素和促胃液素。

（1）促胰液素：由小肠 S 细胞分泌（表 6-1），在其刺激物中以盐酸最强，其次为蛋白分解产物及脂酸钠。促胰液素通过血液循环作用于胰腺导管细胞，使其分泌大量的 H_2O 和 HCO_3^-，因而使胰液分泌量大为增加，而酶的含量却很低。

（2）促胰酶素：由小肠 I 细胞分泌（表 6-1）。其最有效的刺激是蛋白分解产物，如氨基酸、多肽，其次是脂酸钠、盐酸。促胰酶素可促进胰液中各种酶的分泌，而对胰液中 H_2O 和 HCO_3^- 的影响却很弱。

（3）促胃液素：促进胰液分泌，对其中酶的分泌作用较强，而对 H_2O 和 HCO_3^- 的分泌作用较弱，

近年实验证明，胰液分泌的神经和体液调节之间有相互加强作用。在注射促胰液素的同时刺激迷走神经，则胰液分泌量超过两者作用的总和。在体液因素如促胰液素与促胰酶素之间，也有协同作用。在静脉注射促胰液素的同时，向小肠灌注苯丙氨酸以促进促胰酶素释放，则所分泌的胰液中 HCO_3^- 含量比单独注射促胰液素时多。

二、胆汁的分泌和排出

胆汁由肝细胞持续分泌，称为肝胆汁，在非消化期间流入胆囊储存。消化期间，胆汁由肝细胞或由胆囊中大量排至十二指肠。由胆囊排出的胆汁称为胆囊胆汁。

（一）胆汁的性质、成分和作用

胆汁是一种较浓、味苦、有色的液体。肝胆汁呈金黄色，pH7.4，成年人每天分泌量约 1L。胆囊胆汁因浓缩，颜色变深为黄绿色，pH6.8（因 HCO_3^- 被吸收）。胆汁中的无机物为 Na^+、K^+、Cl^- 和 HCO_3^- 等，有机物主要是胆盐、胆色素、胆固醇和卵磷脂，不含消化酶。与消化功能有关的是胆盐，它是结合胆汁酸的钠盐。胆色素是血红蛋白的分解产物，当血液中胆色素过多时可出现黄疸。胆固醇是肝脏脂肪代谢的产物，是胆汁酸的前身。正常情况下，胆汁中的胆盐和胆固醇保持适当比例，使胆固醇呈溶解状态。当胆固醇过多或胆盐、卵磷脂合成减少时，胆固醇可沉积而形成结石。

胆盐对于脂肪的消化和吸收具有重要意义：①胆盐可降低脂肪的表面张力，使脂肪乳化成微滴，分散于水溶液中，从而增加了胰脂肪酶的作用面积；②胆盐达到一定浓度后，可聚合成微胶粒、脂肪酸、甘油一酯等掺入到微胶粒中，形成水溶性复合物，促进脂肪酸的吸收，因而也能促进脂溶性维生素及胆固醇的吸收。若缺乏胆盐，将影响脂肪的消化和吸收，甚至引起脂肪性腹泻。

（二）胆囊的功能

在非消化期，肝胰壶腹括约肌收缩，肝细胞分泌的肝胆汁进入胆囊储存。人的胆囊容量为 50~70mL，可储存胆汁并将其浓缩 4~10 倍。在消化期间，胆囊收缩，肝胰壶腹括约肌舒张，将胆囊胆汁排入十二指肠。胆囊具有调节胆管内压的作用，当括约肌收缩时，胆囊便舒张，以容纳胆汁，减少胆管内压力，当括约肌舒张时，胆囊收缩，增加胆管内压，使胆汁排向十二指肠。

（三）胆汁分泌和排出的调节

食物进入消化道是促进胆汁分泌和排出的自然刺激物，高蛋白食物刺激最强，其次为高

脂肪或混合食物，糖类食物的作用最弱。

1. 神经调节：进食动作或食物对胃和小肠的刺激，可反射性使肝胆汁分泌少量增多，胆囊收缩轻度加强。反射的传出神经是迷走神经，其末梢递质为乙酰胆碱。迷走神经还可通过释放促胃液素引起肝胆汁分泌增加。

2. 体液调节：

(1) 胆盐：胆盐的利胆作用最强，可刺激肝细胞分泌胆汁，故在临床上是常用的利胆剂。肝细胞分泌的胆盐排入小肠后，绝大部分（90％以上）由回肠末端吸收，经门静脉回肝脏，这一过程称为胆盐的肠肝循环。返回肝脏的胆盐一方面刺激肝细胞再分泌胆汁，另一方面可作为合成胆汁的原料。每循环一次丧失 3％～4％ 胆盐。

(2) 促胰液素：在调节胆汁分泌的胃肠激素中，促胰液素作用最为明显。它可刺激肝小管分泌 H_2O 和 HCO_3^-，因此胆汁中 H_2O 和 HCO_3^- 含量增加，但胆盐含量不增加，故称为水利胆。

(3) 促胃液素：它可直接作用于肝细胞引起肝胆汁分泌，也可间接通过刺激胃酸分泌，由胃酸作用于十二指肠黏膜，使之释放促胰液素，而引起胆汁分泌。

(4) 缩胆囊素：即促胰酶素，它具有强烈收缩胆囊，舒张肝胰壶腹括约肌，从而促进胆汁排出的作用。临床上为检查胆囊收缩功能，常让受试者食用蛋白质及脂肪食物，以引起缩胆囊素的释放。

三、小肠液分泌

小肠内有两种腺体：十二指肠腺和肠腺。分布在十二指肠黏膜下层中的是十二指肠腺，又称勃氏腺，它分泌碱性液体，内含黏蛋白，具有保护十二指肠免受胃酸侵蚀的作用。肠腺分布于全部小肠黏膜层内，又称李氏腺，其分泌液构成小肠液的主要部分。

(一) 小肠液的性质、成分和作用

小肠液为一种弱碱性液体，pH7.6，渗透压与血浆相等。其分泌量大，变动范围也大，成年人每天分泌量 1～3L。

小肠液的主要作用是稀释消化产物，降低其渗透压以利吸收。小肠液中含有多种酶，由肠腺分泌的酶是肠激酶和少量淀粉酶，小肠黏膜上皮细胞中含有肽酶、蔗糖酶、麦芽糖酶、乳糖酶、脂肪酶等。但这些酶都是随脱落的肠上皮细胞进入肠腔中的，在营养物质的消化过程中不起作用。这些酶附着在上皮细胞表面，可将该酶的底物进一步水解，以便吸收。

(二) 小肠液分泌的调节

由于小肠液的分泌不易观察，故对有关小肠液分泌的调节问题了解尚不全面。小肠液分泌主要受局部因素调节。食糜对肠黏膜的机械和化学刺激，通过内在神经丛局部反射，可引起小肠液分泌。另外，刺激迷走神经可引起少量十二指肠腺分泌，对肠腺的作用不明显。促胃液素、促胰液素、缩胆囊素、血管活性肠肽等，对小肠液的分泌也有较弱的刺激效应。

四、小肠运动

小肠壁内平滑肌有两层：外层为纵行肌，内层为环形肌。小肠运动功能由肠壁的平滑肌完成。

（一）小肠运动的形式

小肠除具有紧张性收缩外，还有两种主要运动形式。

1. 分节运动：指以环形肌舒缩为主的节律性运动。在有食糜的一段肠管内，环形肌有多处同时收缩，将肠内的食糜分割成许多节段，随后，收缩部位舒张，原来舒张的部位又收缩，如此反复进行，使食糜不断地被分开，又不断地合拢（图6-10）。分节运动常在一段小肠内进行约20min，很少向前推进。

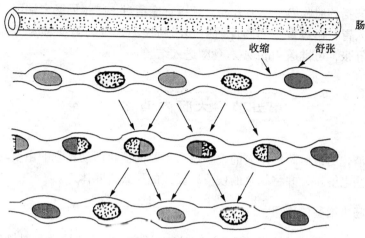

图6-10　小肠分节运动模式图

分节运动的主要作用是使食糜与消化液充分混合，便于进行化学消化，也使食糜与肠壁紧密接触。为吸收创造良好条件，另外，挤压肠壁可有助于血液和淋巴的回流。

分节运动的节律受小肠基本电节律控制，小肠上部频率较下部高。分节运动的发生不需要外来神经作用，但刺激迷走神经可使分节运动增强。

2. 蠕动：可发生在小肠的任何部位，其速度为0.5~2.00m/s，近端小肠的蠕动速度大于远端。小肠蠕动波通常只进行约数厘米即消失，因此称为短距离推进运动。

小肠蠕动的意义是：使经过分节运动作用后的食糜向前推进一步，到达一个新肠段，再开始分节运动。大多数蠕动波从十二指肠向回肠方向推进，这是由基本电节律的方向及频率梯度决定的。在回肠末端也可出现一种与蠕动方向相反的运动，称为逆蠕动，它可使食糜在肠管内来回移动，有利于充分消化和吸收。在小肠还有一种行进速度快（2~25cm/s）、传播较远的蠕动，称为蠕动冲。蠕动冲可把食糜从小肠始端一直推送至小肠末端，甚至达到大肠。蠕动冲可能由进食时吞咽动作或食糜进入十二指肠而引起。

（二）小肠运动的调节

位于小肠壁内的肌间神经丛对小肠运动起主要调节作用。当切断外来神经后，机械和化学刺激仍能通过局部反射引起小肠运动增强。中枢神经系统也可通过自主神经改变小肠的运动强度。一般而言，迷走神经兴奋能加强小肠运动，而交感神经兴奋则抑制小肠运动。

参与小肠运动调节的体液因素中，起兴奋作用的有：促胃液素、缩胆囊素、P物质、5-羟色胺等。起抑制作用的有：促胰液素、肾上腺素、糖依赖性胰岛素释放肽等。

（三）回盲括约肌的功能

回肠末端与盲肠交界处的环形肌加厚，起着括约肌的作用，称为回盲括约肌。由于回肠末端突入盲肠中形似瓣膜，故又称回盲瓣。回盲括约肌常处于关闭状态，其内有一长约4cm的高压带，压力较结肠内高为 $2\sim2.67$kPa（约20mmHg）。

回盲括约肌的主要功能是：防止回肠内容物过快地进入大肠，因而延长食糜在小肠内停留的时间，有利于小肠内容物的完全消化和吸收。此外，回盲瓣的瓣膜样作用可阻止大肠内容物逆流入回肠。

回盲括约肌的收缩和舒张主要由局部反射引起。对盲肠黏膜的机械或充胀刺激，可通过肠肌局部反射，引起括约肌收缩，压力升高，延缓食糜通过，扩张回肠末端则引起括约肌舒张。进食时，食物入胃，通过胃－回肠反射引起回肠蠕动，当蠕动波到达回肠末端数厘米时，回盲括约肌便舒张，可推送4mL左右食糜进入结肠。

第五节　大肠内消化

大肠内消化是消化的最后阶段。人的大肠没有重要的消化活动，它的主要功能是吸收食物残渣中的水和一些电解质，并将剩余的残渣以粪便的形式排除体外。

一、大肠液分泌及肠内细菌的作用

大肠黏膜分泌少量黏稠的碱性（pH8.3～8.4）大肠液，其主要成分是黏液和碳酸氢盐。大肠液的主要作用是保护肠黏膜和润滑粪便。

大肠内有许多细菌，它们来自空气和食物，由口腔经胃、小肠入大肠，由于大肠内的pH值和温度对一般细菌繁殖很适宜，故细菌在此大量繁殖。据估计，粪便中死的和活的细菌占粪便干重的20％～30％。大肠内细菌种类很多，主要有大肠杆菌、葡萄球菌等，总称为"肠道常居菌种"。细菌产生的酶能分解食物残渣。一般将细菌对糖和脂肪的分解称为发酵，对蛋白质的分解称为腐败。细菌还能利用食物残渣合成维生素B复合物和维生素K，它们经肠壁吸收后，对人体有利。长期应用抗生素，可导致肠内菌群紊乱和维生素缺乏。

二、大肠运动和排便反射

（一）大肠运动形式

大肠的运动少而慢，对刺激反应也迟缓，这一特点有利于粪便在大肠内暂时储存。大肠运动形式基本与小肠相似，除蠕动外，还有两种运动形式：

1. 分节推进运动：是一个结肠袋或一段结肠收缩，其内容物被推移至下一肠段的运动。进食后运动增多，可将肠内容物向肛门端推进。

2. 袋状往返运动：由环行肌无规律收缩引起。它可使结肠黏膜折叠成袋，并使袋内容物向两个方向做短距离运动，但不向前推进。这种运动可使肠内容物得到充分混合，是空腹时的一种常见运动形式。

在大肠，还有一种进行很快且前进很远的蠕动，称为集团蠕动。它通常开始于横结肠，将一部分大肠内容物推送至降结肠或乙状结肠。集团蠕动常见于进食后，最常发生在早餐后60min内，可能是食物充胀胃或十二指肠，通过胃－结肠反射或十二指肠－结肠反射所致。其作用是将结肠内容物迅速向肛门端推进，当推至直肠时，可产生便意。

（二）排便反射

食物残渣在大肠内停留时间可达 10h 以上，其中大部分水分被大肠黏膜吸收，同时经过大肠内细菌的发酵与腐败作用，最后形成粪便。粪便除食物残渣外，还包括脱落的肠上皮、粪胆色素、大量的细菌和一些盐类。

人的直肠内，通常没有粪便。当粪便进入直肠时，刺激直肠壁内机械感受器，冲动经盆神经和腹下神经传至脊髓腰骶段初级排便中枢，同时上传到大脑皮质，引起便意和排便反射。这时，传出冲动经盆神经使降结肠、乙状结肠和直肠收缩，肛门内括约肌舒张，与此同时，阴部神经冲动减少，肛门外括约肌舒张，使粪便排出体外。此外，排便时腹肌和膈肌也发生收缩，腹内压增加，以促进粪便排出。

由于排便动作受大脑皮质控制，人们可以用意识来加强或抑制排便。若对便意经常予以抑制，则可使肠壁对粪便压力刺激失去正常的敏感性。如果粪便在大肠内停留时间过久，水分吸收过多而变干硬，则引起排便困难，这是产生便秘的最常见原因之一。

食物中的纤维素能刺激肠运动，缩短粪便在肠内停留的时间。多糖纤维素可以与水结合形成凝胶，从而限制了水的吸收，增加粪便的容积。纤维素有促进粪便排出的作用。纤维素摄取不足，可引起便秘。

第六节 吸 收

食物的消化过程为吸收做好准备，养分的吸收为机体提供营养物质，以保证新陈代谢的正常进行。

一、吸收的部位和机制

消化道不同部位，吸收的物质及能力并不相同，这主要取决于该部分消化道的组织结构以及食物在此处被消化的程度和停留的时间。

口腔和食管内，食物基本上不能被吸收，但某些药物，如硝酸甘油含在舌下可被口腔黏膜吸收。胃的吸收能力很弱，仅能吸收乙醇、少量水分和某些药物（如阿司匹林）等。大肠主要吸收水分和无机盐，此外还能缓慢吸收某些药物。

小肠是吸收的主要部位。因为在小肠中食物已被消化为适于吸收的小分子物质，食物在小肠内停留时间较长，为 3-8h，有充分的吸收时间，小肠有巨大的吸收面积，总面积可达 $200m^2$。这是由于小肠较长，小肠黏膜有大量的环状襞、绒毛以及每个绒毛上皮细胞游离面上的微绒毛，因此极大地增加了小肠的吸收面积。这些都是小肠在吸收中的有利条件。

绒毛是小肠黏膜的指状突起结构，长度 0.5~1.5mm。每一条绒毛表面是一层柱状上皮细胞，在柱状细胞顶端细胞膜突起，形成微绒毛。绒毛内部有平滑肌、神经、毛细血管和毛细淋巴管。空腹时，绒毛不活动，进食后，可引起绒毛产生节律性伸缩和摆动。绒毛伸缩运动起着"泵"的作用，促进食糜和小肠黏膜接触，并能加速绒毛内血液和淋巴流动，从而有利于吸收。

糖类、蛋白质和脂肪的消化产物，大部分在十二指肠和空肠内被吸收，当到达回肠时，通常已吸收完毕。回肠可主动吸收胆盐和维生素 B_{12}。

营养物质吸收的机制有被动和主动转运两种方式，如第一章所述，呈单纯扩散、易化扩散、主动转运、胞饮等多种形式。

二、小肠内主要营养物质的吸收

（一）水的吸收

正常人体每天分泌到消化道内的各种消化液，估计总量可达 6～8L 之多，每天饮水为 1.5～2.0L，而由粪便中带走的水分约 150mL，因此重吸收的液体量每天约达 8L。若水分吸收障碍，势必将严重影响内环境的相对恒定。

消化道中的水分绝大部分在小肠吸收。水分主要靠渗透作用而被动吸收，各种溶质，尤其是 NaCl 的主动吸收所产生的渗透压差是促进水分吸收的主要动力。

（二）无机盐的吸收

小肠对不同盐类的吸收率不同，NaCl 吸收最快，$MgSO_4$ 吸收最慢，故可用作泻药。Na^+ 在消化道内可完全被吸收。Na^+ 的吸收通过钠泵作用主动转运。在黏膜上皮细胞基底－外侧膜上的钠泵，逆电－化学梯度不断将 Na^+ 转运至细胞外液。Na^+ 的吸收与葡萄糖、氨基酸一起协同转运，肠腔中的葡萄糖也可易化 Na^+ 的吸收。临床上治疗 Na^+、水丢失的腹泻时，在口服的 NaCl 溶液中需添加葡萄糖。

食物中的钙仅有一小部分被吸收，大部分随粪便排出。钙盐在酸性溶液中易于溶解，只有水溶液状态的钙盐才能被吸收。钙在小肠和结肠全长都可逆电－化学梯度主动吸收。在肠黏膜细胞的微绒毛上有一种与钙有高度亲和性的钙结合蛋白，它参与钙的主动转运而促进钙吸收。维生素 D 可促进小肠对钙的吸收。脂肪食物对钙的吸收也有促进作用。

铁主要在小肠上部被吸收。食物中的铁绝大部分是三价的高铁，不易被吸收，需还原为亚铁后方被吸收。维生素 C 能将高铁还原为二价铁，酸性环境易使铁溶解为自由的 Fe^{2+}，故胃酸和维生素 C 都可促进铁的吸收。肠黏膜吸收铁的能力决定于黏膜上皮细胞内的含铁量。

由肠腔吸收入黏膜上皮细胞内的 Fe^{2+}，大部分被氧化为 Fe^{3+}，并和细胞内存在的去铁铁蛋白结合，形成铁蛋白，暂时储存在细胞内，慢慢向血液中释放。

（三）糖的吸收

糖类只有分解为单糖时，才能被小肠上皮细胞所吸收。吸收的主要部位在十二指肠和空肠。吸收的单糖中，葡萄糖约占 80%，半乳糖和果糖各占 10%。各种单糖的吸收率相差很大，己糖的吸收比戊糖（木糖）快，己糖中又以葡萄糖和半乳糖吸收快，果糖次之，甘露糖最慢。

单糖的吸收可以逆浓度差进行，能量来自钠泵。当载体蛋白与 Na^+ 结合后，对葡萄糖的亲和力增大，于是载体蛋白又与葡萄糖结合而转运入细胞。在细胞内，它们各自分离，Na^+ 通过钠泵运至细胞间隙，葡萄糖则被动扩散入血（图 6－11）。

半乳糖和葡萄糖的吸收过程基本相同。果糖则不能逆浓度差主动转运，其吸收是通过扩散而被动转运。单糖被吸收后经毛细血管而入血循环。

（四）蛋白质的吸收

一般认为，蛋白质须分解为氨基酸后才被吸收。十二指肠和空肠吸收较快，回肠较慢。氨基酸的吸收是主动转运过程，和葡萄糖相似，即通过与 Na^+ 偶联协同转运。在小肠壁上，

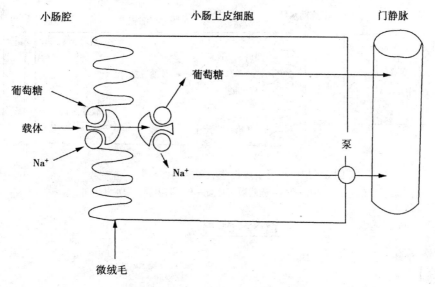

小肠腔　　　　　　　小肠上皮细胞　　　　　　门静脉

葡萄糖

载体

Na⁺

葡萄糖

泵

Na⁺

微绒毛

图 6-11　小肠上皮细胞吸收葡萄糖的机制

已经证实有三种不同的氨基酸特殊载体系统，它们分别转运中性氨基酸、碱性氨基酸和酸性氨基酸。氨基酸几乎完全经毛细血管而入血循环。

近年实验证实，小肠能够吸收相当数量的二肽和三肽。在小肠黏膜纹状缘中有二肽和二肽三肽转运系统，它们也是通过与 Na⁺ 协同转运。进入细胞的二肽和三肽，可被二肽酶和三肽酶进一步分解为氨基酸，再进入血循环。

未经消化的蛋白质不能被吸收。有些人吸收了微量蛋白质，不仅无营养作用，相反，可作为抗原而引起过敏反应。

（五）脂肪的吸收

食物中的脂类 95% 以上是甘油三酯，此外还有胆固醇酯和磷脂。甘油三酯的消化产物是脂肪酸、甘油一酯和甘油。

脂肪的水解产物有不同的吸收方式。甘油因溶于水，同单糖一起被吸收。短链和中链脂肪酸可从肠腔直接扩散入小肠上皮细胞，并由此进入血液。长链脂肪酸、甘油一酯和胆固醇等则必须和胆盐结合形成混合微胶粒才能被吸收。由于胆盐有亲水性，它携带脂肪的消化产物通过覆盖在小肠绒毛表面的不流动水层（即生物膜表面所附着的一层静水层）而到达纹状缘。其中胆盐返回肠腔在回肠主动重吸收，其余物质通过微绒毛的脂质膜进入肠上皮细胞。在细胞内质网中脂肪消化产物又重新合成甘油三酯，在高尔基复合体中与载脂蛋白偶合形成乳糜微粒，进入淋巴管，经胸导管入血（图 6-12）。

由于膳食动植物油中含 15 个碳原子的长链脂肪酸较多，故吸收后脂肪的运输途径以淋巴为主。

（六）维生素的吸收

水溶性维生素通过扩散方式被吸收。维生素 B_{12} 则必须与胃黏膜分泌的内因子结合成复合物，才能在回肠末端被吸收。

脂溶性维生素因溶于脂肪，其吸收机制可能与脂类物质相似。它们大部分吸收后通过淋巴而进入血液。

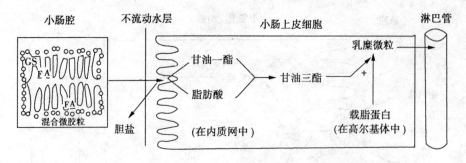

图 6-12 小肠上皮细胞吸收脂肪的机制

混合微胶粒成分：GS＝胆盐；FA＝脂肪酸、甘油一酯、胆固醇；亲水基团用○表示

自 学 指 导

【重点难点】

1. 消化道的基本功能和特性及消化方式：

（1）消化道受副交感神经和交感神经双重支配。一般来说，迷走神经的作用主要是加强消化管运动和消化腺分泌；交感神经的作用主要是抑制消化管运动和消化腺分泌。

（2）胃肠道黏膜层内含有多种内分泌细胞，分别分泌促胃液素、促胰液素、缩胆囊素等10多种胃肠激素。

2. 胃内消化：

（1）胃液的主要成分包括盐酸、胃蛋白酶原、黏液和内因子。盐酸具有激活胃蛋白酶原和促进蛋白质变性等多种生理作用；胃蛋白酶能分解蛋白质；黏液具有润滑食物，保护胃黏膜的作用；内因子有保护维生素 B_{12} 在小肠内不被破坏并促进其吸收的作用。

（2）消化期的胃液分泌受神经、体液因素的调节。头期以神经调节为主，胃期以内在神经丛和促胃液素的调节作用较为重要，肠期胃液分泌主要为体液调节。抑制胃液分泌的因素主要有盐酸、脂肪和高渗溶液。

（3）胃的运动形式包括容受性舒张和蠕动。胃排空的动力来源于胃的运动。

3. 小肠内消化：

（1）胰液中含有胰淀粉酶、胰脂肪酶、胰蛋白酶和糜蛋白酶，因而是人体最重要的一种消化液。

（2）胰液分泌受神经和体液的双重调节，以体液调节为主，主要包括促胰液素、缩胆囊素等。

（3）胆汁中含有胆盐、胆固醇等，它具有促进脂肪消化和吸收作用。胆汁分泌和排出受神经和体液调节，以体液调节为主。

（4）小肠在紧张性收缩的基础上可产生分节运动和蠕动两种运动形式。

4. 吸收：

（1）小肠是吸收的主要部位。糖的吸收形式是单糖，蛋白质的吸收形式是氨基酸，均为主动转运过程，都与 Na^+ 的转运偶联进行。

（2）脂肪消化产物的吸收与胆盐有关。

【复习思考题】

1. 胃液的主要成分有哪些？各有何生理作用？
2. 简述胃液分泌的调节机制。
3. 试述胃的排空及其控制。
4. 为什么说胰液是最重要的消化液？
5. 影响胰液分泌的体液调节因素有哪些？
6. 为什么说小肠是消化和吸收的最重要部位？
7. 小肠运动的形式有哪几种？各有何生理作用？
8. 简述排便反射的生理过程及机制。
9. 简述糖、脂肪、蛋白质的吸收部位及机制。

【参考文献】

1 姚泰，乔健天. 生理学，第 5 版. 北京：人民卫生出版社，2001
2 施雪筠，陈洁文. 生理学. 上海：上海科学技术出版社，1995
3 黄作福，余孝慈. 生理学. 长沙：湖南科学技术出版社，1990

第七章　体　温

【目的要求】

1. 掌握人体体温正常值；维持体温相对恒定的机制。
2. 熟悉基础代谢率；机体的产热和散热过程。
3. 了解体热的来源；体温的正常变动。

【学习课时】

2 学时。

新陈代谢是机体生命活动的基本特征。新陈代谢包括物质代谢与相伴的能量代谢，简称代谢。

糖、脂肪、蛋白质三种营养物质，经消化转变成可吸收的小分子营养物质而被吸收入血。在细胞中，这些营养物质经过同化作用（合成代谢），构筑机体的组成成分或更新衰老的组织；同时经过异化作用（分解代谢）分解为代谢产物。合成代谢和分解代谢是物质代谢过程中互相联系、不可分割的两个部分。

在分解代谢过程中，营养物质蕴藏的化学能便释放出来。这些化学能经过转化，便成了机体各种生命活动的能源，所以说分解代谢是放能反应。而在合成代谢过程中，需要供给能量，因此是吸能反应。可见，在物质代谢过程中，物质的变化与能量的代谢是紧密联系着的。生物体内物质代谢过程中所伴随的能量释放、转移和利用等，称为能量代谢。机体所需的能量来源于食物中的糖、脂肪和蛋白质。这些能源物质分子结构中的碳氢键蕴藏着化学能，在氧化过程中碳氢键断裂，生成 CO_2 和 H_2O，同时释放出蕴藏的能量。这些能量的 50% 以上迅速转化为热能，用于维持体温，并向体外散发。其余不足 50% 则以高能磷酸键的形式储存于体内，供机体利用。体内最主要的高能磷酸键化学物是三磷酸腺苷（ATP）。此外，还可有高能硫酯键等。机体利用 ATP 去合成各种细胞组成成分、各种生物活性物质和其他一些物质；细胞利用 ATP 去进行各种离子和其他一些物质的主动转运，维持细胞膜两侧离子浓度差所形成的势能；肌肉还可利用 ATP 所载荷的自由能进行收缩和舒张，完成多种机械功。总的看来，除骨骼肌运动时所完成的机械功（外功）以外，其余的能量最后都转变为热能。例如，心肌收缩所产生的势能（动脉血压）与动能（血液流速），均于血液在血管内流动过程中，因克服血流内、外所产生的阻力而转化为热能。在人体内，热能是最"低级"形式的能，热能不能转化为其他形式的能，不能用来做功。

体温指机体深部的平均温度。由于代谢水平不同，各内脏器官的温度略有差异，如肝脏温度最高，约为 38℃。经过血液不断循环，深部温度常相对稳定而又均匀。因此，机体深部的血液温度可以代表重要器官温度的平均值。

随着动物进化，机体体温调节机构越来越完善，高等动物和人，能在环境温度变化的情况下，保持体温相对恒定。因此，高等动物又称为恒温动物。相对恒定的体温是保障机体进行新陈代谢和维持生命活动的重要条件，新陈代谢过程以酶促反应为基础，体温过低会降低酶的活性，体温过高则细胞受损，甚至危及生命。

第一节　人体正常体温及其变动

一、体温正常值

人体的外周组织即表层，包括皮肤、皮下组织和肌肉等的温度称为表层温度。表层温度不稳定，各部位之间的差异也大。在环境温度为23℃时，人体表层最外层的皮肤温度，如足皮肤温度为27℃，手皮肤温度为30℃，躯干为32℃，额部为33~34℃。四肢末梢皮肤温度最低，越近躯干、头部，皮肤温度越高。气温达32℃以上时，皮肤温度的部位差将变小。在寒冷环境中，随着气温下降，手、足的皮肤温度降低最显著，但头部皮肤温度变动相对较小。皮肤温度与局部血流量有密切关系。凡是能影响皮肤血管舒缩的因素（如环境温度变化或精神紧张等）都能改变皮肤的温度。人情绪激动时，由于血管紧张度增加，皮肤温度、特别是手的皮肤温度便明显降低。例如手指的皮肤温度可从30℃骤降到24℃。当然情绪激动的原因解除后，皮肤温度会逐渐恢复。此外，当发汗时，由于蒸发散热，皮肤温度也会出现波动。

机体深部（心、肺、脑和腹腔内脏等处）的温度称为深部温度。深部温度比表层温度高，且比较稳定，各部位之间的差异也较小。这里所说的表层与深部，不是指严格的解剖学结构，而是生理功能上的体温分布区域。在不同环境中，深部温度和表层温度的分布会发生相对改变。在较寒冷的环境中，深部温度分布区域缩小，主要集中在头部与胸腹内脏，而且表层与深部之间存在明显的温度梯度。而在炎热的环境中，深部温度可扩展到四肢。

由于体内各器官的代谢水平不同，温度也略有差别，但不超过1℃。在安静时，肝代谢最活跃，温度最高；其次，是心脏和消化腺。在运动时，则骨骼肌的温度最高。循环血液是体内传递热量的重要途径。由于血液不断循环，深部各个器官的温度会经常趋于一致。临床上通常用口腔温度、直肠温度和腋窝温度来代表体温。直肠温度的正常值为36.9~37.9℃，但易受下肢温度影响。当下肢冰冷时，由于下肢血液回流至髂静脉时的血液温度较低，会降低直肠温度；口腔温度（舌下部）平均比直肠温度低0.3℃，但它易受经口呼吸、进食和饮水等影响；腋窝温度平均比口腔温度低0.4℃，但由于腋窝不是密闭体腔，易受环境温度、出汗和测量姿势的影响，不易正确测定。

此外，食管温度比直肠温度约低0.3℃。食管中央部分的温度与右心的温度大致相等，而且体温调节反应的时间过程与食管温度变化过程一致。所以，在实验研究中，食管温度可以作为深部温度的一个指标。鼓膜温度的变动大致与下丘脑温度的变化成正比，所以在体温调节生理实验中常常采用鼓膜温度作为脑组织温度的指标。由于深部温度，特别是血液温度不易测试，临床上常用直肠温度、口腔温度和腋下温度来代表体温。

二、体温的正常变动

生理情况下，正常体温可随昼夜周期、性别、年龄、肌肉活动、精神紧张和环境温度等因素的影响而发生变动。

1. 昼夜体温变动：在一昼夜中，体温呈周期性波动，清晨 2～6 时最低，午后 1～6 时最高。体温波动幅值一般不超过 1℃，其形成原因尚不完全清楚。实验证明，昼夜体温变动与肌肉活动无直接关系。受试者在无时间标志的特定环境中，其体温仍表现昼夜节律特征。因此认为体温的这种昼夜周期性波动可能是由机体内在的生物节律决定的。

2. 性别：女子体温平均比男子高 0.3℃。女子基础体温随月经周期而变动（图 7-1）。

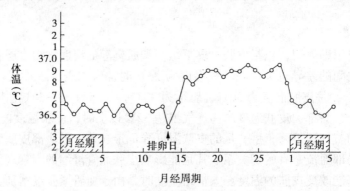

图 7-1　女子月经周期中基础体温曲线

排卵前体温较低，排卵后体温升高。在一个月经周期中，体温最低和最高可相差 0.5℃。这种变动与血中孕激素及其代谢产物的变化相吻合。

3. 年龄：由于代谢率随年龄增加而降低，所以新生儿体温稍高于成年人，老年人体温比成年人低。新生儿、特别是早产儿体温调节机构发育尚不完善，老年人体温调节能力减弱，他们的体温易受环境因素影响而发生变化。因此，对新生儿和老年人应特别加强护理。

4. 肌肉运动：肌肉活动对能量代谢的影响最为显著。机体任何轻微的活动都可提高代谢率。肌肉活动时产热量增加，可导致体温升高 1～2℃。人在运动或劳动时耗氧量显著增加，因为肌肉活动需要补给能量，而能量则来自大量营养物质的氧化，导致机体耗氧量的增加。机体耗氧量的增加与肌肉活动的强度呈正比关系，耗氧量最多可达安静时的 10～20 倍。肌肉活动的程度称为肌肉工作的强度，也就是劳动强度。劳动强度通常用单位时间内机体的产热量来表示，也就是说，可以把能量代谢率作为评估劳动强度的指标。因此，临床上应让患者安静一段时间后再测体温。此外，麻醉药物能降低体温，应注意麻醉后的护理。情绪激动、精神紧张、环境温度变化等均能影响体温，在测定时，应考虑到这些情况。

第二节　产热和散热

体温相对恒定有赖于产热与散热过程的动态平衡。

一、体热的来源

体热来自体内食物分解代谢。机体在物质代谢过程中伴随着能量的释放、转移和利用。

（一）能量平衡

机体能量来源于食物中糖、脂肪和蛋白质，主要是糖和脂肪的分解供能。各种能源物质在体内氧化时所释放的能量，50％以上转化为热能，用于维持体温，其余的能量则以化学能的形式储存于三磷酸腺苷分子的高能磷酸键中，为细胞所利用，用以完成各种生理活动。总的看来，除骨骼肌运动所完成的机械外功之外，其余在体内完成的各种功最后都将转变为热。例如，心肌收缩所产生的能，在推动血液流动过程中因克服血流摩擦阻力而转化为热能。根据热力学"能量守恒定律"，机体所利用的食物中的化学能应等于最终转变成的热能和所做外功之和。为计算上的方便，通常在避免做外功时，测定机体单位时间内向外发散的热量来计算能量代谢，其单位是 $kJ/(m^2 \cdot h)$。

（二）影响能量代谢的因素

1. 肌肉活动：骨骼肌活动对能量代谢的影响最为显著。运动或体力劳动可使能量代谢升高，产热量增加。如躺卧时，平均产热量为 $163.68kJ/(m^2 \cdot h)$，踢足球时则为 $1\ 497.45kJ/(m^2 \cdot h)$。因此，能量代谢值可作为评定劳动强度的指标。

2. 环境温度：人体安静时的能量代谢，在 $20 \sim 30℃$ 的环境中最为稳定，此时肌肉松弛，代谢恒定。当环境温度低于 $20℃$ 时，由于寒冷刺激反射性引起肌肉紧张度增加和战栗产热，使代谢率增加。环境温度高于 $30℃$ 时，代谢率也会逐渐增加，这可能与休内化学过程的反应速度增加有关。

3. 食物的特殊动力效应：在安静状态下摄入食物后，人体释放的热量比摄入的食物本身氧化后所产生的热量要多。例如摄入能产 $100kJ$ 热量的蛋白质后，人体实际产热量为 $130kJ$，额外多产生了 $30kJ$ 热量。表明进食蛋白质后，机体产热量超过了蛋白质氧化后产热量的30％。食物能使机体产生"额外"热量的现象称为食物的特殊动力效应。蛋白类食物最明显，额外增加的热量达 $30％$ 左右，糖类或脂肪的食物特殊动力效应为其产热量的 $4％ \sim 6％$，即进食能产 $100kJ$ 热量的糖类或脂肪后，机体产热量为 $104 \sim 106kJ$。而混合食物可使产热量增加 $10％$ 左右。这种额外增加的热量不能被利用来作功，只能用于维持体温。因此，为了补充体内额外的热量消耗，机体必须多进食一些食物补充这份多消耗的能量。

食物特殊动力效应的机制尚未完全了解。这种现象在进食后 $1h$ 左右开始，$2 - 3h$ 达最大值，并延续到 $7 - 8h$。有人将氨基酸注入静脉内，可出现与经口给予时相同的代谢率增值现象，这些事实使人们推想，食后的"额外"热量可能来源于肝处理蛋白质分解产物时"额外"消耗的能量。因此，有人认为肝在脱氨基反应中消耗了能量可能是"额外"热量产生的原因。

4. 精神活动：脑的重量只占体重的 $2％$，但在安静状态下，却有 $15％$ 左右的循环血量进入脑循环系统。这说明脑组织的代谢水平是很高的。据测定，在安静状态下，$100g$ 脑组织的耗氧量为 $3.5mL/min$（氧化的葡萄糖量为 $4.5mg/min$），此值接近安静肌肉组织耗氧量的 20 倍，脑组织的代谢率虽然如此之高，但据测定，在睡眠中和在活跃的精神活动情况下，脑中葡萄糖的代谢率却几乎没有差异。可见，在精神活动中，中枢神经系统本身的代谢率即使有些增强，其程度也是可以忽略的。

人在平静地思考问题时，能量代谢受到的影响并不大，产热量增加一般不超过4%。但在精神处于紧张状态，如烦恼、恐惧或强烈情绪激动时，由于随之出现的无意识的肌紧张以及刺激代谢的激素释放增多等原因，产热量可以显著增加。因此，在测定基础代谢率时，受试者必须摒除精神紧张的影响。

5. 环境温度：人（裸体或只着薄衣）安静时的能量代谢，在20~30℃的环境中最为稳定。实验证明，当环境温度低于20℃时，代谢率开始有所增加，在10℃以下，代谢率便显著增加。环境温度低时代谢率增加，主要是由于寒冷刺激反射地引起寒战以及肌肉紧张增强所致。在20~30℃时代谢稳定，主要是由于肌肉松弛的结果。当环境温度为30~45℃时，代谢率又会逐渐增加。这可能是因为体内化学过程的反应速度有所增加的缘故，这时还有发汗功能旺盛及呼吸、循环功能增强等因素的作用。

（三）基础代谢率

热力学第一定律指出：能量由一种形式转化为另一种形式的过程中，既不能增加，也不减少。这是所有形式的能量（动能、热能、电能及化学能）互相转化的一般规律，也就是能量守恒定律。机体的能量代谢也遵循这一规律，即在整个能量转化过程中，机体所利用的蕴藏于食物中的化学能与最终转化成的热能和所作的外功，按能量来折算是完全相等的。因此，测定在一定的时间内机体所消耗的食物，或者测定机体所产生的热量与所做的外功，都可测算出整个机体的能量代谢率（单位时间内所消耗的能量）。

基础代谢是指基础状态下的能量代谢。基础代谢率是指单位时间内的基础代谢，即在基础状态下，单位时间内的能量代谢。所谓基础状态是指人体处在清醒而又非常安静、不受肌肉活动、环境温度、食物及精神紧张等因素的影响时的状态。测定基础代谢率，要在清晨未进餐以前（即食后12~14h）进行。前一日晚餐最好是清淡菜肴，而且不要吃得太饱，这样，过了12~14h，胃肠的消化和吸收活动已基本完毕，也排除了食物的特殊动力效应的影响。测定之前不应做剧烈的活动，而且必须静卧半小时以上。测定时平卧，全身肌肉要松弛，尽量排除肌肉活动的影响。这时还应要求受试者排除精神紧张的影响，如摒除焦虑、烦恼、恐惧等心理活动。室温要保持在20~25℃，以排除环境温度的影响。基础条件下的代谢率，比一般安静时的代谢率可低些（比清醒安静时低8%~10%）。基础代谢率以每小时、每平方米体表面积的产热量为单位，通常以$kJ/(m^2 \cdot h)$来表示。要用每平方米体表面积而不用每千克体重的产热量来表示，是因为基础代谢率的高低与体重并不成比例关系，而与体表面积基本上成正比。人体产热量和体表面积的关系若以每千克体重的产热量进行比较，则小动物每千克体重的产热量要比大动物高得多。若以每平方米体表面积的产热量进行比较，则不论体积的大小，各种动物每平方米24小时的产热量很相近。在人体上测定的结果也表明了这一事实。因此，用每平方米体表面积为标准来衡量能量代谢是比较合适的。我国人的体表面积可根据Stevenson算式计算：

$$体表面积（m^2）=0.0061×身高（cm）+0.0128×体重（kg）-0.1529$$

实际测定结果表明，基础代谢率随性别、年龄等不同而有生理变动。当其他情况相同时，男子的基础代谢率平均比女子的高；幼年人比成年人的高；年龄越大，代谢率越低。但是，同一个体的基础代谢率，只要测定时的条件完全符合前述的要求，则在不同时日中重复测定的结果基本上无差异。这就反映了正常人的基础代谢率是相当稳定的。我国人基础代谢率正常值见表7-1。

表 7-1　我国人基础代谢率正常值 [kJ/(m²·h)]

年龄（岁）	11~15	16~17	18~19	20~30	31~40	41~50	>51
男性	195.4	193.3	166.1	157.7	158.6	154.0	149.0
女性	172.4	181.6	154.0	149.0	146.9	142.3	138.5

基础代谢率的测量可作为临床诊断的辅助手段。人体体温过高时，基础代谢率将升高。通常体温每升高 1℃，基础代谢率将升高 13%。一般来说，基础代谢率的实际数值同上述正常的平均值比较，相差 ±10%~15%。当相差之数超过 20% 时，才有可能是病理变化。在各种疾病中，甲状腺功能的改变总是伴有基础代谢率异常变化。甲状腺功能低下时，基础代谢率将比正常值低 20%~40%；甲状腺功能亢进时的基础代谢率将比正常值高出 25%~80%。因此，基础代谢率的测量是临床诊断甲状腺疾病的重要辅助方法。其他如肾上腺皮质和垂体的功能低下时，基础代谢率也要降低。

当人体发热时，基础代谢率将升高。一般来说，体温每升高 1℃，基础代谢率可升高 13%。其他如糖尿病、红细胞增多症、白血病以及伴有呼吸困难的心脏病等，也伴有基础代谢率升高。当机体处于病理性饥饿时，基础代谢率将降低。其他如艾迪生病、肾病综合征以及垂体性肥胖症等也常伴有基础代谢率降低。

二、产热过程

体热来自营养物质代谢所释放的化学能，所以产热属于代谢性产热。机体的总产热量主要包括基础代谢、食物特殊动力效应和肌肉活动所产生的热量。基础代谢是机体产热的基础。基础代谢高，产热量多；基础代谢低，产热量少。正常成年男子的基础代谢率约为 170kJ/(m²·h)，成年女子约为 155kJ/(m²·h)。在安静状态下，机体产热量一般比基础代谢率增高 25%，这是由于维持姿势时肌肉收缩所造成的。食物特殊动力效应可使机体进食后额外产生热量。骨骼肌的产热量则变化很大，在安静时产热量很小，运动时则产热量很大；轻度运动如步行时，其产热量可比安静时增加 3~5 倍，剧烈运动时，可增加 10~20 倍。

人在寒冷环境中主要依靠寒战来增加产热量。寒战是骨骼肌发生不随意的节律性收缩的表现，其节律为 9~11 次/min。发生寒战的肌肉在肌电图上表现出一簇一簇的高波幅集群放电，这是不同肌纤维的动作电位同步化的结果。寒战的特点是屈肌和伸肌同时收缩，所以基本上不做功，但产热量很高。发生寒战时，代谢率可增加 4~5 倍。机体受寒冷刺激时，通常在发生寒战之前，首先出现温度刺激性肌紧张或称寒战前肌紧张，此时代谢率就有所增加。以后由于寒冷刺激的持续作用，便在温度刺激性肌紧张的基础上出现肌肉寒战，产热量大大增加，这样就维持了在寒冷环境中的体热平衡。内分泌激素也可影响产热，肾上腺素和去甲肾上腺素可使产热量迅速增加，但维持时间短；甲状腺激素则使产热缓慢增加，但维持时间长。机体在寒冷环境中度过几周后，甲状腺激素分泌量可增加 2 倍以上，代谢率可增加 20%~30%。

（一）主要产热器官

几种组织产热情况见表 7-2。由表可见，安静状态下的主要产热器官是内脏和脑。在内脏中，以肝脏产热最多，心、肾、肠等次之。劳动或运动时，主要产热器官是肌肉。

表7-2 几种组织产热情况

器官	占体重百分比（%）	产热量	
		安静	劳动或运动
脑	2.5	16	1
内脏	34.0	56	8
肌肉及皮肤	56.0	18	90
其他	7.5	10	1

（二）产热调节反应

机体处于寒冷环境中，由于散热量增多，机体一方面减少散热，如使皮肤血管收缩，另一方面增加产热，以维持体热平衡。

提高代谢率是增加产热量的途径之一。寒冷刺激通过中枢神经系统可引起甲状腺激素及儿茶酚胺分泌增加，促进代谢，增加产热量。

骨骼肌活动能显著增强代谢率。寒战是人在寒冷环境中产热量增加的主要来源。

三、散热过程

人体的主要散热部位是皮肤。当环境温度低于体温时，大部分的体热通过皮肤的辐射、传导和对流散热，一部分热量通过皮肤汗液蒸发来散发，呼吸、排尿和排粪也可散失一小部分热量。

（一）散热方式

1. 辐射散热：指体热以热射线形式向周围环境散发的散热方式。常温下，此种方式所散发的热量占安静时总散热量的 60% 左右。辐射散热量的多少决定于皮肤与环境间的温度差和有效辐射面积。环境温度越低，散热量越大，皮肤有效辐射面积越大，散热量越大。四肢表面积比较大，因此在辐射散热中有重要作用。

2. 传导散热：指机体的热量直接传给与之接触的较冷物体的散热方式。传导散热量的多少除决定于接触面积外，主要取决于所接触物体的温度和导热性。如果所接触物体较冷，导热性较好，则传导散热量大。脂肪的导热性较差，若皮下脂肪厚，则机体深部的热量难以传导至体表，从而减少散热。皮肤上涂以油脂类物质，也可减少散热。水的导热性较好，根据这一原理，临床上可利用冰囊、冰帽等给体温过高的患者降温。

3. 对流散热：指通过气体或液体来交换热量的散热方式。机体将体热传给其周围的一薄层空气，由于空气的不断流动，距体表较远的冷空气取代机体周围已被加热的空气，将热散发到空间。对流散热是传导散热的一种特殊形式，其散热量的多少取决于空气的温度和对流的速度。空气温度越低，对流速度越快，则散热量越大。热天用扇子，是增加对流散热，冬天穿厚衣，是减少对流散热。

4. 蒸发散热：指通过蒸发水分而带走热量的散热方式。1g 水分蒸发可带走 2.427kJ 热量，因此，体表水分蒸发是一种很有效的散热途径。当环境温度等于或超过皮肤温度时，辐射、传导和对流散热将不起作用，于是蒸发成了惟一的散热途径。

蒸发散热分为不显汗和显汗两种。不显汗指体内水分直接透出皮肤和黏膜（主要是呼吸道黏膜）表面，在未聚成明显水滴前就被蒸发掉的一种散热方式。人体不显汗量一天约有1 000mL，其中通过皮肤的有 600~800mL，通过呼吸道的有 200~400mL。给患者补液时，应考虑到由不显汗丧失的液体量。显汗指汗液在蒸发表面上形成明显汗滴而蒸发的一种散热方式。安静状态下，当环境温度达到 30℃ 时便开始出汗。临床上对体温过高的患者进行乙醇擦浴，就是利用乙醇蒸发散热而达到降温的目的。

汗液被蒸发的多少主要取决于：①外界环境温度：温度越高，汗液越易蒸发；②空气的湿度：空气湿度越大，汗液越难蒸发，因此人们在空气湿度大的环境中感到闷热；③体表空气对流速度：对流速度越快，汗液越易蒸发，因为空气对流有助于降低体表空气水蒸气的饱和度。

（二）散热调节反应

机体的主要散热部位是皮肤。要增加或减少皮肤的散热量，主要通过出汗和皮肤血流量改变来调节。

1. 出汗：汗腺分泌汗液的活动称为出汗。人体汗腺有大汗腺和小汗腺，与蒸发散热有关的是小汗腺，分布于全身皮肤。在温热环境下引起全身各部位的小汗腺分泌汗液称为温热性发汗。始动温热性发汗的主要因素有：①温热环境刺激皮肤中的温觉感受器，冲动传入至发汗中枢，反射性引起发汗；②温热环境使皮肤血液被加温，被加温的血液流至下丘脑发汗中枢的热敏神经元，可引起发汗。温热性发汗的生理意义在于散热。若每小时蒸发 1 7L 汗液，就可使体热散发约 4 200lJ 的热量。但是，如果汗水从身上滚落或被擦掉而未被蒸发，则无蒸发散热作用。情绪激动或精神紧张时，反射性引起手掌、足跖及前额等部位的一些交感肾上腺能纤维支配的汗腺分泌，称为精神性出汗，在体温调节中意义不大。

出汗是反射性活动，它由温热刺激引起。在中枢神经系统中，下至脊髓，上至大脑皮质，都存在出汗中枢，但其基本中枢位于下丘脑，很可能位于体温调节中枢之中或其近旁。小汗腺受交感神经支配，其节后纤维为胆碱能纤维，末梢释放的递质是乙酰胆碱，M 受体阻滞剂阿托品可阻断汗腺分泌。

汗液中水分占 99% 以上，固体成分不到 1%，大部分是 NaCl，也有少量 KCl、尿素等。汗液是低渗溶液，同血浆相比，汗液的特点是：氯化钠的浓度一般低于血浆，因此当大量出汗而脱水时，体内失水比失盐多，导致高渗性脱水。在高温作业等大量出汗的人，汗液中可丧失较多的氯化钠，因此应注意补充氯化钠。汗液中葡萄糖的浓度几乎是零；乳酸浓度高于血浆；蛋白质的浓度为零。实验测得在汗腺分泌时，分泌管腔内的压力高达 37.3kPa（250mmHg）以上。这表明汗液不是简单的血浆滤出液，而是由汗腺细胞主动分泌的。大量的乳酸是腺细胞进行分泌活动的产物。刚刚从汗腺细胞分泌出来的汗液，与血浆是等渗的，但在流经汗腺管腔时，由于钠和氯被重吸收，所以，最后排出的汗液是低渗的。汗液中排出的钠量也受醛固酮的调节。

发汗速度受环境温度和湿度影响。环境温度越高，发汗速度越快。如果在高温环境中时间太长，发汗速度会因汗腺疲劳而明显减慢。湿度大，汗液不易蒸发，因而体热不易散失。此外，风速大时，汗液易蒸发，汗液蒸发快，容易散热而使发汗速度变小。劳动强度也影响发汗速度。劳动强度越大，产热量越多，发汗量越多。

2. 皮肤血流量改变：它是有效的散热调节反应。当皮肤血流量增加时，体表温度升高，有利于辐射、传导散热。汗腺血供增多，也有利于蒸发散热。在炎热环境中，交感紧张性降低，皮肤小血管舒张，动静脉吻合支也开放，以增加皮肤血流量。反之，在寒冷环境下，皮肤血流量减少，皮肤温度降低，散热减少。

第三节 体温调节

恒温动物包括人，有完善的体温调节机制。在外界环境温度改变时，通过调节产热过程和散热过程，维持体温相对稳定。例如，在寒冷环境下，机体增加产热和减少散热；在炎热环境下，机体减少产热和增加散热，从而使体温保持相对稳定。这是复杂的调节过程，涉及感受温度变化的温度感受器，通过有关传导通路把温度信息传达到体温调节中枢，经过中枢整合后，通过自主神经系统调节皮肤血流量、竖毛肌和汗腺活动等；通过躯体神经调节骨骼肌的活动，如寒战等；通过内分泌系统，改变机体的代谢率。

一、温度感受器

对温度敏感的感受器称为温度感受器。温度感受器分为外周温度感受器和中枢温度感受器。

（一）外周温度感受器

外周温度感受器可分为冷觉感受器和温觉感受器两部分。冷觉感受器在28℃时发放冲动频率最高，而温觉感受器则在43℃时发放冲动频率最高。当皮肤温度偏离这两个温度时，两种感受器发放冲动的频率都逐渐下降。在皮肤和某些黏膜上含有丰富的冷感受器和热感受器，以冷感受器数量为多，提示在体温调节机制中，皮肤感受器主要是感受体表温度的下降。另外在体内深部，主要在内脏和大静脉周围，也以冷感受器数量为多，感受深部温度的下降。冷和热刺激作用于感受器，其传入冲动除到达皮质引起温度感觉外，尚可影响调定点的活动。

（二）中枢温度感受器

在脊髓、延髓、脑干网状结构及下丘脑中，都有与体温调节有关的中枢性温度感受神经元。用改变脑组织温度的装置，对兔、猫或狗等的下丘脑视前区（PO）及其邻近的下丘脑前部（AH）加温或冷却，发现视前区－下丘脑前部（PO/AH）存在着对温度敏感的神经元。对热刺激敏感的神经元称热敏神经元，其放电频率随局部脑组织温度升高而增加，对冷敏感的神经元称冷敏神经元，其放电频率随脑组织升温而减少（图7-2）。实验证明，局部脑组织温度变动0.1℃，这两种温度敏感神经元的放电频率就会反映出来，且不出现适应现象。在PO/AH内，热敏神经元数量较冷敏神经元多，表明此部位主要是感受血液温度升高的刺激。PO/AH的某些温度敏感神经元也能对皮肤、脊髓、延髓、中脑等处的温度变化发生反应，说明外周信息可聚合于这类神经元。下丘脑的PO/AH是中枢温度整合机构的中心。

脊髓中也有温度敏感神经元。冷却轻度麻醉犬的颈、胸髓或胸腰髓，则犬出现皮肤血管收缩和寒战等体温调节反应。这时，切断被冷却部位的后根或高位切断脊髓，血管反应和寒战也不消失。加温脊髓，则引起皮肤血管舒张和热喘呼吸，寒战受到抑制。另外，脊髓中传导温度信息的上行性神经元的纤维在前侧索中走行，它将信息传送给PO/AH。

延髓中也存在着温度敏感神经元。皮肤、脊髓及中脑的传入温度信息都会聚于延髓温度敏感神经元；而延髓也接受来自PO/AH的信息，并且向PO/AH输送信息。脑干网状结构

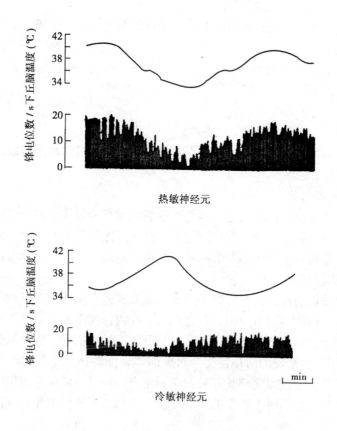

热敏神经元

冷敏神经元

图 7-2 视前区-下丘脑前部的温度敏感神经元的放电活动

也有对局部温度变化发生反应的神经元,它接受发自皮肤、脊髓的温度信息,并且向 PO/AH 输送温度信息。

二、体温调节中枢

20 世纪 30 年代,有学者对多种恒温动物进行脑分段切割实验,结果是:当切除大脑皮质及部分皮质下结构后,只要保持下丘脑及其以下的神经结构完整,动物仍具有维持恒定体温的能力。如果进一步破坏下丘脑,则动物体温的相对恒定就不能维持。这一事实说明,调节体温的基本中枢在下丘脑。临床上当病变侵及下丘脑时,患者的体温将会发生异常。

视前区-下丘脑前部是中枢温度感受器的部位,同时也起着恒温调节器的作用。目前用调定点学说来解释 PO/AH 温度敏感神经元的恒温调节器作用。此学说认为,体温的调节类似于恒温器的调节。在 PO/AH 有个调定点温度,即决定体温水平的规定数值,正常为 37℃。如果体温偏离此规定数值,则由反馈系统将偏差信息输送到控制系统,然后通过调整受控系统维持体温恒定。通常认为,PO/AH 中的温度敏感神经元可能起着调定点的作用,其中主要是热敏神经元。这些神经元对温热刺激的感受有一定阈值,正常为 37℃。当中枢温度超过此数值时,散热过程加强,产热过程减弱,当中枢温度低于此数值时,散热过程减弱,产热过程加强,通过上述调整,保证机体维持正常体温恒定。

下丘脑调定点温度的高低,一方面决定于下丘脑整合各方面来的信息,另一方面也决定于温度敏感神经元的兴奋性高低,尤其是热敏神经元的兴奋性。临床上由致热原所引起的体温过高可能就是由于热敏神经元兴奋性下降，调定点温度上移的结果。如调定点温度由原来37℃上移至39℃时，机体产热增加，出现战栗，直至温度升至39℃，战栗停止，产热与散热过程在此高水平上达到新的平衡，直至致热原被清除后，调定点温度下降，散热过程加强，体温才能恢复正常。

三、体温调节方式

高等动物和人通过行为性体温调节和自主性体温调节使机体体温得以在千变万化的温度环境中维持相对恒定。

（一）行为性体温调节

行为性体温调节指机体在不同温度环境中的姿势和行为对体温的调节。如人在严寒环境中，会有意识地增加衣着，同时采取拱肩缩背、踏步或跑动等御寒行动。因此，行为性体温调节是有意识的，是对自主性体温调节的补充。动物越高等，行为性体温调节越显得重要。

（二）自主性体温调节

自主性体温调节如前所述，是体温调节的基本方式，它由体温自身调节系统，即生物控制系统来完成。下丘脑体温调节中枢，包含调定点在内，属于控制系统。它的传出信息控制着受控系统的活动。受控系统包括产热器官（如肝脏、骨骼肌等）以及散热器官（如皮肤血管、汗腺等）。由于受控系统的活动使受控对象即体温维持在一个相对稳定的水平。内、外环境因素变化的干扰，通过温度感受器反馈于调定点，经过体温调节中枢的整合，调整受控系统的活动，重新建立起当时条件下的体热平衡，起到稳定体温的作用（图7-3）。

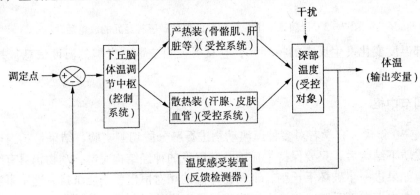

图7-3 体温调节自动控制示意图

自 学 指 导

【重点难点】

1. 人体体温正常值及体温的正常变动：体温是指机体深部的平均温度。体温的测定有口腔温度、腋窝温度和直肠温度测定等形式。体温正常值在37℃左右。体温的生理性波动常见因素有昼夜节律波动、年龄、性别以及体力活动和精神活动等。

2. 产热和散热：正常体温的维持有赖于产热和散热两个生理过程的动态平衡。机体的产热器官，在安静时主要是内脏器官；体力活动时主要是骨骼肌。散热的主要部位是皮肤。当外界气温低于皮肤温度时，主要散热形式是辐射、传导和对流；当外界气温等于或超过皮肤温度时，蒸发便成为惟一的散热途径，其中发汗是最有效的散热方式。环境温度变化时，机体可通过皮肤血流量的增减和肢体动静脉间热量的逆流交换的强弱来与环境交换热量，以达体热平衡。

3. 体温调定点学说和体温调节中枢：人类是恒温动物，能不断地适应外界环境温度的变化，通过自主性体温调节和行为性体温调节，改变产热过程和散热过程，以使体温保持相对稳定。

视前区－下丘脑前部（PO/AH）存在着对温度敏感的神经元，下丘脑的 PO/AH 是中枢温度整合机构的中心。体温的调节类似于恒温器的调节。在 PO/AH 有个调定点温度，即决定体温水平的规定数值。

在寒冷环境中，交感神经兴奋，肾上腺素和甲状腺激素等分泌增加，在下丘脑体温调节中枢和整合中枢的作用下，一方面引起内脏器官代谢增强，产热增加；寒战产热。另一方面引起皮肤血管收缩，皮肤血流量减少；肢体动静脉间热量的逆流交换加强。结果使产热增加，散热减少，使体温不致降低。

炎热环境中，在下丘脑体温调节中枢和整合中枢作用下，一方面引起泌汗加强，另一方面引起皮肤血管舒张，动静脉吻合支开放，皮肤血流量增多；肢体动静脉间热量的逆流交换减弱。结果散热效应大为增强，体温不致升高。

人体的体热平衡（产热与散热的相对平衡状态）一旦被打破，就会导致体温的升高和降低。如产热明显增加，但散热并无相应的加强，或机体的散热机制障碍，会导致体温升高，引起发热。发热是人体比较重要而且常见的一种病理过程。

【复习思考题】

1. 名词解释：基础代谢　　食物的特殊动力效应　　皮肤温度感受器　　温度感受器
2. 试述影响能量代谢的因素。
3. 简述测定基础代谢的条件。
4. 简述机体的主要产热器官。
5. 试述机体的散热过程。
6. 试述体温是如何维持恒定的。
7. 何谓调定点学说。

第八章 肾脏生理

【目的要求】

1. 掌握尿生成过程及其影响因素；肾小管重吸收功能及其调节。
2. 熟悉尿液浓缩和稀释的基本原理和过程。
3. 了解肾脏在排泄及维持内环境稳态中的意义；排尿活动。

【自学时数】

6 学时。

肾脏是维持机体内环境相对稳定的最重要的器官之一，它的主要功能是生成尿液。通过肾脏的泌尿功能，对机体水、电解质及酸碱平衡起调节作用。

第一节 概 述

一、排泄

肾脏在泌尿过程中排泄大量代谢终产物。排泄是指机体通过某些器官把体内的代谢终产物、多余的水分、无机盐类以及进入机体的异物等排出体外的生理过程。

机体可以通过四种途径进行排泄：

(1) 由呼吸器官，以气体形式排出 CO_2 和少量水分。

(2) 由皮肤汗腺，以汗液形式排出部分水分、少量 NaCl 和尿素等。

(3) 由消化道，从粪便中排出一些无机盐和胆色素等。

(4) 由肾脏，以尿液的形式排出水分、各种无机盐类和有机物质等。

二、尿液的理化特性

正常人一昼夜排出的尿量在 $1.0\sim2.0L$，平均约为 1.5L。尿量的变化较大，如果摄入的水分多或出汗减少，尿量就会增多；反之，如果摄入的水分少或出汗很多，尿量就会减少。

尿液所含水分为 95% ~ 97%，固体物可分为有机物和无机物两大类。有机物中主要是尿素，其余为肌酐、马尿酸、尿色素等。无机物中主要是氯化钠，其余是硫酸盐、磷酸盐、铵等盐类。尿中氯化钠的含量随食物中盐量的多少而变化，如进食的氯化钠增多，尿中氯化钠含量亦增多，两者保持平衡。硫酸盐来自蛋白质代谢，磷酸盐来自含磷蛋白质和磷脂的代谢。尿中绝大部分氨来源于肾内代谢过程。氨在尿中以铵盐的形式存在。体内蛋白质代谢增强时，尿素的排出增多。

正常人的尿液为淡黄色。24 小时混合尿的比重（又称相对密度）一般介于 $1.015\sim1.025$ 间。尿的渗透压一般比血浆高，用冰点降低法表示，血浆为 $0.56℃$，而尿为 $0.67\sim2.71℃$。尿的颜色、比重和渗透压常随尿量的多少而出现变化。尿量多时，尿被稀释，颜色变浅，比重和渗透压都降低；尿量少时，尿被浓缩，颜色变深，比重和渗透压都升高。尿液一般呈酸性反应，pH 值介于 $5.0\sim7.0$，最大变动范围为 $4.5\sim8.0$。荤素杂食的人，尿呈酸性，pH 值约为 6.0，这是由于蛋白质分解后产生的硫酸盐等随尿排出所致。素食的人由于植物中所含的酒石酸、枸橼酸等均在体内氧化，所以酸性产物较少，而碱基排出较多，故尿呈碱性。

三、肾脏的功能

（一）泌尿功能

通过尿液的生成和排出，肾脏排出种类最多，数量大的各种物质，并随机体的变化而改变尿量和尿中成分的排出量。因此，肾脏是机体内最重要的排泄器官，表现在以下方面：

（1）排泄大量代谢的终产物以及进入体内的异物。

（2）保留体内重要电解质、如钠、钾、碳酸氢盐和氯离子等，排出过剩的电解质，尤其是 H^+，维持酸碱平衡。

（3）调节细胞外液量和血液的渗透压。

（二）内分泌功能

肾脏能产生多种生物活性物质，如肾素、促红细胞生成素、前列腺素和羟化的维生素 D_3 等，从而调节血压、红细胞生成和骨骼生长发育等活动。

第二节　肾脏结构和血液循环的特点

一、肾脏结构的特点

（一）肾单位和集合管

肾单位是肾脏结构和功能的基本单位，它与集合管共同完成泌尿功能。人体每侧肾脏估计有 90 万～120 万个肾单位。每个肾单位都由一个肾小体和一条与其相连的肾小管组成（图 8-1）。肾小体是微小的球体，包括肾小球和肾小囊，分布于肾皮质部分。肾小球的核心是一团毛细血管网，其两端分别和入球及出球小动脉相连；肾小球的包囊为肾小囊。由两层上皮细胞组成，内层（脏层）紧贴在毛细血管壁上，外层（壁层）与肾小管相连，两层细胞之间称为囊腔，与肾小管管腔相通（图 8-2）。肾小管长而弯曲，管壁均由单层上皮细胞构成，全长可分为近端小管、髓袢和远端小管三段。近端小管包括近曲小管和髓袢降支粗段，近曲小管位于皮质层，与肾小囊相连，形状弯曲，随后小管伸直，在髓质内下行，称为

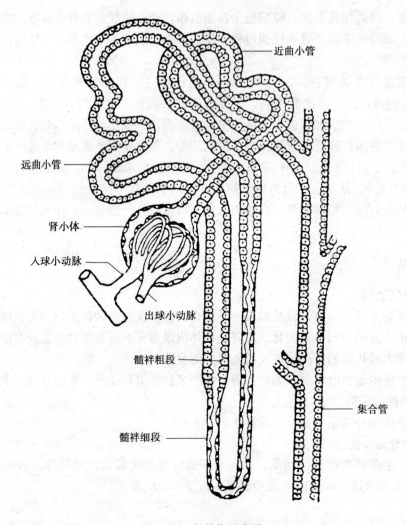

图 8-1　肾单位示意图

髓袢降支粗段；髓袢细段位于髓质，呈 U 型，管径细，分为降支细段和升支细段；远端小管分为远曲小管和髓袢升支粗段。髓袢升支粗段在髓质内向上直行，到皮质屈曲，构成远曲小管。

　　肾脏生理肾单位的组成如下所示：

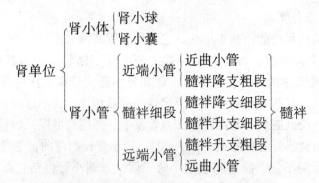

　　许多肾单位的远曲小管在皮质内汇集到集合管。集合管为一直管，从皮质直行通过髓

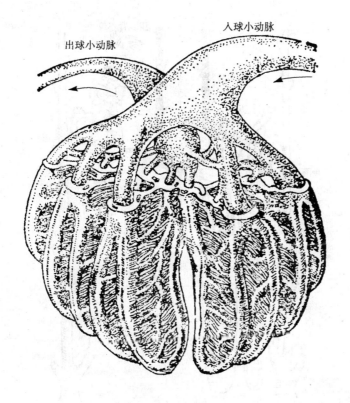

图8-2　肾小体模式图（箭头表示血流方向）

质。许多集合管汇入乳头管，其中的尿液陆续经过肾小盏、肾盂、输尿管进入膀胱。集合管不包括在肾单位内，但其功能与远曲小管联系密切，是尿液浓缩的主要部位。

（二）两类肾单位

按肾小体所在部位的不同，肾单位分为两类（图8-3）。肾小体分布在皮质外层和中层的，称浅表肾单位（又称皮质肾单位）；肾小体分布在内皮质层靠近髓质的，称髓旁肾单位。两类肾单位的结构基本相同，但各有特点。

1. 浅表肾单位：

（1）浅表肾单位数量多，占肾单位总数85%～90%。

（2）其髓袢甚短，只到外髓质层，有的甚至未伸入髓质。

（3）肾小球体积较小。

（4）入球小动脉的口径比出球小动脉粗，两者口径之比约为2∶1。

（5）出球小动脉进一步分成毛细血管网后，几乎全部包绕在皮质部的肾小管周围。

（6）浅表肾单位的球旁细胞所含的肾素较多。

（7）浅表肾单位主要参与尿液生成和肾素的合成、释放。

2. 髓旁肾单位：

（1）髓旁肾单位数量少，只占肾单位总数的10%～15%。

（2）其髓袢很长，深入到髓质内层，甚至可达乳头部。

（3）肾小球体积较大。

（4）入球小动脉和出球小动脉的口径相近似，甚至入球小动脉口径还细些。

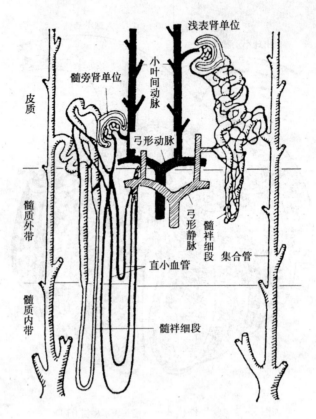

图 8-3　两类肾单位和肾血管示意图

（5）出球小动脉进一步分为两种小血管：一种是网状小血管，包绕在近曲小管和远曲小管周围，另一种是细长的 U 形直小血管，管与管之间有吻合支，血流相通。

（6）髓旁肾单位的球旁细胞几乎不含肾素。

（7）髓旁肾单位和直小血管则在尿的浓缩、稀释过程中起重要作用。

（三）球旁器

球旁器由入球小动脉管壁上的球旁细胞、远曲小管壁的致密斑和球外系膜间质细胞等 3 组特殊的细胞群组成（图 8-4）。

球旁细胞是入球小动脉壁中膜平滑肌分化成的肌上皮细胞，其体积甚大，内含分泌颗粒和类肌原纤维的原纤维束，分泌颗粒可分泌肾素。它受交感神经纤维支配，当交感神经兴奋时，可刺激肾素分泌。

致密斑是远曲小管起始部，贴近入球小动脉球旁细胞处的上皮细胞。该处细胞变为高柱形，排列紧密，核明显而密集，局部呈现斑状隆起，故名致密斑。致密斑可感受远曲小管液中 NaCl 含量和小管液流量的变化，并将信息传递至邻近的球旁细胞，调节肾素的释放。

间质细胞是指位于入球、出球小动脉和远曲小管致密斑三者构成的三角区内的一群细胞，其生理功能尚不完全清楚。

二、肾脏血液循环的特点

（一）肾脏血液供应的特点

肾脏的血液供应很丰富，血流量大，血流阻力低，但分布不均匀。正常成人安静时，每

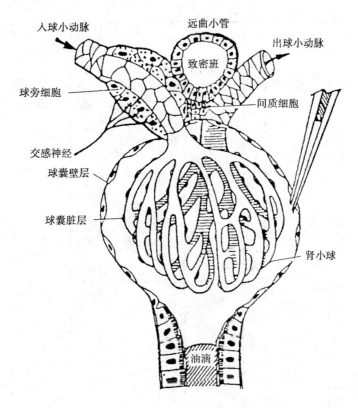

图 8-4　肾小球和球旁器结构示意图

分钟约有1.2L血液流过两侧肾脏，相当于心输出量的20%～25%。其中94%左右的血液分布在肾皮质，5%～6%分布在外髓，其余不到1%供应内髓。通常所说的肾血流量即指的是肾皮质血液流量。

　　肾脏血流经过两套毛细血管网。肾动脉由腹主动脉垂直分出，经多次分支成为入球小动脉。每支入球小动脉进入肾小体后，再分成肾小球毛细血管网，然后汇集成出球小动脉离开肾小体，然后又再次分成毛细血管网，缠绕于肾小管和集合管的周围。所以，肾脏的血液供应要经过两套毛细血管网分支，然后才汇合成静脉，最后流回肾静脉。

　　皮质肾单位入球小动脉的口径比出球小动脉的粗，前者血流阻力小而后者阻力大，因此肾小球内的血压较高，这对肾小球滤过作用十分有利。血液在流经肾小球时滤出血浆成分后，再从出球小动脉进入肾小管周围的毛细血管网时，血流量减少，血压较低，这对于肾小管重吸收作用是有利的（图8-5）。

　　（二）肾血流量的调节

　　肾血流量既能适应肾脏泌尿功能的需要，同时又能很好地配合全身的情况，前者主要靠自身调节，后者主要靠神经调节和体液调节。

　　1. 肾血流量的自身调节：当动脉血压变动于 10.7～24.0kPa（80～180mmHg）范围时，肾血流量仍保持相对稳定（图8-6）。这种现象在去神经支配或离体灌流的肾脏，即消除神经和体液因素后仍然存在，表明这是一种自身调节现象。由于肾血流量的自身调节，使肾血流量在一定动脉血压范围内保持稳定，肾小球滤过率因而保持稳定，有利尿的生成。

　　关于自身调节的机制，目前以肌源学说较受重视。肌源学说认为，当肾动脉的灌注压升

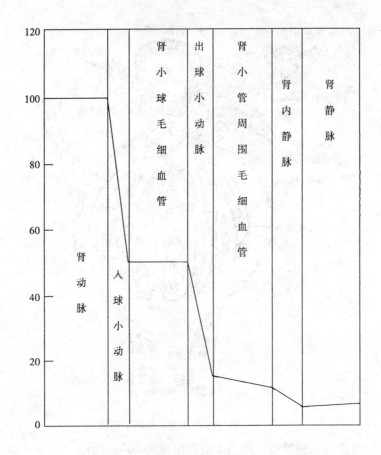

图 8-5　肾循环压力变化

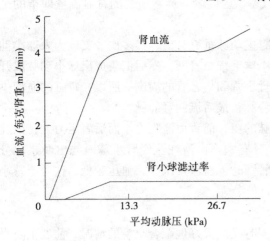

图 8-6　肾血流量和肾小球滤过率的自身调节

高时，肾内血管壁受到较强的牵拉刺激，使血管平滑肌的紧张性加强，血管管径相应缩小，血流阻力增大，导致血流量不随血压升高而增多；反之，当肾灌注压减小时，则发生相反的变化，肾血流量得以保持稳定。但当灌注压低于 10.7kPa 或高于 24.0kPa 时，由于肾血管平滑肌的舒张或收缩已达极限，此时肾血流量的不能再维持相对稳定，而是随灌注压的变动而改变。

2. 肾血流的神经体液调节：调节肾血流的主要神经是交感神经，从胸 12 至腰 2 发出，它随肾动脉进入肾皮质和外髓层，主要分布于浅表肾单位的入球小动脉和髓旁肾单位的出球小动脉管壁的平滑肌层，也见于球旁细胞。一般情况下，交感神经的紧张性很低，但当交感神经兴奋时，肾神经传出冲动增加，可使肾血管收缩，肾血流量减少。因此，肾血流的神经调节主要表现为交感神经兴奋时引起缩血管反应。例如在大失血、中毒性休克、严重缺氧以及剧烈肌肉运动或环境温度升高等应急情况下，机体通过反射使交感神经活动增强，肾血管收缩，肾血流量减少，使血流转移到心、脑或活动的器官，以适应全身血流分配的需要。另外，人卧位时，肾血流量最大，坐位或站立时，血流量明显减少。这种体位性的血流量改变，可能由于立位时胸内血流量减少、左心房和大静脉的牵张感受器感受刺激减少，反射性使交感神经兴奋所致。迷走神经也有纤维进入肾脏，但其对泌尿的作用不确定，因此，神经对肾血管的作用表现为交感神经的缩血管作用。

肾上腺素、去甲肾上腺素和血管紧张素等体液因素也能使血管收缩。前列腺素可使血管舒张。但上述体液因素（除肾上腺素外）控制肾血流的生理意义尚未肯定。

总之，通常情况下，在一般的血压变动范围内，肾脏主要依靠自身调节采保持肾血流量的相对稳定，以维持正常泌尿功能。在紧急情况下，则通过交感神经和肾上腺素等共同作用，重新分配全身血液，肾血流量减少，而心、脑等重要器官或肌肉、皮肤等活动器官的供血得到改善。

第三节 肾小球的滤过功能

尿的生成包括肾小球滤过，肾小管和集合管重吸收，肾小管和集合管分泌、排泄等3个基本过程。肾小球滤过是形成尿液的第一步。肾小球的滤过作用，是指循环血液流过肾小球毛细血管网时，血浆中的水和小分子溶质，包括少量分子量较小的血浆蛋白，通过滤过膜滤到肾小囊的囊腔内形成超滤液（原尿）的过程。

肾小球滤过到肾小囊的液体叫做原尿。在动物实验中，用微细吸管直接插入实验动物的肾小囊（图8-7），直接抽取其中的液体，在显微镜下进行微量化学分析，发现这些滤液除了不含血细胞和大分子量的血浆蛋白质外，各种晶体物质，包括葡萄糖、氨基酸、无机盐和尿素、尿酸等，均与血浆中的浓度基本相同（表8-1），其渗透压和酸碱度也与血浆相近。实验还发现，凡能在肾小球毛细血管与肾小囊之间自由通过的物质，无论其分子量大小，通过的速度都相等。这表明，囊内液体是来自血浆的一种超滤液。

表 8-1 血浆、滤液和终尿成分比较

成　分	血浆（g/L）	滤液（g/L）	终尿（g/L）	尿中浓缩倍数
水	900	980	960	1.1
葡萄糖	70~90	0.30	微量	—
氨基酸	1.00	极微量	—	
Na^+	3.30	3.30	3.50	1.1
K^+	0.20	0.20	1.50	7.5
Cl^-	3.70	3.70	6.00	1.6
$H_2PO_4^-$，HPO_4^{2-}	0.04	0.04	1.50	37.5
尿素	0.30	0.30	1.80	60.0
尿酸	0.04	0.04	0.50	12.5
肌酐	0.01	0.01	1.00	100.0

肾小球滤过作用主要取决于三方面因素：肾血浆流量是滤过的物质基础；滤过膜通透性是滤过的结构基础；有效滤过压是滤过的动力。

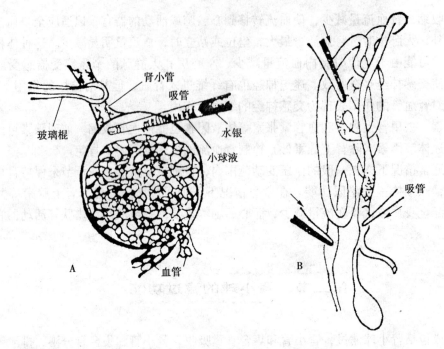

图 8-7 吸取肾小囊液 (A) 和吸取肾小管液 (B) 方法示意图

一、滤过率和滤过分数

评定肾小球滤过功能的客观指标有肾小球滤过率和滤过分数。

1. 肾小球滤过率：单位时间内（每分钟）两肾生成的超滤液总量叫肾小球滤过率（GFR）。据测定，体表面积为 $1.73m^2$ 的个体，其肾小球滤过率平均为 125mL/min 左右。故一昼夜从肾小球滤出的血浆总量高达 180L，约为人体全血浆量的 60 倍，也就是全身血浆每日要流经肾脏 60 次。男子的肾小球滤过率一般比女子高 10% 左右。

2. 肾小球滤过分数：肾小球滤过率和肾血浆流量的比值叫滤过分数。如果肾血浆流量约为 650mL/min，那么滤过分数为 125/650×100% ＝ 19%。表明流过肾脏的血浆约有 1/5 从肾小球过滤到肾小囊腔中。

正常人的肾血浆流量、肾小球滤过率和滤过分数都保持相对稳定。

二、滤过膜及其通透性

肾小球滤过膜通透性的大小决定肾小球所能够滤过的物质。

（一）滤过膜的超微结构

滤过膜是肾小球毛细血管内的血液与肾小囊中超滤液之间的隔膜，由三层结构组成（图 8-8）。

1. 内层是肾小球毛细血管的内皮细胞，内皮细胞上有许多直径 50～100nm 的小孔，叫窗孔。窗孔表面覆盖着一层蛋白质和多糖组成的极薄的薄膜，对水和许多种溶质都具有良好的通透性，它们不阻止血浆蛋白的滤出，可防止血细胞通过。

2. 中间层是非细胞性的基膜，比较厚，是滤过膜的主要屏障。它是一种由水合凝胶构成的微纤维网，水和部分溶质可通过，大分子的血浆蛋白质不能滤出。其网孔的大小决定不

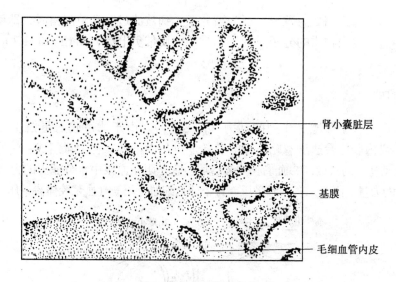

肾小囊脏层

基膜

毛细血管内皮

图8-8 滤过膜示意图

同分子大小的溶质是否可以通过。

3. 外层是肾小囊脏层的上皮细胞,由许多有突起的足细胞构成。足突附着在基膜上,相互交错的足突之间形成裂隙,叫裂孔。裂孔上还有一层薄的滤过裂孔膜,膜上有直径4~14nm的孔,这是肾小球滤过的最后一道屏障,能阻止蛋白质的滤出。血浆从肾小球滤出时,必须依次由内向外通过上述三层结构,才能过滤到囊腔中。

(二)滤过膜的通透性

滤过膜有一定的通透性,不同物质能否通过肾小球取决于其分子的大小和所带电荷性质。有效半径小于2.0nm的中性物质,如葡萄糖(分子量180)的有效半径为0.36nm,可完全不受阻碍地通过。因此,它在滤液中的浓度与血浆中的浓度完全相同。有效半径>4.2nm的大分子物质不能被滤过。有效半径在2.0~4.2nm的各种物质,随着有效半径的增加,被滤过的量逐渐减少。这表明,肾小球滤过膜上有大小不同的孔道,小分子物质很容易从大、小孔道通过,因而滤液中浓度高;大分子物质只能从大的孔道通过,故滤液中的浓度低。血浆清蛋白的分子量约为69 000,有效半径为3.6nm,只有少部分能通过滤过膜,滤液中的浓度不超过血浆中浓度的0.2%,这是由于清蛋白带负电荷所致。分子量超过69 000的球蛋白、纤维蛋白原等大分子量物质则不能通过滤过膜,在滤液中完全没有出现。血红蛋白的分子量约为64 000,有可能通过滤过膜,但如果血红蛋白数量较少,它会和血浆中的珠蛋白结合成复合物,便不能通过滤过膜。

滤过膜的通透性还与分子本身带电性质有关。用分子质量相同、所带电荷不同的右旋糖酐进行实验,观察到带正电荷的较易通过,而带负电荷的则较难通过。这是因为滤过膜各层的表面都覆盖有带负电荷的涎蛋白(一种酸性糖蛋白),根据静电同性相斥的原理,它能阻止带负电荷的大分子通过,称为静电屏障作用。因此,对分子大小相等而电性相反的两种物质,带负电荷的物质滤过少,而带正电荷的物质滤过较多。病理情况下,由于滤过膜上带负电荷的涎蛋白减少,滤过膜的静电屏障作用降低,所以带负电荷的血浆蛋白滤过量明显增多而出现蛋白尿。

综上所述,肾小球滤过膜包括机械屏障和静电屏障两种屏障以选择性过滤肾小球中的溶质，其中以机械屏障作用更为重要。因为当分子大到被滤过膜孔隙阻留时，即使分子带正电荷，也不能通过；而当物质的分子质量甚小时，即使带负电荷，如 Cl^- 和 HCO_3^- 等，仍能顺利通过。

三、有效滤过压

有效滤过压是肾小球滤过作用的动力（图 8 - 9）。由于滤过膜对蛋白质几乎没有通透性，因此肾小囊内胶体渗透压忽略不记。有效滤过压由下列三种力量组成：①肾小球毛细血管压：它是推动滤出的力量；②血浆胶体渗透压：它是阻止血浆中水分滤出的力量；③囊内压：它是对抗滤出的力量。因此，有效滤过压＝肾小球毛细血管压－（血浆胶体渗透压＋囊内压）。

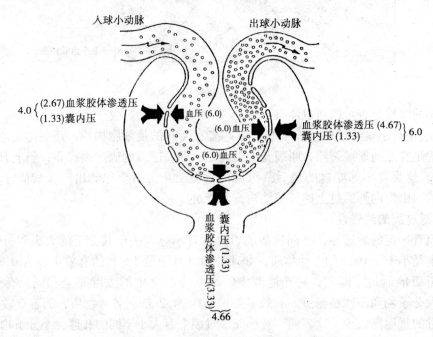

图 8 - 9　肾小球有效滤过压的变化示意图（单位：kPa）

在某些具有浅表肾小体的大鼠和猴子身上，用微穿刺法直接测得肾小球毛细血管压平均值为 6.0kPa（45mmHg）。从肾小球毛细血管的入球端到出球端，血压下降很小，即两端的血压几乎相等。囊内压与近曲小管内的压力相近，大约为 1.33kPa（10mmHg），血浆胶体渗透压在入球端为 2.67kPa（20mmHg），在流经肾小球毛细血管过程中，由于血浆中的水分不断滤出，血浆蛋白的浓度逐渐增加，胶体渗透压也逐渐升高，到出球端时，血浆胶体渗透压已上升为 4.67kPa（35mmHg）。因此有效滤过压也随之下降。通过计算，肾小球毛细血管入球端和出球端的有效滤过压如下：

入球端有效滤过压：6.0＝（2.67＋1.33）＝2.0kPa（15mmHg）
出球端有效滤过压：6.0＝（4.67＋1.33）＝0kPa（0mmHg）

由此可见，肾小球毛细血管入球端和出球端的有效滤过压是一递降过程，在靠近入球端一段，有效滤过压虽不高，但由于滤过膜的通透性较高，所以滤过顺利进行；当毛细血管由入球端移行到出球端段时，有效滤过压逐渐降低，滤液减少，直至为零而无滤液生成。因此，并不是所有的肾小球毛细血管都有滤过作用，只有肾小球的前段和中段有滤过作用。

四、影响肾小球滤过的因素

影响肾小球滤过的因素包括滤过膜通透性、有效滤过压和肾血浆流量三方面，凡是影响这三方面的因素，都可使尿量或尿的成分发生变化。

（一）滤过膜通透性和滤过面积的改变

正常情况下，肾小球滤过膜有一定的通透性，而且较稳定。病理情况下，滤过膜通透性会发生较大变化。肾小球肾炎时，滤过膜会增殖变厚，孔隙变小，机械屏障作用增加，故尿量减少。但滤过膜各层带负电荷的涎蛋白减少，静电屏障作用减弱，原来不能滤过的带负电荷的血浆蛋白滤过量明显增加，超过了肾小管能够重吸收的限量而出现蛋白尿。此外，肾小球肾炎时，毛细血管局部释放大量蛋白分解酶，使滤过膜产生许多小孔，机械屏障减弱，更大的红细胞也可滤出，出现血尿。

人体两侧肾脏全部肾小球滤过膜的总面积估计在 $1.5m^2$ 以上，这样大的面积有利于血浆快速滤过。生理情况下，人的两肾全部肾小球都在活动，有效滤过面积大。在急性肾小球肾炎时，由于肾小球毛细血管管腔变窄或完全阻塞，导致有滤过功能的肾小球数量减少，有效滤过面积减少，肾小球滤过率降低，造成少尿（每昼夜尿量在 $100\sim500mL$），甚至无尿（每昼夜尿量不到 $100mL$）。

（二）有效滤过压的改变

凡能影响肾小球毛细血管压、血浆胶体渗透压或囊内压的因素，都可使有效滤过压发生变化，从而影响肾小球滤过率。

1. 肾小球毛细血管血压：由于肾血流的自身调节作用，当动脉压在 $10.7\sim24.0kPa$（$80\sim180mmHg$）范围内变化时，肾小球毛细血管压和肾血流量保持相对稳定，肾小球滤过率无明显改变。当动脉血压降到 $10.7kPa$（$80mmHg$）以下时，肾小球毛细血管血压明显下降，有效滤过压降低，肾小球滤过率减少，出现少尿。如果动脉血压降低至 $5.3\sim6.7kPa$（$40\sim50mmHg$）以下时，肾小球滤过率将为零，造成无尿。

当机体由于大失血引起全身动脉血压显著降低时，交感神经兴奋，肾上腺髓质激素分泌增多，肾血管收缩，毛细血管血压降低，有效滤过压降低，出现少尿或无尿。在原发性高血压晚期，入球小动脉狭窄，肾小球毛细血管血压明显降低，结果肾小球滤过率减少，出现少尿。

2. 血浆胶渗压：正常情况下，血浆胶体渗透压变化很小，对有效滤过压影响不大。当全身血浆蛋白浓度明显降低，血浆胶体渗透压即降低，有效滤过压升高，尿量增多。患者在快速静脉输入大量生理盐水时尿量增多，与血浆胶体渗透压降低有关。

3. 囊内压：正常情况下，囊内压比较稳定，如果肾盂和输尿管结石、肿瘤压迫或其他原因引起的输尿管阻塞，都可使肾盂内压升高，囊内压随之升高，有效滤过压降低，肾小球滤过率降低，出现少尿。

（三）肾小球血浆流量的改变

当血浆流过肾小球毛细血管时，水分和小分子物质不断滤出，血浆胶体渗透压逐渐升高，有效滤过压逐渐下降，故滤过量逐渐减少，甚至停止。血浆胶体渗透压上升的速度与肾小球血浆流量有很大关系。如果肾小球血浆流量大时，在其流动过程中，肾小球毛细血管内的胶体渗透压上升速度慢，在毛细血管的很长一段、甚至全长都有滤液生成，肾小球滤过率高；相反，肾小球血浆流量较少时，部分血浆内容滤出后，肾小球毛细血管内的血浆胶体渗透压上升速度快，有效滤过压很快下降，肾小球毛细血管只有很短的一段能生成滤液，肾小球滤过率很低。在严重缺氧、中毒性休克等病理情况下，由于交感神经兴奋，肾血流量和肾小球血浆流量显著减少，肾小球滤过率因而显著减少。

第四节　肾小管和集合管的重吸收功能

肾小球滤液进入肾小管后称为小管液。小管液流经肾小管和集合管时，其中的水和溶质透过肾小管管壁上皮细胞，重新回到肾小管周围毛细血管的血液中去的过程叫做重吸收。小管液通过肾小管和集合管，最后形成终尿。

一、肾小管重吸收的特点和方式

（一）肾小管重吸收的特点

1. 重吸收的选择性：人的两肾每天生成的原尿量达180L，终尿每天只有1.5L左右，表明滤过液中99%的水都被重吸收，只有大约1%被排出体外。原尿中葡萄糖和氨基酸的浓度与血浆中的相同，终尿中不含葡萄糖和氨基酸，表明葡萄糖和氨基酸全部被肾小管重吸收。水和电解质，如Na^+、K^+、Cl^-等大部分被重吸收，尿素只有小部分被重吸收，肌酐则完全不被重吸收（表8-1）。

2. 不同肾小管段的重吸收功能：人体一个肾单位的肾小管和集合管全程长度为50～60mm，其中各段小管的长度和管壁上皮细胞的形态不同，功能也有所不同。近曲小管上皮细胞的管腔侧膜有大量密集的微绒毛，形成刷状缘，从而大大增加其重吸收面积。据估计，人的两肾近端小管微绒毛总面积可达$50～60m^2$。所以与其他各段肾小管相比，近曲小管的重吸收的量最大，重吸收的物质种类也最多。原尿中的葡萄糖、氨基酸、维生素及微量蛋白质等，几乎全部在此被重吸收。Na^+、K^+、Cl^-、HCO_3^-等无机盐离子的绝大部分也在此段被重吸收。

髓袢主要重吸收一部分水和NaCl。远曲小管和集合管可继续重吸收部分水和Na^+等，其重吸收量虽比近曲小管少，但此段的重吸收受到血管升压素和醛固酮的调节，能根据机体的不同情况，调节重吸收量，决定着终尿的形成。

3. 重吸收的有限性：肾小管对某些物质的重吸收是有一定限度的。例如当血液中葡萄糖的浓度超过一定量时，原尿中葡萄糖含量增多，超过肾小管重吸收葡萄糖的极限，尿中便会出现葡萄糖，即尿糖。

（二）肾小管重吸收的方式

肾小管重吸收的基本方式可分为被动重吸收和主动重吸收两类。

1. 被动重吸收：是指溶质顺电化学梯度通过肾小管上皮细胞的过程，不需要直接消耗细胞的能量。对水而言，被动重吸收的动力是渗透压差，水从渗透压低的一方通过细胞膜进入渗透压高的一方；对溶质而言，动力是浓度差或电位差，例如尿素、水和HCO_3^-等的重吸收都是被动的。被动重吸收时，扩散量的多少不仅决定于肾小管上皮细胞两侧的电化学梯度，也决定于管壁上皮细胞对该物质的通透性。

2．主动重吸收：是溶质逆电化学梯度通过肾小管上皮细胞的过程。它需要管壁细胞为其提供能量，是肾小管上皮细胞主动活动的结果，比如离子泵、吞饮。根据其能量来源不同，将主动转运分为原发性主动转运和继发性主动转运。原发性主动转运的能量来自于ATP水解直接提供；继发性主动转运的能量不由离子泵提供，而是其他溶质顺电化学梯度转运时释放的。许多物质的转运都直接或间接与Na^+主动转运有关。

重吸收发生在肾小管上皮细胞的两侧，即小管液的重吸收物质穿过小管细胞的管腔膜转运至肾小管的上皮细胞内，然后从细胞内通过小管细胞的管周膜转运到组织间液中。所以重吸收的过程实际上是以细胞内液为中间媒介的两次跨膜转运。

二、几种重要物质的重吸收

（一）Na^+的重吸收

正常成年人每天从肾小球滤过的Na^+可达500g以上，而由尿排出的Na^+仅为3~5g，原尿中的Na^+ 99%被肾小管和集合管重吸收，这对维持细胞外液中Na^+的浓度和渗透压的相对稳定有重要作用。除髓袢降支细段对Na^+不通透以外，各段肾小管都能重吸收Na^+，近端小管对Na^+的重吸收率最大，为滤过量的65%~70%，远曲小管约占10%，其余的Na^+分别在髓袢升支和集合管重吸收。Na^+的重吸收方式，除在髓袢升支细段是顺电化学梯度被动重吸收外，其余部位均为主动重吸收。

1．近端肾小管对Na^+的重吸收机制：肾小管壁相邻近的细胞之间有间隙，称为细胞间隙。细胞间隙靠近小管腔的一侧有紧密连接，将细胞间隙与管腔隔开。小管细胞的管周膜和细胞间隙的底部均与管外毛细血管相邻接，其间有基膜相隔。小管细胞的侧膜上有钠泵。

通常用泵－漏模式来解释近端小管对Na^+的主动重吸收（图8-10）。由于上皮细胞的

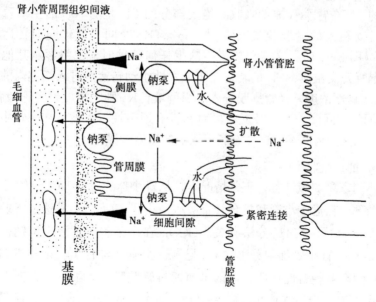

图8-10　Na^+主动重吸收泵－漏模式图

管腔膜对Na^+的通透性较大，小管液中的Na^+顺电化学梯度进入小管细胞内，随即又被细胞

侧膜的钠泵逆电化学梯度泵入细胞间隙。细胞间隙中的 Na^+ 浓度升高，渗透压升高，水依靠渗透压差也进入细胞间隙。Na^+ 和水进入细胞间隙，其中的静水压升高，这一压力促使 Na^+ 和水通过细胞间隙底部的基膜，进入细胞间液和相邻的毛细血管而被重吸收。但也有一部分 Na^+ 和水通过紧密连接回流到小管腔内，称为回漏。所以，Na^+ 的实际重吸收量等于主动重吸收量减去回漏量。有学者认为，小管细胞管周膜上也有钠泵，可将细胞内的 Na^+ 直接泵入细胞间液。

2. 髓袢对 Na^+ 的重吸收：髓袢降支细段对 Na^+ 不通透，不能重吸收 Na^+。髓袢升支细段小管液中 Na^+ 浓度高，管壁细胞对 Na^+ 的通透性大，所以该段的 Na^+ 通过被动扩散顺浓度梯度被重吸收回血。

髓袢升支粗段上皮细胞的管周膜上有钠泵，可将细胞内的 Na^+ 泵入组织间液，使细胞内的 Na^+ 浓度下降，造成管腔内与细胞内的 Na^+ 有明显的浓度梯度；Na^+ 与 $2Cl^-$、K^+ 一起形成同向转运复合物，经管腔膜上皮同一个载体转运进入细胞内。因此，髓袢升支粗段 Na^+ 重吸收也是主动转运。进入细胞内的 Na^+ 和 Cl^-、K^+ 去向各不相同：Na^+ 由钠泵泵入组织间液，Cl^- 顺浓度梯度进入组织间液，K^+ 则顺浓度梯度返回管腔内。

3. 远曲小管和集合管对 Na^+ 的重吸收：远曲小管 Na^+ 的重吸收为主动转运。该处的紧密连接对 Na^+ 与 Cl^-、K^+ 的通透性差，这些离子不易通过紧密连接回漏到小管腔内，管外的 Na^+ 浓度比管腔内高几倍，管内外的电位差也大，所以该段肾小管是逆着电化学梯度重吸收 Na^+ 的。在远曲小管的管腔膜和管周膜上都分布有钠泵，依靠钠泵将 Na^+ 主动重吸收回血液。

在远曲小管，Na^+ 的重吸收除伴有负离子的重吸收外，还可与 H^+ 或 K^+ 进行交换。集合管也能主动重吸收 Na^+。远曲小管和集合管对 Na^+ 的重吸收均受醛固酮的调节。

（二）Cl^- 的重吸收

99% 以上的 Cl^- 在肾小管被重吸收。绝大部分的 Cl^- 是随 Na^+ 的主动重吸收而被动重吸收。在髓袢升支粗段的管腔膜处，Cl^- 与 Na^+，K^+ 经同一载体同向转运，转运比例是 $Na^+:2Cl^-:K^+$（图 8-11）。这三种离子中缺少任何一种时，都将影响其他两种离子的转运。因此，在髓袢升支粗段，Cl^- 的转运属于继发性主动转运。进入细胞内的 Na^+ 通过钠泵进入细胞间液，Cl^- 顺浓度差经管周膜进入组织间液，K^+ 则顺浓度差经管腔膜返回管腔内。NaCl 被重吸收回组织间液，髓袢升支粗段对水没有通透性，水被留在小管中，使小管液呈现低渗状态，组织间液为高渗，这样有利于尿液的浓缩和稀释。

（三）HCO_3^- 的重吸收

HCO_3^- 是体内重要的碱储备，正常情况下，从肾小球滤过的 HCO_3^- 约有 85% 在近端小管重吸收，其余部分在远端小管和集合管重吸收。由于 HCO_3^- 不易透过管腔膜，故其重吸收是以 CO_2 的形式进行，与 H^+ 分泌有关。HCO_3^- 在血浆和小管液中以钠盐形式存在，解离为 HCO_3^- 和 Na^+，肾小管细胞分泌的 H^+ 与 Na^+ 交换，与 HCO_3^- 结合成 H_2CO_3，分解为 CO_2 和水。CO_2 为高度脂溶性物质，可以迅速通过管腔膜进入细胞内，与水在碳酸酐酶作用下合成 H_2CO_3，解离为 HCO_3^- 和 H^+，HCO_3^- 随 Na^+ 重吸收回血液，H^+ 分泌入管腔中。如果过滤到小管中的 HCO_3^- 量超过了分泌到小管腔中的 H^+，HCO_3^- 就不能全部被重吸收，随尿排出。HCO_3^- 的重吸收对维持细胞外液 pH 值的相对稳定具有重要意义。

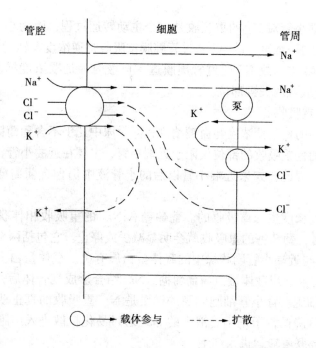

管腔　　　　　　　　　细胞　　　　　　　　　管周

图 8-11　髓袢升支粗段 Na^+、Cl^-、K^+ 转运的细胞机制示意图

（四）水的重吸收

正常人的肾小管和集合管对水的重吸收量很大，原尿中的水 99% 被重吸收，只有 1% 排出。如果肾小管和集合管对水的重吸收量减少 1%，尿量就会增加一倍。

髓袢升支细段和粗段对水分没有通透性，其余各段肾小管和集合管均能重吸收水。其中 65%～70% 在近端小管，10% 在髓袢降支细段，10% 在远曲小管，10% 在集合管。水的重吸收都是被动的，依靠小管内外的渗透压差来实现。水在近端小管部位的重吸收和在远曲小管、集合管的重吸收各有不同的特点。

1. 近端小管：在近端小管，管壁对水的通透性很高，Na^+ 在此段被大量重吸收，降低近端小管的渗透压，近端小管渗透压明显低于近端小管细胞和周围组织，水通过渗透作用被重吸收，直到管内外渗透压达到平衡为止。由于管周毛细血管内静水压低，胶体渗透压高，水就从近端小管周围组织进入毛细血管被重吸收。在近端小管，水的重吸收是一种等渗性重吸收，与体内是否缺水无关，也不受血管升压素（又称血管加压素或抗利尿激素）的影响，所以此段水的重吸收率虽然高，但对尿量影响较小。

2. 远曲小管和集合管：在远曲小管和集合管，管壁对水的通透性很低，但血管升压素能增强它对水的通透性，促进水的重吸收。远曲小管和集合管对水的重吸收量与机体是否缺水有关。如体内缺水时，血管升压素释放增多，提高远曲小管和集合管对水的通透性，增加水的重吸收量，尿中排出的水则减少。反之，当体内水分多时，血管升压素释放减少，水的重吸收减少，尿中排出水则增多。因此，远曲小管和集合管段对水的重吸收，对于机体水平衡的调节有重要意义。

（五）K^+ 的重吸收

每天从肾小球滤过的 K^+ 约为 35g，而从尿中排出的 K^+ 为 2～4g。从肾小球滤出的 K^+ 几乎全部被重吸收，而且绝大部分由近端小管完成。终尿内排出的 K^+ 是全部由远曲小管和集合管分泌的。近端小管对 K^+ 的重吸收是一个主动转运过程，因为小管液中的 K^+ 浓度大大低于管壁细胞内的 K^+ 浓度，故 K^+ 通过管腔膜重吸收是逆浓度差转运，细胞内的 K^+ 浓度比细胞外液高 $20\sim40$ 倍，故 K^+ 通过管周膜进入血液时，是顺浓度梯度被动转运。因此，管腔膜是 K^+ 主动重吸收的关键部位。

（六）葡萄糖的重吸收

肾小球滤过液中的葡萄糖浓度与血糖浓度相同，尿中几乎不含葡萄糖，表明葡萄糖全部被重吸收回血。葡萄糖重吸收的部位仅限于近端小管，主要在近曲小管，其他各段都没有重吸收葡萄糖的能力。因此，如果近端小管以后的小管液中仍含有葡萄糖，终尿中将出现葡萄糖。

葡萄糖是逆浓度梯度主动重吸收的。葡萄糖和 Na^+ 的重吸收相伴联进行，当缺 Na^+ 或 Na^+ 的重吸收障碍时，葡萄糖的重吸收就会明显减少或停止。它包括两个过程：

1. 协同转运：与近端小管刷状缘中的载体蛋白质有关。载体蛋白上存在着分别与葡萄糖、Na^+ 相结合的位点。当载体蛋白与葡萄糖、Na^+ 结合形成复合体后，它就迅速将葡萄糖和 Na^+ 从管腔转入细胞。肾小管细胞侧膜的钠泵是 Na^+ 重吸收的真正动力，由于 Na^+ 转运造成细胞内 Na^+ 浓度降低，于是小管液中的 Na^+ 通过易化扩散进入细胞内。在 Na^+ 易化扩散过程中，葡萄糖伴联着转运进入细胞。

2. 易化扩散：细胞内葡萄糖浓度升高后，葡萄糖便顺着浓度差透过管周膜进入组织间液（图 8-12）。

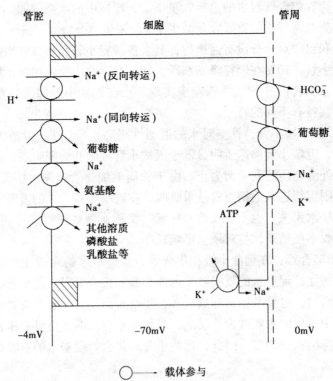

图 8-12 转运之间的伴联关系

近端小管对葡萄糖的重吸收有一定的限度，当血液中葡萄糖浓度增加超过一定数值时，由原尿中葡萄糖总含量超过肾小管重吸收限度，尿中开始出现葡萄糖。尿中不出现葡萄糖的最高血糖浓度，称为肾糖阈，正常值为 $9\sim10mmol/L$（$160\sim180mg\%$）血液。当血糖浓度超过此值时，部分肾小管细胞对葡萄糖的重吸收能力到达极限，尿中出现葡萄糖，称为糖尿。如果血糖浓度继续升高，更多肾小管重吸收能力达到了极限，尿中排出的糖更多。当葡萄糖的滤过量在男性达到 $2.08mmol/L$，女性达到 $1.67mmol/L$ 时，全部近端小管细胞重吸收葡萄糖的能力都达到极限，葡萄糖的滤过量为葡萄糖的吸收极限量。超过葡萄糖吸收极限量后，尿葡萄糖排出率就与血浆葡萄糖浓度升高而平行增加。肾小管重吸收葡萄糖之所以有极限量，是因为肾小管上皮细胞膜上的载体蛋白含量有限，当载体全部被葡萄糖结合达到饱和以后，小管液中过多的葡萄糖就无法转运了。

（七）其他物质的重吸收

小管液中氨基酸的重吸收与葡萄糖重吸收机制相同，也与 Na^+ 同向转运，但与转运葡萄糖的载体可能不同。另外，HPO_4^{2-}、SO_4^{2-} 的重吸收也与 Na^+ 同向转运。正常时进入滤液中的微量蛋白通过上皮细胞的吞饮被重吸收（图 8-12）。

现将几种物质重吸收情况总结如表 8-2。

表 8-2 几种物质重吸收情况

重吸收物质	重吸收率（%）	重吸收部位和方式			重吸收机制和特点
		近曲小管	髓祥	远曲小管和集合管	
Na^+	99	65%~67%（主动）	10%~20%（升支粗段，主动，升支细段，被动）	10%~15%（主动）	近曲小管以泵-漏式和 H^+-Na^+ 交换重吸收 远曲小管和集合管重吸收 Na^+ 受醛固酮调节 远曲小管和集合管有 K^+-Na^+ 交换与 H^+-Na^+ 交换
Cl^-	99	65%~67%（被动）	10%~20%（升支粗段，继发主动）	10%~15%（被动）	在升支粗段 Cl^- 与 Na^+、K^+ 同向转运 其比例为 Na^+：$2Cl^-$：K^+ 其他部位伴随 Na^+ 重吸收
K^+	100	几乎全部（主动）			排出的 K^+ 主要是由远曲小管和集合管分泌 远曲小管和集合管 K^+-Na^+ 与 H^+-Na^+ 交换有竞争作用
HCO_3^-	99	80%~90%（被动）	10%~20%（被动）		以 CO_2 形式重吸收，同时伴有 H^+ 的分泌
葡萄糖	100	全部（主动）			与 Na^+ 重吸收相伴联进行（借助钠泵的动力），有一定重吸收限度
H_2O	99	65%~67%（被动）	降支 10%（被动）升支无通透	20%（被动）	远曲小管和集合管重吸收 H_2O 受血管升压素和醛固酮调节 H_2O 重吸收通过渗透作用进行

三、影响肾小管和集合管重吸收的因素

（一）小管液中溶质的浓度

小管液中溶质所形成的渗透压，是对抗肾小管和集合管重吸收水分的力量。如果小管液的溶质浓度高，渗透压高，妨碍肾小管重吸收水分，使尿量增多。由于渗透作用对抗肾小管重吸收水分所引起的尿量增多现象，称为渗透性利尿。例如，糖尿病患者，因为小管液中的葡萄糖含量增多，肾小管又不能将葡萄糖完全重吸收，导致小管液的渗透压增高，水的重吸收减少，造成多尿。临床上常采用甘露醇等能被肾小球滤过而不被肾小管重吸收的物质，来提高肾小管液中溶质的浓度，达到利尿和消除水肿之目的。

（二）球管平衡

近端小管每分钟重吸收滤液的毫升数，称肾小管重吸收率，它与肾小球滤过率之间有着平行关系。近端小管重吸收水和溶质的量不是固定不变的，当肾小球滤过率增加时，近端小管的重吸收率也增加；反之，前者减少时，后者也相应降低。不论肾小球滤过率增加或减少，肾小管重吸收率始终是滤过率的65%～70%，这种现象称为球管平衡。其生理意义是：使终尿中的水和溶质的量不致因肾小球滤过率的增减而出现大幅度的变动。

球管平衡现象的产生与近端小管对 Na^+ 的恒定比率重吸收有关。近端小管对 Na^+ 的重吸收量始终是肾小球滤过量的65%～70%，决定了滤液的重吸收率也总是占滤过率的65%～70%。定比重吸收的机制，与小管周围毛细血管血压和胶体渗透压有关。例如肾血流量不变，肾小球滤过率增加时，进入近端小管周围毛细血管的血量减少，毛细血管内的血压降低，而血浆的胶体渗透压升高，于是肾小管上皮细胞间隙内的 Na^+ 和水就会加速通过基膜和组织间隙进入毛细血管，回漏入肾小管管腔的量相应减少，导致 Na^+ 和水的重吸收量增加。这样肾小管的重吸收率仍可达到肾小球滤过率的65%～70%。相反，如果肾血流量不变而肾小球滤过率减少时，发生相反的变化，肾小管重吸收率仍能维持65%～70%。

球管平衡在某些情况下可能被打乱，例如渗透性利尿时，近端小管重吸收率减少，而肾小球滤过率不受影响，此时肾小管重吸收率可<65%～70%，尿量和尿中 NaCl 排出增多。

第五节　肾小管和集合管的分泌和排泄功能

肾小管和集合管的分泌，指肾小管和集合管的上皮细胞，将其本身新陈代谢所产生的物质分泌到小管腔中的过程。排泄则指肾小管的上皮细胞将血液中的某些物质直接排入小管腔中的过程。这二者都是通过肾小管上皮细胞进行的，两种过程难以严格区分，统称为肾小管的分泌功能。肾小管和集合管上皮细胞分泌的物质主要有 H^+、K^+ 和 NH_3 等。

一、K^+ 的分泌

终尿内的 K^+ 主要由远曲小管和集合管分泌。尿中 K^+ 的排泄量视 K^+ 的摄入量而定。高饮食排出的 K^+ 多，低饮食排出的 K^+ 少，保证体内血 K^+ 浓度的相对稳定。K^+ 的分泌与 Na^+ 的重吸收有密切联系。一般情况下，有 Na^+ 主动重吸收时，才会有 K^+ 的分泌。其过程如下：

小管液顺浓度差进入细胞内，由侧膜的钠泵将 Na^+ 泵入组织间液被重吸收，Na^+ 的重吸收使管腔内带负电位，促使 K^+ 顺电位差从组织间液扩散入管腔。K^+ 的分泌实质是一种被动转运过程。

远曲小管和集合管在重吸收 Na^+ 的同时伴随有 K^+ 的分泌，两者转运方向相反，且互相关联，称为 K^+-Na^+ 交换。

二、H^+ 的分泌

近端小管、远端小管和集合管都能分泌 H^+，其中 80% 由近曲小管分泌。近端小管有刷状缘，刷状缘中才会有大量的碳酸酐酶。H^+ 的分泌是逆电化学梯度主动转运过程。H^+ 来自肾小管上皮细胞内的 CO_2 和 H_2O。在碳酸酐酶的催化下，CO_2 与 H_2O 结合生成 H_2CO_3，随即在细胞内解离为 H^+ 和 HCO_3^-，H^+ 通过 Na^+-H^+ 交换和 H^+ 泵主动转运两种机制分泌入小管腔，管周膜对 HCO_3^- 有较高通透性，于是细胞内的 HCO_3^- 顺电化学梯度随 Na^+ 一起吸收回血液。H^+ 的分泌与细胞内的碳酸酐酶有密切关系。因此，用碳酸酐酶抑制剂，如乙酰唑胺等处理后，细胞内的 H^+ 和 H_2CO_3 浓度都会下降。

在肾小管细胞内生成的 H^+ 与小管液中的 Na^+ 以 1:1 经管腔膜的载体逆向同步转运，即 H^+ 进入小管液，Na^+ 进入小管细胞内，这一过程称为 H^+-Na^+ 交换（图 8-13）。可见，肾

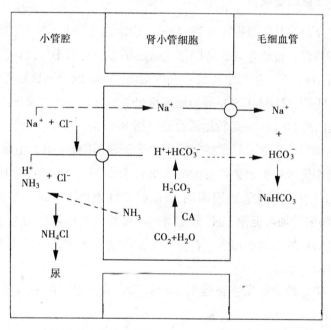

图 8-13　近端小管中 H^+、NH_3 的分泌示意图

◀──○──▶ 主动转运　　- - - - - ▶ 被动转运　CA:碳酸酐酶

小管分泌一个 H^+，就伴随着一个 Na^+ 和一个 HCO_3^- 重吸收回血，实现排酸保碱作用。钠泵的活动维持 H^+ 跨管腔膜转运所需的浓度差，所以 H^+-Na^+ 交换是钠泵依赖性的主动过程，其中 H^+ 的分泌属于继发性主动转运。

肾小管上皮细胞内 CO_2 有不同的来源，可由细胞本身代谢产生，也能由肾小管周围的

细胞外液及小管液扩散而来。肾小管细胞分泌的 H^+ 同小管液中的 HCO_3^- 结合所生成的 H_2CO_3，再分解为 CO_2 和 H_2O，此 CO_2 迅速穿过管腔膜进入细胞内，供生成 H^+ 之用。

远端小管和集合管部位的 H^+ 的分泌除 H^+-Na^+ 交换外，还有 K^+-Na^+ 交换。K^+-Na^+ 交换和 H^+-Na^+ 交换相互抑制，即 H^+-Na^+ 交换增多时，K^+-Na^+ 交换将减少，K^+-Na^+ 交换增多时，H^+-Na^+ 交换则减少。其原因是用以进行交换的 Na^+ 总量是有限的。例如机体酸中毒时，小管细胞内的碳酸酐酶活动加强，生成的 H^+ 增多，H^+-Na^+ 交换增多，而 K^+-Na^+ 交换减少，从而使尿中排出的 H^+ 增多和 K^+ 减少，导致血 K^+ 浓度升高。同理，碱中毒可导致低血钾。

可见，肾小管通过其分泌 H^+ 与 H^+-Na^+ 交换，分泌 NH_3 与铵盐生成，以及分泌 K^+ 和 K^+-Na^+ 交换的活动过程，可以把通过肾小球滤出的 $NaHCO_3$ 和 $NaCl$ 等所解离的 Na^+ 全部重吸收回血液。与此同时，由肾小管细胞生成的 HCO_3^- 也扩散回血液，两者重新结合为 $NaHCO_3$。这一系列的生理活动使血浆得以保持正常的 $NaHCO_3$ 浓度。由于 $NaHCO_3$ 是血浆中对固定酸起缓冲作用的最重要弱酸盐，故肾小管的分泌功能及其与 Na^+ 的交换，在机体的酸碱平衡调节中起着十分重要的作用。

三、NH_3 的分泌和铵盐的生成

远端小管和集合管的上皮细胞在代谢过程中不断生成 NH_3，NH_3 主要由谷氨酰胺脱氨而来。NH_3 具有脂溶性，能以单纯扩散的形式通过细胞膜进入小管液，与小管液中的 H^+ 结合成为铵离子（NH_4^+），进一步与小管液中强酸盐（如 $NaCl$、Na_2SO_4 等）的负离子结合形成酸性铵盐，如 NH_4Cl、$(NH_4)_2SO_4$ 等而随尿排出。强酸盐解离而来的 Na^+ 与 H^+ 交换进入小管细胞，与细胞内的 HCO_3^- 一起转运回血液（图 8 - 13）。

NH_3 通过细胞膜向小管腔中扩散的量决定于两侧液体的 pH 值。小管液 pH 值低，H^+ 浓度高，NH_3 容易向小管液中扩散，而且分泌入小管液的 NH_3 与 H^+ 结合成 NH_4^+ 后，会使小管液中 NH_3 的浓度下降，以致管腔膜两侧 NH_3 的浓度差增大，进一步加速 NH_3 向小管液扩散，因此 H^+ 分泌的增加可促使 NH_3 分泌增多。可见，当机体代谢产生大量酸性物质时，肾小管分泌 H^+ 和 NH_3 的活动都加强，在排出大量铵盐的同时，还促进 $NaHCO_3$ 的重吸收，维持体内酸碱平衡。

正常情况下，NH_3 的分泌发生在远端小管和集合管，但在酸中毒情况下，近端小管也可分泌 NH_3。

四、其他物质的排泄

正常机体产生的肌酐和对氨基马尿酸等，既从肾小球滤过，又能由肾小管排泄。此外，进入体内的某些物质，如青霉素、酚红等，则主要通过近端小管的排泄，排到小管腔，再排出体外。

肾单位各段和集合管对各类物质的重吸收及分泌排泄情况总结如图 8 - 14。

肾小球滤过生成的原尿，通过肾小管和集合管的重吸收和分泌后，成为原尿排出体外。

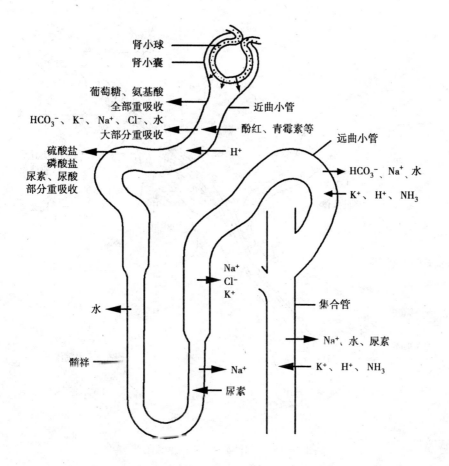

图 8-14　肾小管重吸收和分泌综合示意图

~~~~~~~~~~~~~~~~~~~~~~~~~~~~~~
第六节　肾小管和集合管功能的调节
~~~~~~~~~~~~~~~~~~~~~~~~~~~~~~

　　肾小管和集合管功能的调节，主要依靠神经、体液因素对小管上皮细胞重吸收和分泌功能进行调节。本节着重讨论血管升压素和醛固酮对肾小管和集合管功能的调节。

一、血管升压素的生理作用和分泌调节

（一）血管升压素的合成、释放

　　血管升压素（AVP）又称抗利尿激素（ADH），是一种神经激素，大部分由下丘脑视上核的神经细胞合成，小部分由室旁核的神经细胞合成。合成的血管升压素沿下丘脑-垂体束神经纤维的轴浆流运输到神经垂体，储存于其神经末梢内（图 8-15），经常少量释放入血。当视上核神经细胞受到刺激发生兴奋时，冲动沿下丘脑-垂体束传到末梢，使末梢释放的血管升压素增加。

（二）血管升压素作用

　　血管升压素的主要生理作用是提高远曲小管和集合管上皮细胞对水的通透性，促进水的

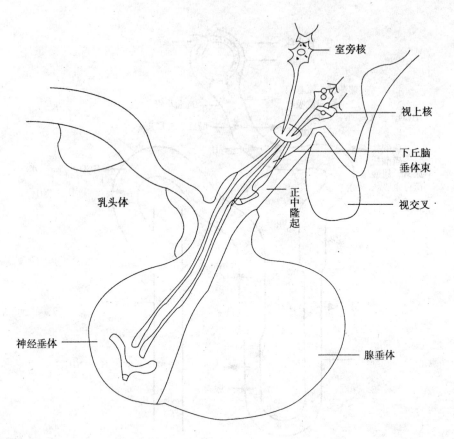

图 8-15 下丘脑-垂体束示意图

重吸收，使尿液浓缩，尿量减少。血液中血管升压素的浓度愈高，作用愈强，尿量便愈少（在人类，血管升压素可能只作用于集合管）。此外，血管升压素也能增加髓袢升支粗段对 NaCl 的主动重吸收和内髓部集合管对尿素的通透性，增加髓质组织间液的溶质浓度，有利于尿液的浓缩。

血管升压素与远曲小管和集合管上皮细胞管周膜上的受体相结合，使兴奋性 G 蛋白与腺苷酸环化酶偶联，上皮细胞内的 cAMP 增加，从而激活细胞内的蛋白激酶，使管腔膜的膜蛋白磷酸化而发生构型改变，导致水通道开放，提高管腔膜对水的通透性。

（三）血管升压素的调节

调节血管升压素的主要因素是血浆晶体渗透压的增高和循环血量的减少。

1. 血浆晶体渗透压的改变：这是生理条件下调节血管升压素合成、释放的重要因素。下丘脑视上核附近有渗透压感受器，它对血浆晶体渗透压的改变十分敏感，只要血浆晶体渗透压有 1%～2% 的轻微改变，即会使其产生效应。

当机体大量出汗、严重呕吐或腹泻等情况造成体内缺水时，血浆晶体渗透压升高，对渗透压感受器的刺激增强，下丘脑-神经垂体系统合成、释放的血管升压素增多。远曲小管和集合管对水的重吸收增强，尿量减少，尿液浓缩，体内的水分得以保存。相反，大量饮水后，体内水分增加，血浆晶体渗透压降低，对渗透压感受器的刺激减弱，血管升压素合成和释放减少，远曲小管和集合管对水的重吸收减少，尿量增多，体内多余的水分得以排出。

NaCl 和蔗糖等不易透过细胞膜的溶液对渗透压感受器的刺激作用大，而容易扩散入细胞的尿素则无效。

日常大量饮清水后，引起尿量增多，称为水利尿，临床常用来检测肾稀释能力。正常人一次快速地饮用 1.0L 清水后，可观察到血浆晶体渗透压立即下降，在 15～30min 内尿量开始增多，第 1 小时末尿量可达最高点，随后尿量逐渐减少，通常在第 3 小时排尿量可恢复至饮水前水平。其机制是因为饮水量突然增多，血浆晶体渗透压降低，抑制血管升压素的合成和释放。如果不是饮清水，而是饮用等渗盐水（0.9% NaCl 溶液），血浆晶体渗透压基本不变，不会出现尿量立即增多的情况，只是饮水 30min 后尿量才稍有增多（图 8-16）。

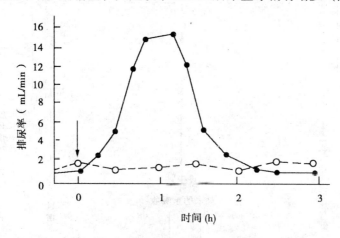

图 8-16　饮清水（实线）和饮等渗盐水（虚线）的排尿量及血浆渗透压浓度变化
（箭头表示饮水时间）

2. 循环血量的改变：循环血量的改变可刺激相关感受器，反射性地影响血管升压素的释放。

在心房（主要是左心房）和胸腔内大静脉处有容量感受器。当循环血量增多时，左心房和大静脉被扩张，刺激容量感受器，使之兴奋，传入冲动经迷走神经传入中枢，反射性抑制下丘脑-神经垂体系统释放血管升压素，引起利尿。由于排出了过剩的水分，循环血量恢复正常。相反，失血导致循环血量减少时，左心房和大静脉容量感受器受到的刺激减弱，血管升压素的释放增多，促进远曲小管和集合管对水的重吸收，有利于循环血量的恢复。

3. 其他因素的影响：动脉血压升高时，可刺激颈动脉窦的压力感受器，反射性地抑制血管升压素的合成和释放。心房钠尿肽可抑制血管升压素的释放。血管紧张素Ⅱ促进血管升压素的释放。

疼痛刺激和情绪紧张刺激血管升压素释放增多，引起少尿或无尿。弱的冷刺激可使血管升压素释放减少，尿量增多。下丘脑病变累及视上核和室旁核或下丘脑-垂体束时，血管升压素的合成和释放发生障碍，可以出现明显的尿量增多，每天排尿量高达 10L 以上，称为尿崩症。

综上所述，血浆晶体渗透压升高和循环血量的降低，都反射性地促进血管升压素释放。但是作用途径不同，血浆晶体渗透压的改变直接作用于下丘脑视上核附近的渗透压感受器，循环血量的改变必须通过迷走神经的传入。二者既可独立作用也可共同作用。例如机体缺水时，血浆晶体渗透压提高，循环血量也减少，血管升压素的合成和释放明显增加，尿量也明显减少。大量失血时，只是循环血量减少，血浆晶体渗透压并无明显改变，血管升压素合成和释放也增加，尿量减少。上述两种情况都是通过负反馈调节血浆晶体渗透压和循环血量，引起尿量减少而保留体内的水分（图8-17）。

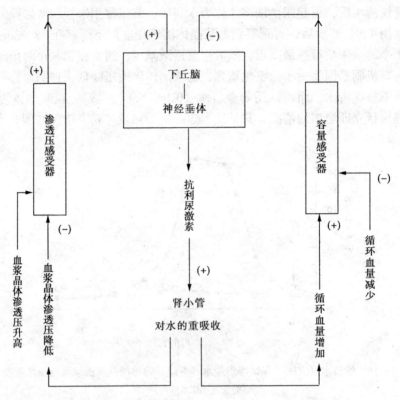

图8-17 血流量减少和晶体渗透压升高对ADH的刺激效应
（＋）促进或兴奋作用；（－）减弱或抑制作用

二、醛固酮的作用和分泌调节

醛固酮是肾上腺皮质球状带所分泌的一种激素，作用在肾脏。

（一）醛固酮的作用

醛固酮对肾脏的作用主要是促进远曲小管和集合管对 Na^+ 的重吸收和促进对 K^+ 的排泄，即所谓保 Na^+ 排 K^+ 作用。在 Na^+ 重吸收增加的同时，Cl^- 和水的重吸收也增加，细胞外液量也增多。因此，醛固酮的作用是保 Na^+、潴水，排 K^+，维持细胞外液量和渗透压的稳定。

其作用机制是和分布在远曲小管和集合管上皮细胞的受体结合，加强管周膜上钠钾泵的活性，使 Na^+-K^+ 转运的偶联进一步加强，即在 Na^+ 重吸收增加的同时，K^+ 的分泌量增加。

醛固酮和血管升压素都能促进水分重吸收，但作用途径不同。在醛固酮作用下，水的重吸收为继发性，是与 Na^+ 的重吸收联系在一起的。而血管升压素对水重吸收的促进作用，与钠盐的重吸收无关。

（二）醛固酮分泌的调节

醛固酮的分泌受肾素-血管紧张素-醛固酮系统和血中 K^+、Na^+ 浓度两方面的调节。

1. 肾素-血管紧张素-醛固酮系统：肾素是肾脏球旁细胞分泌的一种蛋白水解酶，能水解血浆中的血管紧张素原，使之生成活性不强的血管紧张素Ⅰ（十肽）。血管紧张素Ⅰ能刺激肾上腺髓质，使之释放肾上腺素，但缩血管的作用较弱。在血浆和组织，特别是肺组织中有一种血管紧张素转换酶，可使血管紧张素Ⅰ降解，生成血管紧张素Ⅱ（八肽）。血管紧张素Ⅱ有强烈的收缩血管作用，并能刺激肾上腺皮质球状带合成和分泌醛固酮。血管紧张素Ⅱ可进一步被氨基肽酶水解为血管紧张素Ⅲ。血管紧张素Ⅲ的主要作用是刺激肾上腺皮质球状带合成和分泌醛固酮，对血管也有收缩作用。由于血液中血管紧张素Ⅲ的浓度较低，故血管紧张素Ⅱ是刺激醛固酮合成和分泌的主要因素。

肾素释放的多少，决定着血浆中血管紧张素的浓度。当肾素－血管紧张素在血液中的浓度增加时，醛固酮在血中的浓度也增加，反之，肾素－血管紧张素在血液中浓度降低时，醛固酮在血中的浓度也降低。因此，肾素、血管紧张素和醛固酮三者在血浆中的水平是保持一致的，习惯把它们看做一个作用相互连接的功能系统，称为肾素－血管紧张素－醛固酮系统（RAAS）（图8-18）。

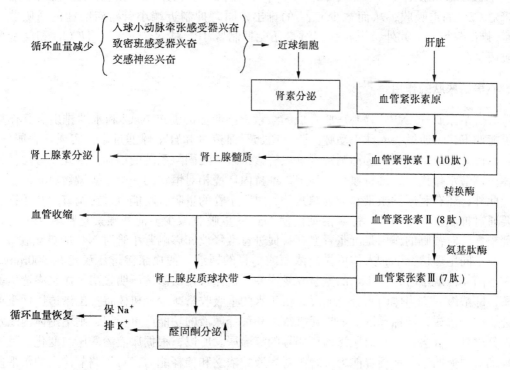

图8-18　肾素－血管紧张素－醛固酮系统示意图

肾素－血管紧张素－醛固酮系统的活动主要取决于肾素的释放，肾素的分泌受多方面因素的调节。肾脏内有两种感受器与肾素分泌调节有关：一是入球小动脉处的牵张感受器，其次是致密斑感受器。当动脉血压下降，循环血量减少时，肾内入球小动脉的压力也下降，血流量减少，于是对入球小动脉壁的牵张刺激减弱，激活牵张感受器，肾素释放增加。同时，由于入球小动脉的压力降低和血流量减少，肾小球滤过率减少，滤过的 Na^+ 量也因此减少，以致通过致密斑的 Na^+ 量减少，于是激活致密斑感受器，也使肾素释放量增加。据推测，在球旁器的球旁细胞和致密斑之间有一种特殊联系，当两者接触增多时，肾素分泌减少，当两者接触减少时，肾素分泌增多。如果入球小动脉的压力下降，血流量减少，血管口径缩小，球旁细胞和致密斑的接触减少，肾素分泌便增多，但这推测尚缺乏实验证据。

此外，球旁细胞处的小动脉壁受交感神经末梢支配，当交感神经兴奋时，能引起肾素的释放增加。肾上腺素和去甲肾上腺素也可直接刺激球旁细胞，促使肾素释放增多。

2. 血浆中 K^+、Na^+ 的浓度：血 K^+ 浓度升高或血 Na^+ 浓度降低时，可直接刺激肾上腺皮质球状带，促进醛固酮的合成和分泌，从而促进肾脏保 Na^+ 排 K^+，以恢复血 Na^+ 和血 K^+ 的浓度，维持二者平衡；反之，血 K^+ 浓度降低或血 Na^+ 浓度升高时，醛固酮分泌则减少，保 Na^+ 排 K^+ 作用减弱，使血 Na^+ 和血 K^+ 水平恢复正常。可见，血中的 Na^+、K^+ 浓度与醛固酮分泌的关系甚为密切。血液中 Na^+、K^+ 浓度调节醛固酮的分泌，醛固酮又反过来调节血中 Na^+，K^+ 的浓度。醛固酮分泌对血 K^+ 浓度升高十分敏感；而血 Na^+ 浓度要降低很多才引起同样效应。

三、甲状旁腺激素的作用

甲状旁腺激素主要调节体内 Ca^{2+}、PO_4^{3-} 的排出。甲状旁腺激素通过促进远端小管和集合管对 Ca^{2+} 的重吸收，从而减少 Ca^{2+} 的排出，同时抑制近端小管对磷酸盐的重吸收，使 PO_4^{3-} 排出量增加。此外，甲状旁腺激素还能抑制肾小管对 Na^+、K^+、HCO_3^- 和氨基酸的重吸收。

四、心房钠尿肽的作用

心房钠尿肽（ANP）是心房肌合成的激素，能明显的促进 NaCl 和水的排出。其作用机制可能如下：①通过使入球小动脉舒张，增加肾血流量和肾小球滤过率，实现其利尿作用；②抑制血管升压素作用；③抑制肾素－血管紧张素－醛固酮系统的活动。因此，心房钠尿肽是体内调节水盐代谢、维持血容量稳定，维持内环境相对恒定的一个重要激素。

此外，还有利尿钠激素和前列腺素等，对肾小管的重吸收功能也进行调节。利尿钠激素主要通过抑制管周膜的钠－钾泵活动而使 Na^+ 的重吸收减少。前列腺素是肾内存在的一种局部激素，对肾脏的作用是舒张肾血管、促进肾素释放和影响肾小管对 Na^+ 的重吸收等。

在不同生理情况下，人体可排出浓缩或稀释的尿液，使血浆渗透压稳定在 300mmol/L 左右。当体内缺水时，由于水的重吸收量增多，机体将排出渗透压明显高于血浆渗透压的高渗尿，即浓缩尿。当体内水分过剩时，由于水的重吸收量减少，机体将排出渗透压低于血浆渗透压的低渗尿，即稀释尿。如果肾脏浓缩和稀释尿液的功能严重受损，则不论体内缺水还是水分过剩，都会排出与血浆渗透压相等的等渗尿。所以，根据尿液渗透压的变化，可以了解肾脏对尿液的浓缩和稀释能力。肾脏对尿液的浓缩和稀释能力，对于调节体内的水平衡有着极为重要的作用。

~~~~~~~~~~~~~~~~~~~~~~~~~~~~~~~~
第七节　尿液的浓缩和稀释
~~~~~~~~~~~~~~~~~~~~~~~~~~~~~~~~

尿液的浓缩和稀释过程主要在肾脏髓质中进行，髓质内层越发达，髓袢越长者，浓缩能力也越强。尿液的浓缩、稀释与肾髓质保持高渗状态和呈现高渗梯度现象有密切关系。

一、肾髓质高渗梯度现象

将大鼠的肾脏从皮质向髓质进行分层切片，用冰点降低法测定各切片组织的渗透压，并与血浆的渗透压相比较，观察到肾皮质组织液的渗透压与血浆渗透压的比值为1.0，说明肾皮质组织液与血浆是等渗的。髓质部组织液与血浆渗透压相比较，由髓质外层向乳头部深入，比值逐渐升高，分别为2.0、3.0、4.0等（图8-19），说明肾髓质的组织液为高渗状态，由外向内具有明确的渗透压梯度，称为肾髓质高渗梯度现象。采用微穿刺技术的研究也证明，小管液在近曲小管为等渗（300mmol/L），在髓袢降支为高渗，越向乳头方向，渗透压越高，到袢顶处，渗透压最高(1 200～1 400mmol/L)。在髓袢升支内，渗透压又逐渐下降，到髓袢升支粗段时，小管液转为低渗，在远曲小管仍为低渗或等渗，到达集合管后，又转为高渗。通过集合管的小管液，基本上等于终尿的渗透压，表明小管液也呈现高渗梯度现象。

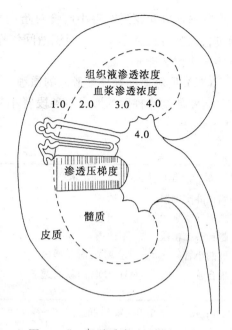

图8-19　肾髓质渗透压梯度示意图

二、肾髓质高渗梯度的形成和保持

肾脏浓缩和稀释尿液的机制与物理学中逆流系统的原理近似。

（一）逆流交换和逆流倍增现象

逆流是指两个下端相连通的并列管道（U形管），其中流动着的液体流向相反。如果两管内的液体存在溶质浓度差或温度差，而且管壁具有通透性或导热性，那么液体在逆流过程中，其溶质或热量通过两管壁进行交换，称为逆流交换（图8-20）。

在逆流系统中，如果U形管管壁由细胞构成，而且这些细胞能主动将升支中的溶质单方向转入降支，则降支溶液中的溶质浓度由上而下递增，到U形管返折处达最高值，而升支中的溶液则因失去溶质，使其溶质浓度由下而上递减。导致U形管中的溶质浓度沿管的长轴形成明显的纵向浓度梯度，称为逆流倍增。逆流的速度越慢，管道越长，逆流交换的效率越高，逆流倍增作用愈强，例如髓旁肾单位，髓袢很长。

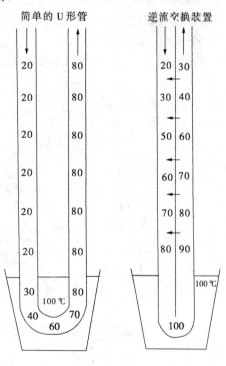

图8-20　逆流交换作用的物理模型示意图

肾小管髓袢的降支、升支呈U形排列，而且管壁细胞对水和电解质有选择通透性的特点，肾髓质高渗梯度的形成是通过髓袢的逆流倍增作用实现的。另外，与髓袢伴行的直小血管也是由降支和升支形成的U型管道，升降支中的血流方向相反。直小血管对蛋白质没有通透性，但允许水和小溶质（NaCl和尿素）通过，而且可在直小血管和组织液间依靠渗透压差和浓度差进行水和溶质的交换，是髓袢逆流倍增作用的补充。

（二）肾髓质高渗梯度形成的原理

肾髓质高渗梯度的形成与各段肾小管对 Na^+、水和尿素的通透性各不相同有重要关系（表8-3）。

表8-3 肾小管各段的通透性（兔）

部 位	水	Na^+	尿素
髓袢降支细段	易通透	不通透	不通透
髓袢升支细段	不通透	易通透	中等通透
髓袢升支粗段	不通透	Cl^-主动重吸收，Na^+易通透	不通透
远曲小管	有ADH时易通透	分泌K^+，Na^+-K^+交换	不通透
集合管	有ADH时易通透	易通透	皮质和外髓不易部通透，内髓部易通透

注：ADH为血管升压素不同的动物不一样

1. 外髓部高渗梯度的形成：髓袢升支粗段能主动重吸收 Na^+ 和 Cl^-（图8-21），但对水没有通透性，当小管液流经升支粗段时，管内 NaCl 向外转运，管内 NaCl 浓度逐渐降低，小管液的渗透压递减，但升支粗段周围组织间液则因为重吸收 Na^+ 和 Cl^- 转为高渗。愈靠近内髓，渗透压愈高。因髓袢升支粗段位于外髓部，所以外髓部的渗透压梯度主要是由于升支粗段主动重吸收 NaCl 形成。

2. 内髓部高渗梯度的形成：主要与尿素再循环和 Na^+ 被动扩散有密切关系（图8-21）。

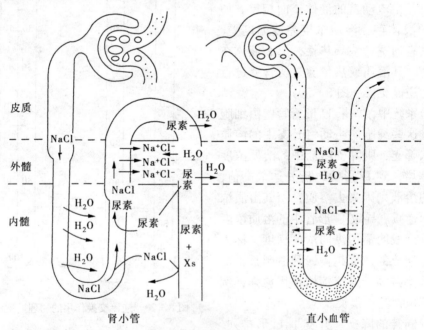

图8-21 尿浓缩机制示意图

（1）尿素再循环：远曲小管和皮质部、外髓部的集合管对尿素都不通透，但在血管升压素作用下，远曲小管和集合管对水的通透性增加，水不断被重吸收，管内的尿素浓度逐渐升高。当小管液流入内髓部集合管时，该处管壁对尿素有良好的通透性，尿素顺浓度差迅速向管外扩散，内髓组织间液称为高渗。

髓袢升支细段对尿素具有中等通透能力，所以从内髓部集合管扩散到组织间液的尿素便顺浓度差进入升支细段内，而后相继流过升支粗段、远曲小管、集合管，又从内髓部集合管处扩散到组织间液，称为尿素再循环。尿素再循环提高内髓组织间液中的尿素浓度，有利于内髓部高渗透压的建立。

（2）NaCl 的被动扩散：髓袢降支细段对水有良好通透性，但对 Na^+ 不易通透。因此，在渗透压作用下，管内的水不断透出管外，小管液中的 NaCl 浓度越来越高，渗透压升高，到降支顶点时达最高值。当小管液由降支转入升支细段后，升支细段对水不通透，对 NaCl 有良好的通透性。因此，NaCl 顺着浓度差不断从管腔扩散入内髓组织间液，使内髓组织间液的渗透压提高，而小管液的 NaCl 浓度逐渐降低转为低渗。

综上所述，外髓部的高渗梯度主要由髓袢升支粗段的 NaCl 主动重吸收所形成，而内髓部的高渗梯度主要是由集合管的尿素和髓袢升支细段的 NaCl 向组织间液扩散共同形成。

（三）直小血管在保持肾髓质高渗中的作用

直小血管降支流经肾髓质时，周围组织间液中的 NaCl 和尿素依浓度差不断扩散进入降支，而降支中的水则依渗透压差渗出到组织间液。因此，越深入内髓部，直小血管降支中的 NaCl 和尿素浓度越高。当血液折返流入直小血管升支时，由于血管内 NaCl 和尿素的浓度比同一水平组织间液高，NaCl 和尿素又逐渐扩散到组织间液，并且再次进入直小血管降支，而组织间液中的水则渗透入直小血管升支内。这样，NaCl 和尿素就可不断地沿着升支－组织间液－降支－升支的回路循环运行，结果使溶质不被血流过多带走而保存在肾髓质组织间液内，同时组织间液中的水分能不断随血流返回体循环，有利于维持肾髓质的高渗状态。

三、尿液浓缩和稀释过程

尿液的浓缩和稀释主要是在集合管完成，它与肾髓质高渗梯度和血管升压素的作用有密切关系。无论终尿是低渗还是高渗，由髓袢升支粗段进入远曲小管的液体总是低渗的。当这些低渗液从远曲小管进入集合管流向肾乳头方向时，处于肾髓质高渗梯度环境中。在血管升压素作用下，增强集合管对水的通透性，水分被重吸收，与周围高渗环境的渗透压取得平衡，于是小管液的水分越来越少，渗透压越来越高，从而浓缩为高渗尿。在高度缺水时，每天尿量可能只有 $300 \sim 400mL$，而尿的渗透压可高达 $1200 \sim 1400mmol/L$，比血浆高 $4 \sim 5$ 倍。这就是尿浓缩的过程和基本原理。

形成浓缩尿需要两个基本条件：①肾髓质的高渗状态及其高渗梯度；②有血管升压素。正常情况下，血管升压素的多少决定尿液浓缩的程度。

当缺乏血管升压素时，远曲小管和集合管对水的通透性很低，从髓袢升支粗段和远曲小管来的低渗液流经肾髓质时，水分重吸收量很少，甚至不能被重吸收，而 NaCl 仍然继续主动重吸收，小管液的渗透压进一步降低，最后形成量多而且被稀释的低渗尿。其尿量每天可高达 23L，而渗透压可低至 $30 \sim 40mmol/L$，只有血浆渗透压的 10% 左右。

四、影响尿液浓缩和稀释的因素

(一) 肾髓质组织结构的改变

肾脏浓缩尿液的能力是哺乳类动物所特有，因为哺乳类动物的肾脏具有髓质结构。髓质越发达，髓袢越长，则浓缩能力越强。人类肾髓袢的长度随个体生长发育而逐渐伸长。婴儿髓袢很短，逆流倍增效率低，这可能是婴儿不能排出较高浓缩尿的原因之一。

当肾脏疾患损害到髓质内部，特别是伤及乳头部组织时，就会使尿浓缩能力下降。如慢性肾盂肾炎引起肾髓质纤维化，肾囊肿引起肾髓质萎缩，血 Ca^{2+} 过高和尿 Ca^{2+} 过多引起钙盐在肾髓质组织间隙沉积等，均会不同程度损坏肾髓质的逆流系统，因而降低浓缩尿液的能力，甚至不能排出浓缩尿。

(二) 肾小管、集合管对 Na^+ 和尿素重吸收的改变

肾上腺皮质分泌醛固酮增多时，能促进 Na^+ 和水的重吸收，加强尿的浓缩，可排出浓缩尿。髓袢升支粗段能主动重吸收 Na^+ 和 Cl^-，如果这里的 Na^+ 和 Cl^- 主动重吸收作用被抑制时，尿的浓缩作用降低，将排出大量稀释尿。某些利尿药，如呋塞米、利尿酸等，能抑制髓袢升支粗段对 Na^+ 和 Cl^- 的主动重吸收，阻碍肾髓质高渗梯度的形成，因而利尿。

尿素的增加或减少也能影响肾髓质高渗梯度，故对尿的浓缩和稀释也有一定作用。如因缺乏蛋白质造成营养不良时，尿浓缩能力便会减弱而排出稀释尿。对尿浓缩能力明显衰退的老年人，可以通过增加食物蛋白质的摄入量，使尿浓缩能力迅速提高。

(三) 直小血管逆流交换作用的改变

当直小血管中血流过快时，会更多地带走肾髓质组织间液中的溶质，主要是 NaCl，使肾髓质组织间液不能保持高渗状态，尿浓缩能力便降低。失血性休克发展到一定程度时，交感神经兴奋，肾血流量重新分布，肾皮质血管收缩，血流量减少，而肾髓质受神经作用较小，故直小血管血流量相对增多，肾髓质高渗状态难以维持，不能形成浓缩尿。

(四) 集合管上皮细胞对水通透性的改变

集合管管壁在血管升压素作用下，促进水的重吸收，就会排出浓缩尿，相反，血管升压素减少时，则排出稀释尿。

第八节 排尿活动

尿的生成是连续不断的过程。持续不断进入肾盂的尿液，由于压力差和肾盂的收缩而被送入输尿管，由于输尿管的周期性蠕动，被输送入膀胱。膀胱的排尿是间歇进行的，只有当膀胱内尿量储存到一定程度时，才反射性引起排尿，将尿液通过尿道排出体外。

一、膀胱和尿道的神经支配

膀胱是一个中空的肌性器官，主要由平滑肌构成，大部分形成逼尿肌。膀胱与尿道连接处有两道括约肌：紧连着膀胱的为内括约肌，属平滑肌组织；其下为尿道外括约肌，属骨骼肌组织。

膀胱的排尿是神经反射性活动，它与神经关系密切。支配膀胱逼尿肌和内括约肌的是盆神经和腹下神经，支配外括约肌的是阴部神经。这些神经分别含有传出神经纤维和传入神经

纤维（图8-22）。

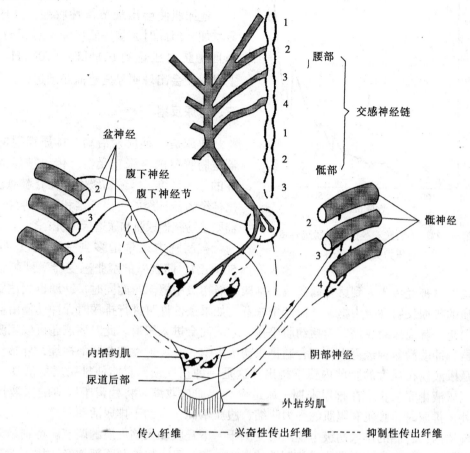

图8-22 膀胱和尿道神经支配示意图

盆神经中含有副交感神经纤维，它从脊髓骶段2～4节的侧角发出，到达膀胱和内括约肌。它兴奋时，传出冲动使膀胱逼尿肌收缩，尿道内括约肌松弛，促进排尿。

腹下神经属于交感神经纤维，它从脊髓腰段的侧角发出，到达膀胱和内括约肌。它兴奋时，其传出冲动使膀胱逼尿肌松弛，尿道内括约肌收缩，从而抑制排尿，并有助于储尿。排尿活动中交感神经的作用较次要。

阴部神经属躯体神经，它从脊髓骶段2～4节的前角发出，支配尿道外括约肌。它兴奋时，使外括约肌收缩，阻止排尿，此作用受意识支配。当阴部神经受到反射性抑制时，外括约肌则放松，利于排尿。

二、膀胱内压与膀胱内尿量的关系

膀胱的主要功能是储存尿液并进行排尿。正常情况下，膀胱逼尿肌在副交感神经的紧张性作用下，处于持续的轻度收缩状态，使膀胱内压保持在0.98kPa（10cmH₂O）以下。当膀胱内尿量增加到200～300mL时，膀胱内压才略有升高，因为膀胱有较大的伸展性，其容积能随尿量的增多而增大，故内压基本能保持稳定。当膀胱内尿量增加到400～500mL时，膀胱内压才会明显升高，达到1.47kPa（15cmH₂O）（图8-23）。如果尿量继续增加到700mL，

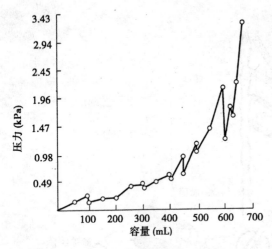

图 8-23　人膀胱充盈过程中膀胱容量
与压力关系示意图

膀胱内压随之增高到 3.43kPa（35cmH$_2$O）时，逼尿肌便会出现节律性收缩，排尿欲明显增加，但此时大脑皮质仍能有意识地控制。一旦膀胱内压达到 6.86kPa（70cmH$_2$O）以上时，便会出现明显痛感而必须进行排尿。

三、排尿反射

排尿是一种反射活动。排尿反射的感受器是膀胱壁的牵张感受器。传入神经为盆神经的传入纤维，排尿初级中枢在脊髓骶段，传出神经为盆神经的传出纤维和阴部神经，效应器则是膀胱逼尿肌和尿道括约肌。

当膀胱内尿量增多到一定程度（400～500mL），膀胱壁的牵张感受器受到刺激而兴奋，冲动沿盆神经传入，到达脊髓骶段的排尿反射初级中枢。与此同时，冲动也到达脑干和大脑皮质的排尿反射高级中枢，从而产生尿意。如果条件许可进行排尿时，冲动便沿盆神经传出，引起膀胱逼尿肌收缩，内括约肌松弛，尿液便会进入尿道。此时尿液还可以刺激尿道的感受器，冲动沿盆神经再次传到脊髓排尿初级中枢，并反射性抑制阴部神经，外括约肌开放，于是尿液就在强大的膀胱内压下排出。这是一种正反馈，它能使排尿反射活动一再加强，直至尿液排完为止。在排尿末期，尿道海绵体肌肉收缩，将残留于尿道的尿液排出体外。此外，排尿时，腹肌和膈肌的强力收缩，腹压增高，有助于排尿活动。

在整体内，脊髓的排尿初级中枢经常受脑干、下丘脑和大脑皮质的调节。特别是大脑皮质，能对排尿初级中枢施加易化或抑制性的影响，而且可直接控制阴部神经，故可随意控制排尿。当环境不允许排尿时，大脑皮质发出抑制性冲动，阻止排尿；当抑制解除时，即引起排尿活动。大脑皮质还可主动兴奋排尿初级中枢而引起排尿活动，即使此时膀胱内储存尿液不多，也可排尿。婴幼儿因大脑皮质发育尚未完善，对排尿初级中枢的控制能力较弱，故排尿次数多，且常夜间遗尿。

储尿或排尿发生障碍时，可出现尿频、尿潴留或尿失禁等排尿异常情况。尿频指排尿次数过多，常因膀胱炎或膀胱结石的机械刺激所引起。尿潴留指膀胱内充盈尿液过多而不能排出，多半是由于脊髓腰骶部损伤，初级排尿中枢活动发生障碍所致，也可因尿流受阻而造成。尿失禁指排尿失去意识控制，它常因脊髓受损伤，排尿初级中枢与大脑皮质失去功能联系所造成的。

第九节　血浆清除率

一、血浆清除率的概念

肾脏的泌尿功能就是不断地把血浆中的某些物质从尿中清除或排泄出去。血浆清除率表示肾血浆中清除某种物质的能力。血浆清除率是指肾脏在单位时间内（每分钟），能把多少毫升血浆中所含的某种物质完全清除出去，这个被完全清除了某种物质的血浆毫升数，就称为该物质的血浆清除率。也就是说，在 1 分钟内从肾脏排出到尿中的某种物质的量，相当于多少毫升血浆中所含的量。例如，某物质从尿中排出的量为 $0.1g/min$，而该物质当时在血浆中的浓度为 0.1%，这表明 1 分钟内有相当于 100mL 血浆中的该物质在流经肾脏时被清除或排泄出去。

二、血浆清除率计算方法

要测定某物质的血浆清除率（C），就必须同时先取得下列三个数值，即尿中某物质的浓度（U）；每分钟的尿量（V）；血浆中该物质的浓度（P）。因为尿中该物质来自血浆，所以：

$$U \cdot V = P \cdot C, \text{ 亦即 } C = \frac{U \cdot V}{P}$$

例如，静脉注射菊粉来测定菊粉的血浆清除率。若受试者每分钟尿量是 1mL，尿中菊粉浓度是 125mg/100mL 尿，而在实验时间内血浆中的菊粉浓度始终保持于 1mg/100mL 血浆，则：

$$\text{菊粉的血浆清除率} = \frac{125/100mL}{1/100} = 125mL/min$$

即受试者的两肾每分钟能把 125mL 血浆中所含的菊粉清除出去。

三、测定血浆清除率的意义

1. 肾小球滤过率的测定：如果已知某种物质只能在肾小球滤过，而不能在肾小管重吸收和分泌，那么这一物质的血浆清除率便等于肾小球滤过率。菊粉是一种多糖物质，无毒，在体内不被代谢，能自由滤过，不被肾小管重吸收和分泌，则菊粉的血浆清除率就等于肾小球滤过率，因此常用菊粉来测定肾小球滤过率。上式计算的菊粉清除率为 125mL/min。

2. 肾血流量的测定：如果血浆中某种物质随血循环通过肾脏一周之后由于滤过和分泌，便全部被清除出去，使其在静脉中的浓度接近于零，那么该物质每分钟由尿中排出的量就等于每分钟通过肾脏的血浆中所含的量。此物质的血浆清除率即为每分钟的肾血浆流量。

例如，用少量碘锐特或对氨基马尿酸的钠盐注入静脉，使血浆内浓度不超过 $1\sim3mg/$ 100mL，则它流经肾脏一周就能完全被肾脏清除，用这两种物质测得的清除率平均为 660mL/min，表明肾血浆流量为 660mL/min。如果血浆占全血的 55%，则肾血流量为 1 200ml/min。

3. 对肾小管功能的推测：通常以菊粉的血浆清除率（Cin）为标准。凡是清除率小于 Cin 者，表示该物质的清除方式是既有滤过，又有重吸收；凡是清除率大于 Cin 者，表示该物质的清除方式既有滤过，还有分泌。凡是清除率等于 Cin 者，表示该物质的清除方式只有滤过，没有重吸收和分泌。可以用下列简式表示：

Cs＜Cin：滤过 + 重吸收

Cs＝Cin：只有滤过

Cs＞Cin：滤过 + 分泌

Cs：代表物质的血浆清除率；Cin：代表菊粉的血浆清除率。

自 学 指 导

【重点难点】

1. 尿的生成：尿的生成过程包括肾小球的滤过、肾小管和集合管的重吸收、肾小管和集合管的分泌与排泄三个过程：

（1）肾小球的滤过：肾小球滤过的物质基础是肾血浆流量，原尿中的化学成分除了血细胞和大分子蛋白质以外，都与血浆相近，其理化特性也与血液类似，表明原尿是血液的超滤液。

肾小球滤过的结构基础是滤过膜，包括肾小球毛细血管内皮细胞、基膜和肾小囊脏层上皮细胞，既有机械屏障作用，又有静电屏障作用。

肾小球滤过的动力是有效滤过压，有效滤过压＝肾小球毛细血管压－（血浆胶体渗透压＋囊内压）。有效滤过压大于零，有原尿生成；有效滤过压等于零，没有原尿生成。

凡是能增加肾血浆流量、增强滤过膜的通透性、增加滤过面积、提高有效滤过压，都能增加原尿的生成。

（2）肾小管和集合管的重吸收：肾小管和集合管的重吸收具有选择性和有限性，最主要的重吸收部位是在近端小管。

1）Na^+ 的重吸收：原尿中的 Na^+ 99％被肾小管和集合管重吸收，近端小管对 Na^+ 的重吸收率最大，为滤过量的 65％～70％，髓袢降支细段对 Na^+ 不通透；Na^+ 的重吸收方式，在髓袢升支细段是被动重吸收，其余部位均为主动重吸收。

2）Cl^- 的重吸收：99％以上的 Cl^- 在肾小管被重吸收。绝大部分的 Cl^- 是随 Na^+ 的主动重吸收而被动重吸收。在髓袢升支粗段 Cl^- 的转运属于继发性主动转运，与 Cl^- 与 Na^+，K^+ 经同一载体转运。

3）HCO_3^- 的重吸收：HCO_3^- 从肾小球滤过的 HCO_3^- 约有85％在近端小管重吸收，其余部分在远端小管和集合管重吸收，其重吸收是以 CO_2 的形式进行，与 H^+ 分泌有关。

4）水的重吸收：原尿中的水 99％被重吸收，65％～70％在近端小管，其余各段肾小管和集合管均能重吸收水。髓袢升支细段和粗段对水分没有通透性。水的重吸收都是被动的。远曲小管和集合管对水的重吸收量与机体是否缺水有关。

5）K^+ 的重吸收：肾小球滤出的 K^+ 几乎全部被重吸收，绝大部分由近端小管完成。终尿内排出的 K^+ 是全部由远曲小管和集合管分泌的。近端小管对 K^+ 的重吸收是一个主动转运过程。

6）葡萄糖的重吸收：葡萄糖重吸收的部位仅限于近端小管，主要在近曲小管，葡萄糖是主动重吸收的。尿中不出现葡萄糖的最高血糖浓度，称为肾糖阈，正常值为 9～10mmol/L（160～180mg％）。

影响肾小管和集合管重吸收的因素包括小管液中溶质的浓度和球管平衡两个因素。小管液中溶质所形成的渗透压，是对抗肾小管和集合管重吸收水分的力量。由于渗透作用对抗肾小管重吸收水分所引起的尿量增多现象，称为渗透性利尿。球管平衡是指不论肾小球滤过率增加或减少，肾小管重吸收率始终是滤过率的 65％～70％。其生理意义是使终尿中的水和溶质的量不致因肾小球滤过率的增减而出现大幅度的变动。

（3）肾小管和集合管分泌和排泄：

1）K^+的分泌：终尿内的K^+主要由远曲小管和集合管分泌，伴有K^+-Na^+交换。

2）H^+的分泌：近端小管、远端小管和集合管都能分泌H^+，其中80%由近曲小管分泌。伴有H^+-Na^+交换。H^+-Na^+交换、K^+-Na^+交换相互竞争。

3）NH_3的分泌：正常情况下，NH_3的分泌发生在远端小管和集合管。

2. 肾小管和集合管功能的调节：

（1）血管升压素作用：血管升压素大部分由下丘脑视上核的神经细胞合成，小部分由室旁核的神经细胞合成。其作用是提高远曲小管和集合管上皮细胞对水的通透性，促进水的重吸收，尿量减少。调节血管升压素的主要因素是血浆晶体渗透压的增高和循环血量的减少。日常大量饮清水后，引起尿量增多，称为水利尿。

（2）醛固酮的作用：醛固酮是肾上腺皮质球状带所分泌的一种激素，对肾脏的作用主要是促进远曲小管和集合管对Na^+的重吸收和促进对K^+的排泄，Cl^-和水的重吸收也增加，叫保Na^+、潴水、排K^+。

醛固酮和血管升压素都能促进水分重吸收，但作用途径不同。在醛固酮作用下，水的重吸收为继发性，是与Na^+的重吸收联系在一起的。而血管升压素对水重吸收的促进作用，与钠盐的重吸收无关。

醛固酮的分泌受肾素－血管紧张素－醛固酮系统和血中K^+、Na^+浓度两方面调节。肾素－血管紧张素－醛固酮系统的活动主要取决于肾素的释放，当动脉血压下降，循环血量减少时，肾素释放量增加。

3. 尿液的浓缩与稀释：尿液的浓缩和稀释主要是在集合管完成，它与肾髓质高渗梯度和血管升压素的作用有密切关系。外髓部的高渗梯度主要由髓袢升支粗段的NaCl主动重吸收所形成，而内髓部的高渗梯度主要是由集合管的尿素和髓袢升支细段的NaCl向组织间液扩散共同形成。

【复习思考题】

1. 名词解释：肾小球有效滤过压　　肾小球滤过率　　滤过分数　　肾糖阈　　渗透性　利尿　　球管平衡　　肾血流量的自身调节。

2. 试比较浅表肾单位和髓旁肾单位的区别。

3. 影响肾小球滤过的因素是什么？

4. 简述肾小管和集合管对葡萄糖、氨基酸、水、Na^+、K^+及Cl^-等物质重吸收的主要部位及其形式。

5. 近端小管以及远曲小管和集合管对水的重吸收有何不同？

6. 肾小管和集合管可分泌哪些物质？有何意义？

7. 试述血管升压素的分泌、释放部位及其主要功能。

8. 影响血管升压素释放的因素有哪些？

9. 试述醛固酮的生理作用及其分泌的调节。

10. 简述尿浓缩的原理。

11. 试述尿浓缩的过程。

12. 尿的稀释是如何形成的?

13. 简述肾髓质组织间液高渗梯度的形成原理。

14. 简述尿素的再循环。

15. 简述直小血管在维持肾髓质组织间液高渗梯度中的作用。

16. 简述排尿反射。

17. 试比较快速静脉注射生理盐水、静脉注射 20% 甘露醇液、静脉注射 50% 葡萄糖液、大量饮清水等情况下发生的利尿,其机制有何不同?

18. 试述大量出汗引起尿量减少的机制。

【参考文献】

1　张镜如主编. 生理学. 第 4 版. 人民卫生出版社,1996
2　施雪筠主编. 生理学. 第 6 版. 上海科技出版社,1995
3　姚泰主编. 生理学(七年制规划教材). 人民卫生出版社,2001

【目的要求】

　　1. 掌握各种激素的生理作用。
　　2. 熟悉各种激素分泌的调节。
　　3. 了解各种激素的作用机制。

【自学时数】

　　6 学时。

　　内分泌和神经系统都是人体内重要的调节系统和信息传递系统。它与神经系统互相联系、紧密配合，共同调节全身各系统的功能，维持着机体内环境的相对恒定(稳态)。

　　人体内主要的内分泌腺包括：垂体、甲状腺、甲状旁腺、肾上腺、胰岛、性腺(包括睾丸和卵巢) 和松果体等；散在的内分泌细胞广泛分布于全身组织器官中，如消化道黏膜、心、肾、肺、皮肤、胎盘等组织均存在各种各样的内分泌细胞；在中枢神经系统内，下丘脑存在兼有内分泌功能的神经细胞。

　　由内分泌腺或散在的内分泌细胞所分泌的这种高效生物活性物质，经组织液或血液传递而发挥调节作用，这种化学物质称为激素(hormone)。

　　内分泌系统是以分泌各种激素的形式，通过体液途径，调节机体的新陈代谢、生长、发育、生殖等生命过程。

　　本章主要阐述各内分泌腺所分泌的激素的功能及其对机体的调节作用。

第一节　概　述

一、激素的分类

　　激素的种类繁多，来源复杂，按其化学结构可分为含氮激素和类固醇（甾体）激素两大类（表 9-1）。

（一）含氮激素

　　1. 肽类和蛋白质激素：主要有下丘脑调节肽、神经垂体激素、腺垂体激素、胰岛素、甲状旁腺激素、降钙素以及消化道激素等。

　　2. 胺类激素：包括肾上腺素、去甲肾上腺素和甲状腺激素。

（二）类固醇（甾体）激素

类固醇激素是由肾上腺皮质和性腺分泌的激素，如氢化可的松、醛固酮、雌激素、孕激素以及雄激素等。在肾脏产生的 1，25-二羟维生素 D_3 也被看做固醇类激素。

表 9-1　体内主要激素及其化学性质

主要来源	激素	英文缩写	化学性质
下丘脑	促甲状腺激素释放激素	TRH	三肽
	促性腺激素释放激素	GnRH	十肽
	生长素释放抑制激素（生长抑素）	GHRIH	十四肽
	生长素释放激素	GHRH	四十四肽
	促肾上腺皮质激素释放激素	CRH	四十一肽
	促黑（素细胞）激素释放因子	MRF	肽
	促黑（素细胞）激素释放抑制因子	MIF	肽
	催乳素释放因子	PRF	肽
	催乳素释放抑制因子	PIF	多巴胺
	血管升压素（抗利尿激素）	VP（ADH）	九肽
	催产素	OXT	九肽
腺垂体	促肾上腺皮质激素	ACTH	三十九肽
	促甲状腺激素	TSH	糖蛋白
	促卵泡激素	FSH	糖蛋白
	黄体生成素	LH	糖蛋白
	促黑（素细胞）激素	MSH	十八肽
	催乳素	PRL	蛋白质
	生长素	GH	蛋白质
甲状腺	甲状腺素（四碘甲腺原氨酸）	T_4	胺类
	三碘甲腺原氨酸	T_3	胺类
甲状腺 C 细胞	降钙素	CT	三十二肽
甲状旁腺	甲状旁腺激素	PTH	蛋白质
胰岛	胰岛素		蛋白质
肾上腺：			
皮质	糖皮质激素（如皮质醇）		类固醇
	盐皮质激素（如醛固酮）		类固醇
髓质	肾上腺素	E	胺类
	去甲肾上腺素	NE	胺类
睾丸：间质细胞	睾酮	T	类固醇
支持细胞	抑制素（卵巢也可产生）		糖蛋白
卵巢、胎盘	雌二醇	E_2	类固醇
	雌三醇	E_3	类固醇
	孕酮	P	类固醇
	人绒毛膜促性腺激素	hCG	糖蛋白
消化道、脑	促胃液素		十七肽
	胆囊收缩素 - 促胰酶素	CCK-PZ	三十三肽
	促胰液素		二十七肽
心房	心房钠尿肽	ANP	二十一肽
松果体	褪黑素	MT	胺类
胸腺	胸腺激素		肽类
各种组织	前列腺素	PG	脂肪酸衍生物
肾	1，25-二羟维生素 D_3	1，25-$(OH)_2$-D_3	固醇类

此外，有人将脂肪酸的衍生物——前列腺素列为第三类激素。

二、激素的传递方式

激素是在细胞之间传递信息的化学物质。按传递方式的不同分为：①远距分泌（telecrine）：大多数激素通过这种方式经血液运输至远距离的靶组织而发挥作用；②旁分泌（paracrine）：激素不经过血液运输，仅由组织液扩散至邻近的靶细胞而发挥作用；③自分泌（autocrine）：内分泌细胞所分泌的激素在局部扩散又返回作用于该内分泌细胞而发挥反馈作用的方式；④神经分泌（neurocrine）：神经激素沿神经细胞轴突借轴浆流动运送至末梢释放进而发挥作用的传递方式。在下丘脑有许多具有内分泌功能的神经细胞，这类细胞既能产生和传导神经冲动，又能合成和释放激素，故称神经内分泌细胞，它们产生的激素称为神经激素（neurohormone）。激素通过上述四种方式，对机体的新陈代谢、生长发育、各种功能活动进行广泛的调节，维持着机体内环境的稳态。

三、激素的一般生理作用和特征

（一）激素的生理作用

激素的生理作用广泛而复杂，一般可归纳为如下几种：①调节新陈代谢；②促进细胞的增殖与分化；③影响神经系统的发育和活动；④调节生殖活动，维持性功能；⑤激素还能调节心血管活动、影响机体的排泄功能等。

（二）激素作用的特征

激素虽然种类很多，作用复杂，但它们在对靶组织发挥调节作用的过程中，具有某些共同的特点。

1. 信息传递作用：内分泌激素对机体各系统的功能有着广泛的影响，其作用是将其携带的"生物信息"传递给靶细胞，对细胞内原有的生理生化过程起着增强（兴奋）或减弱（抑制）的作用，起着信息传递作用，但是激素一般不能使细胞产生新的功能或反应。

2. 特异性作用：激素释放进入血液，被运送到全身各个部位，虽然它们与各处的组织细胞有广泛接触，但只选择性地作用于某些器官、组织和细胞，此种特性称为该激素作用的特异性。被激素选择性作用的器官、组织和细胞，分别称为靶器官、靶组织和靶细胞。有些激素专一性地选择作用于某一内分泌腺体，称为该激素的靶腺。激素作用的特异性与靶细胞上存在能与该激素发生特异性结合的受体有关。例如，雄激素与雌激素是两个属于结构相近的类固醇激素，前者有刺激男性副性征的作用，后者则促进一系列女性副性征的表现。

3. 高效放大作用：激素在血中的浓度都很低，一般在纳摩尔/每升（nmol/L），甚至在皮摩尔/每升（pmol/L）数量级。利用放射免疫测定法，可以测到纳克（ng，10^{-9}），甚至皮克（pg，10^{-12}）一级。虽然激素的含量甚微，但作用显著。原因在于激素与受体结合后，使细胞内发生一系列酶促反应，逐级放大，形成一个高效的生物放大系统。例如，几个皮克的下丘脑的释放激素，就可使动物腺垂体激素的分泌量成倍增长；又如 0.1μg 促肾上腺皮质激素释放激素，可使腺垂体释放 1μgACTH，后者能引起肾上腺皮质分泌 40μg 糖皮质激素，放大了400倍。

4. 激素间相互作用：多种激素共同参与某一生理活动的调节时，激素与激素之间往往存在着协同作用或拮抗作用。这对维持其功能活动的相对稳定起着重要作用。例如生长素、肾上腺素、糖皮质激素及胰高血糖素，均能升高血糖，在升糖效应上有协同作用；相反，胰岛素则能降低血糖，与上述激素的升糖效应有拮抗作用。有些激素本身并不能直接对某些组织细胞产生生物效应，然而在它存在的条件下，可使另一种激素的作用明显增强，即对另一种激素的效应起支持作用，这种现象称为允许作用。糖皮质激素的允许作用是最明显的，它对心肌和血管平滑肌并无收缩作用。但是，必须有糖皮质激素的存在，儿茶酚胺才能很好地发挥对心血管的调节作用。近年的研究表明，糖皮质激素既可调节细胞表面的肾上腺素能等受体数量，也可影响受体后的信息传递过程，如影响腺苷酸环化酶的活性以及 cAMP 的生成等。激素之间的协同作用与拮抗作用的机制非常复杂，既可以发生在受体水平，也可以发生在受体后的信息传递过程。

5. 节律性分泌：体内任何激素都没有绝对不变的分泌率。它的分泌随着机体的生理和病理情况的变化而变化，一般呈脉冲状分泌。例如，肾上腺皮质激素、松果体激素等，在昼夜间有一个脉冲波动分泌曲线；成熟女性的促性腺激素和卵巢的激素分泌与排卵、月经、妊娠、哺乳等生理活动过程有周期性的起伏变化规律。

6. 代谢失活：激素在体内不断地失活，并不断地被排出。激素失活的部位主要有两个：一个是靶细胞和靶腺；另一个主要灭活地点在肝脏。除此以外，有的器官，如肺是前列腺素的主要灭活地点。血液中作用的各种激素活性消失一半所需的时间称为半衰期。各种激素的半衰期长短差别很大。肾上腺素半衰期仅以秒计，而甲状腺素半衰期长达数日，大多数激素的半衰期在 $10\sim30min$，此外，各种激素发生作用的时间也长短不同，例如肾上腺素静脉给药迅速即起作用，但维持数分钟就被分解；而甲状腺素要经过几天才能起作用。体内要保持一定的激素分泌量（基数），以满足机体的需要，分泌过多或过少，灭活过少或过多，均可引起病理过程的出现。了解激素作用的这些时间特征，有助于指导临床用药。

四、激素作用的机制

载有生物信息的激素到达靶细胞后，是如何完成信息传递过程的，又怎样经过错综复杂的反应过程，产生生物效应的机制，一直是内分泌生理学研究的重要领域。随着分子生物学技术的进展，关于激素作用的机制的研究也取得了迅速进展。

(一) 激素的受体

激素受体是指靶细胞上能识别并特异性结合某种激素，继而引起各种生物效应的功能蛋白质，即靶细胞上接受某激素信息的特定蛋白装置。

1. 激素受体的分类：根据激素受体在细胞中的定位可分为两类：

(1) 细胞膜受体：除甲状腺激素外，其他的含氮激素（肽类和蛋白质激素、胺类激素）的受体都在细胞膜上，称为细胞膜受体或膜受体。膜受体一般为糖蛋白，其分子结构可分为三部分：细胞膜外区段、质膜部分和细胞内区段。细胞膜外区段含有许多糖基，是识别激素并与之结合的部位；膜受体的肽链可以一次或多次跨膜形成一个或多个跨膜 α-螺旋。由于这类受体与激素结合后，必须通过胞膜中的 G 蛋白介导，才能调节细胞膜内侧的效应器酶的活性，进而引起生物效应，所以将这类激素受体称为"与 G 蛋白偶联的膜受体"。

研究表明，胰岛素与一些生长因子的受体本身具有酪氨酸蛋白激酶活性，当激素与受体结合后，可使位于膜内区段上的 PTK 激活，进而使自身肽链和膜内蛋白质底物中的酪氨酸残基发生磷酸化，进一步诱发细胞内效应。这类受体称为酪氨酸蛋白激酶受体。

（2）细胞内受体：类固醇激素的细胞内受体可分为胞浆受体与核受体。胞浆受体是存在于靶细胞胞浆中的特殊的可溶性蛋白质，能特异性地与相应的激素结合，形成激素－受体复合物，然后才能使激素由胞浆转移至核内发挥作用。核受体是存在于核内能与相应的激素结合，并对转录过程起调节作用的蛋白质，它由一条多肽链组成，分为激素结合结构域、DNA 结合结构域和转录激活结构域。

关于类固醇激素受体的定位，至今尚有争议。一般认为，糖皮质激素受体主要存在于胞浆中，而雌激素、孕激素与雄激素的受体既存在于胞浆，又存于核内，但以后者为主。另外，甲状腺激素与 1, 25-二羟维生素 D_3 的受体也定位于细胞核内。

2. 受体的调节：受体也像其他蛋白质一样，处于不断合成与降解的动态平衡之中，它受多种生理和病理因素的影响。受体调节一般是指对受体数量及亲和力的调控与影响。激素与受体的结合力称为亲和力。实验证明，受体的亲和力和数量可以随生理条件的变化而发生改变。某一激素与受体结合时，可使该受体或另一种受体的亲和力与数量增加或减少，前者称为增量调节或简称上调，而后者称为减量调节或简称下调。例如，给去卵巢大鼠注射少量的雌激素，可使子宫组织雌激素的受体数量增加；糖皮质激素能使血管平滑肌细胞上的受体数量增加，与儿茶酚胺的亲和力增强，均属于上调现象；而长期使用大剂量的胰岛素，在淋巴细胞膜上的胰岛素受体会出现减少，这是属于下调现象。

受体调节的分子机制尚未完全阐明，目前认为下调与受体内化有关。受体内化是指受体与其相应的激素结合后，形成的激素－受体复合物的入胞过程。部分复合物可由胞内转运至溶酶体降解，发生受体下调，而部分由高尔基复合体处理后，受体重新转运至膜表面，形成受体的再循环过程。所以，受体的合成与降解处于动态平衡之中，其数量的多少与激素的量相适应，从而调节靶细胞对激素的敏感性与反应强度。

（二）含氮激素的作用机制——第二信使学说

20 世纪 60 年代（Sutherland 等人）提出第二信使学说，认为激素是第一信使，作用于靶细胞膜上的相应受体，激活膜内的腺苷酸环化酶，在细胞内产生 cAMP，而 cAMP 作为第二信使，激活依赖 cAMP 的蛋白激酶（PKA），进而催化细胞内各种底物的磷酸化反应，引起细胞各种生物效应，如腺细胞分泌、肌细胞收缩、细胞膜通透性改变，以及细胞内各种酶促反应等（图 9-1）。

研究证明，第二信使除了 cAMP 外，还有 cGMP、三磷酸肌醇、甘油二酯及 Ca^{2+} 等均可作为第二信使。而且证明，细胞内起关键作用的蛋白激酶，除了 PKA，还有蛋白激酶 C（PKC）及蛋白激酶 G（PKG）等。另外，在细胞膜发现了一种在膜受体与膜效应器酶（如腺苷酸环化酶与磷脂酶 C）之间起偶联作用的调节蛋白——鸟苷酸结合蛋白（G 蛋白），它在跨膜信息传递过程中起着重要作用。

1. G 蛋白在跨膜信息传递中的作用：鸟苷酸结合蛋白简称 G 蛋白。G 蛋白由 α、β 和 γ 三个亚单位组成。α 亚单位通常起催化亚单位的作用，其上有鸟苷酸结合位点。当 G 蛋白上结合的鸟苷酸为 GTP 时则激活而发挥作用，当 G 蛋白上的 GTP 水解为 GDP 时则失去活性。激素与受体结合时，活化的受体便与 G 蛋白的 α 亚单位结合，并促使其与 β、γ 亚单位脱离，进而对效应器酶（如腺苷酸环化酶）起激活或抑制作用。G 蛋白可分为兴奋型 G 蛋白（Gs）和抑制型 G 蛋白（Gi）。Gs 的作用是激活腺苷酸环化酶，从而使 cAMP 生成增多；Gi 的作用则是抑制腺苷酸环化酶的活性，使 cAMP 生成减少。有人提出，细胞膜的激素受体也分

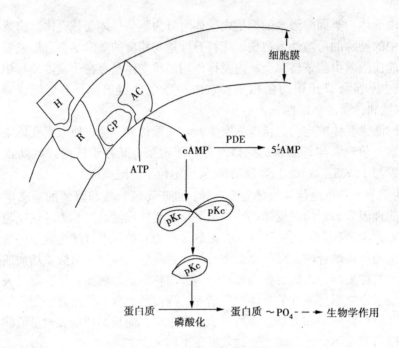

图 9-1 含氮激素作用机制示意图

H: 激素　R: 受体　GP: G蛋白　AC: 腺苷酸环化酶　PDE: 磷酸二酯酶　PKr: 蛋白激酶调节亚单位

PKc: 蛋白激酶催化亚单位

为兴奋型（Rs）与抑制型（Ri）两种，它们分别与兴奋性激素（Hs）与抑制性激素（Hi）结合，随后分别启动 Gs 或 Gi，再通过激活或抑制腺苷酸环化酶，使 cAMP 增加或减少而发挥作用。

2. 以三磷酸肌醇和甘油二酯为第二信使的信息传递系统：许多含氮激素是以 cAMP 为第二信使调节细胞功能活动的，但有些含氮激素的作用信息并不以 cAMP 为媒介进行传递，如胰岛素、催产素、催乳素、某些下丘脑调节肽和生长因子等。实验表明，这些激素作用于膜受体后，往往引起细胞膜磷脂酰肌醇转变为三磷酸肌醇（IP_3）和甘油二酯（DG），并导致胞浆中 Ca^{2+} 浓度升高。IP_3 和 DG 作为第二信使调节细胞的功能活动。其基本过程是：在激素作用下相应的膜受体活化，经 G 蛋白的偶联作用，激活膜内的磷脂酶 C（PLC），它使由磷脂酰肌醇（PI）二次磷酸化生成的磷脂酰二磷酸肌醇（PIP_2）分解，生成 IP_3 和 DG。DG 生成后仍留在膜中，IP_3 则进入胞浆。在未受到激素作用时，细胞膜几乎不存在游离的 DG，细胞内 IP_3 的含量也极微，只有在细胞受到相应激素作用时，才加速 PIP_2 的分解，大量产生 IP_3 和 DG。IP_3 的作用是促使细胞内 Ca^{2+} 储存库释放 Ca^{2+} 进入胞浆。细胞内 Ca^{2+} 主要储存在线粒体与内质网中。实验证明，IP_3 引起 Ca^{2+} 的释放是来自内质网而不是线粒体，因为在内质网膜上有 IP_3 受体，IP_3 与受体结合后，激活 Ca^{2+} 道，使 Ca^{2+} 从内质网中进入胞浆。IP_3 诱发 Ca^{2+} 动员的最初反应是引起短暂的内质网释放 Ca^{2+}，随后是由 Ca^{2+} 的释放诱发较长的细胞外 Ca^{2+} 内流，导致胞浆中 Ca^{2+} 浓度明显增加。Ca^{2+} 与细胞内的钙调蛋白（CaM）结合，可激活蛋白激酶，促进蛋白质或酶的磷酸化。DG 的作用是能激活蛋白激酶 C（PKC），PKC 的激活依赖于 Ca^{2+} 的存在。激活的 PKC 与 PKA 一样，可使多种蛋白质或酶发生磷酸化，进而调节细胞的功能活动（图9-2）。

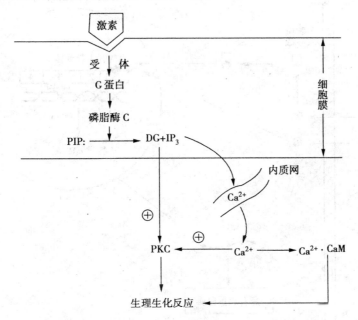

图9-2 磷脂酰肌醇信息传递系统示意图

PIP$_2$：磷脂酰二磷酸肌醇 DG：甘油二酯 IP$_3$：三磷酸肌醇 PKC：蛋白激酶C CaM：钙调蛋白

（三）类固醇激素的作用机制——基因表达学说

类固醇激素的分子小，为脂溶性，可透过细胞膜进入细胞。进入细胞之后，激素先与胞浆受体结合，形成激素-受体复合物，受体蛋白发生构型变化，激素-受体复合物因而获得进入核内的能力，并由胞浆转移至核内，与核受体结合。实现调控DNA的转录过程、生成新的mRNA、诱导蛋白质合成、引起相应的生物效应的作用。另有些激素（如雌激素、孕激素与雄激素）进入细胞后，可直接穿越核膜，与相应的核受体结合，调节基因表达（图9-3）。甲状腺激素虽属含氮激素，但其作用机制却与类固醇激素相似，它进入细胞内，直接与核受体结合调节转录过程。

由于分子生物学技术的广泛应用，不少类固醇激素的核受体的结构已经阐明。已知核受体是对转录过程起特异调节作用的蛋白质，由一条肽链组成，分为三个功能结构域：激素结合结构域、DNA结合结构域和转录激活结构域。当激素未与核受体结合时，可能有某种蛋白与激素结合结构域或DNA结合结构域结合，掩盖了DNA结合结构域。一旦激素与受体结合，受体的分子构象发生改变，某种蛋白解除了对DNA结合结构域的掩盖作用，从而使受体与DNA结合，并调控转录过程。在DNA结合结构域靠近激素结合结构域的交界处，有一特异序列的氨基酸片段，起着介导激素-受体复合物或激素与DNA特定部位相结合的作用，即发挥核定位信号的作用，称为核定位信号结构域（图9-3）。

综上所述，含氮激素的作用主要是通过第二信使传递机制，类固醇激素的作用则是通过调控基因表达而实现的。但是有研究表明，含氮激素也可以通过cAMP调节转录过程。有些肽类和蛋白质激素介导的表面受体细胞内化，并转位于核内调节基因表达。相反，有些类固醇激素也可作用于细胞膜上，引起一些非基因效应。

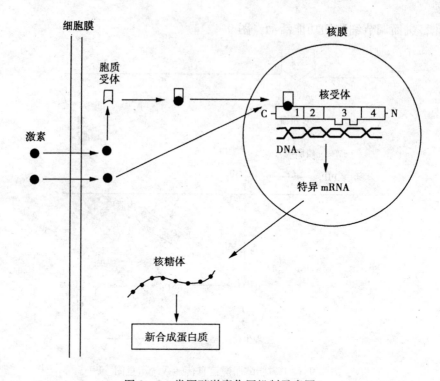

图 9-3　类固醇激素作用机制示意图

1. 激素结合结构域　2. 核定位信号结构域　3. DNA 结合结构域　4. 转录激活结构域

五、激素的测定方法

激素在血液中含量极微，从血、组织和其他样品中把这种极微量的活性物质鉴定出来，并精确地测出其含量、浓度，有相当的难度。现将主要的测定方法介绍如下：

（一）生物学测定法

生物学测定的基本原理是根据激素对靶器官或靶细胞的效应强度，分析样品中该激素的性质与含量。一般是定出相对量(或效值)，用"国际单位"（IU）表示。测定的基本方法是将待测样品注射到某种动物体内，或将其加入实验动物的生活环境中，或使其直接接触到某种组织，而后观察动物靶器官、靶细胞的变化，并将这种变化与标准制品在同类动物身上的效应作比较，最后计算出相对数值。

（二）化学测定法

测定微量激素用荧光分析法与紫外吸收分析法。用这些化学方法可直接测定体液或组织样品中的激素含量。例如，皮质酮在硫酸溶液内，可产生荧光，浓度越高，荧光越强。测定时先将皮质酮提取出来，加入硫酸，然后再放进分光光度计内读出荧光的强度，可较精确地定出皮质酮的含量。类固醇激素溶液对一定波长范围的紫外线具有强烈的吸收作用，激素浓度越大，其吸收作用越强，利用这一现象，建立了紫外分光光度分析法，在分光光度计内，根据吸收的强度，与标准品作对照，计算出溶液中激素的含量。这种测定方法灵敏度较高，使类固醇激素的定量达到微克（μg）/百毫升（100mL）级。

（三）放射免疫测定法

1. 基本原理：放射免疫测定的理论就是标记抗原与非标记抗原对抗体的竞争反应（竞

争抑制反应）。

2. 应用范围：本法应用于下列各类物质的测定：①酶类；②维生素类；③各种血液成分：如纤维蛋白原、各种免疫球蛋白等；④病原体：如乙型或甲型肝炎相关抗原等；⑤抗体：如澳抗抗体、抗血友病抗体等；⑥抗生素类；⑦各种药物；⑧其他如 5-羟色胺、P 物质等。

（四）激素测定的其他方法

1. 固相放射免疫测定法：本法根据放射免疫法原则，利用固相抗体作为免疫吸附剂，使之与相应的抗原结合，形成固相的抗原抗体复合物，简化了与游离抗原的分离程序，缩短了反应时间，是一种简易、快速的技术。

2. 固相免疫放射测定法：固相免疫放射法是标记抗体，而不是标记抗原；待测物质是与标记抗体相结合而被测出来的，所以有人说免疫放射法是放射免疫法的变种。它的优越性在于标记抗体比标记抗原稳定，便于长期保存。固相免疫放射测定已用于测定垂体促甲状腺激素、甲状腺的两种激素、胰岛素、黄体生成素、绒毛膜促性腺激素（hCG）、生长激素和男女两性的主要性激素——雌二醇和睾酮等。

3. 放射性受体测定法：这种方法是利用放射性同位素示踪法原理及激素（或其他待测物）与受体特异性结合的原理，以替代放射性免疫测定法的抗原－抗体相结合的原理。近年建立了胰岛素、生长素、促甲状腺激素、促肾上腺皮质激素、催产素、胰高血糖素、皮质类固醇激素、儿茶酚胺、血管紧张素以及吗啡肽等物质的放射性受体测定法。这种方法不仅可用于激素测定，还可用于许多血中微量药物的测定。

4. 酶联免疫测定法：这种方法是利用酶标记抗原或抗体，而不是应用放射性核素来标记。当某种酶与一种激素结合，这种结合了酶的激素也可以称作酶标记激素，有了这种酶标记激素，就可测定这种被标记激素的分子。用这种方法可测定激素与非激素物质，例如，用过氧化物酶与绒毛膜促性腺激素结合，测定绒毛膜促性腺激素；用碱性磷酸酶分别测定胎盘催乳素与生长激素；用溶菌酶与吗啡结合，测定体液中吗啡浓度等。这种方法的最大优点是标记抗原稳定性好，而且没有放射性。

5. 单克隆抗体在放射免疫分析技术上的应用：单克隆抗体的问世，为放射免疫分析及其他结合分析技术提供了标准的结合试剂，其优点：

（1）提高了结合分析的特异性：由于从免疫动物所制备的抗体具有多克隆的特性，所以对一些结构类似的化合物呈现交叉反应，例如 hCG、TSH、LH、FSH 都是由两条肽链所组成的蛋白质激素。其 α 链的氨基酸顺序完全相同，只有 β 链略有差异。而应用杂交瘤技术制备的单克隆抗体，较好地解决了这一问题。

（2）有利于加强质量控制：从免疫动物所得到的抗体，其特异性、活性和滴度不同，故方法的灵敏度、曲线标准的斜率很难比较。而单克隆抗体可以大量生产，这种标准化的结合剂的大量使用，可使测定结果更稳定可靠。

（3）提纯抗原：单克隆抗体只与抗原分子上的某一抗原决定簇起反应，所以用单克隆抗体制备的免疫吸附剂，作为亲和层析的试剂，可以得到高免疫纯的抗原。

第二节　下丘脑与垂体的内分泌

　　下丘脑与神经垂体（又称垂体后叶）和腺垂体（又称垂体前叶）的联系非常密切。下丘脑视上核、室旁核的神经元轴突延伸终止于神经垂体，形成下丘脑－垂体束。下丘脑与腺垂体之间通过垂体门脉系统发生功能联系。下丘脑的一些神经元既能分泌神经激素，有内分泌细胞的作用，又具有神经细胞的功能。它们将大脑或中枢神经系统其他部位传来的神经信息，转变为激素的化学信息。从而以下丘脑为枢纽，把神经调节与体液调节密切联系起来，组成下丘脑－垂体功能单位（图9-4）。

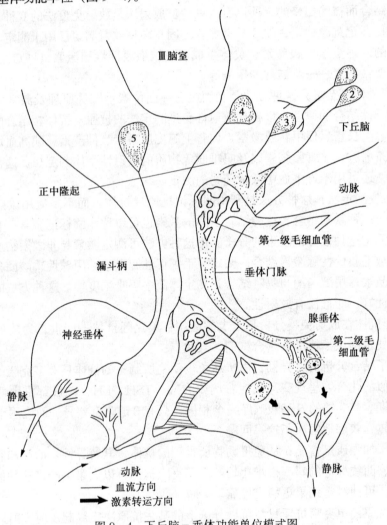

图9-4　下丘脑－垂体功能单位模式图

1　单胺能神经元　2～5　下丘脑各类肽能神经元

一、下丘脑的内分泌

　　下丘脑能分泌神经肽或肽类激素的神经元主要存在于视上核、室旁核与促垂体区的核团内。视上核与室旁核的神经元的细胞体大，胞浆丰富，故称大细胞肽能神经元，主要产生血管升压素（即抗利尿激素）和催产素。促垂体区核团的肽能神经元的细胞体较小，属于小细胞肽能神经元，主要产生调节腺垂体激素释放的激素（下丘脑调节肽）。促垂体区核团主要分布于下丘脑的内侧基底部，包括正中隆起、弓状核、腹内侧核、视交叉上核，以及室周核等部位。这些部位的神经元轴突末梢到达正中隆起，与垂体门脉系统的第一级毛细血管网接触，将下丘脑产生的调节肽释放入垂体门脉系统，运输至腺垂体并作用于相应的靶细胞，调节其分泌活动。有研究发现，在下丘脑和腺垂体之间有直接的神经元联系，可能与腺垂体的直接神经调节功能有关。

（一）下丘脑调节肽

下丘脑促垂体区肽能神经元分泌的肽类激素，主要作用是调节腺垂体的活动，称为下丘脑调节肽（HRP）。下丘脑调节肽有 9 种，其中化学结构已阐明的有促甲状腺激素释放激素（TRH）、促性腺激素释放激素（GnRH, LHRH）、生长抑素（GHRIH，或 somatostatin），生长素释放激素（GHRH）及促肾上腺皮质激素释放激素（CRH）。还有 4 种对腺垂体催乳素和促黑激素的分泌起促进或抑制作用的激素，因化学结构尚未确定，称为因子，它们的化学性质和主要作用如下（表 9-2）。

表 9-2　下丘脑调节肽的化学性质与主要作用

种　类	英文缩写	化学性质	主要作用
促甲状腺激素释放激素	TRH	三肽	促进 TSH 和 PRL 释放
促性腺激素释放激素	GnRH	十肽	促进 LH 与 FSH 释放（以 LH 为主）
生长素释放抑制激素（生长抑素）	GHRIH	十四肽	抑制 GH 释放，对 LH、FSH、TSH、PRL 及 ACTH 的分泌也有抑制作用
生长素释放激素	GHRH	四十四肽	促进 GH 释放
促肾上腺皮质激素释放激素	CRH	四十一肽	促进 ACTH 释放
促黑（素细胞）激素释放因子	MRF	肽	促进 MSH 释放
促黑（素细胞）激素释放抑制因子	MIF	肽	抑制 MSH 释放
催乳素释放因子	PRF	肽	促进 PRL 释放
催乳素释放抑制因子	PIF	多巴胺	抑制 PRL 释放

下丘脑 TRH、GnRH 及 CRH 的分泌均呈现脉冲式释放，导致腺垂体相应的激素分泌也出现脉冲式波动。各种调节肽与腺垂体靶细胞的膜受体结合后，有的通过 cAMP 作为第二信使，如 GHRH；有些则以 IP_3-DG 作为第二信使和细胞内 Ca^{2+} 介导，如 TRH、GnRH 及生长抑素等；而有的则两者兼而有之，如 CRH，它们分别调节腺垂体相应激素的释放。

下丘脑调节肽不仅仅在下丘脑促垂体区产生，还可以在中枢神经系统其他部位及许多组织中生成，它们除调节腺垂体的功能外，还有复杂的垂体以外的作用。

（二）调节下丘脑促垂体区肽能神经元活动的递质

下丘脑肽能神经元与来自中枢神经系统其他部位的神经纤维有广泛的突触联系，其神经递质比较复杂，可分为两大类：一类递质是肽类物质，如脑啡肽、β-内啡肽、神经降压素、P 物质、血管活性肠肽及胆囊收缩素等；另一类递质是单胺类物质，主要有多巴胺（DA）、去甲肾上腺素（NE）与 5-羟色胺（5-HT）。

三种单胺类递质的浓度以下丘脑促垂体区正中隆起附近最高。单胺能神经元可直接与释放下丘脑调节肽的肽能神经元发生突触联系，也可以通过多突触发生联系。单胺能神经元通过释放的单胺类递质，调节肽能神经元的活动。下丘脑单胺能神经元的活动不断受到中枢神经系统其他部位的影响，因此，神经递质对下丘脑调节肽分泌的调节作用比较复杂（表9-3）。

表9-3　神经递质对下丘脑调节肽分泌的影响

递质	TRH	GnRH	GHRLH	CRH	PRF
NE	↑	↑	↑	↓	↓
DA	↓	↓ (－)	↑	↓	↓
5-HT	↓	↓	↑	↑	↑

注：↑增加分泌，↓减少分泌，（－）不变。

阿片肽类物质对下丘脑调节肽的释放有明显的影响。给人注射脑啡肽或β-内啡肽可抑制CRH的释放，从而使ACTH分泌降低，而阿片肽拮抗剂纳络酮则有促进CRH释放的作用；注射脑啡肽或β-内啡肽可通过刺激下丘脑TRH和GHRH的释放，从而使腺垂体的TSH与GH分泌增加，而对下丘脑的GnRH释放则有明显的抑制作用。

在动物的下丘脑发现了一种能激活腺垂体细胞腺苷酸环化酶的肽，称为垂体腺苷酸环化酶激活肽（PACAP），它由38个氨基酸组成。PACAP由下丘脑生成后，经垂体门脉转运至腺垂体，与滤泡星形细胞上的特异性受体结合，激活腺苷酸环化酶，使细胞内cAMP水平升高，从而促进生成某些生长因子或细胞因子，通过旁分泌的方式调节垂体腺细胞的生长分化与分泌功能。

二、腺垂体的内分泌

垂体分为腺垂体和神经垂体两个部分。腺垂体包括远侧部、中间部和结节部。远侧部是腺垂体的主要部分，在人体约占垂体重量的75%，主要由腺细胞构成。腺细胞排列成团、索或小滤泡状，其间有丰富的窦样毛细血管和少量的网状纤维。

远侧部的细胞分为两大类：一类为有内分泌功能的颗粒型细胞。目前确定的有五种细胞，即生长素细胞、催乳素细胞、促甲状腺激素细胞、促肾上腺皮质激素细胞和促性腺激素细胞；还有一类为无内分泌功能的无颗粒型细胞，主要是滤泡星形细胞和未分化的细胞。

在腺垂体分泌的激素中，促甲状腺激素（TSH）、促肾上腺皮质激素（ACTH）、促卵泡激素（FSH）与黄体生成素（LH）均有各自的靶腺，形成三个调节轴：①下丘脑-垂体-甲状腺轴；②下丘脑-垂体-肾上腺皮质轴；③下丘脑-垂体-性腺轴。腺垂体细胞分泌的这四种激素是通过促进靶腺细胞分泌激素进而发挥作用的。所以也把这些激素统称为促激素。另三种激素：生长素（GH）、催乳素（PRL）与促黑（素细胞）激素（MSH）是直接作用于靶组织和靶细胞，调节物质代谢和个体生长，影响乳腺发育与泌乳，以及体内黑色素的代谢等。

（一）生长素

人生长素（hGH）是由217个氨基酸的生长素前体，经酶作用去掉26个氨基酸的肽链后，转变而成。hGH含有191个氨基酸，分子量为22 000，化学结构与人催乳素近似，故生长素有弱的催乳素作用，催乳素有弱的生长素作用。

在静息状态，成年男子血清中GH浓度为 $1\sim5\mu g/L$，女子略高于男子，达 $10\mu g/L$。

GH在血中的半衰期为20～25min。GH分泌呈脉冲式节律，每1～4h出现一次脉冲峰。人在睡眠时，GH的分泌明显增加，约在入睡后60min左右，血中GH浓度达高峰，以后又逐渐减少。50岁以后，睡眠时的GH峰逐渐消失。

在人和动物的血浆和组织液中存在对GH具有高度特异性的结合蛋白，称为生长素结合蛋白（GHBP）。根据分子大小以及与GH结合的特性，可将GHBP分为两种：①高亲和力GHBP，人血清中的高亲和力GHBP是一种由246个氨基酸组成的单链糖蛋白，分子质量为61kD。在分子结构的近N-端有3个二硫键，与GHBP的结合部位有关。高亲和力GHBP与GH结合形成复合物，是血浆GH的主要存在形式。肝脏可能是产生高亲和力GHBP的主要场所。②低亲和力GHBP，分子质量较大，为100kD，与GH结合的亲和力较低，而结合容量较大，其分子结构尚未阐明。GH受体有缺陷的Laron侏儒症患者血清中很难测出高亲和力GHBP，但仍含有较高浓度的低亲和力GHBP。临床观察和动物实验证明，肝脏的GH受体数量与血浆高亲和力GHBP的水平变化是一致的，GH受体缺陷常伴有血浆高亲和力GH-BP的缺乏。

1. 生长素的作用：GH的生理作用是促进物质代谢与生长发育，对机体各个器官和各组织均有影响，对骨骼、肌肉及内脏器官的作用尤为显著，因此GH也称为躯体刺激素。

（1）促进生长作用：机体生长受多种因素影响，而GH是起关键作用的调节因素。幼年动物摘除垂体后，生长立即停止，如给摘除垂体的动物及时补充（GH），仍可正常生长。临床观察也说明GH的促生长作用。人幼年时期如缺乏GH，则生长发育停滞，身材矮小，称为侏儒症；如果GH过多则患巨人症。成年后GH过多，长骨不再生长，而将刺激肢端短骨、面骨及其软组织增生，以致出现手足粗大、下颌突出，内脏器官如肝和肾等也增大，称为肢端肥大症。

GH的促进生长作用是由于它能促进骨、软骨、肌肉以及其他组织细胞分裂增殖，蛋白质合成增加。实验研究证明，GH能诱导靶细胞产生一种具有促生长作用的肽类物质，称为生长素介质（SM），因其化学结构与胰岛素近似并具有胰岛素活性，故又称为胰岛素样生长因子（IGF）。目前已分离出两种生长素介质，即IGF-I和IGF-II，两者分子组成的氨基酸有70%是相同的。IGF-I是含有70个氨基酸的多肽，而IGF-II有67个氨基酸。GH的促生长作用主要是通过IGF-I介导的。在胚胎期主要生成IGF-II，对胎儿的生长起重要作用。血液中的IGF-I含量依赖于GH的水平。肢端肥大症患者血中IGF-I明显增高，而侏儒症患者血中IGF-I明显降低。给人注射GH往往需要在12～18h后血中IGF-I水平才会增高，所以当血中GH浓度有急剧变化时，在一定时间内血中IGF-I的浓度却维持相对稳定。在青春期，随着生长素分泌增多，血中IGF-I浓度明显增高。

给幼年动物注射生长素介质能明显地刺激动物生长，身长和体重都增加。IGF-II比IGF-I的促生长作用更强。年幼动物比年老动物对生长素介质更敏感。生长素介质最主要的组织效应是促进软骨生长，它除了促进钙、磷、钠、钾、硫等元素进入软骨组织外，还能促进氨基酸进入软骨细胞，增强DNA、RNA和蛋白质的合成，促进软骨组织增殖和骨化，使长骨增长。另外，生长素介质还能刺激多种组织细胞有丝分裂，加强细胞增殖，如成纤维细胞、肌细胞、肝细胞、脂肪细胞以及肿瘤细胞等。肝脏和机体大多数组织中都可生成生长素介质，经血液运送到机体各处组织发挥作用，也可以旁分泌或自分泌的方式在局部起调节作用。

（2）促进代谢作用：GH 促进蛋白质合成，增强钠、钾、钙、磷、硫等重要元素的摄取与利用，抑制糖的消耗，加速脂肪分解，使机体的能量来源由糖代谢向脂肪代谢转移，有利于生长发育和组织修复。①蛋白质代谢：GH 促进氨基酸进入细胞，加强 DNA 合成，刺激 RNA 形成，加速蛋白质合成，因而尿氮减少，呈正氮平衡；②脂肪代谢：GH 促进脂肪分解，组织脂肪量减少，特别是肢体中脂肪量减少。脂肪进入肝脏，增强氧化，提供能量；③糖代谢：GH 有使血糖趋于升高的作用，即升糖作用，这是由于生长素能抑制外周组织对葡萄糖的利用，减少葡萄糖的消耗。GH 分泌过多的患者，由于血糖过高，可出现糖尿。

2. 生长素与生长素介质受体：GH 和生长素介质是通过其靶细胞膜上各自的特异性受体而发挥其作用的。

（1）GH 受体：GH 受体是由 620 个氨基酸组成的跨膜糖蛋白，其中第 1～246 氨基酸残基分布于细胞膜内，第 247～272 氨基酸残基位于细胞膜中，而第 273～620 氨基酸残基位于细胞膜外。GH 受体膜外部分的生物活性及氨基酸序列与血浆中高亲和力 GHBP 相同，因此推测血浆中高亲和力 GHBP 可能是 GH 受体的膜外区段经剪切而脱落进入血液循环。但亦有人认为，GHBP 是由 GH 受体 mRNA 剪切加工中直接翻译而成。一般认为，GH 受体是在粗面内质网合成，转至高尔基体进行加工修饰，包装于囊泡之中，然后向细胞膜移动，最后囊泡膜与细胞膜融合，使受体插入细胞膜。

已知许多因素可影响 GH 受体的数量，如生长素。去垂体动物肝细胞 GH 受体的数量减少了，在给予 GH 后，可使 GH 受体数量部分恢复。在转基因小鼠（能表达绵羊的 GH），GH 能诱导肝 GH 受体的合成。GH 对兔、大鼠和猪的肝 GH 受体均有上调作用。雌激素与甲状腺激素可使 GH 受体数量增加，而饥饿或营养不良可使 GH 受体数量减少。

机体许多组织细胞都存在 GH 受体，如肝、脑、骨骼肌、心、肾、肺、胃、肠、软骨、胰腺、睾丸、前列腺、卵巢、子宫以及脂肪细胞、成纤维细胞、淋巴细胞等。GH 与其受体结合，直接或间接通过靶细胞生长素介质促进生长发育。在胎儿期或新生儿期，各类细胞上的 GH 受体数量最多，所以对 GH 的反应十分敏感。

（2）IGF 受体：IGF 受体有两种类型，即 IGF-I 受体和 IGF-II 受体。IGF-I 受体的分子结构与胰岛素受体相似，由 4 个亚单位（α、β）组成，位于细胞外的 α 链具有 IGF 结合位点，通过二硫键与 β 链共价连接，β 链分为跨膜和细胞内部分，在胞内区段具有酪氨酸蛋白激酶（PTK）活性部位。IGF-I 受体对 IGF-I 的亲和力略高于 IGF-II，主要介导 IGF 的促生长作用。IGF-I 受体可与胰岛素结合，激活 PTK，导致受体 β 亚单位酪氨酸残基的磷酸化，这是受体活化后跨膜信息传递的关键性步骤。IGF-II 受体由一条多肽链构成，膜外区段较长，而细胞内区段较短，不具 PTK 活性，其信息传递可能与 G 蛋白有关，IGF-II 受体对 IGF-II 的亲和力高于 IGF-I，而且它不能与胰岛素结合。

关于 GH 和 IGF 受体活化后的信息传递过程，目前仍不十分清楚，看来，GH 和 IGF 如何促进靶细胞蛋白质、DNA 和 RNA 的合成，从而促进细胞的分化与增殖，是个极其复杂的过程。

3. 生长素分泌的调节：

（1）下丘脑对 GH 分泌的调节：腺垂体 GH 的分泌受下丘脑 GHRH 与 GHRIH 的双重调控。GHRH 促进 GH 分泌，而 GHRIH 则抑制其分泌。产生 GHRH 的神经元主要分布在下丘脑弓状核及腹内侧核，电刺激这些核团引起 GH 释放。产生 GHRIH 的神经元位于下丘脑室周区前部，损毁室周核可使下丘脑 GHRIH 含量降低。将大鼠的垂体柄切断，消除下丘脑 GHRH 和 GHRIH 对垂体 GH 分泌的调节作用，或腺垂体离体培养时，GH 的分泌迅速降低，说明在整体条件下 GHRH 对 GH 分泌的促进作用占主要地位。一般认为，GHRH 是 GH 分泌的经常性调节者，而 GHRIH 则是在应激刺激 GH 分泌过多时，才显著地发挥对 GH 分泌的抑制作用。GHRH 与 GHRIH 相互配合，共同调节腺垂体 GH 的分泌（图 9-5）。

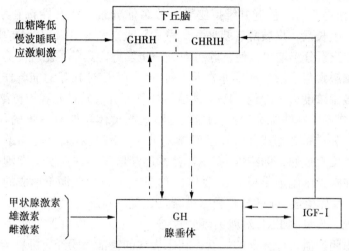

图 9-5 生长素分泌的调节示意图
→表示促进或刺激 ·····→表示抑制

（2）反馈调节：GH 和其他垂体激素一样，可对下丘脑和腺垂体产生负反馈调节作用。将 GH 颗粒埋植于大鼠正中隆起，导致下丘脑 GHRH 释放减少，垂体 GH 含量降低。反之，摘除大鼠垂体后，血中 GH 含量降低，而下丘脑 GHRH 含量却增加。给大鼠侧脑室注射 GHRH，可使下丘脑 GHRH 含量减少，并引起 GH 分泌减少和抑制 GH 的脉冲释放，提示 GH 不仅对下丘脑 GHRH 释放有反馈抑制作用，而且 GHRH 对其自身释放也有反馈调节作用。

研究证明，IGF-Ⅰ对 GH 的分泌有负反馈调节作用。IGF-Ⅰ能刺激下丘脑释放 GHRIH，从而抑制 GH 的分泌。IGF-Ⅰ还能直接抑制体外培养的垂体细胞 GH 的基础分泌和 GHRH 刺激的 GH 分泌，说明 IGF-Ⅰ可通过下丘脑和垂体两个水平对 GH 分泌进行负反馈调节。

（3）影响 GH 分泌的其他因素：

1）睡眠：人在觉醒状态下，GH 分泌较少，进入慢波睡眠后，GH 分泌明显增加，约 60min，血中 GH 达到高峰，转入异相睡眠后，GH 分泌又减少。

2）代谢因素：血中糖、氨基酸与脂肪酸均能影响 GH 的分泌，其中以低血糖对 GH 分泌的刺激作用最强。当静脉注射胰岛素使血糖降至 500mg/L 以下时，经 $30\sim60min$，血中 GH 浓度增加 $2\sim10$ 倍。相反，血糖升高可使 GH 浓度降低。有人认为，血糖降低时，下丘脑 GHRH 神经元的兴奋性提高，释放 GHRH 增多，进而使腺垂体 GH 的分泌增加。血中氨基酸与脂肪酸增多可引起 GH 分泌增加，有利于机体对这些物质的代谢与利用。

3）运动、应激刺激、甲状腺激素、雌激素与睾酮均能促进 GH 分泌：在青春期，血中雌激素或睾酮浓度增高，可明显地增加 GH 分泌，这是青春期 GH 分泌较多的一个重要因素。

(二) 催乳素

催乳素 (PRL) 是含 199 个氨基酸并有 3 个二硫键的蛋白质，分子量为 22 000。在血中还存在着较大分子量的 PRL，可能是 PRL 的前体或几个 PRL 分子的聚合体。成人血浆中 PRL 浓度 $<20\mu g/L$。它的化学结构与生长素近似，故二者作用有所交叉。PRL 主要作用如下：

1. 对乳腺的作用：PRL 引起并维持泌乳，故名催乳素。在女性青春期乳腺的发育中，雌激素、孕激素、生长素、皮质醇、胰岛素、甲状腺激素及 PRL 起着重要作用。在妊娠期，PRL、雌激素与孕激素分泌增多，使乳腺组织进一步发育，具备了泌乳能力但并不泌乳。由于妊娠期血液中雌激素与孕激素浓度非常高，抑制了 PRL 对乳腺的催乳作用。分娩后，血中的雌激素和孕激素浓度大大降低，PRL 才能发挥其催乳（始动）和维持泌乳的作用。

2. 对性腺的作用：在哺乳类动物，PRL 对卵巢的黄体功能有一定的作用。如啮齿类，PRL 与 LH 配合，促进黄体形成并维持孕激素的分泌。PRL 对人类的卵巢功能也有一定的影响，随着卵泡的发育成熟，卵泡内的 PRL 含量逐渐增加，并在次级卵泡发育成为排卵前卵泡的过程中，在颗粒细胞上出现 PRL 受体，它是在 FSH 的刺激下形成的。PRL 与其受体结合，可刺激 LH 受体生成，LH 与其受体结合后，促进排卵、黄体生成及孕激素与雌激素的分泌。实验发现，少量的 PRL 对卵巢雌激素与孕激素的合成有促进作用，而大量的 PRL 则有抑制作用。患闭经溢乳综合征的妇女，临床表现的特征为闭经、溢乳与不孕，患者一般都存在无排卵与雌激素水平低下，而血中 PRL 浓度却异常增高。

3. 对男性的作用：男性在睾酮存在的条件下，PRL 促进前列腺及精囊的生长，还可增强 LH 对间质细胞的作用，使睾酮合成增加。

4. PRL 分泌的调节：腺垂体 PRL 的分泌受下丘脑 PRF 与 PIF 的双重控制，前者促进 PRL 分泌，而后者则抑制其分泌，平时以 PIF 的抑制作用为主。TRH 对 PRL 分泌也有促进作用。PIF 与 PRF 的化学结构尚不清楚，由于多巴胺可直接抑制腺垂体 PRL 分泌，注射多巴胺可使正常人或高催乳素血症患者血中的 PRL 明显下降，而且在下丘脑和垂体存在多巴胺，因此有人提出多巴胺可能就是 PIF 的观点。

在妊娠期 PRL 分泌显著增加，可能与雌激素刺激腺垂体催乳素细胞的分泌活动有关。授乳时，婴儿吸吮乳头能反射性引起 PRL 大量分泌。

(三) 促黑激素

促黑激素 (MSH) 是在低等脊椎动物（鱼类、爬行类和两栖类）的垂体中间部产生的一种肽类激素，人类垂体中间部退化，只留有痕迹，产生 MSH 的细胞分散于腺垂体远侧部中。MSH 有 α-MSH（十四肽）、β-MSH（十八肽）和 γ-MSH（十二肽）。在下丘脑、腺垂体远侧部或中间部存在一种由 267 个氨基酸组成的促黑皮素原（POMC），经酶解形成 MSH。

人垂体中含 MSH $300\sim400\mu g/g$ 湿重，大部分为 β-MSH，α-MSH 不到 30%。用放射免疫法测定，正常人血浆中 β-MSH 含量为 $20\sim110ng/L$，而测不到 α-MSH。MSH 在血液循环中半衰期为 10min。

1. 促黑激素的作用：MSH 主要作用于黑素细胞，生成黑色素。体内黑素细胞分布于皮肤、毛发、眼球、虹膜及视网膜色素层等。皮肤黑素细胞位于表皮与真皮之间，其胞浆内有特殊的黑色素小体，内含酪氨酸酶，可催化酪氨酸转变为黑色素。成熟的黑色素小体内含有大量的黑色素，可经黑素细胞的细长树状突进入表皮细胞。两栖类的黑素细胞中有黑素颗粒，它不能进入表皮细胞，只能在黑素细胞内移动，MSH 使黑素颗粒在细胞内散开，使肤色加深，与黑暗环境相适应，便于动物隐蔽，具有保护作用。MSH 对哺乳动物和人的作用是促进黑色素的合成，使皮肤与毛发的颜色加深。

2. 促黑激素的分泌调节：MSH 的分泌主要受下丘脑 MIF 和 MRF 的调控，前者抑制其分泌，后者则促进其分泌，平时以 MIF 的抑制作用占优势。MSH 也可通过反馈调节腺垂体 MSH 的分泌。

腺垂体分泌的促激素（TSH，ACTH，FSH，LH）将在有关章节中叙述。

三、神经垂体内分泌

神经垂体主要由下丘脑神经分泌细胞的轴突组成，并不含腺体细胞，不能合成激素。神经垂体激素在下丘脑视上核、室旁核神经元产生，经下丘脑－垂体束而储存于神经垂体。神经垂体激素有两种：血管升压素（抗利尿激素）与催产素。机体需要时，两种激素由神经垂体释放进入血液循环。

血管升压素（VP）与催产素，在下丘脑的视上核与室旁核均可产生，但前者主要在视上核产生，后者主要在室旁核合成。它们的化学结构均为九肽，催产素与血管升压素只是第3位与第8位氨基酸残基有所不同（图9-6）。人类血管升压素的第8位氨基酸为精氨酸，故称为精氨酸血管升压素（AVP）。

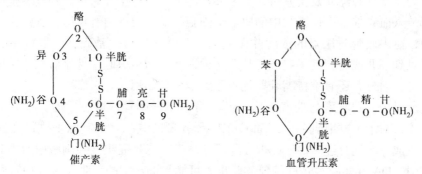

图 9-6　催产素与血管升压素的化学结构

血管升压素与催产素是在视上核和室旁核神经元的核蛋白体上先形成激素的前体物质（激素原），再裂解成神经垂体激素，并与同时合成的神经垂体激素运载蛋白形成复合物，包装于囊泡中，呈小颗粒状。在轴突内，囊泡以每天 $2\sim3$mm 的速度运送至神经垂体。在适宜刺激下，视上核或室旁核神经元发生兴奋，神经冲动将沿着下丘脑－垂体束传导至位于神经垂体中的神经末梢，使末梢去极化，导致 Ca^{2+} 内流，促使末梢的分泌囊泡经出胞作用将神经垂体激素与其运载蛋白一并释放进入血液。

神经垂体激素运载蛋白有两种：一种与催产素结合释放进入血液，称为运载蛋白Ⅰ，由 92 个氨基酸组成；另一种与血管升压素结合，称为运载蛋白Ⅱ，由 97 个氨基酸组成。烟碱可使血浆中运载蛋白Ⅱ和血管升压素同时升高，而雌激素可使血浆中运载蛋白Ⅰ增加，但催产素并不随之增加。运载蛋白的作用是把下丘脑产生的血管升压素与催产素运送至神经垂体。也有实验资料表明，运载蛋白也可能把神经垂体激素转运至腺垂体。已证明神经垂体激素不仅存在于下丘脑－垂体束系统内，而且在下丘脑正中隆起与第三脑室附近的神经元轴突中也有神经垂体激素。在大鼠和猴的垂体门脉血液中发现大量的血管升压素，其浓度远远高于外周血中的浓度，而且注射大量的血管升压素能引起 ACTH 分泌增加。这些结果提示，神经垂体激素也可能影响腺垂体的分泌活动。

神经垂体激素主要在肾和肝中降解，在肌肉和子宫等组织也能灭活。在这些组织中存在血管升压素酶和催产素酶，分别使 VP 和 OXT 水解。妊娠时催产素酶活性增强，可防止OXT 浓度过高。VP 在血浆中的半衰期为 $6\sim10min$，OXT 为 $3\sim4min$。

（一）血管升压素的作用

在正常饮水情况下，血浆中血管升压素的浓度很低 $(1.0\sim1.5ng/L)$，几乎没有收缩血管而致血压升高的作用。在脱水或失血情况下，由于血管升压素释放较多，对维持血压有一定作用。血管升压素的主要生理作用是促进远曲小管和集合管对水的重吸收，即具有抗利尿作用。关于血管升压素的作用与分泌的调节，在循环系统和泌尿系统已有详细叙述。

（二）催产素的作用

催产素具有促进乳汁排出和刺激子宫收缩的作用。

1. 对乳腺的作用：哺乳期乳腺不断分泌乳汁，储存于腺泡中，当腺泡周围具有收缩性的肌上皮细胞收缩时，腺泡压力增高，使乳汁从腺泡经输乳管由乳头射出。射乳是一种典型的神经内分泌反射。乳头含有丰富的感觉神经末梢，吸吮乳头的感觉信息沿传入神经传至下丘脑使分泌催产素的神经元发生兴奋，神经冲动经下丘脑－垂体束传送到神经垂体，使储存的催产素释放入血，催产素使乳腺中的肌上皮细胞收缩，引起射乳反射，乳汁排出。在射乳反射过程中，血中血管升压素的浓度并无变化。在射乳反射的基础上，很容易建立条件反射，如母亲见到婴儿或听到其哭叫声，甚至抚摸婴儿，均可引起条件反射性射乳反射。催产素除引起射乳反射外，还有维持哺乳期乳腺不致萎缩的作用。

在射乳反射中，催乳素与催产素均升高，而 GnRH 则释放减少。催乳素分泌增多，促进了乳汁分泌，对下一次射乳有利。而 GnRH 释放量的减少，引起腺垂体促性腺激素分泌减少，因此造成哺乳期月经暂停。GnRH 释放的减少可能是吸吮乳头刺激引起下丘脑 DA 神经元活动增强，DA 可抑制 GnRH 的释放，也有可能与下丘脑的脑啡肽或 β-内啡肽有关，因为它们既可促进 PRL 分泌，又可抑制 GnRH 的释放。

2. 对子宫的作用：催产素促进子宫肌收缩，但此种作用与子宫的功能状态有关。催产素对非孕子宫的作用较弱，而对妊娠子宫的作用比较强。雌激素能增加子宫对催产素的敏感性，而孕激素则相反。催产素可使 Ca^{2+} 向子宫平滑肌细胞内大量转移，提高肌细胞内的Ca^{2+} 浓度，可能通过钙调蛋白的作用并在蛋白激酶的参与下，诱发子宫平滑肌细胞收缩。催产素虽然能刺激子宫收缩，但它并不是发动分娩子宫收缩的决定因素。在分娩过程中，胎儿刺激子宫颈可引起催产素的释放，有助于子宫的进一步收缩。

在人类妊娠足月的子宫肌肉组织中分离出的催产素受体由 391 个氨基酸组成，与血管升压素受体高度同源。在卵巢、子宫和乳腺中均有催产素受体 mRNA 表达。当临近分娩时，子宫肌细胞表面催产素受体数量明显增多，所以，催产素的作用在分娩时明显增强。另外，近年的研究证明，在卵巢内也存在高浓度的催产素，而且有充足的资料表明，卵巢内的催产素主要不是随血流转运而来，而是由卵巢合成的，已在卵巢的颗粒细胞与黄体细胞证实有催产素 mRNA 表达。卵巢催产素对卵泡的生长、成熟、排卵和黄体功能均有重要作用。

第三节 甲状腺的内分泌

甲状腺是人体内最大的内分泌腺，平均重量为 20～25g。甲状腺内含有许多大小不等的圆形或椭圆形腺泡。腺泡是由单层的上皮细胞围成，腺泡腔内充满胶质。胶质是腺泡上皮细胞的分泌物，主要成分为含有甲状腺激素的甲状腺球蛋白。腺泡上皮细胞是甲状腺激素合成与释放的部位，而腺泡腔的胶质是激素的储存库。腺泡上皮细胞的形态特征及胶质的量随甲状腺功能状态的不同而发生相应的变化。腺泡上皮细胞通常为立方体，当甲状腺受到刺激而功能活跃时，细胞变高，呈柱状，胶质减少；反之，细胞变低，呈扁平形，而胶质增多。

在甲状腺腺泡之间和腺泡上皮细胞之间有滤泡旁细胞，又称 C 细胞，分泌降钙素。

一、甲状腺激素的合成与代谢

甲状腺激素主要有甲状腺素，又称四碘甲腺原氨酸（T_4）和三碘甲腺原氨酸（T_3）两种，它们都是酪氨酸的碘化物。另外，甲状腺也可合成极少量的逆-T_3（rT_3），它不具有甲状腺激素的生物活性（图 9－7）。

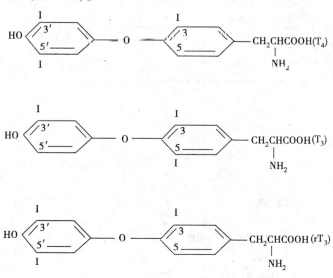

图 9－7 甲状腺激素的化学结构

碘是合成甲状腺激素不可缺少的重要原料。人每天从食物中摄取碘 100～200μg，约有 1/3 进入甲状腺，甲状腺含碘量为 8 000μg 左右，占全身总碘量的 90%。各种原因引起的碘缺乏，都会导致甲状腺激素合成减少。甲状腺激素的合成过程包括以下三步。

（一）甲状腺腺泡聚碘

由肠吸收的碘，以 I^- 的形式存在于血液中，浓度约为 250μg/L，而甲状腺内 I^- 浓度比血液高 20～25 倍，加上甲状腺上皮细胞膜静息电位为 －50mV，因此 I^- 从血液转运入甲状腺上皮细胞内，必须逆着电化学梯度而进行主动转运。有关 I^- 的主动转运的供能机制，目前尚不十分清楚。实验研究表明，I^- 的跨膜转运常伴有 Na^+ 同时进入细胞内，应用哇巴因

(毒毛花苷 G) 抑制 ATP 酶的活性，随着 Na^+ 进入甲状腺腺泡上皮受到抑制，则聚碘作用也发生障碍。据此推测，I^- 的转运是继发性主动转运过程。在甲状腺腺泡上皮细胞基底面的膜上可能存在一种 I^- 转运蛋白，它转运 I^- 所需的能量不是直接来自 ATP 的分解，而是来自膜外 Na^+ 的高势能，但造成这种高势能的钠泵活动是需要分解 ATP 的，有些离子，如过氯酸盐的 ClO_4^- 和硫氰酸盐的 SCN^- 能与 I^- 竞争转运，因此它们能抑制甲状腺的聚碘作用。垂体的促甲状腺激素能促进甲状腺的聚碘过程。

（二）I^- 的活化

摄入腺泡上皮的 I^- 在过氧化酶的催化下，活化的部位是在腺泡上皮细胞顶端质膜微绒毛与腺泡腔交界处。活化过程的本质尚未确定，可能由 I^- 变成 I_2，或过氧化酶形成某种复合物。I^- 活化后才能取代酪氨酸残基上的氢原子。

（三）酪氨酸碘化与甲状腺激素的合成

腺泡上皮细胞可生成一种由 4 个肽链组成的大分子糖蛋白——甲状腺球蛋白 (TG)，碘化过程就是发生在 TG 的酪氨酸残基上。甲状腺球蛋白的酪氨酸残基上的氢原子被碘原子取代或碘化，首先合成一碘酪氨酸残基 (MIT) 和二碘酪氨酸残基 (DIT)，然后两个分子的 DIT 偶联生成四碘甲腺原氨酸 (T_4)，或一个分子的 MIT 与一个分子的 DIT 发生偶联形成三碘甲腺原氨酸 (T_3) (图 9-8)，此外还能合成极少量的 rT_3。

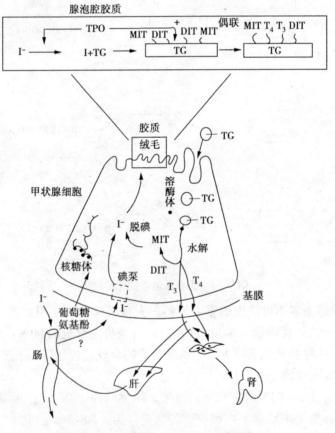

图 9-8 甲状腺激素合成及代谢示意图
TPO：甲状腺过氧化酶   TG：甲状腺球蛋白

上述酪氨酸的碘化和碘化酪氨酸的偶联作用都是在甲状腺球蛋白的结构上进行的，所以甲状腺球蛋白分子上既含有酪氨酸、MIT 及 DIT，也含有 T_4 和 T_3。在一个甲状腺球蛋白分子 T_3 与 T_4 之比为 20:1，这种比值常受碘含量的影响，当甲状腺内碘化活动增强时，DIT 含量增加，T_4 含量也相应增加，在缺碘时，MIT 增多，则 T_3 含量明显增加。

甲状腺过氧化酶（TPO）是由腺泡上皮细胞生成的一种含铁卟啉的蛋白质，其作用是促进碘的活化、酪氨酸碘化，以及碘化酪氨酸的偶联。TPO 在甲状腺泡上皮细胞顶缘的微绒毛处分布最多，所以甲状腺激素的合成过程主要发生在腺泡上皮细胞顶缘的绒毛部位。TPO 的活性受 TSH 的调控，大鼠摘除垂体 48h 后，TPO 的活性消失，注射 TSH 后此酶活性再现。硫氧嘧啶与硫脲类药物可抑制 TPO 活性，从而抑制甲状腺激素的合成，可用于治疗甲状腺功能亢进。

（四）甲状腺激素的储存、释放、运输与代谢

1. 储存：在甲状腺球蛋白上形成的甲状腺激素在腺泡腔内以胶质的形式储存。甲状腺激素的储存有两个特点：一是储存于细胞外（腺泡腔内）；二是储存量很大，可供机体利用长达 50~120 天之久，在激素储存量居首位。

2. 释放：当甲状腺受到 TSH 刺激后，腺泡细胞顶端即活跃起来，伸出伪足，将含有 T_3、T_4 及其他碘化酪氨酸残基的甲状腺球蛋白胶质小滴，通过胞饮，进入腺泡细胞内（图 9-8）。甲状腺球蛋白随即与溶酶体融合而形成吞噬体，并在溶酶体蛋白水解酶的作用下，将 T_3、T_4 及 MIT 和 DIT 水解下来。甲状腺球蛋白分子较大，一般不易进入血液循环，而 MIT 和 DIT 分子虽然较小，但很快受脱碘酶作用而脱碘。脱下的碘大部分储存在甲状腺内，供重新利用合成激素，另一小部分从腺泡上皮细胞释出，进入血液。T_4 和 T_3 对腺泡上皮细胞内的脱碘酶不敏感，故可迅速进入血液。此外，尚有微量的 rT_3、MIT 和 DIT 可以从甲状腺释放进入血中。已脱掉 T_4、T_3、MIT 和 DIT 的甲状腺球蛋白，则被溶酶体中的蛋白水解酶所水解。

由于甲状腺球蛋白分子上的 T_4 数量远远超过 T_3，因此甲状腺分泌的激素主要是 T_4，约占总量的 90% 以上，T_3 的分泌量较少，但 T_3 的生物活性比 T_4 约大 5 倍。正常人血清 T_4 浓度为 51~142nmol/L，T_3 浓度为 1.2~3.4nmol/L。

3. 运输：T_4 和 T_3 释放入血之后，绝大部分与血浆蛋白结合，极少部分呈游离状态。与甲状腺激素结合的血浆蛋白主要为甲状腺素结合球蛋白（TBG），占总结合量的 60%；与前白蛋白结合占 30%；白蛋白也能结合甲状腺激素，但其亲和力不如 TBG 强，结合激素的量较少，只占总结合量的 10%。与蛋白结合的激素和游离的激素可相互转变，维持动态平衡，只有游离的激素才能进入细胞内，并与细胞中受体结合，发挥生理作用。

4. 代谢：血浆 T_4 半衰期为 7 天，T_3 半衰期为 1.5 天。20% 的 T_4 与 T_3 在肝降解，形成葡萄糖醛酸或硫酸盐的代谢产物，经胆汁排入小肠，在小肠内重吸收极少，绝大部分由小肠液进一步分解，随粪排出。约 80% 的 T_4 在外周组织脱碘酶（5′-脱碘酶或 5-脱碘酶）的作用下，变为 T_3（占 45%）与 rT_3（占 55%）。T_4 脱碘变成 T_3 是 T_3 的主要来源，血液中的 T_3 75% 来自 T_4，其余来自甲状腺；rT_3 仅有极少量由甲状腺分泌，绝大部分是在组织由 T_4 脱碘而来。由于 T_3 的作用比 T_4 大 5 倍，所以脱碘酶的活性影响 T_4 在组织内发挥作用，如 T_4 浓度减少，脱碘酶可使 T_4 转化为 T_3 增加，而使 rT_3 减少。近年的研究证明，脱碘酶中含有硒，而且硒对脱碘酶的活性有重要影响，因此当硒缺乏时，T_4 脱碘转为 T_3 的过程受阻，外周组织中 T_3 含量减少。T_3 或 rT_3 可再经脱碘变成二碘、一碘以及不含碘的甲状腺氨酸。肾亦能降解少量的 T_4 与 T_3，产物随尿排出体外。

二、甲状腺激素的生物学作用

T_4 与 T_3 都具有生理作用。由于 T_4 在外周组织可转变为 T_3，而且 T_3 的活性较大，曾使人认为可能 T_4 是 T_3 的激素原，T_4 通过转变为 T_3 后才有作用。目前认为，T_4 不仅可作为 T_3 的激素原，而且其本身也具有激素作用，约占全部甲状腺激素作用的 35%。临床观察到部分甲状腺功能低下患者血清中 T_3 浓度正常，而 T_4 浓度却明显减少。体外实验发现，T_4 刺激大鼠的红细胞生成作用比 T_3 强。另外，在细胞核内存在亲和力不同的 T_3 受体和 T_4 受体，T_3 与核受体的亲和力比 T_4 高 10 倍左右。这些资料显示，T_4 本身也具有激素作用。

甲状腺激素的主要作用是促进物质与能量代谢，促进生长和发育过程。甲状腺激素除了与核受体结合，影响转录过程外，在核糖体、线粒体以及细胞膜上也发现了它的结合位点，对转录后的过程、线粒体的生物氧化作用以及膜的转运功能均有影响。所以，甲状腺激素的作用机制十分复杂。

(一) 对代谢的影响

1. 产热效应：甲状腺激素可使绝大多数组织的耗氧率和产热量增加，尤其以心、肝、骨骼肌和肾等组织最为显著。实验表明，1mg T_4 可使机体增加产热量约 4 200kJ，提高基础代谢率 28%。给动物注射甲状腺激素，需要经过一段较长的潜伏期才能出现产热效应，T_4 为 24~48h，而 T_3 为 18~36h，T_3 的产热作用比 T_4 强 3~5 倍，但持续时间较短。

实验研究表明，动物注射甲状腺激素后，心、肝和骨骼肌出现产热效应时，在这些组织中的 Na^+-K^+-ATP 酶活性明显升高，如用哇巴因抑制此酶活性，则甲状腺激素的产热效应可完全被消除。另外，甲状腺功能低下的大鼠，血中甲状腺激素的含量降低，其肾组织细胞膜 Na^+-K^+-ATP 酶活性也减弱，若给予 T_4，则此酶的活性可恢复甚至增加。由此看来，甲状腺激素的产热作用与 Na^+-K^+-ATP 酶的关系十分密切。此外，甲状腺激素也能促进脂肪酸氧化，产生大量热能。

甲状腺功能亢进时，产热量增加，基础代谢率增高，患者喜凉怕热，极易出汗；而甲状腺功能低下时，产热量减少，基础代谢率降低，喜热恶寒，两种情况均不能很好地适应环境温度的变化。

2. 对蛋白质、糖和脂肪代谢的影响：

(1) 蛋白质代谢：T_4 或 T_3 作用于核受体，激活 DNA 转录过程，促进 mRNA 形成，加速蛋白质及各种酶的生成。肌肉、肝与肾的蛋白质合成明显增加，细胞数量增多，体积增大，尿氮减少，表现为正氮平衡。T_4 与 T_3 分泌不足时，蛋白质合成减少，肌肉无力，但组织间的黏蛋白增多，可结合大量的正离子和水分子，引起黏液性水肿（myxedema）。T_4 与 T_3 分泌过多时，则加速蛋白质分解，特别是加速骨骼肌的蛋白质分解，使肌酐含量降低，肌肉无力，尿酸含量增加，并可促进骨的蛋白质分解，从而导致血钙升高和骨质疏松，尿钙的排出量增加。

(2) 糖代谢：甲状腺激素促进小肠黏膜对糖的吸收，增强糖原分解，抑制糖原合成，并加强肾上腺素、胰高血糖素、皮质醇和生长素的生糖作用，因此甲状腺激素有升高血糖的趋势；但是，由于 T_4 与 T_3 还可加强外周组织对糖的利用，也有降低血糖的作用。甲状腺功能亢进时，血糖常常升高，有时出现糖尿。

（3）脂肪代谢：甲状腺激素促进脂肪酸氧化，增强儿茶酚胺与胰高血糖素对脂肪的分解作用。T_4 与 T_3 既促进胆固醇的合成，又可通过肝加速胆固醇的降解，但分解的速度超过合成。所以甲状腺功能亢进患者血中胆固醇含量低于正常。

甲状腺功能亢进时，由于对糖、蛋白质和脂肪的分解代谢增强，所以患者常感饥饿，食欲旺盛，且有明显消瘦。

（二）对生长与发育的影响

甲状腺激素具有促进组织分化、生长与发育成熟的作用。切除甲状腺的蝌蚪，生长与发育停滞，不能变态成蛙，若及时给予甲状腺激素，又可恢复生长发育，包括长出肢体，尾巴消失，躯体长大，发育成蛙。对于人类和哺乳动物来说，甲状腺激素是维持正常生长与发育不可缺少的激素，特别是对骨和脑的发育尤为重要。甲状腺功能低下的儿童，表现为以智力迟钝和身材矮小为特征的呆小症。在胚胎期缺碘造成甲状腺激素合成不足或出生后甲状腺功能低下，脑的发育明显障碍，脑各部位的神经细胞变小，轴突、树突与髓鞘均减少，胶质细胞数量变少。神经组织的蛋白质、磷脂以及各种重要的酶和递质的含量也都减低。甲状腺激素刺激骨化中心发育、软骨骨化，促进长骨和牙齿的生长。值得提出的是，在胚胎期胎儿骨的生长并不必需甲状腺激素，所以患先天性甲状腺发育不全的胎儿，出生时身高可以基本正常，但脑的发育已经受到不同程度的影响，在出生后数周至 3～4 个月后就会表现出明显的智力迟钝和长骨生长停滞。所以，在缺碘地区，预防呆小症的发生，应在妊娠期注意补充碘，治疗呆小症必须抓紧时机，应在出生后 3 个月内及时补给甲状腺激素，过迟难以奏效。

（三）对神经系统的影响

甲状腺激素不但影响中枢神经系统的发育，对已分化成熟的神经系统活动也有作用。甲状腺功能亢进时，中枢神经系统的兴奋性增高，主要表现为注意力不易集中，过敏疑虑，多愁善感，喜怒失常，烦躁不安，睡眠不好而且多梦以及肌肉震颤等。甲状腺功能低下时，中枢神经系兴奋性降低，出现记忆力减退，说话和行动迟缓，淡漠无情与终日思睡状态。

甲状腺激素除了影响中枢神经系统活动外，也能兴奋交感神经系统，其作用机制还不十分清楚。

另外，甲状腺激素对心血管系统的活动有明显的影响。T_4 与 T_3 可使心率增快、心缩力增强、心输出量与心作功增加。甲状腺功能亢进患者表现心动过速，心肌可因过度耗竭而致心力衰竭。离体培养的心肌细胞实验表明，T_3 能增加心肌细胞膜上 β 受体的数量，增强肾上腺素刺激心肌细胞内 cAMP 的生成。甲状腺激素促进肌质网释放 Ca^{2+}，从而激活与心肌收缩有关的蛋白质，增强收缩力。

三、甲状腺功能的调节

甲状腺功能主要受下丘脑与垂体的调节。下丘脑、垂体和甲状腺三个水平紧密联系，组成下丘脑－垂体－甲状腺轴。此外，甲状腺还可进行一定程度的自身调节。

（一）下丘脑－腺垂体对甲状腺的调节

腺垂体分泌的促甲状腺激素（TSH）是调节甲状腺功能的主要激素，它是一种分子量为

28 000 的糖蛋白，由 α 和 β 两个亚单位组成，α 亚单位有 96 个氨基酸残基，其氨基酸顺序与 LH、FSH 及 hCG 的亚单位相似；β 亚单位有 110 个氨基酸残基，其顺序与以上三种激素的 β 亚单位完全不同。TSH 的生物活性主要决定于 β 亚单位，但水解下来的单独 β 亚单位只有微弱的活性，只有 α 与 β 亚单位结合在一起共同作用时，才能显出全部活性。

血清中 TSH 浓度为 $2\sim11\text{mU/L}$，半衰期约 60min。腺垂体 TSH 呈脉冲式释放，每 $2\sim4\text{h}$ 出现一次波动，在脉冲式释放的基础上，还有日周期变化，血中 TSH 浓度清晨高，午后低。

TSH 的作用是促进甲状腺激素的合成与释放。给予 TSH 最早出现的效应是甲状腺球蛋白水解与 T_4、T_3 的释放。给 TSH 数分钟内，甲状腺腺泡上皮细胞靠吞饮把胶质小滴吞入细胞内，加速 T_4 与 T_3 的释放，随后增强碘的摄取和甲状腺激素的合成。TSH 还促进葡萄糖氧化，尤其经己糖氧化旁路，可提供过氧化酶作用所需要的还原型辅酶 II（NADPH）。TSH 的长期效应是刺激甲状腺腺细胞增生，腺体增大，这是由于 TSH 刺激腺泡上皮细胞核酸与蛋白质合成增强的结果。切除垂体之后，血中 TSH 迅速消失，甲状腺也发生萎缩，甲状腺激素分泌明显减少。

在甲状腺腺泡上皮细胞膜上存在 TSH 受体，它是含有 750 个氨基酸残基的膜蛋白，分子量为 85 000。TSH 与其受体结合后，通过 G 蛋白激活腺苷酸环化酶，使 cAMP 生成增多，进而增强甲状腺对碘的摄取，刺激过氧化酶活性，促进甲状腺激素合成。TSH 还可通过磷酸肌醇系统和 Ca^{2+} 促进甲状腺激素的合成与释放。

有些甲状腺功能亢进患者，血中可出现一些免疫球蛋白物质，其中之一是人类刺激甲状腺免疫球蛋白（HTSI），其化学结构与 TSH 相似，它可与 TSH 竞争甲状腺腺细胞膜上的受体而刺激甲状腺分泌，这可能是引起甲状腺功能亢进的原因之一。

腺垂体 TSH 分泌受下丘脑 TRH 的调控。下丘脑 TRH 神经元接受神经系统其他部位传来的信息，把环境因素与 TRH 神经元活动联系起来，然后 TRH 神经元通过释放 TRH 调控腺垂体 TSH 的释放。例如，寒冷刺激的信息到达中枢神经系统，在传入下丘脑体温调节中枢的同时，还与其附近的 TRH 神经元发生联系，促使 TRH 释放增加，进而促进腺垂体释放 TSH。在这一过程中，去甲肾上腺素起着重要的递质作用，它能增强 TRH 的释放，如用药物阻断去甲肾上腺素的合成，则机体对寒冷刺激引起的这一适应性反应大大减弱。另外，当机体受到应激刺激时，下丘脑可释放较多的生长抑素，抑制 TRH 的合成与释放，进而使腺垂体 TSH 的释放减少。

（二）甲状腺激素的反馈调节

血中游离的 T_4 与 T_3 浓度的升降，对腺垂体 TSH 的分泌起着经常性反馈调节作用。当血中 T_4 与 T_3 浓度增高时，抑制 TSH 分泌（图 9-9）。实验表明，甲状腺激素抑制 TSH 分泌的作用是由于甲状腺激素刺激腺垂体促甲状腺激素细胞产生一种抑制性蛋白，它使 TSH 的合成与释放减少，并降低腺垂体对 TRH 的反应性。由于这种抑制作用需要通过抑制性蛋白的合成，所以需要几小时后方能出现效果，而且可被放线菌 D 与放线菌酮所阻断。T_4 与 T_3 比较，T_3 对腺垂体 TSH 分泌的抑制作用比 T_4 更强。关于甲状腺激素对下丘脑是否有反馈调节作用，实验结果很不一致，尚难定论。

有些激素也可影响腺垂体分泌 TSH，如雌激素可增强腺垂体对 TRH 的反应，从而使

TSH 分泌增加，而生长素与糖皮质激素则对 TSH 的分泌有抑制作用。

（三）甲状腺的自身调节

甲状腺具有适应碘的供应变化而调节自身对碘的摄取与合成甲状腺激素的能力。在缺乏 TSH 或血液 TSH 浓度不变的情况下，这种调节仍能发生，称为甲状腺的自身调节。它是一个有限度的缓慢的调节系统。血碘浓度增加时，最初甲状腺激素的合成有所增加，但碘量超过一定限度后，甲状腺激素的合成在维持一段高水平之后，旋即明显下降。当血碘浓度超过 1mmol/L 时，甲状腺摄碘能力开始下降，若血碘浓度达到 10mmol/L 时，甲状腺聚碘作用完全消失。这种过量的碘所产生的抗甲状腺聚碘作用，称为 Wolff-Chaikoff 效应。过量的碘抑制碘转运的机制，尚不十分清楚。如果在持续加大碘量的情况下，则抑制摄碘作用就会消失，激素的合成再次增加，出现对高碘的适应。相反，当血碘含量不足时，甲状腺可增强摄碘作用，并加强甲状腺激素的合成。

（四）自主神经对甲状腺活动的影响

采用荧光组化与电镜检查证明，甲状腺腺泡不仅受交感神经肾上腺素能纤维支配，也受副交感神经胆碱能纤维支配，并且在甲状腺细胞的膜上存在 α、β 受体和 M 受体。

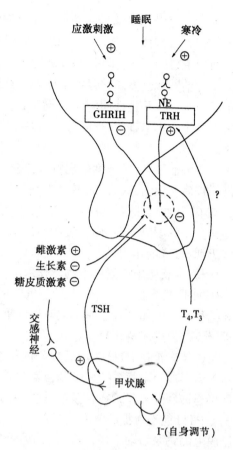

图 9-9　甲状腺激素分泌的调节示意图
⊕表示促进或刺激　　⊖表示抑制

实验表明，肾上腺素能纤维兴奋可促进甲状腺激素的合成与释放，而胆碱能纤维兴奋则抑制甲状腺激素的分泌。

第四节　甲状旁腺激素及其他调节钙、磷代谢的激素

甲状旁腺分泌甲状旁腺激素（PTH）与甲状腺 C 细胞分泌的降钙素（CT），以及 1,25-二羟维生素 D_3 共同调节钙磷代谢，控制血浆中钙和磷的水平。

一、甲状旁腺激素

PTH 是甲状旁腺主细胞分泌的含有 84 个氨基酸的直链肽，分子量为 9 000。其生物活性决定于 N 端的第 1～27 个氨基酸残基。在甲状旁腺主细胞内先合成一个含有 115 个氨基酸的前甲状旁腺激素原（prepro-PTH），以后脱掉 N 端二十五肽，生成九十肽的甲状旁腺激素原（pro-PTH），再脱去 6 个氨基酸，变成 PTH。

1987 年 Burns 与 Moseley 从恶性肿瘤高血钙患者的肿瘤组织中分离出一种化学结构类似

PTH 的肽，称为甲状旁腺激素相关肽（PTHrP），它是由 141 个氨基酸组成的多肽，其 N 端第 1~34 氨基酸序列与 PTH 类似，尤其是第 1~13 氨基酸残基中有 8 个氨基酸与 PTH 相同，所以 PTHrP 也能作用于 PTH 受体，表现出 PTH 的生物作用。近年来，有关 PTHrP 的研究十分活跃，已发现它存在于许多正常组织中，如皮肤、乳腺、血管平滑肌、羊膜以及胎儿甲状旁腺等，并且证明它除了同 PTH 一样影响钙、磷代谢外，还具有其他的生理作用。临床上测定血中 PTHrP 浓度对诊断恶性肿瘤致高血钙以及原发性甲状旁腺功能亢进有重要意义。

正常人血浆 PTH 浓度呈现日节律波动，清晨 6 时最高，以后逐渐降低，到下午 4 时达最低，以后又逐渐升高，范围为 10~50ng/L。血浆半衰期为 20~30min，主要在肝水解灭活，在 PTH 肽链 33 与 34 位及 36 与 37 位氨基酸残基之间发生裂解。因此，血液循环中除存在全分子的 PTH 外，尚有裂解的 N 端和 C 端片段。血中 PTH 片段可经肾排出体外，肾也有灭活 PTH 的作用。

（一）甲状旁腺激素的生物学作用

PTH 是调节血钙与血磷水平最重要的激素，它有升高血钙和降低血磷含量的作用，其主要途径有：①促进肾远曲小管对钙的重吸收，使尿钙减少，血钙升高；抑制近球小管对磷的重吸收，促进尿磷排出，血磷降低。②促进骨钙入血，包括快速效应与延缓效应两个时相。快速效应是在 PTH 作用后数分钟发生，是将骨液中钙转运至血液中。骨细胞和成骨细胞在骨内形成一个膜系统，全部覆盖了骨质表面和腔隙的表面，在骨质与细胞外液之间形成一层可通透性的屏障，在骨膜与骨质之间含有少量骨液，其中含有 Ca^{2+}（只有细胞外液的 1/3）。PTH 能迅速提高骨细胞膜对 Ca^{2+} 的通透性，使骨液中的 Ca^{2+} 进入细胞内，进而使骨细胞膜上的钙泵活动增强，将 Ca^{2+} 转运到细胞外液中。延缓效应在 PTH 作用后 12~14h 出现，通常要在几天或几周后方达到高峰，这是由于 PTH 通过刺激破骨细胞活动增强而实现的。破骨细胞向周围骨组织伸出绒毛样突起，释放蛋白水解酶与乳酸，使骨组织溶解，钙、磷大量入血。③激活肾 1α-羟化酶，促进 $25\text{-}OH\text{-}D_3$ 转变为有活性的 $1,25\text{-}(OH)_2\text{-}D_3$，从而影响肠对钙磷的吸收。

PTH 对肾的作用是通过 cAMP-PKA 信息传递途径而发挥作用的。PTH 与肾小管细胞的膜上特异性受体结合，通过 G 蛋白介导，激活腺苷酸环化酶，催化 ATP 生成 cAMP，cAMP 再激活蛋白激酶（PKA），催化蛋白质与酶的磷酸化，进而促进肾对钙的重吸收和磷的排出。实验研究表明，在破骨细胞的膜上并未证实有 PTH 受体存在，PTH 刺激破骨细胞的作用机制尚不清楚。

（二）甲状旁腺激素分泌的调节

1. 血钙水平对 PTH 分泌的调节：PTH 的分泌主要受血浆钙浓度变化的调节。血浆钙浓度轻微下降时，就可使甲状旁腺分泌 PTH 迅速增加，这是由于血钙降低直接刺激甲状旁腺细胞释放 PTH，在 PTH 作用下，促使骨钙释放，并促进肾小管重吸收钙，结果使已降低了的血钙浓度迅速回升。相反，血浆钙浓度升高时，PTH 分泌减少。长时间的高血钙，可使甲状旁腺发生萎缩，而长时间的低血钙，则可使甲状旁腺增生。

甲状旁腺主细胞对低血钙极为敏感。血钙浓度下降，在 1min 内即可引起 PTH 分泌增加。近年研究证明，在人和多种动物的甲状旁腺细胞的膜上存在钙受体，它由 1 078 个氨基酸组成，具有一个较大的膜外区段，上有 Ca^{2+} 结合位点，跨膜区为返转 7 次的 α 螺旋肽链，膜内区段上有 4 个蛋白激酶 C (PKC) 磷酸化位点。甲状旁腺主细胞的钙受体可感受细胞外 Ca^{2+} 浓度的变化，对 Ca^{2+} 有较高的亲和力，当细胞外 Ca^{2+} 水平升高时，与钙受体结合并使之活化，通过 G 蛋白偶联，激活三磷酸肌醇和甘油二酯蛋白激酶 C 信息传递系统，导致胞浆 Ca^{2+} 水平升高，从而抑制 PTH 的分泌。在大多数内分泌细胞，细胞内 Ca^{2+} 水平升高一般都是促进激素的分泌，而甲状旁腺细胞内 Ca^{2+} 增加却抑制 PTH 分泌，其机制尚待阐明。

2. 其他影响因素：血磷升高可使血钙降低，从而刺激 PTH 的分泌，血镁浓度降至较低时，可使 PTH 分泌减少。儿茶酚胺与主细胞膜上的 β 受体结合，通过 cAMP 介导，可促进 PTH 分泌。PGF_2 促进 PTH 分泌，而 PGF_{2a} 则使 PTH 分泌减少。

二、降钙素

降钙素（CT）是由甲状腺 C 细胞分泌的肽类激素。C 细胞位于滤泡之间和滤泡上皮细胞之间，故又称滤泡旁细胞。分散于滤泡上皮细胞之间的 C 细胞位于基膜上，细胞顶部常被邻近的滤泡上皮覆盖，细胞基底部胞浆内有许多分泌颗粒，直径约 $200\mu m$，颗粒以出胞方式分泌其中的 CT。

降钙素是含有一个二硫键的三十二肽，分子量为 3 400。正常人血清中降钙素浓度为 10～20ng/L，血浆半衰期<1h，主要在肾降解后排出。

（一）降钙素的生物学作用

降钙素的主要作用是降低血钙和血磷，其主要靶器官是骨，对肾也有一定的作用。

1. CT 对骨的作用：CT 抑制破骨细胞活动，减弱溶骨过程，这一反应发生很快，大剂量的 CT 在 15min 内便可使破骨细胞活动减弱 70%。在给 CT 后 1h 左右，出现成骨细胞活动增强，持续几天之久。这样，CT 减弱溶骨过程，增强成骨过程，使骨组织释放钙、磷减少，钙、磷沉积增加，因而血钙与血磷下降。

2. CT 对肾的作用：CT 能抑制肾小管对钙、磷、钠及氯的重吸收，使这些离子从尿中排出增多。

现已证明，在破骨细胞或其前体细胞的膜上存在 CT 受体，其分子质量为 85～90kD，氨基酸肽链形成 7 个跨膜区及连接这些跨膜区的 4 个膜外区段和 4 个膜内区段，膜外区段上存在 CT 结合位点，而跨膜区的第 3 与第 6 段 α 螺旋是受体激活的关键部位，膜内区段具有酪氨酸蛋白激酶活性，当 CT 与其受体结合时，酪氨酸蛋白激酶激活，发生受体自身磷酸化，这对跨膜信息传递是十分重要的。实验研究表明，CT 与其受体结合后抑制破骨细胞的活动通过两个信息传递途径而发挥作用：①cAMP-PKA 途径，引发的效应是抑制破骨细胞的运动、颗粒的移动及蛋白水解酶和乳酸的释放，这一反应发生较早；②IP_3/DG-PKC 途径，导致破骨细胞内 Ca^{2+} 增加，诱发微丝与微管重新排列，出现伪足回缩，皱褶消失，细胞变小，与骨质的接触面积明显减少，这一反应发生较晚。

（二）降钙素分泌的调节

CT 的分泌主要受血钙浓度的调节。当血钙浓度升高时，CT 的分泌亦随之增加。CT 与 PTH 对血钙的作用相反，共同调节血钙浓度的相对稳定。比较 CT 与 PTH 对血钙的调节作用，有两个主要差别：①CT 的分泌启动较快，在 1h 内即可达到高峰，而 PTH 分泌高峰的出现则需几个小时；②降钙素只对血钙水平产生短期调节作用，其效应很快被有力的 PTH

作用所克服，后者对血钙浓度发挥长期调节作用。由于 CT 的作用快速而短暂，它对高钙饮食引起的血钙升高回复到正常水平起重要作用。

进食可刺激 CT 的分泌，这可能与几种胃肠激素如促胃液素、促胰液素及胰高血糖素的分泌有关，它们均有促进 CT 分泌的作用，其中以促胃液素的作用为最强。

三、1，25-二羟维生素 D$_3$

维生素 D$_3$（VD）是胆固醇的衍生物，其活性形式有 25-羟维生素 D$_3$（25-OH-D$_3$），1，25-二羟维生素 D$_3$ [1，25-(OH)$_2$-D$_3$] 及 24，25-二羟维生素 D$_3$ [24，25-(OH)$_2$-D$_3$]，其中以 1，25-(OH)$_2$-D$_3$ 为主要的活性形式，它又称为 1，25-二羟胆钙化醇，通过作用于小肠、骨和肾来调节钙、磷代谢。

体内的 VD 主要由皮肤中 7-脱氢胆固醇经日光中紫外线照射转化而来，也可由动物性食物中获取，VD 无生物活性，它首先须在肝脏经 25-羟化酶作用转化为 25-OH-D$_3$，这是 VD 在血液循环中存在的主要形式，它在肾 1α-羟化酶的催化下进一步变成 1，25-(OH)$_2$-D$_3$。1，25-(OH)$_2$-D$_3$ 的活性比 25-OH-D$_3$ 高 500～1000 倍。肾内还含有 24-羟化酶，它可将 25-OH-D$_3$ 转变为活性极低的 24，25-(OH)$_2$-D$_3$。

血中各种形式的 VD 都是与 VD 结合蛋白结合后进行运输。血浆中 25-OH-D$_3$ 的浓度为 40～90nmol/L，而 1，25-(OH)$_2$-D$_3$ 的含量为 100pmol/L。1，25-(OH)$_2$-D$_3$ 在血浆中半衰期为 12～15h，其灭活的主要方式是在靶细胞内发生侧链氧化或羟化，形成钙化酸、24-O-1，25-(OH)$_2$-D$_3$ 或 1,24,25-(OH)$_3$-D$_3$ 等物质，这些代谢产物在肝脏与葡萄糖醛酸结合后随胆汁排出，在小肠内有一部分被吸收入血，从而形成 VD 的肝肠循环。

1. 1,25-(OH)$_2$-D$_3$ 对钙、磷代谢的调节：

(1) 促进小肠黏膜对钙的吸收：1，25-(OH)$_2$-D$_3$ 进入小肠黏膜的细胞内，与细胞核特异性受体结合，促进转录过程，生成一种与钙有很强亲和力的钙结合蛋白（CaBP）。CaBP 被分泌至小肠黏膜细胞的刷状缘膜侧，在这里它与 Ca^{2+} 结合（1 个分子 CaBP 可结合 4 个 Ca^{2+}），然后进入胞浆，转运至细胞的底侧膜把结合的钙释放入血。1，25-(OH)$_2$-D$_3$ 也促进小肠黏膜细胞对磷的吸收，所以它既能增加血钙，也能增加血磷。

(2) 调节骨钙的沉积和释放：一方面，1，25-(OH)$_2$-D$_3$ 促进肠对钙、磷的吸收，增加血钙、血磷含量，并能刺激成骨细胞的活动，促进骨钙沉积和骨的形成；另一方面，当血钙降低时，又能提高破骨细胞的活动，增强骨的溶解，释放骨钙入血，使血钙升高。1，25-(OH)$_2$-D$_3$ 能增强 PTH 对骨的作用，在缺乏 1，25-(OH)$_2$-D$_3$ 时，PTH 的作用明显减弱。

近年的研究证明，在骨质中存在一种由 49 个氨基酸组成的多肽，它能与钙结合，称为骨钙素，主要由成骨细胞合成并分泌至骨基质中，是骨基质中含量最丰富的非胶原蛋白，占骨蛋白含量的 1%～2%。骨钙素对调节与维持骨钙起着重要作用。骨钙素的分泌受 1，25-(OH)$_2$-D$_3$ 的调节。

(3) 促进肾小管对钙、磷的重吸收，尿钙、磷排出量减少。

2. 1,25-(OH)$_2$-D$_3$ 生成的调节：

(1) 血钙和血磷水平：在肾，25-OH-D$_3$ 转变为 1，25-(OH)$_2$-D$_3$ 的过程受血钙浓度的调节。低血钙时，肾 24-羟化酶活性降低，而 1α-羟化酶活性占优势，从而使 25-OH-D$_3$ 转变为 1,25-(OH)$_2$-D$_3$ 增加；而在高血钙状态时，肾 24-羟化酶活性增强，使 25-OHD$_3$ 转变为 24, 25-(OH)$_2$-D$_3$ 增多，则 1,25-(OH)$_2$-D$_3$ 的生成减少。

血磷水平对 1,25-(OH)$_2$-D$_3$ 的生成也有调节作用，低血磷可促进 1,25-(OH)$_2$-D$_3$ 的生成，而高血磷则使其生成减少。

(2) PTH 与肾羟化酶：PTH 能增强肾 1α-羟化酶的活性，使 1,25-(OH)$_2$-D$_3$ 生成增多。1,25-(OH)$_2$-D$_3$ 对其本身的生成具有反馈作用，即 1,25-(OH)$_2$-D$_3$ 增多时，可抑制 1α-羟化酶的活性，从而导致 1,25-(OH)$_2$-D$_3$ 的生成减少。

(3) 其他影响因素：催乳素与生长素能促进 1,25-(OH)$_2$-D$_3$ 的生成，而糖皮质激素可抑制其生成。

第五节 肾上腺的内分泌

肾上腺包括中央部的髓质和周围部的皮质两个部分，二者在发生、结构和功能上均不相同，实际上是两种内分泌。

一、肾上腺皮质的内分泌

(一)肾上腺皮质激素

肾上腺皮质分泌的皮质激素分为三类，即盐皮质激素、糖皮质激素和性激素。各类皮质激素是由肾上腺皮质不同层上皮细胞所分泌的。球状带细胞分泌盐皮质激素，主要是醛固酮；束状带细胞分泌糖皮质激素，主要是皮质醇；网状带细胞主要分泌性激素，如脱氢表雄酮和雌二醇，也能分泌少量的糖皮质激素（图 9-10）。

胆固醇是合成肾上腺皮质激素的原料，主要来自血液。在皮质细胞的线粒体内膜或内质网中所含有的裂解酶与羟化酶等酶系的作用下，使胆固醇先变成孕烯醇酮，然后再进一步变为各种皮质激素。由于肾上腺皮质各层细胞存在的酶系不同，所以合成的皮质激素亦不相同。

皮质醇进入血液后，75%～80% 与血中皮质类固醇结合球蛋白（或称皮质激素运载蛋白）结合，15% 与血浆白蛋白结合，5%～10% 是游离的。结合型与游离型皮质醇可以相互转化，维持动态平衡。游离的皮质醇能进入靶细胞发挥其作用。CBG 是肝产生的 α$_2$ 球蛋白，分子量为 52 000，血浆 CBG 浓度为 30～50mg/L。CBG 与皮质醇有较强的亲和力，每一分子的 CBG 仅有一个结合位点，只能结合一个分子皮质醇。每 100mL 血浆 CBG 能结合 20μg 皮质醇。醛固酮与血浆白蛋白及 CBG 的结合能力很弱，主要以游离状态存在和运输。

成人清晨血清皮质醇浓度为 110～520nmol/L，醛固酮的浓度为 220～430pmol/L。皮质醇血浆的半衰期为 70min，醛固酮为 20min。它们都在肝中被降解，皮质醇首先是 C$_4$ 与 C$_5$ 间的双键加氢还原，形成双氢皮质醇，随后，C$_3$ 上的酮基变成羟基产生四氢皮质醇，与葡萄糖醛酸或硫酸结合，随尿排出体外。四氢皮质醇是皮质醇的主要代谢产物，占尿排出量 45%～50%。四氢皮质醇也可进一步在 C$_{20}$ 酮基变为羟基，生成皮质醇，约占尿中排出量

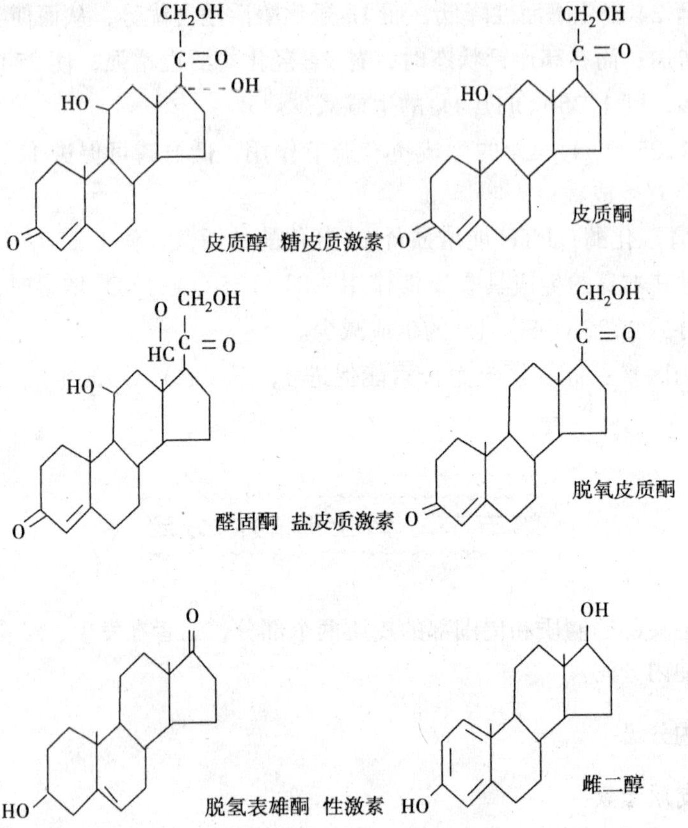

图 9−10　几种主要的肾上腺皮质激素的化学结构

20％。由于四氢皮质醇和皮质醇在 C_{17} 上均有羟基，故称为 17-羟类固醇。另外，在 C_{17} 上脱去侧链，产生 17-氧类固醇，占尿中排出量的 10％ 左右。醛固酮基本上依循类似途径被处理。

肾上腺皮质网状带分泌的性激素以脱氢表雄酮为主，它是一种 17-氧类固醇，睾酮的代谢产物也是 17-氧类固醇。因此，男子尿中 17-氧类固醇的来源有睾丸分泌的睾酮和肾上腺皮质分泌的皮质醇及雄激素。

（二）肾上腺皮质激素的生物学作用

1. 糖皮质激素的作用：人体血浆中糖皮质激素主要为皮质醇，其次为皮质酮，皮质酮的含量仅为皮质醇的 $1/20 \sim 1/10$。

（1）对物质代谢的影响：糖皮质激素对糖、蛋白质和脂肪代谢均有作用。

1）糖代谢：糖皮质激素是调节机体糖代谢的重要激素之一，它促进糖异生，升高血糖，这是由于它促进蛋白质分解，有较多的氨基酸进入肝，同时增强肝脏内与糖异生有关酶的活性，致使糖异生过程大大加强。此外，糖皮质激素又有抗胰岛素作用，降低肌肉与脂肪等组织细胞对胰岛素的反应性，以致外周组织对葡萄糖的利用减少，促使血糖升高。如果糖皮质激素分泌过多（或服用此类激素药物过多），可使血糖升高，甚至出现糖尿；相反，肾上腺皮质功能低下患者（如艾迪生病），则可出现低血糖。

2）蛋白质代谢：糖皮质激素促进肝外组织，特别是肌肉组织蛋白质分解，加速氨基酸

· 256 ·

转移至肝，生成肝糖原。糖皮质激素分泌过多时，由于蛋白质分解增强，合成减少，将出现肌肉消瘦，骨质疏松，皮肤变薄，淋巴组织萎缩等。

3) 脂肪代谢：糖皮质激素促进脂肪分解，增强脂肪酸在肝内的氧化过程，有利于糖异生作用。肾上腺皮质功能亢进时，糖皮质激素对身体不同部位的脂肪作用不同，四肢脂肪组织分解增强，而腹、面、肩及背的脂肪合成有所增加，以致呈现出面圆、背厚、躯干部发胖而四肢消瘦的特殊体形。

(2) 对水盐代谢的影响：皮质醇有较弱的储钠排钾的作用，即对肾远曲小管和集合管重吸收 Na^+ 和排出 K^+ 有轻微的促进作用。另外，皮质醇还可降低肾小球入球血管阻力，增加肾小球血浆流量而使肾小球滤过率增加，有利于水的排出。皮质醇对水负荷时水的快速排出有一定作用，肾上腺皮质功能不全患者，排水能力明显降低，严重时可出现"水中毒"，如补充适量的糖皮质激素即可得到缓解，而补充盐皮质激素则无效。

(3) 对血细胞的影响：糖皮质激素可使血中红细胞、血小板和中性粒细胞的数量增加，而使淋巴细胞和嗜酸性粒细胞减少，其原因各不相同。红细胞和血小板的增加是由于骨髓造血功能增强；中性粒细胞的增加可能因为附着在小血管壁边缘的中性粒细胞进入血循环增多所致。糖皮质激素可抑制胸腺与淋巴组织的细胞分裂，减弱淋巴细胞的 DNA 合成过程，从而使淋巴细胞生成减少。此外，糖皮质激素还能促进淋巴细胞与嗜酸性粒细胞的破坏。

(4) 对循环系统的影响：糖皮质激素能增强血管平滑肌对儿茶酚胺的敏感性（允许作用），有利于提高血管的张力和维持血压。另外，糖皮质激素可降低毛细血管壁的通透性，减少血浆的滤出，有利于维持血容量。离体实验表明，糖皮质激素可增强心肌的收缩力，但在整体条件下对心脏的作用并不明显。

(5) 在应激反应中的作用：当机体受到各种有害刺激，如缺氧、创伤、手术、饥饿、疼痛、寒冷以及精神紧张和焦虑不安等，血中 ACTH 浓度立即增加，糖皮质激素也相应增多。一般将能引起 ACTH 与糖皮质激素分泌增加的各种刺激，称为应激刺激，而产生的反应称为应激（stress）。在这一反应中，除垂体－肾上腺皮质系统参加外，交感－肾上腺髓质系统也参加，所以在应激反应中，血中儿茶酚胺含量也相应增加。实验研究表明，切除肾上腺髓质的动物，可以抵抗应激刺激而不产生严重后果，而当去掉肾上腺皮质时，机体应激反应减弱，对有害刺激的抵抗力大大降低，若不适当处理，1～2 周内即可死亡，如及时补给糖皮质激素，则可生存较长时间。说明在应激反应中，血中 ACTH 和糖皮质激素浓度增加有重要意义。在应激反应中，除了 ACTH、糖皮质激素与儿茶酚胺的分泌增加外，β-内啡肽、生长素、催乳素、胰高血糖素、血管升压素、醛固酮等均增加，说明应激反应是以 ACTH 和糖皮质激素分泌增加为主，多种激素参与的使机体抵抗力增强的非特异性反应。

糖皮质激素的作用广泛而复杂，除上述的主要作用外，还有促进胎儿肺表面活性物质的合成、增强骨骼肌的收缩力、提高胃腺细胞对迷走神经与促胃液素的反应性、增加胃酸及胃蛋白酶原的分泌、抑制骨的形成而促进其分解等作用。在临床上可使用大剂量的糖皮质激素及其类似物用于抗感染、抗过敏、抗中毒和抗休克等的治疗。

2. 盐皮质激素的作用：盐皮质激素以醛固酮为代表，醛固酮对水盐代谢的作用最强，其次为脱氧皮质酮。几种主要的肾上腺皮质激素对糖代谢和水盐代谢的作用见表 9-4。

表 9-4　肾上腺皮质激素对糖代谢与盐代谢作用的比较

激素	对糖代谢的作用	保钠排钾作用
皮质醇	1.0	1.0
可的松	0.8	0.8
皮质酮	0.5	1.5
醛固酮	0.25	500
脱氧皮质酮	0.01	30

表中数字代表皮质激素的相对效力，以皮质醇的效力为 1.0，则醛固酮的保钠排钾作用为皮质醇的 500 倍。

醛固酮是调节机体水盐代谢的重要激素，它促进肾远曲小管及集合管重吸收钠、水和排出钾，即保钠、保水和排钾作用。当醛固酮分泌过多时，将使钠和水潴留，引起高血钠、高血压和血钾降低。相反，如醛固酮缺乏则钠与水排出过多，血钠减少，血压降低，而尿钾排出减少，血钾升高。关于醛固酮对肾脏的作用及其机制可参阅第八章。另外，盐皮质激素与糖皮质激素一样，能增强血管平滑肌对儿茶酚胺敏感性，其作用比糖皮质激素更强。

(三) 肾上腺皮质激素分泌的调节

1. 糖皮质激素分泌的调节：肾上腺皮质分泌糖皮质激素的束状带及网状带处于腺垂体促肾上腺皮质激素（ACTH）的经常性控制之下，无论是糖皮质激素的基础分泌，还是应激状态下的分泌，都受 ACTH 的调控。切除动物的腺垂体后，束状带与网状带萎缩，糖皮质激素的分泌显著减少，如及时补充 ACTH，可使已发生萎缩的束状带与网状带基本恢复，糖皮质激素的分泌回升。

(1) ACTH：ACTH 是一个含 39 个氨基酸的多肽，分子量 4 500，其化学结构如图 9-11。ACTH 分子上的第 1～24 位氨基酸为生物活性所必需，第 25～39 位氨基酸可保护激素，减慢降解，延长作用时间。各种动物的 ACTH，前 24 位氨基酸均相同，因此从动物（牛、羊、猪）腺垂体提取的 ACTH 对人有效。目前，ACTH 已能人工合成。在垂体，ACTH 是由阿黑皮素原（POMC）经酶分解而来，同时产生 β-MSH。ACTH 经酶分解生成 α-MSH，ACTH 的第 4～10 位氨基酸与 α-MSH 第 4～10 位氨基酸和 β-MSH 第 11～17 位氨基酸相同，这部分氨基酸残基是产生 MSH 活性的最小单位，因此，ACTH 也具有促进黑素细胞产生黑色素的作用。

ACTH 的分泌呈现日节律波动，人睡后 ACTH 分泌逐渐减少，0 点最低，随后又逐渐增多，至觉醒起床前进入分泌高峰，白天维持在较低水平，入睡时再减少。由于 ACTH 分泌的日节律波动，使糖皮质激素的分泌也呈现相应的波动。ACTH 分泌的这种日节律波动是由下丘脑 CRH 节律性释放所决定的。

ACTH 不但刺激糖皮质激素的分泌，也刺激束状带与网状带细胞生长发育。实验研究表明，在束状带与网状带细胞的膜上存在 ACTH 受体，ACTH 与其受体结合后，通过 cAMP-PKA 信息传递系统，加速胆固醇进入线粒体，激活合成糖皮质激素的各种酶系，增强糖皮质激素的合成与分泌。

(2) ACTH 分泌的调节：ACTH 的分泌受下丘脑 CRH 的控制与糖皮质激素的反馈调节。应激刺激作用于神经系统的不同部位，最后通过神经递质，将信息汇集于 CRH 神经元，然后借 CRH 来控制腺垂体的促肾上腺皮质激素细胞分泌 ACTH。此外，当血中糖皮质

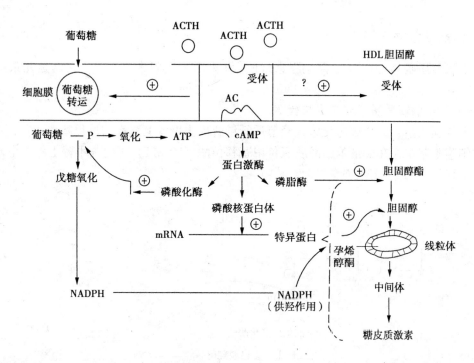

图 9-11　ACTH作用机制示意图

HDL：高密度脂蛋白　　AC：腺苷酸环化酶

激素浓度升高时，可使腺垂体释放 ACTH 减少，ACTH 的合成也受到抑制，同时，腺垂体对 CRH 的反应性减弱。糖皮质激素的负反馈调节主要作用于垂体，也可作用于下丘脑，这种反馈称为长反馈。ACTH 还可反馈抑制 CRH 神经元，称为短反馈。至于是否存在 CRH 对 CRH 神经元的超短反馈，尚不能肯定（图 9-12）。

下丘脑、腺垂体和肾上腺皮质形成一种密切的闭环联系，三者组成一个协调统一的功能活动轴，维持着血中皮质激素浓度的相对稳定和在不同状态下的适应性变化。

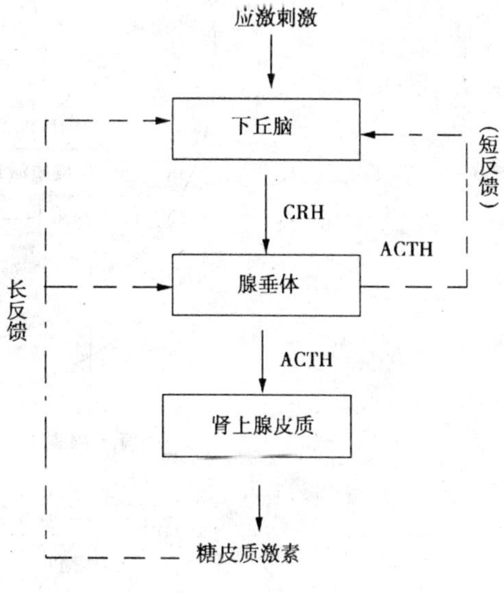

2. 盐皮质激素分泌的调节：醛固酮的分泌主要受肾素-血管紧张素系统的调节。另外，血 K^+、血 Na^+ 浓度变化可以直接作用于球状带细胞，影响醛固酮的分泌（详见第八章）。

在正常情况下，ACTH 对醛固酮的分泌并无调节作用，但当机体受到应激刺激时，ACTH 分泌增加，可对醛固酮的分泌起一定的支持作用。

图 9-12　糖皮质激素分泌调节示意图

— 实线表示促进　… 点线表示抑制

二、肾上腺髓质的内分泌

肾上腺髓质嗜铬细胞分泌肾上腺素（E）和去甲肾上腺素（NE），它们是儿茶酚胺类激素。

（一）肾上腺髓质激素的合成与代谢

肾上腺髓质激素的合成与交感神经节后纤维合成去甲肾上腺素的过程基本一致，不同的是嗜铬细胞胞浆中存在大量苯乙醇胺氮位甲基移位酶（PNMT）可使去甲肾上腺素甲基化而生成肾上腺素（图9-13）。

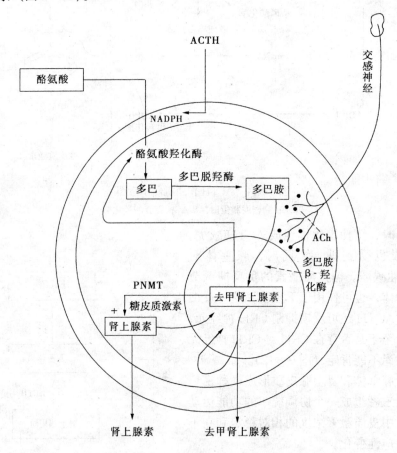

图9-13 肾上腺髓质激素生物合成示意图

PNMT：苯乙醇胺氮位甲基移位酶

肾上腺素与去甲肾上腺素一起储存在髓质细胞的囊泡内，以待释放。髓质中肾上腺素与去甲肾上腺素的比例大约为4:1，以肾上腺素为主。血液中的去甲肾上腺素，除由髓质分泌外，主要来自肾上腺素能神经纤维末梢，而血中的肾上腺素则主要来自肾上腺髓质。

在体内的肾上腺素和去甲肾上腺素通过单胺氧化酶（MAO）及儿茶酚胺氧位甲基转移酶（COMT）的作用灭活。

（二）肾上腺髓质激素的生物学作用

肾上腺髓质与交感神经系统组成交感－肾上腺髓质系统，髓质激素的作用与交感神经的活动紧密联系。Cannon 最早全面研究了交感－肾上腺髓质系统的作用，曾提出应急学说（emergency reaction hypothesis），认为机体遭遇特殊紧急情况时，如畏惧、焦虑、剧痛、失血、脱水、缺氧、暴冷暴热以及剧烈运动等，这一系统将立即被调动起来，肾上腺素与去甲肾上腺素的分泌大大增加，它们作用于中枢神经系统，提高其兴奋性，使机体处于警觉状态，反应灵敏；呼吸加强加快，肺通气量增加；心跳加快，心缩力增强，心输出量增加，血压升高，血液循环加快，内脏血管收缩，骨骼肌血管舒张同时血流量增多，全身血液重新分配，以利于应急时重要器官得到更多的血液供应；肝糖原分解增强，血糖升高，脂肪分解加速，血中游离脂肪酸增多，葡萄糖与脂肪酸氧化过程增强，以适应在应急情况下对能量的需要。上述一切变化都是在紧急情况下，通过交感－肾上腺髓质系统发生的适应性反应，故称之为应急反应。实际上，引起应急反应的各种刺激，也是引起应激反应的刺激，当机体受到应激刺激时，同时引起应急反应与应激反应，两者相辅相成，共同维持机体的适应能力。

（三）肾上腺髓质激素分泌的调节

1. 交感神经：肾上腺髓质受交感神经胆碱能节前纤维支配，交感神经兴奋时，节前纤维末梢释放乙酰胆碱，作用于髓质嗜铬细胞上的 N 型受体，引起肾上腺素与去甲肾上腺素的释放。若交感神经兴奋时间较长，则合成儿茶酚胺所需的酪氨酸羟化酶、多巴胺 β-羟化酶以及 PNMT 的活性均增加，故可促进儿茶酚胺的合成。

2. ACTH 与糖皮质激素：动物摘除垂体后，肾上腺髓质酪氨酸羟化酶、多巴胺 β-羟化酶与 PNMT 的活性降低，而补充 ACTH 则使这二种酶的活性恢复；如给予糖皮质激素，可使多巴胺 β-羟化酶与 PNMT 活性恢复，而对酪氨酸羟化酶则未见明显影响，提示 ACTH 促进髓质合成儿茶酚胺的作用主要是通过糖皮质激素，但也有直接作用。肾上腺皮质的血液先流经髓质后才流回循环，这一解剖特点有利于糖皮质激素直接进入髓质，调节儿茶酚胺的合成。

3. 自身反馈调节：去甲肾上腺素或多巴胺在细胞内的量增加到一定程度时，可抑制酪氨酸羟化酶。同样，肾上腺素合成增多时，也能抑制 PNMT 的作用。当肾上腺素与去甲肾上腺素由细胞释放入血液后，胞浆内含量减少，解除了上述的负反馈抑制，儿茶酚胺的合成随即增加。

研究发现，肾上腺髓质嗜铬细胞能分泌一种由 50 个氨基酸组成的活性多肽，称为肾上腺髓质素，它具有扩张血管、降低血压、抑制内皮素和血管紧张素 Ⅱ 释放等作用。

第六节　胰岛的内分泌

人与哺乳动物的胰岛细胞依其形态和染色特点，可分为四种类型，分别称为 A 细胞、B 细胞、D 细胞及 PP 细胞。A 细胞约占胰岛细胞的 20％，分泌胰高血糖素；B 细胞的数量最多，约占胰岛细胞的 75％，分泌胰岛素（insulin）；D 细胞占胰岛细胞的 5％左右，分泌生长抑素；PP 细胞的数量很少，分泌胰多肽。

一、胰岛素

胰岛素是含有 51 个氨基酸的小分子蛋白质，分子量为 6 000。胰岛素分子由 21 个氨基酸的 A 链与 30 个氨基酸的 B 链组成，两链之间具有两个二硫键（图 9-14）。B 细胞先合成一个大分子的前胰岛素原，以后加工成八十六肽的胰岛素原，再经水解成为胰岛素与连接肽（C 肽）。

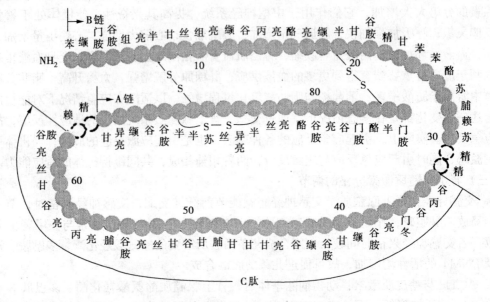

图 9-14　人胰岛素的化学结构

胰岛素与 C 肽共同释放入血中，也有少量的胰岛素原进入血液，但其生物活性只有胰岛素的 3%～5%，而 C 肽无胰岛素活性。由于 C 肽是在胰岛素合成过程中产生的，其数量与胰岛素的分泌量有平行关系，因此测定血中 C 肽含量可反映 B 细胞的分泌功能。正常人空腹状态下血清胰岛素浓度为 35～145pmol/L，胰岛素在血中的半衰期只有 5min，主要在肝灭活，肾与肌肉组织也能使胰岛素失活。

（一）胰岛素的生物学作用

胰岛素是促进合成代谢、调节血糖浓度的主要激素。

1. 对糖代谢的调节：胰岛素促进组织细胞对葡萄糖的摄取和利用，加速葡萄糖合成为糖原，储存于肝和肌肉中，并抑制糖异生，促进葡萄糖转变为脂肪酸，储存于脂肪组织，结果使血糖水平下降。胰岛素缺乏时，血糖浓度升高，如超过肾糖阈，尿中将出现糖，称为糖尿病。

2. 对脂肪代谢的调节：胰岛素促进肝脏合成脂肪酸，然后转运到脂肪细胞储存。胰岛素促进葡萄糖进入脂肪细胞，除了合成脂肪酸外，还可转化为 α-磷酸甘油，脂肪酸与 α-磷酸甘油形成甘油三酯，储存于脂肪细胞中。同时，胰岛素还能抑制脂肪酶的活性，减少脂肪的分解。

胰岛素缺乏时，可出现脂肪代谢紊乱、脂肪分解增强、血脂升高，加速脂肪酸在肝内氧化，生成大量酮体，由于糖氧化过程发生障碍，不能很好处理酮体，以致引起酮血症与酸中毒。

3. 对蛋白质代谢的调节：胰岛素促进蛋白质的合成过程，其作用可在蛋白质合成的各个环节上：①促进氨基酸通过膜的转运进入细胞；②加快细胞核的复制和转录过程，增加

DNA 和 RNA 的生成；③作用于核糖体，加速翻译过程，促进蛋白质合成。

另外，胰岛素还可抑制蛋白质分解和肝糖异生。由于胰岛素能增强蛋白质的合成过程，所以，它对机体的生长也有促进作用，但胰岛素单独作用时，对生长的促进作用并不很强，只有与生长素共同作用时，才能发挥明显的效应。

（二）胰岛素的作用机制

胰岛素调节的代谢过程主要通过它与分布在各种组织细胞上的胰岛素受体相结合，并决定组织细胞对胰岛素作用的应答反应。目前，关于胰岛素作用机制的研究主要集中在胰岛素受体和受体后信息传递机制上。

1. 胰岛素受体：几乎体内所有的细胞膜上都有胰岛素受体。在各类细胞上的受体数差异很大，如红细胞每个细胞上约有 40 个受体，而在肝和脂肪组织，每个细胞可有 20 万个以上的受体。胰岛素受体具有高度的特异性，它能识别胰岛素并与之结合，而不能与生长素、促肾上腺皮质激素结合，它也不能与分解的胰岛素 A 链或 B 链及 C 肽结合。受体对胰岛素有很高的亲和力，受体的亲和力与胰岛素的生物活性有平行关系，例如，受体对胰岛素原的亲和力只有胰岛素的 5% 左右，因此，胰岛素原的生物活性也只有相当于胰岛素的 5% 左右。

胰岛素受体是一种跨膜糖蛋白，由两个 α 亚单位和两个 β 亚单位构成的四聚体。α 亚单位由 719 个氨基酸残基组成，完全裸露在细胞膜外，是受体结合胰岛素的主要部位。α 与 β 亚单位之间靠二硫键结合。β 亚单位是由 620 个氨基酸残基组成，分为三个结构域：N 端 196 个氨基酸残基伸出膜外；中间是含有 23 个氨基酸残基的跨膜结构域；C 端伸向膜内侧，为蛋白激酶结构域，此区含有酪氨酸蛋白激酶活性，并有多个酪氨酸残基（图 9 - 15）。胰岛素与受体结合可激活酪氨酸蛋白激酶，使受体内的酪氨酸残基磷酸化，这对跨膜信息传递、调节细胞的功能起着十分重要的作用。

2. 受体后信息传递机制：胰岛素受体后的信息传递机制相当复杂，目前尚不十分清楚。近年研究发现，在胰岛素敏感的组织细胞胞浆内存在两种胰岛素受体底物——IRS-Ⅰ和 IRS-Ⅱ，它们是传递胰岛素各种生物作用的信号蛋白。当胰岛素受体与胰岛素结合后，激活 β 亚单位上的酪氨酸蛋白激酶，并使酪氨酸残基磷酸化，从而导致 β 亚单位活化，并与近膜区的 IRS-Ⅰ 结合，引起后者多个酪氨酸残基磷酸化，进而 IRS-Ⅰ 能与细胞内某些靶蛋白结合，并使之激活，如激活多种蛋白激酶以及与糖、脂肪和蛋白质代谢有关的酶系，调节细胞的代谢与生长。IRS-Ⅰ 也是胰岛素样生长因子（IGF-Ⅰ）受体的底物。临床研究证明，Ⅱ型糖尿病患者的脂肪细胞中，IRS-Ⅰ mRNA 的含量降低。IRS-Ⅱ 的作用与 IRS-Ⅰ 相似，但 IRS-Ⅱ 的磷酸化与激活所需要的胰岛素要比 IRS-Ⅰ 量多。

（三）胰岛素分泌的调节

1. 血糖的作用：血糖浓度是调节胰岛素分泌的最重要因素，当血糖浓度升高时，胰岛素分泌明显增加，从而促使血糖降低。当血糖浓度下降至正常水平时，胰岛素分泌也迅速回到基础水平。在持续高血糖刺激下，胰岛素的分泌可分为三个阶段：血糖升高 5min 内，胰岛素的分泌可增加 10 倍，主要来源于 B 细胞内储存的激素释放，因此持续时间不长，5～10min 后胰岛素的分泌便下降 50%；血糖升高 15min 后，出现胰岛素分泌的第二次增多，在 2～3h 达高峰，并持续较长的时间，分泌速率也远大于第一时相，这主要是激活了 B 细胞的胰岛素合成酶系，促进合成与释放；倘若高血糖持续 1 周左右，胰岛素的分泌可进一步增加，这是由于长时间的高血糖刺激 B 细胞增殖而引起的。

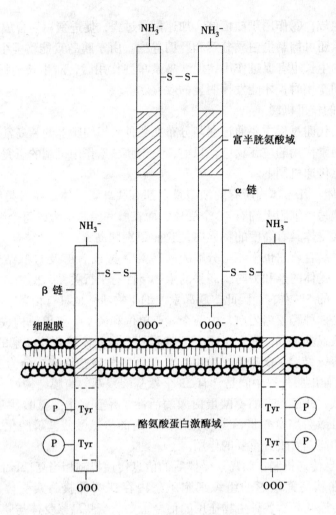

图 9-15　胰岛素受体模式图

　　关于葡萄糖刺激 B 细胞合成与分泌胰岛素的机制，目前有两种学说：一是受体学说，认为 B 细胞膜上有葡萄糖受体，当葡萄糖与之结合后，细胞内 cAMP 与 Ca^{2+} 均增多，从而引发胰岛素的分泌，胰岛素分泌的第一时相可能是通过此途径实现的；二是代谢学说，认为是葡萄糖在 B 细胞内的代谢过程产生某种信息物质，如磷酸甘油醛，它能刺激 B 细胞合成与分泌胰岛素，此种机制可能参与第二时相的胰岛素分泌反应。

　　2. 氨基酸和脂肪酸的作用：许多氨基酸都有刺激胰岛素分泌的作用，以精氨酸和赖氨酸的作用为最强。在血糖正常时，氨基酸只能使胰岛素分泌少量增加，但如果血糖也升高，过量的氨基酸则可使血糖引起的胰岛素分泌量加倍。氨基酸刺激胰岛素分泌的生理意义，在于使餐后吸收的氨基酸可在胰岛素的作用下迅速被肌肉或其他组织摄取并合成蛋白质，同时使体内的蛋白质分解减慢。氨基酸的这种作用，儿童比成人强。利用口服氨基酸检查血中胰岛素水平，可以作为胰岛 B 细胞的功能试验。

　　3. 激素的作用：影响胰岛素分泌的激素主要有：

　　（1）胃肠激素中以抑胃肽（GIP）和胰高血糖样多肽（GLP-I）的促胰岛素分泌作用最为明显，具有生理意义。实验证明，GIP 刺激胰岛素分泌的作用具有依赖葡萄糖的特性。口服葡萄糖引起的高血糖和GIP的分泌增加是平行的，这种平行关系的维持导致胰岛素迅速而明显的分泌，可超过静脉注射葡萄糖所引起的胰岛素分泌反应。有人给大鼠口服葡萄糖并注射GIP抗血清，结果血中葡萄糖浓度升高，而胰岛素水平却没有明显升高。因此可以认为，在肠内吸收葡萄糖期间，小肠黏膜分泌的GIP是一种重要的肠促胰岛素分泌因子。除了葡萄糖外，小肠吸收氨基酸、脂肪酸及盐酸等也能刺激GIP的释放。

（2）生长素、皮质醇、甲状激素以及胰高血糖素等可通过升高血糖浓度而间接刺激胰岛素分泌，因此长期大剂量应用这些激素，有可能使B细胞衰竭而导致糖尿病。

（3）胰岛D细胞分泌的生长抑素可通过旁分泌作用，抑制胰岛素的分泌，而胰高血糖素也可直接刺激B细胞分泌胰岛素。

4．神经调节：胰岛受迷走神经与交感神经支配。刺激迷走神经，通过乙酰胆碱作用于M受体，直接促进胰岛素的分泌；迷走神经还可通过刺激胃肠激素的释放，间接促进胰岛素的分泌。交感神经兴奋时，则通过去甲肾上腺素作用于α受体，抑制胰岛素的分泌。

二、胰高血糖素

人胰高血糖素是由29个氨基酸组成的直链多肽，分子量3 485，它也是由一个大分子前体裂解而来。胰高血糖素在血清中浓度为50～100ng/L，在循环中的半衰期为5～10min，主要在肝脏失活，肾脏也有降解作用。

（一）胰高血糖素的主要作用

与胰岛素的作用相反，胰高血糖素是一种促进分解代谢的激素。胰高血糖素具有很强的促进糖原分解和糖异生的作用，使血糖明显升高。1mol/L的激素可使（3×10^6）mol/L的葡萄糖迅速从糖原分解出来。胰高血糖素通过cAMP-PK系统，激活肝细胞的磷酸化酶，加速糖原分解。糖异生增强是因为激素加快氨基酸进入肝细胞，并激活与糖异生过程有关的酶系。胰高血糖素还激活脂肪酶，促进脂肪分解，同时又可加强脂肪酸氧化，使酮体生成增多。胰高血糖素产生上述代谢效应的靶器官是肝，切除肝脏或阻断肝血流，这些作用便消失。

另外，胰高血糖素可促进胰岛素和胰岛生长抑素的分泌。药理剂量的胰高血糖素可使心肌细胞内cAMP增加，能增强心肌的收缩力。

（二）胰高血糖素分泌的调节

影响胰高血糖素分泌的因素很多，血糖浓度是重要的因素。血糖降低时，胰高血糖素分泌增加，血糖升高时，胰高血糖素分泌减少。氨基酸的作用与葡萄糖相反，能促进胰高血糖素的分泌。蛋白餐或静脉注入各种氨基酸均可使胰高血糖素分泌增多。血中氨基酸增多，一方面可促进胰岛素释放，使血糖降低，另一方面还能同时刺激胰高血糖素分泌，这对防止低血糖有一定的生理意义。

胰岛素可以通过降低血糖间接刺激胰高血糖素的分泌，但B细胞分泌的胰岛素和D细胞分泌的生长抑素可直接作用于邻近的A细胞，抑制胰高血糖素的分泌。

第七节　松果体的内分泌和前列腺素

一、松果体的激素

松果体细胞是由神经细胞演变而来的，它分泌的激素主要有褪黑素和肽类激素。来自颈上交感神经节的节后神经末梢与松果体细胞形成突触联系，通过释放去甲肾上腺素调控松果体细胞的活动。

（一）褪黑素

褪黑素（melatonin，MT）的化学结构为 5-甲氧基-N-乙酰色胺，是色氨酸的衍生物。松果体分泌 MT 呈现明显的昼夜节律变化，白天分泌减少，黑夜分泌增加。实验证明，昼夜的明暗光线对松果体活动的影响，与视觉和交感神经有关，因为摘除动物的眼球或切断支配松果体的交感神经，则 MT 分泌的昼夜节律不再出现。如毁损视交叉上核，MT 分泌的昼夜节律也会消失，所以，视交叉上核被认为是控制 MT 分泌的昼夜节律中枢。MT 对下丘脑－垂体－性腺轴的功能活动有明显的抑制作用。切除幼年动物的松果体，出现性早熟，性腺的重量增加，功能活动增强。远在一个世纪之前，人们就发现某些性早熟的男孩是因松果体肿瘤所致，因此认为松果体在青春期有抗性腺功能的作用。实验表明，MT 可抑制下丘脑 GnRH 的释放和腺垂体 FSH 与 LH 的分泌，同时也可直接抑制性腺的活动。

在人和哺乳动物，生理剂量的 MT 具有促进睡眠的作用，而且 MT 的昼夜分泌节律与睡眠的昼夜时相完全一致，因此认为 MT 是睡眠的促发因子，并参与昼夜睡眠节律的调控。

（二）肽类激素

松果体能合成 GnRH、TRH 及 8-精（氨酸）催产素等肽类激素。在多种哺乳动物（鼠、牛、羊、猪等）的松果体内，GnRH 含量比同种动物下丘脑所含的 GnRH 高 4~10 倍。有人认为，松果体的 GnRH 和 TRH 是下丘脑以外组织的主要来源。

二、前列腺素

前列腺素（prostaglandin，PG）是广泛存在于人和动物体内的一组重要的组织激素。PG 的化学结构一般是具有五元环和两条侧链的二十碳不饱和脂肪酸。根据其分子结构的不同，可把 PG 分为 A、B、D、E、F、G、H、I 等型。

细胞膜的磷脂在磷脂酶 A_2 的作用下，生成 PG 的前体——花生四烯酸，后者在环氧化酶的催化下，形成不稳定的环内过氧化物——PGG_2，随后又转变为 PGH_2。PGH_2 在异构酶或还原酶的作用下，分别形成 PGE_2 或 PGF_2。PGH_2 又可在前列腺环素合成酶的作用下，转变为前列腺环素（PGI_2），并在血栓素合成酶的作用下变为血栓素 A_2（TXA_2）（图 9-16）。

PG 在体内代谢极快，除 PGI_2 外，经过肺和肝被迅速降解灭活，在血浆中的半衰期为 1~2min。一般认为，PG 不属于循环激素，而是在组织局部产生和释放，并对局部功能进行调节的组织激素。

PG 的生物学作用极为广泛而复杂，几乎对机体各个系统的功能活动均有影响，其具体

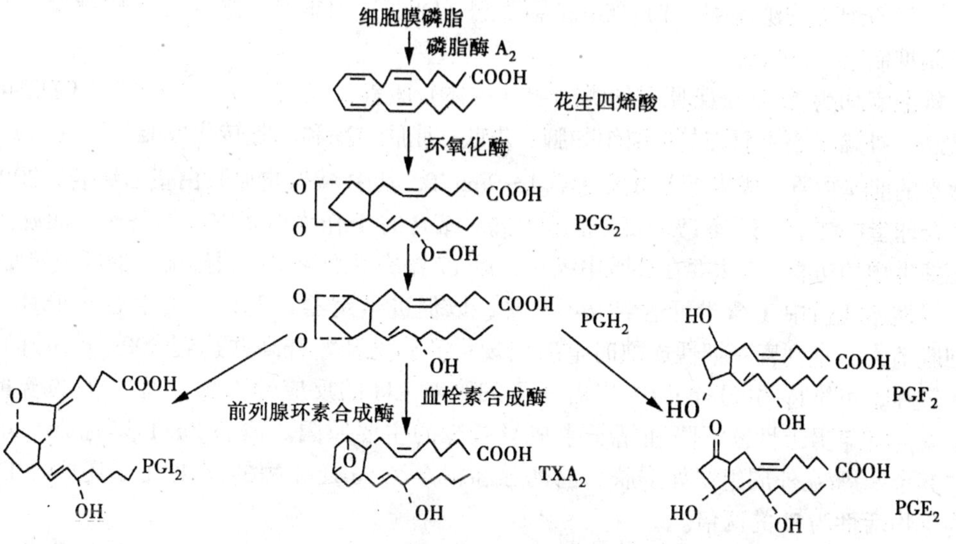

图 9-16 体内主要前列腺素的合成途径

作用，已在有关章节述及。

第八节 性腺、胎盘的内分泌

男性的睾丸、女性的卵巢，既是生殖器官，又是内分泌腺。它们是男女性别的主要性器官（又称主性器官），是生殖细胞（精子、卵子）产生、发育成熟的场所，又是性激素分泌的地方。其他的生殖器官，如男性的附睾、输精管、前列腺、精囊、射精管、阴茎，女性的输卵管、子宫、阴道等，统称为附属的生殖器官，又称附性器官，它们为生殖细胞的输送、排出、卵子受精和胚胎发育成长提供条件。男女两性除上述生殖器官不同外，在青春期后躯体上还出现一系列不同的形态特征，称为副性征（第二性征），如男性生长的胡须、喉头突出、骨骼粗大、肌肉发达、发音低沉等；女性则表现为乳腺发达、骨盆宽阔、皮下脂肪丰满、音调高亢等。

性腺内分泌的激素是上述附性器官发育和副性征出现的决定因素，没有性激素的刺激作用，附性器官就不能发育，永远保持在幼稚状态，副性征也不会出现。反之，幼年时期过早、过多的分泌性激素（如睾丸、卵巢的肿瘤），则童年期将出现性早熟、性器官和副性征发育过快。幼年时期切除性腺（阉割），将引起不育、性器官不发育、副性征不出现，严重影响性行为。同时，性激素对全身代谢也有重要影响。

胎盘是由母体子宫蜕膜和胚胎的合胞体滋养层共同形成的，含有大量血窦和浸没在血窦中的绒毛。它是胎儿与母体进行物质交换的场所，又是维持妊娠的内分泌器官。胎盘还构成母体与胎儿间的免疫屏障。胎盘能分泌数种激素。

一、睾丸的内分泌

（一）雄激素与抑制素

精子在睾丸的曲细精管内生成。曲细精管之间的间质细胞和支持细胞，具有内分泌作用：①间质细胞分泌睾酮（T）、5α-双氢睾酮（DHT）和雄烯二酮 3 种雄性激素；②支持细胞分泌抑制素（inhibin）。

雄激素均为含 19 个碳原子的类固醇（甾体）激素，但以 T 分泌量最多，DHT 的生物活性最高，雄烯二酮主要在外周组织如脑、皮肤、脂肪组织和肝脏转化成雌二醇（E_2），是男性雌激素的前体物质。成年男子每天分泌 4～9mg T，其中 68% 与血浆白蛋白结合，30% 与性激素结合球蛋白结合，只有 1%～2% 是游离的。结合的 T 作为血浆中的储备库，而游离的 T 才能发挥生物学功能。T 主要在肝脏中灭活，以 17-酮类固醇形式由尿排出，少量经粪便排出。

男性胎儿血中 T 含量可达到成年水平，以促进生殖器官发育，出生后 6 个月睾丸中间质细胞消失，直到青春期性成熟时重新出现；T 分泌开始升高并达到 600ng/mL 的高水平，这一过程，可维持约 50 年；65 岁后间质细胞对 LH 的反应性下降，血中 T 的含量逐渐减少，成为老年男子性欲下降和精子生成量减少的主要原因。体内 DHT 只有 20% 由睾丸分泌，其余 80% 在外周组织如皮肤、前列腺和精囊经 5α-还原酶的催化由 T 还原为 DHT，后者的生物活性为 T 的两倍。

抑制素是睾丸支持细胞分泌的糖蛋白激素，由 α 和 β 两个亚单位组成，分子量为 31 000～32 000。抑制素对腺垂体 FSH 的分泌有很强的抑制作用；而生理剂量的抑制素对 LH 的分泌却无明显的影响。在性腺存在着与抑制素结构近似的物质，是由抑制素的两个 β 亚单位组成的二聚体，称为激活素（actvin），它的作用与抑制素相反，可促进腺垂体 FSH 的分泌。

（二）睾酮的生理作用

1. 维持生精作用：将成年大鼠的垂体摘除，可使睾丸缩小，间质细胞萎缩，T 的分泌减少，精子发生过程停滞。如及时注射 T，则可使生精过程又恢复。给未成年雄鼠的睾丸局部埋植 T，在其附近的曲细精管发生早熟的生精过程。T 从间质细胞分泌后，经扩散进入支持细胞并转变为双氢睾酮，在 FSH 的作用下，支持细胞产生一种对 T 或双氢睾酮亲和性很强的蛋白质，称为雄激素结合蛋白（ABP），ABP 与 T 或双氢睾酮结合后，转运至曲细精管内，提高与维持雄激素在局部"微环境"曲细精管的浓度，有利于生精过程，局部高浓度的 ABP 结合物是精子生成不可缺少的条件。睾丸的间质细胞分泌的 T，经基底膜扩散至曲精小管的生殖上皮细胞，与相应雄激素受体结合，以启动细胞核内与精子生成相关基因的表达过程。

2. 刺激男性生殖器官的生长发育和性征的出现：在青春期 T 的分泌增加，促使外生殖器（阴茎、阴囊、睾丸）和内生殖器（前列腺、精囊）发育增大，腺体开始分泌。男子体毛（阴毛、胸毛、腋毛、胡须等）及其他男性副性征也都是在 T 刺激下出现的。胚胎期间，T 主要促进附睾、输精管和精囊的发育；而 DHT 主要刺激阴茎、阴囊和前列腺的发育。青春期，T 主要促进阴茎和精囊的生长，使此期出现骨骼、肌肉快速增长、声带变厚和喉结突出等男性性征。DHT 则促进阴囊和前列腺的增长，加速耻骨上、腹部、胸部和面部毛发的生长；导致头顶近前额部位毛囊萎缩。DHT 又可增加皮肤皮脂腺的分泌活动，脂肪分泌物含量增多，堵塞导管易于细菌生长，形成皮脂腺炎症。所以认为，局部 5α-还原酶活性过高及遗传因素与成年男子"秃顶"的发生有关。

3. 维持和提高性欲：T 或 DHT 能作用于大脑和下丘脑，引起促性腺激素和性行为的改变，从而提高性感，维持正常性欲。

4. 对代谢的影响：主要是促进蛋白质合成，特别是肌肉和骨骼肌以及生殖器官的蛋白质合成，从而使尿氮减少，出现正氮平衡。T 还可促进红细胞生成。另外，伴随出现有水钠潴留，骨中钙、磷沉积增加，这些变化称为促进蛋白质合成作用。青春期由于 T 的促进蛋白质合成作用，男子身体出现较为显著的增长。但 T 可使骨骺融合过程增快，虽有促进长骨生长作用，但有时因过早骨骺融合反而使个体矮小。

（三）睾丸功能的调节

睾丸的生精小管（也称精曲小管）的精子生成、间质细胞和支持细胞的内分泌功能均在下丘脑－腺垂体的控制下，而腺垂体的分泌活性又受到睾丸产生的雄激素和抑制素的负反馈调节，从而构成了下丘脑－腺垂体－生精小管和下丘脑－腺垂体－间质细胞两个反馈调节环路。

1. 下丘脑－腺垂体－生精小管轴：从青春期开始，下丘脑以脉冲方式分泌 GnRH，每天分泌 8~10 次，每次持续几分钟。经垂体门脉到达腺垂体，GnRH 与靶细胞膜受体结合，经细胞内第二信使 Ca^{2+} 介导，促进腺垂体分泌 LH 和 FSH。FSH 经血液循环到达睾丸并与生精小管的生精细胞支持细胞的相应受体结合并激活腺苷酸环化酶，产生第二信使 cAMP，促进支持细胞分泌促精子生成的各种物质；与此同时，在 LH 的作用下，间质细胞分泌大量的 T 并扩散至生精小管，促进精子的生成。临床上发现，当生精小管无精子生成时，血中 FSH 水平升高；反之，精子生成加速时，FSH 水平下降。这是抑制素对腺垂体 FSH 分泌的负反馈作用。这种负反馈调节机制和睾酮对下丘脑和腺垂体的负反馈调节同时进行，保证了精子的正常生成。长时间而不是间断的 GnRH 分泌，可导致其受体数量下调，使腺垂体细胞对 GnRH 的敏感性下降，促性腺激素分泌减少。因此，临床上使用长效 GnRH 激动剂，通过抑制促性腺激素使性激素分泌减少甚至停止，以达到抑制某些性激素依赖性肿瘤生长的目的。

2. 下丘脑－腺垂体－间质细胞轴：GnRH 可同时刺激腺垂体分泌 LH 和 FSH，伴随着 GnRH 的脉冲式的分泌，LH 分泌也明显呈周期性变化而 FSH 则只呈现轻微的波动。LH 经血液循环到达睾丸，促进间质细胞的 T 分泌，T 的分泌数量与 LH 的浓度成正比。血中游离 T 主要作用于下丘脑，抑制 GnRH 的分泌；对腺垂体 LH 的负反馈作用较弱；通过 T 的负反馈作用，使得血中 T 的含量维持至一定水平。

一方面，腺垂体促性腺激素的分泌，受到下丘脑及其靶腺激素的双重控制。另一方面，下丘脑、腺垂体和睾丸在功能上又密切联系和互相影响，构成了下丘脑－腺垂体－睾丸轴闭环调节环路，保证了睾丸精子生成和激素分泌的正常进行（图 9-17）。

二、卵巢的内分泌

（一）卵巢激素的生理作用

卵巢既产生卵子，又分泌女性激素，主要是雌激素和孕激素，还分泌少量雄激素。

1. 雌激素的作用：雌激素主要为雌二醇（E_2），它是由卵泡的内膜细胞和粒膜细胞共同产生，黄体细胞也分泌。其主要生理作用如下：

（1）对生殖器官作用：雌激素是使青春期女子外生殖器、阴道、子宫、输卵管发育生长的重要激素，过多可出现早熟现象，过少则性功能不足。雌激素可使阴道黏膜上皮细胞糖原增加、糖原分解呈酸性，有利于阴道乳酸菌的生长，从而排斥其他微生物的繁殖，增强阴道抵抗细菌的能力。雌激素还刺激阴道上皮细胞分化和角化，促进输卵管的运动，以利于卵子向子宫腔内运送。在月经期和妊娠期内，雌激素与孕激素配合，维持月经周期与妊娠期的正常进行。

（2）对性征的影响：雌激素能刺激乳腺导管和结缔组织增生，乳房和皮下的脂肪增多，臀部肥厚等。

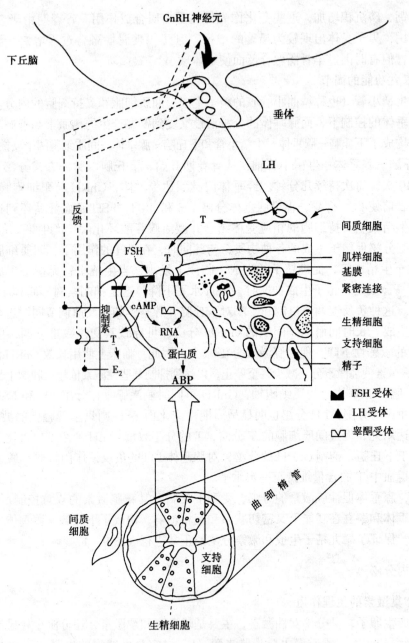

图 9-17　下丘脑-腺垂体-睾丸轴活动的调节

T：睾酮　E₂：雌二醇　ABP：雄激素结合蛋白

（3）对代谢和生长的作用：雌激素促进水钠潴留，使细胞外液量增加。雌激素还有类似睾酮的作用，促进肌肉蛋白质合成，加强钙盐沉着，促进青春期生长。

在每一个月经周期中，雌激素的分泌量呈现两次规律性升高：第一次是在卵泡期，在排卵前一周开始明显上升，到排卵前一天达到顶点，排卵后立即降低；第二次是在黄体期，排卵后 4～5 天起逐步升高，到月经期前下降（图 9-18）。

2. 孕激素的作用：在卵巢内主要由黄体生成，妊娠期胎盘也大量分泌孕激素，由于对妊娠特别重要，故称孕激素。孕激素主要是孕酮，其作用如下：

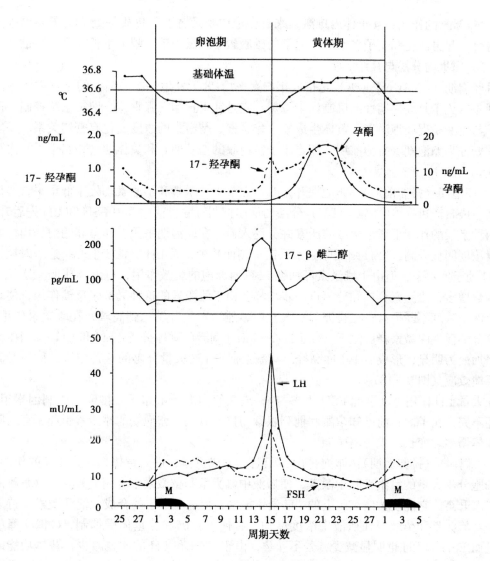

图 9-18　月经周期激素变化

M：月经期

（1）对子宫作用：使子宫内膜出现分泌期变化，为受精卵着床准备条件。可使子宫不易兴奋，保证胚胎有较"安静"的环境，并降低母体对胎儿的免疫排斥反应，故称"安胎"作用。如果缺乏孕激素则有早期流产的危险。

（2）对乳腺作用：促进乳腺腺泡发育，为怀孕后泌乳准备条件。

（3）产热作用：使基础体温在排卵后升高1℃左右，并在黄体期一直维持在此水平上。由于体温在排卵前先表现为短暂降低，排卵后升高，故临床上将这一基础体温改变作为判断排卵日期的标志之一。

（4）对平滑肌作用：孕激素能使血管和消化道平滑肌紧张性降低，有人认为这是孕妇容易发生便秘和痔疮的原因之一。

在排卵期，血浆中孕酮浓度很低，在黄体期的头2～3天内即明显开始升高，至排卵后7～8天达到高峰（图9-18）。

3. 雄激素的作用：女子体内雄激素来自卵泡内膜及肾上腺皮质等处。女子如果雄激素过多时可引起男性化和女子多毛症。适量的雄激素可刺激阴毛、腋毛生长，维持性欲。

（二）卵巢内分泌与月经周期

月经周期（menstrual cycle）是指成年妇女平均 28 天发生一次周期性的子宫内膜脱落和流血现象。关于月经周期性的机制尚不清楚，它是在下丘脑－腺垂体－卵巢系统控制下出现的，并与血液中促卵泡激素、黄体生成素、雌激素、孕激素的浓度变化有密切关系。一般将月经周期分为卵泡期（排卵前期，相当于子宫内膜的增殖期）和黄体期（相当于子宫内膜的分泌期）。

1. 卵泡期（排卵前期）：卵泡期开始时，血液中雌激素和孕激素均处于低水平，对促卵泡激素（FSH）和黄体生成素（LH）分泌的反馈抑制解除，使血液中 FSH 和 LH 先后升高，在此两种激素的作用下卵泡生成雌激素并分泌入血；在卵泡期中段，即排卵约前一周，血中雌激素浓度明显升高，FSH 则因雌激素反馈抑制而减少，而 LH 仍稳步上升。这一时期，虽然 FSH 处于低水平，但由于雌激素可加强 FSH 对卵泡的刺激作用，可继续使卵泡增长，颗粒细胞数增多，雌激素合成和分泌进一步增加。由于雌激素的这种局部正反馈作用，使雌激素在血液中浓度不断提高；在排卵前一天左右，雌激素的分泌达到高峰，在雌激素作用下，下丘脑分泌促性腺激素释放激素（GnRH），GnRH 刺激腺垂体分泌 FSH 和 LH，其中以 LH 分泌增加最为明显，形成血中 LH 高峰。雌激素促进 LH 大量分泌的这种作用，称为雌激素的正反馈效应（图 9-18）。

在大量 LH 作用下（可能 FSH 也参与），成熟的卵泡排出卵子。排卵的控制因素很多，机制还不完全明了。目前已知孕酮和前列腺素与排卵有关。卵泡期的雌激素引起子宫内膜增生、腺体增多、变长，成为增殖期。

2. 黄体期（排卵后期）：卵泡排出卵子后，形成黄体，进入黄体期。在 LH 的作用下，黄体细胞分泌大量的雌激素和孕激素，使血液中雌激素和孕激素浓度明显升高。这是雌激素的第二次升高，它能使黄体细胞上的 LH 受体增多，促进孕激素的合成，使孕激素维持于较高水平。雌激素和孕激素在血液中浓度增加，将使下丘脑和腺垂体受抑制，GnRH 释放减少，进而 FSH 和 LH 也明显减少，若不受孕，由于 FSH 和 LH 的明显减少，黄体功能即停止，孕激素和雌激素血中浓度明显下降，致使子宫内膜剥脱，发生流血，成为月经。孕激素和雌激素明显减少后，使腺垂体的 FSH 和 LH 的分泌又增加，重复下一周期。如若受孕，则由胎盘分泌绒毛膜促性腺激素，去代替腺垂体的 LH 和 FSH，以维持黄体的分泌功能，继续不断地分泌孕激素和雌激素，使妊娠顺利进行。

黄体期的子宫内膜，由于受到孕激素和雌激素的刺激发生分泌期的相应变化，为接受受精卵和妊娠作准备。

三、胎盘的内分泌

胎盘是妊娠期的重要内分泌器官，它能分泌大量的雌激素、孕激素（类固醇激素）和人绒毛膜促性腺激素（肽类激素），以取代垂体的促性腺激素和卵巢的雌激素与孕激素，所以胎盘对维持正常妊娠起极为重要的作用。妊娠 3 个月后胎盘可完全取代卵巢和腺垂体的内分泌作用。

（一）人绒毛膜促性腺激素（hCG）

hCG 的化学本质是一种糖蛋白，其生理作用和化学组成与腺垂体的黄体生成素（LH）相似；它的主要作用是在妊娠早期维持母亲黄体继续发育形成妊娠黄体，并使雌激素和孕激素由黄体合成顺利地过渡到由胎盘合成。hCG 可进入母血，并由尿中排出，在受精后 8～10 天的母血中就有 hCG 存在，在妊娠第 60 天左右达到高峰，然后逐渐下降，于妊娠后 160 天左右降到最低水平，妊娠后期略有增加，在分娩前才停止分泌（图 9-19）。由于 hCG 经尿

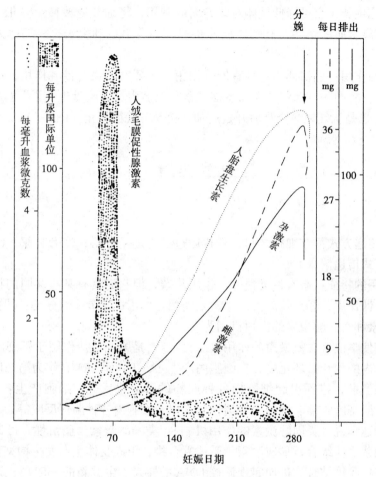

图 9-19　人类正常妊娠期内的激素浓度变化

排出，临床上很早就用孕妇尿测 hCG 的浓度作为早期妊娠的诊断。一般以早期孕妇尿注射给未交配过的雌兔，可以引起兔的排卵；注射给雄性的蟾蜍可以引起排放精子。目前则采用放射免疫试验法，能直接测定孕妇血中 hCG，可在妊娠第 6 天就能获得肯定结果。

（二）胎盘雌激素和孕激素

hCG 的分泌于妊娠 60 天后逐步下降到最低水平（其原因不明），此时黄体的分泌功能不能维持，但胎盘已于妊娠第 6 周后开始分泌雌激素和孕激素，所以雌激素和孕激素血中浓度仍继续升高，至分娩前达到高峰（图 9-19）。在这两种激素作用下，子宫与乳腺继续明显地发育增大。雌激素使子宫肌肉肥大，以便分娩时产生较大的收缩力；孕激素则防止妊娠子宫发生收缩，故具有安胎作用。

人胎盘产生多种雌激素，如雌酮、雌二醇、雌三醇；孕激素主要是孕酮。胎盘雌激素除上述生理作用外，雌三醇可以通过产生前列腺素以增加胎盘和子宫之间的血液量。孕酮还有维持子宫内膜和蜕膜、抑制 T 淋巴细胞、防止母体排斥胎儿的作用。

（三）人绒毛膜生长素（hCS）

hCS 是胎盘分泌的糖蛋白激素，其化学组成及某些生物活性与生长素相似。主要生理作用有：

1. 促进胎儿生长：它可降低母体对葡萄糖的利用，将葡萄糖转移给胎儿，作为能量来源；同时母体游离脂肪酸增多，有利于胎儿摄取更多营养以利生长，故又称为妊娠期的生长素。

2. 对乳腺的作用：最初证明它具有催乳作用，主要对动物有催乳作用，在人类则其催乳作用不很明显，故国际会议将"人胎盘催乳素"改名为"人胎盘生长素"（hCS）。孕妇血中 hCS 的含量，也是从妊娠两个月后开始增加，直至分娩前停止（图 9－19）。

自 学 指 导

【重点难点】

1. 激素的传递方式：在细胞之间，激素通过：①远距分泌；②旁分泌；③自分泌；④神经分泌四种方式传递信息。

2. 激素作用的特征：激素种类繁多，作用复杂，但它们具有某些共同的特点即：①信息传递；②特异性作用；③高效放大；④激素间相互作用；⑤节律性分泌；⑥代谢失活。

3. 含氮激素和类固醇激素的作用机制为：

（1）第二信使学说（含氮激素的作用机制）：激素是第一信使作用于靶细胞膜上的相应受体后，激活膜内的腺苷酸环化酶，在细胞内产生 cAMP，而 cAMP 作为第二信使，激活依赖 cAMP 的蛋白激酶，进而引起细胞内各种底物的磷酸化反应，细胞产生各种生物效应，如腺细胞分泌、肌细胞收缩、细胞膜通透性改变以及细胞内各种酶促反应等。

（2）基因表达学说（类固醇激素的作用机制）：类固醇激素为脂溶性，可透过细胞膜进入细胞，先与胞浆受体结合，形成激素－受体复合物，引起受体蛋白发生构型变化，由胞浆转移至核内，与核受体结合，进而实现调控 DNA 的转录，生成新的 mRNA，诱导蛋白质合成，引起相应的生物效应的作用。有些激素（如雌激素、孕激素与雄激素）进入细胞后，可直接穿越核膜，与相应的核受体结合，调节基因表达。

4. 甲状腺激素的生理作用及其调节。

【生理作用】

（1）甲状腺激素能加速体内绝大多数细胞的氧化速率并增加产热量。

（2）能促进糖的吸收和肝糖原分解和糖异生；能加速胆固醇的合成，又促进其降解，后者作用更明显；通过促使 mRNA 的形成，加速蛋白质和各种酶的合成，从而使肌肉、肝、肾的蛋白质合成增加，呈正氮平衡。

（3）主要影响脑与长骨的生长与发育。

（4）能提高中枢神经系统的兴奋性。

（5）甲状腺激素有加强或调节其他激素的作用；甲状腺激素可使心率加快、心缩力量加强、心输出量增加。

【甲状腺功能的调节】

（1）TSH 使甲状腺球蛋白水解，促进 T_3、T_4 合成，使碘泵活力加强，促进甲状腺上皮细胞增生、腺体增大。

（2）下丘脑分泌 TRH，促进 TSH 的合成与释放；下丘脑分泌的生长抑素抑制 TSH 的合成与释放。

（3）T_3、T_4 血中浓度的升降经常反馈调节腺垂体 TSH 的分泌。

（4）当机体缺碘时，甲状腺腺泡细胞的碘泵作用加强；相反，碘过多时，碘泵受抑制。甲状腺腺泡细胞内含碘量减少，对 TSH 的反应增强；反之，则减弱。这称为甲状腺的自身调节。

（5）支配甲状腺的交感神经兴奋，甲状腺素合成增加；刺激支配甲状腺的副交感神经，产生抑制性效应。

5. 甲状旁腺激素、维生素 D_3、降钙素对钙磷调节的相互关系如图 9-20 所示：

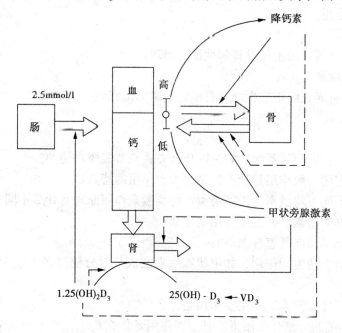

图 9-20　甲状旁腺素、降钙素、D_3 对钙磷的调节的相互关系
实线：促进　虚线：抑制　VD_3：维生素 D_3

6. 胰岛素的生理作用及其分泌调节。

【生理作用】

（1）胰岛素加速全身各组织摄取、储存和利用葡萄糖，促进肝糖原合成和储存，抑制糖异生，促进肌糖原合成，结果使血糖降低。

（2）胰岛素促进肝脏合成脂肪酸，抑制脂肪的分解。

（3）胰岛素是蛋白质合成、储存不可缺少的物质，抑制蛋白质分解，抑制糖原异生，促使氨基酸合成蛋白质。

【胰岛素分泌的调节】

(1) 血糖是胰岛素分泌的最重要的调节因素。

(2) 许多氨基酸都能刺激胰岛素分泌，血中脂肪酸和酮体增加时，也促进胰岛素分泌。

(3) 胃肠道激素、胰高血糖素、生长素、糖皮质激素、孕酮和雌激素都促进胰岛素分泌。

(4) 迷走神经可直接刺激胰岛素分泌，也可刺激胃肠道激素的释放，间接促进胰岛素分泌；交感神经抑制胰岛素分泌。

7. 糖皮质激素的生理作用：

(1) 对物质代谢有促进蛋白质分解、抑制蛋白质合成的作用，促进糖异生，促进脂肪分解，有保钠排钾的作用。

(2) 使红细胞、血小板、中性粒细胞增加，淋巴细胞、嗜酸性粒细胞减少；保持血管紧张性，对神经系统有一定的兴奋作用，促进胃酸、胃蛋白酶分泌。

(3) 在应激反应中，减轻不良反应，促使糖代谢正常活动。保证糖对重要器官的供应，保持血管的紧张性，调节血压。大剂量时还有抗炎、抗过敏、抗休克等作用。

8. 睾酮的生理作用：

(1) 维持生精作用。

(2) 刺激男性生殖器官的生长发育和性征的出现。

(3) 维持和提高性欲。

(4) 促进蛋白质合成、红细胞生成和骨中钙、磷的沉积。

【复习思考题】

1. 何谓内分泌腺和内分泌系统？它是以什么方式调节机体功能的？

2. 何谓激素？它的一般作用是什么？试述激素作用的特点。

3. 按化学结构不同可将激素分为哪两类？每类激素作用原理有什么不同？

4. 甲状腺分泌哪些激素？其主要作用是什么？

5. 试述甲状腺分泌功能是怎样调节的。

6. 根据甲状腺激素的生理作用，如甲状腺激素在成年时分泌过多、过少将会引起哪些症状？

7. 甲状旁腺分泌什么激素？其主要作用是什么？

8. 甲状腺"C"细胞分泌什么激素？其主要作用是什么？

9. 血钙浓度是怎样维持相对稳定的？

10. 如果血钙浓度过低将会导致人体有何异常变化？应如何及时纠正？

11. 胰岛素主要的生理作用是什么？通过何种途径实现？

12. 胰岛素的分泌是如何调节的？

13. 胰高血糖素是胰岛什么细胞分泌的？其主要生理作用是什么？通过什么途径实现？

14. 胰高血糖素的分泌受哪些因素调节？

15. 糖皮质激素对糖、蛋白质、脂肪代谢各有什么作用？如果分泌过多或过少将会引起什么后果？

16. 何谓"应激反应"？糖皮质激素在应激反应中起什么作用？

17. 肾上腺髓质分泌哪些激素？有什么主要生理作用？

18. 交感－肾上腺髓质系统有什么作用？

19. 应急反应和应激反应两者关系如何？

20. 睾丸分泌什么激素？其主要生理作用是什么？它的分泌是怎样调节的？

21. 雌激素与孕激素的分泌是怎样控制的？它们与月经周期有什么关系？

22. 胎盘能分泌哪些激素？在妊娠期间它们各有什么生理作用？

23. 垂体分泌哪些激素？四种促激素主要生理作用是什么？

24. 生长素的主要生理作用是什么？幼年时生长素分泌不足或过多将产生怎样的后果？成年人如生长素过多又将出现什么样的异常现象？

25. 催乳素的主要生理作用有哪些？

26. 试述腺垂体分泌功能的调节。

27. 试根据腺垂体所分泌的激素说出下丘脑分泌的相应9种调节肽的名称。

28. 血管升压素（抗利尿激素）的主要生理作用是什么？其分泌是如何调节的？

29. 催产素有什么主要生理作用？它的分泌受哪些因素影响？

30. 名词解释：呆小症　　黏液性水肿　　甲状腺激素　　甲状腺　　主性器官　　附性器官　　副性征（第二性征）　　月经周期

【参考文献】

1. 姚泰，乔健天. 生理学. 第5版. 北京：人民卫生出版社，2001

2. 杨钢. 内分泌生理与病理生理学. 天津：天津科技出版社，1996

3. 施雪筠，陈洁文. 生理学. 上海：上海科学技术出版社，1995

4. 范少光，汤浩，潘伟丰. 人体生理学. 第2版. 北京：北京医科大学出版社，2000

5. 樊小力. 人体机能学. 北京：北京医科大学出版社，2000

6. 程治平. 内分泌生理学. 北京：人民卫生出版社，1984

7. 黄作福，余孝慈. 生理学. 长沙：湖南科学技术出版社，1990

第十章　神经系统的功能

【目的要求】

　　1. 通过本章学习主要掌握神经纤维兴奋传导功能的特征；突触传递的过程和原理；感觉投射系统；肌牵张反射及脑干对肌紧张的调节；自主神经系统的主要功能。

　　2. 熟悉神经元间信息传递的形式；中枢神经元的联系方式；中枢抑制；大脑皮质的感觉分析功能和对躯体运动的调节；各级中枢对内脏活动的调节；痛觉生理；大脑皮质的生物电活动。

　　3. 了解脑的高级功能。

【自学时数】

　　14 学时。

　　神经系统是机体内起主导作用的功能调节系统。它既可直接或间接地调控体内各器官、系统的功能，使之互相联系、互相协调，成为统一的整体；同时，还能对体内外各种环境变化作出迅速而完善的适应性调节，以维持机体的稳态。

　　神经系统分为外周与中枢两部分。前者的功能主要是传递信息，而后者的功能则为处理信息，主宰机体所处的各种状态。中枢神经系统主要由神经细胞与神经胶质细胞构成。神经细胞又称神经元，是神经系统的基本结构与功能单位。人类中枢神经系统内含有约1 000亿个神经元，它们组成复杂的神经网络系统，进行频繁的信息传输与信息整合，从而调节人体的复杂功能；它除整合感觉、调制随意运动与自主神经活动外，还整合脑的高级功能，以实现觉醒与睡眠、学习与记忆以及思维、意识、语言等高级神经活动。

第一节　神经系统的基本结构与功能

一、神经元与神经纤维

（一）神经元的结构与功能

　　神经系统内含有大量神经元，其形态、功能多种多样。但从结构上大都可分为细胞体与突起两部分，突起又分树突和轴突两种（图 10－1）。树突较短，数量较多，反复分支并丛集在细胞体的周围。轴突较长，一个神经元一般只有一个轴突。轴突由细胞体的轴丘发出，起始的一段是裸露的，称为轴突的始段，始段膜的兴奋阈最低，往往是神经冲动的发起处。

轴突离开细胞体若干距离后，便形成髓鞘成为神经纤维。习惯上把神经纤维分为有髓纤维与无髓纤维两大类，实际上无髓纤维也有一薄层髓鞘，并非完全无髓鞘。

神经元是高度分化、具有特异功能的细胞。树突区一向被认为是神经元的"感受"区，它的功能是接受信息。树突在接受其他神经元的信息后，产生膜电位的去极化或超极化，并以电紧张形式影响着细胞体的冲动，调制细胞体的兴奋性。细胞体是神经元功能活动的中心，其主要功能是合成物质、接受信息与整合信息。细胞体合成的多种蛋白质（包括酶）可通过转运系统运至神经元突起；细胞体直接接受其他神经元以及自身树突对它的影响，通过细胞体的总和达阈电位时即向轴突发放冲动。轴突内的细胞浆称为轴浆，内含微管、微丝、线粒体、囊泡等成分。轴突的功能是执行细胞体的"指令"，传出冲动；当其冲动到达轴突末梢时，末梢释放递质。轴突还能运输轴浆。

由此可见，神经元的功能主要是接受、整合和传递信息。一般来说，树突和细胞体接受信息并由细胞体进行整合，然后通过轴突将信息传递给另一个神经元或效应器。此外，还有一些神经元，如下丘脑中的某些神经元，除具有一般神经元的功能外，还能分泌激素，它们可将中枢内其他部位传来的神经信息，转变为激素的信息。

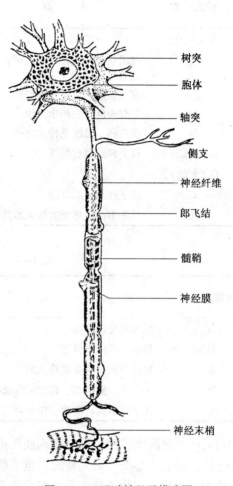

图 10-1 运动神经元模式图

（树突、胞体、轴突、侧支、神经纤维、郎飞结、髓鞘、神经膜、神经末梢）

（二）神经纤维的分类

神经纤维可根据其直径、髓鞘、功能以及传导速度与电生理学特性等差异进行分类，通常有以下两种分类法。

1. 根据电生理学特性分类：主要根据神经纤维动作电位传导速度和锋电位时程等方面的差异，将哺乳类动物的周围神经纤维分为 A、B、C 三类。其中，A 类纤维又分为 α、β、γ、δ 四种亚类（表 10-1）。

2. 根据纤维的直径分类　根据纤维粗细与来源的不同，可将传入纤维分为 Ⅰ、Ⅱ、Ⅲ、Ⅳ 四类。其中，Ⅰ 类纤维又分为 Ia 和 Ib 两种亚类（表 10-2）。比较上述两种分类法之间的相当关系，一般认为 Ⅰ 类纤维相当于 A_α 类纤维，Ⅱ 类纤维相当于 A_β 类，Ⅲ 类纤维相当于 A_δ 类，Ⅳ 类纤维相当于 C 类纤维。

（三）神经纤维兴奋传导的特征

神经纤维的基本功能是传导神经冲动。冲动的传导实际上是通过局部电流的作用，动作电位沿细胞膜向周围扩布的过程。冲动在神经纤维的传导有下列特征。

1. 生理完整性：正常的神经传导不仅要求神经纤维保持结构完整，而且从功能上也要保持正常。如果神经纤维受损伤或被切断，则局部电流不能通过断处向前传导。若神经纤维

表 10-1 神经纤维的分类 (一)

纤维分类	来源	纤维直径 (μm)	传导速度 (m/s)	锋电位时程 (ms)	绝对不应期 (ms)
A (有髓)					
A$_\alpha$	初级肌梭传入纤维和支配梭外肌的传出纤维	13~22	70~120		
A$_\beta$	皮肤的触-压觉传入纤维	8~13	30~70	0.4~0.5	0.4~1.0
A$_\gamma$	支配梭内肌的传出纤维	4~8	15~30		
A$_\delta$	皮肤痛、温度觉传入纤维	1~4	12~30		
B (有髓)	自主神经节前纤维	1~3	3~15	1.2	1.2
C (无髓)					
sC	自主神经节后纤维	0.3~1.3	0.7~2.3	2.0	2.0
drC	后根中传导痛觉的传入纤维	0.4~1.2	0.6~2.0		

表 10-2 神经纤维的分类 (二)

纤维分类	来源	直径 (μm)	传导速度 (m/s)	电生理学分类
Ⅰa	肌梭的传入纤维	12~22	70~120	A$_\alpha$
Ⅰb	腱器官的传入纤维	12 左右	70 左右	A$_\alpha$
Ⅱ	皮肤的机械感受器传入纤维 (触-压、振动觉)	5~12	25~70	A$_\beta$
Ⅲ	皮肤痛、温度觉、肌肉的深部压觉传入纤维	2~5	10~25	A$_\delta$
Ⅳ	无髓的痛觉、温度、机械感受器传入纤维	0.1~1.3	1	C

的局部因受麻醉药、神经毒、冷冻或压迫等因素的作用，丧失了功能的完整性，不能产生动作电位，尽管在形态上是完整的，也不能传导冲动。如局部麻醉药普鲁卡因可降低神经细胞膜的 Na^+ 电导，以致不能产生去极化而导致传导阻滞。

2. 绝缘性：一条神经干包含着许多条神经纤维。由于神经纤维间没有细胞浆的沟通，局部电流主要在一条纤维上构成回路，加之每条纤维上都有一层髓鞘起绝缘作用。因此，各条纤维上传导的冲动基本上互不干扰，从而保证了神经传导的精确性。

3. 双向传导：在实验条件下，刺激神经纤维的任何一点引发动作电位时，由于局部电流可在刺激点的两端发生，故动作电位可沿神经纤维同时向两端传导。但在整体条件下，由于冲动往往由树突或细胞体向轴突方向传导，因此很少有双向传导的机会。

4. 相对不疲劳性：实验发现，用有效的电刺激神经纤维，连续达 9~12 h 之久，神经纤维仍然保持其传导兴奋的能力。相对突触传递而言，神经纤维的兴奋传导表现为不易产生疲劳。这是因为在神经纤维上冲动传导所消耗的化学势能要比突触少得多，且不涉及递质耗竭的问题。

(四) 神经纤维的传导速度

神经纤维的传导速度可因纤维的粗细、髓鞘的厚薄和温度而异。一般地说，神经纤维越粗，其轴浆的纵向阻抗越小，局部电流强度和空间跨度越大，邻近区域达到阈电位的时间越短，传导速度也越快。此外，根据电生理测定的结果还表明，不同直径神经纤维膜上的 Na^+ 通道密度不同，粗纤维的密度高，Na^+ 通道开放时进入膜内的 Na^+ 电流大，动作电位的形成与传导也快，这也是粗纤维传导快的原因。髓鞘的厚度对传导速度也有影响，在有髓鞘的神经纤维中，结间段轴突外面包裹着很厚的髓鞘，具有高电阻、低电容的特性，髓鞘下面的轴突膜几乎不存在 Na^+ 通道；而在郎飞结处，髓鞘很薄、电阻最小，其轴突膜上又存在着高密度的电压门控 Na^+ 通道；其兴奋传导只能从一个郎飞结向下一个郎飞结作跳跃式传导。这种传导方式不仅大大加快了传导速度，而且是一种有效的节能方式。显然，有髓纤维的传导速度较无髓纤维脉冲形式的传导要快得多。神经系统脱髓鞘疾病，如多发性硬化，可出现髓鞘脱失，引起神经传导速度的减慢，甚至发生传导阻滞，导致感觉、运动、自主神经与脑神经等功能障碍的严重后果。温度也是影响神经传导速度的因素之一。温度在一定范围内升高可使传导速度加快，如恒温动物有髓纤维的传导速度比冷血动物同类纤维传导速度快；相反，温度降低则传导速度减慢；当温度降至 0℃ 以下时，神经传导发生阻滞，这是临床上局部低温麻醉的机制。

神经纤维的传导速度可用电生理方法准确地加以测定。据测定，人上肢正中神经的运动神经与感觉神经纤维的传导速度分别为 58m/s 与 65m/s。当外周神经发生病变或损伤时，传导速度减慢。因此，测定神经纤维的传导速度，对诊断神经纤维疾患和评估预后具有一定的临床价值。

（五）神经纤维的轴浆运输

神经元的细胞体与轴突在结构和功能上是一个整体，胞体与轴突之间必须经常进行物质运输和交换。物质在轴浆内的运输，称为轴浆运输。轴浆运输是双向的，有顺向与逆向两种。顺向轴浆运输是指由细胞体向轴突末梢的转运。细胞体是神经元合成代谢的中心，能高速度地合成蛋白质及其他分子物质；而轴突则无这种功能。因此，维持轴突代谢所需的蛋白质、轴突终末释放的神经肽及合成递质的酶类等物质，均在细胞体合成，然后运至轴突末梢。它是实现递质释放、神经内分泌、受体与离子通道等结构和功能物质代谢更新的生理基础，也是内源性神经营养物质的通道。逆向轴浆运输是指自末梢向胞体的转运。这种反向的轴浆流动可能起着反馈控制胞体合成蛋白质的作用，也可能与递质的回收和异物的处理有关。逆向运输除向胞体转运经过重新环化的突触前末梢囊泡外，还能转运末梢摄取的外源性物质，是外源性亲神经物质的通道。借助逆向转运，神经毒和病毒可进入神经元内，如破伤风毒素、狂犬病毒由外周侵犯中枢，可能就是逆向轴浆运输的结果。近年来，神经解剖学常运用神经元逆向转运的特点，将辣根过氧化物酶（HRP）、荧光素或放射性标记的凝集素等大分子物质注入末梢区，被末梢摄取并转运到胞体，以追踪神经通路。

实验证明，轴浆运输以顺向转运为主，且可分为快速与慢速两类。快速轴浆运输是指具有膜的细胞器，如线粒体、递质囊泡和分泌颗粒等囊泡结构的运输，其转运速度可达 300～400mm/d。其运输机制，目前了解甚少。有资料认为，轴浆内的微管和运动蛋白参与轴浆转运。至于慢速轴浆运输，指的是由胞体合成的蛋白质所构成的微管、微丝等细胞骨架结构不断向前延伸，其他轴浆的可溶性成分也随之向前转运，其速度仅为 1～12mm/d。

（六）神经的营养性作用和神经营养性因子

1. 神经的营养性作用：神经对所支配的组织，除能通过神经冲动快速地调控其功能活动的作用外，还能通过其末梢经常释放某些物质，持续调整被支配组织的内在代谢活动，对其组织的结构、生化与生理过程施加持久性影响，这种作用与神经冲动无关，称为神经的营养性作用。该作用在正常情况下，不易被察觉到，但在神经被切断、变性时就明显表现出来。如实验切断运动神经后，被支配的肌肉内的糖原合成减慢，蛋白质分解加速，肌肉逐渐萎缩，这是因为肌肉失去了神经营养性作用的结果。临床上周围神经损伤的患者，肌肉发生明显萎缩也是这个道理。

目前认为，神经元能生成营养因子，它可能借助于轴浆运输由胞体流向末梢，进而释放到所支配的组织中，促进组织内糖原与蛋白质的合成，以维持组织的正常代谢与功能。可见，神经的营养性作用是通过神经末梢经常释放某些营养性因子，作用于所支配的组织来完成的。

2. 神经营养性因子：神经纤维所支配的组织和星形胶质细胞也能持续产生神经营养性因子（NT），这是一类对神经元起营养作用的多肽分子。它们产生后到达特定神经元，作用于神经末梢的特异受体，然后被末梢摄取经逆向轴浆转运抵达胞体，促使胞体合成有关蛋白质，从而维持神经元的生长、发育与功能的完整性。

目前已陆续发现并分离出多种神经营养性因子，主要分为神经生长因子家族、其他神经营养因子与神经营养活性物质三大类。其中，以神经生长因子家族较为重要。该家族的主要成员有神经生长因子（NGF）、脑源性神经营养因子（BDNF）、神经营养性因子3（NT-3）、神经营养性因子4/5（NT-4/5）；最近又发现本家族的一个新成员神经营养性因子6（NT-6）。NGF是最早被发现的神经营养性因子，它是一种结构与胰岛素极为相似的蛋白质，由α、β、γ亚单位组成，其中，β亚单位最具生物活性。NGF广泛存在于人体的许多不同组织内。它对交感神经元和某些感觉神经元的生长和支持是不可缺少的，实验将NGF的抗血清注射到新生动物可导致几乎所有交感神经节受损。NGF对脑内，特别是基底前脑与纹状体胆碱能神经元的发生、存活、损伤的保护与修复等方面都起重要作用。

二、神经胶质细胞

神经系统中除神经元外，还有大量的神经胶质细胞（neuroglia），它们分布于神经元之间。从数量上看，神经胶质细胞为神经元的10～50倍；从重量上比较，神经胶质细胞约占脑重量的一半。神经胶质细胞广泛地分布于中枢与周围神经系统。中枢神经系统内的胶质细胞主要包括星形胶质细胞、少突胶质细胞、小胶质细胞与室管膜细胞等；而分布于周围神经系统的胶质细胞有包绕轴索形成髓鞘的神经膜细胞〔施万（许旺）细胞〕和脊神经节的卫星细胞。神经胶质细胞也具有突起，但无树突和轴突之分，与邻近细胞不形成突触样结构。目前对于神经胶质细胞与神经元的交互作用，越来越引起人们的关注，甚至有人把神经胶质细胞与神经元比喻成同等重要的功能伙伴。它对神经元形态、功能的完整性和维持神经系统微环境的稳定性等都很重要。

（一）支持、绝缘和屏障作用

神经胶质细胞充填于神经元及其突起间的空隙内，构成神经元的网架，对神经元起支持作用。神经胶质细胞还可分隔神经元起绝缘作用。少突胶质细胞与施万细胞分别形成中枢与周围神经纤维的髓鞘，均可防止神经冲动传导时的电流扩散，以免神经元活动的相互干扰。此外，神经胶质细胞尚可参与构成血－脑屏障。电镜观察发现，星形胶质细胞的部分突起末端膨大而形成血管周足，与毛细血管的内皮紧密相接，这些血管周足几乎包被脑毛细血管表面85％的面积，是构成血－脑屏障的重要组成部分。在许多脑瘤中，血－脑屏障的破坏常常伴有血管周足星形胶质细胞包被的形态异常。

（二）修复与再生作用

神经胶质细胞具有分裂的能力，特别是当神经元由于疾病、缺氧或损伤而发生变性死亡时，胶质细胞特别是星形胶质细胞能通过有丝分裂进行增生，填补神经元死亡造成的缺损，从而起到修复和再生的作用。但这种填补增生易形成胶质瘢痕，瘢痕妨碍神经轴索的再生，阻止少突胶质细胞产生髓鞘；增生过强时，还可成为脑瘤发病的原因。

（三）物质代谢和营养性作用

神经元绝不是独立为生的，它与某些特殊性质的细胞有着动态的和营养的联系，神经胶质细胞在联系和维持神经元生存微环境中具有特别重要的意义。神经元几乎全被胶质细胞包围，这两种细胞之间的间隙十分狭窄，其中充满的细胞间液是神经元直接生存的微坏境。星形胶质细胞的少数长突起形成的血管周足终止在毛细血管壁上，其余的突起则穿行于神经元之间，贴附于神经元的胞体与树突上。神经胶质细胞的这种分布特点对神经元摄取营养物质与排除代谢产物起着十分重要的作用。此外，星形胶质细胞还能产生神经营养性因子，来维持神经元的生长、发育和生存，并保持其功能的完整性。

（四）维持神经元正常活动

当神经元活动时有 K^+ 从神经元释放，细胞外液中 K^+ 浓度随之升高；此时星形胶质细胞可通过加强自身膜上 Na^+ 泵的活动，将细胞外液中积聚的 K^+ 泵入细胞内，并通过细胞之间的缝隙连接迅速扩散到其他神经胶质细胞，从而缓冲了细胞外液 K^+ 的过分增多，避免细胞外高 K^+ 干扰神经元的正常活动。如果神经元损伤而造成胶质瘢痕，神经胶质细胞膜 Na^+ 泵活动减弱，则 K^+ 的空间缓冲作用发生障碍，细胞外液 K^+ 持续增高，将可导致神经元去极化，兴奋性增高，从而触发癫痫放电。

（五）参与神经递质及生物活性物质的代谢

脑内星形胶质细胞能摄取谷氨酸与 γ-氨基丁酸两种递质，从而可消除两种递质对神经元的持续作用；同时又可通过星形胶质细胞的代谢，将两种递质再转变为两类神经元可重新利用的递质前体物质。此外，星形胶质细胞还能合成并分泌血管紧张素原、前列腺素、白细胞介素以及多种神经营养因子等生物活性物质。神经胶质细胞通过对神经递质或生物活性物质的摄取、合成与分泌，从而发挥其对神经元功能活动的调节作用。

第二节　突触传递

现代神经生理学的一个根本问题，是神经元之间或神经元与效应器之间的信息传递。神经元是神经系统内各自独立分离的结构单位，神经元之间在结构上缺乏原生质的直接沟通，却存在密切的功能联系。实现神经元之间信息传递功能的特殊接触部位，称为突触。目前突触一词的含义，又被扩展到神经纤维与其所支配的效应器细胞之间的接触点。生理学上将神经元与效应器细胞相接触而形成的特殊结构，称为接头。如神经、骨骼肌接头。

信息在突触传递的基本方式有化学性突触传递与电突触传递。此外，与经典的化学性突触传递相比，还有一种信息的传递不在典型突触结构中进行，被称之为非突触性化学传递。

在信息传递的这三种方式中，以化学性突触传递方式最普遍、最重要，故将在本节加以重点叙述。

一、突触的结构及分类

（一）化学性突触

1. 突触的结构：经典的化学性突触由突触前膜、突触后膜和突触间隙三部分组成（图10-2）。突触前神经元的突起末梢分出许多小支，每个小支的末梢膨大呈球状，形成突触小体；它贴附在另一个神经元的表面，构成突触。突触小体的末梢膜，称为突触前膜；与之相对的胞体膜或突起膜，称为突触后膜；突触前膜与突触后膜均较一般神经元细胞膜稍厚，两膜之间的缝隙为突触间隙。在突触小体的轴浆内，含有大量的线粒体与囊泡（突触小泡）等物质。一种突触可含一种或几种形态的囊泡，其内含有高浓度的神经递质。在突触后膜上，有丰富的特异性受体或化学门控式通道。

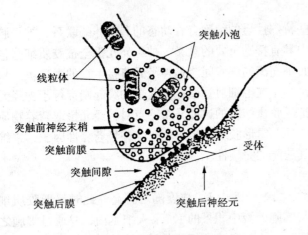

图10-2　化学突触结构示意图

2. 突触的分类：可根据其接触部位与功能特点进行分类。按接触部位分，常见的有轴突-胞体、轴突-树突与轴突-轴突三种类型的突触（图10-3）。但近年来又发现了六种类型的突触，包括树突-树突、树突-胞体、树突-轴突、胞体-树突、胞体-胞体和胞体-轴突突触。按突触对后神经元功能活动的影响，可分为兴奋性突触与抑制性突触两种。

（二）电突触

电突触的结构基础为缝隙连接，相邻的两个神经元膜之间距离特别近，仅有2～3nm，连接处神经元膜不增厚，其邻近轴浆内无突触囊泡存在。两侧膜上有沟通两细胞胞质的水相通道，允许带电离子通过通道而传递电信息，所以称为电传递。电突触传递的特点是兴奋传递快，几乎不存在潜伏期，为双向性传递。在哺乳动物的某些脑区，如大脑皮质的星状细胞、小脑皮质的篮状细胞、前庭核、下橄榄核等内部均存在电突触。而且，这种联系可出现在树突与树突、胞体与胞体、轴突与胞体、树突与胞体以及轴突与树突之间。电突触存在的功能意义可能是使相邻的许多

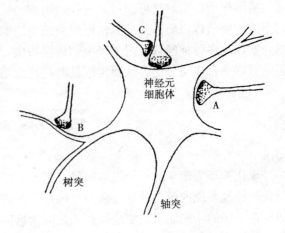

图10-3　突触类型
A：轴突与细胞体相接触　　B：轴突与树突相接触
C：轴突与轴突相接触

神经元产生同步化活动。

（三）非突触性化学传递

某些神经元之间的信息传递，不在前述的典型突触结构进行。该传递的前神经元轴突末梢有许多分支，分支上布满了呈念珠状的曲张体，内含装有递质的囊泡；递质释放后，通过周围细胞外液弥散地作用于邻近或远隔部位的靶细胞，从而发挥生理效应。这种无特定突触结构的化学信息传递，称为非突触性化学传递（图 10-4）。

目前认为，在中枢神经内，单胺类神经纤维都能进行非突触性化学传递。在外周神经中，以去甲肾上腺素为递质的自主神经、平滑肌接头传递也是通过这种方式进行的。此外，非突触性化学传递还可以在轴突末梢以外的部位进行，如树突膜也能释放递质，进行非突触传递。由于此类传递不存在突触的对应支配关系，支配的范围较广，作用较为弥散，因此这种传递方式对于实现神经系统的复杂调节功能有着十分重要的意义。

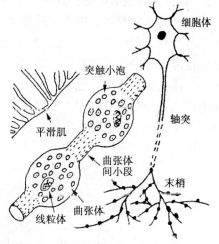

图 10-4　交感肾上腺素能神经元通过非突触性化学传递作用于平滑肌的示意图

二、突触传递的过程

化学性突触传递要经历复杂的突触前和突触后过程。由于突触后膜不具有电兴奋性，因此它的信息传递是通过前膜释放化学递质，在突触后过程中将化学信息（递质）转换为电信号（突触后电位）而实现的。

（一）突触传递的基本过程

1. 突触前过程：主要包括如下几个步骤：①突触前神经元兴奋、动作电位抵达神经末梢，引起突触前膜去极化；②去极化使前膜结构中电压门控式 Ca^{2+} 通道开放，产生 Ca^{2+} 内流；③突触小泡前移与前膜接触、融合；④小泡内递质以胞裂外排方式释放入突触间隙。

在上述过程中，突触前膜的去极化是诱发递质释放的关键因素，Ca^{2+} 则是前膜兴奋与递质释放过程的偶联因子。实验表明，Ca^{2+} 内流的数量与前膜去极化的大小程度成比例，而递质释放量又与 Ca^{2+} 内流的数量成正变关系。目前一般认为，Ca^{2+} 在触发囊泡递质释放过程中可能发挥两方面的作用，一是降低轴浆黏度，以利囊泡前移；二是消除突触前膜上的负电位，促进囊泡与前膜接触、融合和胞裂。但近年来的研究表明，进入前膜内的 Ca^{2+} 不仅是一种电荷携带者，它本身在囊泡释放过程中还是一种起信使作用的物质，其作用并不能被同样携带两个正电荷的正离子所取代。

2. 突触后过程：其主要步骤有：①从间隙扩散到达突触后膜的递质，作用于后膜的特异性受体或化学门控式通道；②突触后膜离子通道开放或关闭，引起跨膜离子活动；③突触后膜电位发生变化，引起突触后神经元兴奋性的改变；④递质与受体作用之后立即被分解或移除。

从以上全过程来看，化学性突触传递是一个电－化学－电的过程。也就是说，突触前神经元的生物电活动，通过诱发突触前神经末梢化学递质的释放，最终导致突触后神经元的电活动变化。

（二）突触后神经元的电活动

突触传递包括兴奋性与抑制性突触传递，其突触后神经元的电活动变化分别为兴奋性突触后电位与抑制性突触后电位。而根据其电位时程的长短，则又可分为快、慢突触后电位。以下主要介绍快突触后电位。

1. 兴奋性突触后电位：兴奋性突触兴奋时，突触前膜释放的某种兴奋性递质，作用于突触后膜上的特异受体，提高了后膜对 Na^+ 和 K^+ 的通透性，特别是对 Na^+ 通透的化学门控离子通道开放，引起 Na^+ 内流，使突触后膜发生局部去极化。例如，脊髓前角运动神经元接受肌梭传入神经纤维的投射，构成突触联系。当电刺激其传入神经时，可用微电极在运动神经元胞体的突触后膜上记录到一个时间持续约 10ms、波幅较小并以电紧张扩布的局部去极化电位。这种在递质作用下发生在突触后膜的局部去极化，能使该突触后神经元的兴奋性提高，故称为兴奋性突触后电位（EPSP）（图 10-5）。

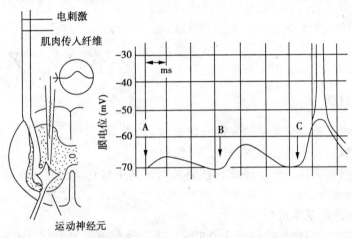

图 10-5　兴奋性突触后电位（A、B、C 表示刺激强度逐步增大）

EPSP 是局部兴奋，它的大小取决于突触前膜释放的递质量。当突触前神经元活动增强或参与活动的突触数目增多时，递质释放量也多，由递质作用所形成的 EPSP 就可总和起来，使电位幅度增大，若增大到阈电位水平时，便可在突触后神经元轴突始段处诱发动作电位，引起突触后神经元兴奋。如果未能达阈电位水平，虽不能产生动作电位，但由于该局部兴奋电位能提高突触后神经元的兴奋性，使之容易发生兴奋，这种现象称为易化。

2. 抑制性突触后电位：在抑制性突触中，突触前神经末梢兴奋，突触前膜释放的递质是抑制性递质，与突触后膜受体结合后，可提高后膜对 Cl^- 和 K^+ 的通透性，尤其是对 Cl^- 通透的化学门控离子通道开放；由于 Cl^- 的内流与 K^+ 的外流，突触后膜发生局部超极化。这种在递质作用下而出现在突触后膜的超极化，能降低突触后神经元的兴奋性，故称之为抑制性突触后电位（IPSP）（图 10-6）。目前有人认为，IPSP 的产生也与 Na^+ 或 Ca^{2+} 通道的关闭有关。IPSP 与 EPSP 的电位变化，在时程上相似，但极性相反；故可降低突触后神经元的兴奋性，使动作电位难以产生，从而发挥其抑制效应。

在中枢神经系统中，一个神经元常与其他多个神经末梢构成许多突触。在这些突触中，

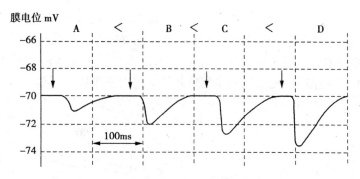

图 10-6　抑制性突触后电位

记录方法与图 10-5 相同，刺激的是拮抗肌传入神经

有的是兴奋性突触，有的是抑制性突触，他们分别产生的 EPSP 与 IPSP 可在突触后神经元的胞体进行整合，轴突始段则是神经元对两种电位进行整合的整合点。因此，突触后神经元的状态实际上取决于同时产生的 EPSP 与 IPSP 代数和的总和。如果 EPSP 占优势并达阈电位水平时，突触后神经元产生兴奋；相反，若 IPSP 占优势，后神经元则呈现抑制状态。

除上述快 EPSP 与快 IPSP 外，在自主神经节和大脑皮质神经元的细胞内还可记录到发生缓慢、历时长久的慢突触后电位，包括慢 EPSP 和慢 IPSP。慢突触后电位是递质调制离子通道形成的，通常都有胞内第二信使参与，G 蛋白也可直接作用于离子通道。这种突触后电位不一定直接引起神经元的兴奋或抑制，但能影响神经元的兴奋性和重复放电频率，调节快突触后电位。

（三）神经-骨骼肌接头的兴奋传递

运动神经轴突末梢与骨骼肌之间形成的功能性联系部位，称为神经-骨骼肌接头。这种接头的信息传递过程，与上述兴奋性突触的传递十分相似。

1. 神经-骨骼肌接头的功能结构：运动神经轴突末梢在接近骨骼肌细胞处先失去髓鞘，以裸露的轴突末梢嵌入肌细胞膜的凹陷内，构成运动终板。轴突末梢的膜形成接头前膜，与之对应的肌细胞膜的特化区域为接头后膜，又称终板膜，二者之间还隔着 15～50nm 的接头间隙，其中充满细胞外液。终板膜上有 N_2 型乙酰胆碱受体阳离子通道，能与乙酰胆碱（ACh）进行特异结合，而不存在 Na^+ 的电压门控通道，故对电刺激不敏感；终板膜上还有大量的能分解 ACh 的胆碱酯酶。在轴突末梢的轴浆中，除有线粒体外，还含有大量无特殊结构的囊泡，内含 ACh（图 10-7）。据测定，一个运动神经元的轴突末梢大约含 30 万个囊泡，每个囊泡中储存的 ACh 分子为 5 000～10 000 个。一般认为，囊泡的释放是通过出胞作用以囊泡为单位倾囊而出的方式进行的，称为量子式释放。

2. 神经-骨骼肌接头的兴奋传递过程：在安静状态时，神经末梢只有少数囊泡随机进行自发释放，通常不足以引起肌细胞的兴奋。当神经冲动到达时，神经末梢即进行诱发量子式地释放 ACh。诱发释放的过程十分复杂，首先是接头前膜的去极化，引起该处特有的电压门控式 Ca^{2+} 通道开放，细胞外 Ca^{2+} 进入神经末梢内，促使大量囊泡向前膜靠近，并与之融合，然后通过胞裂外排的方式将囊泡中的 ACh 分子全部释入接头间隙。据测算，一次动作电位到达末梢，能使 200～300 个囊泡几乎同步释放近 10^7 个 ACh 分子进入接头间隙。当 ACh 通过间隙扩散至终板膜时，便与膜上的 N_2 型 ACh 受体阳离子通道结合并使之激活开放，允许 Na^+、K^+，甚至少量 Ca^{2+} 同时通过，出现 Na^+ 内流与 K^+ 外流。由于 Na^+ 内流远远超过 K^+ 外流，故总的结果是使终板膜原有的静息电位减小，导致终板膜去极化，这种去极化电位，称为终板电位。终板电位以电紧张扩布的形式影响其邻近的肌细胞膜，使之去极。当去极达阈电位水平时，便爆发动作电位并传至整个肌细胞，引起肌细胞兴奋，从而完成一次神经与骨骼肌之间的兴奋传递。

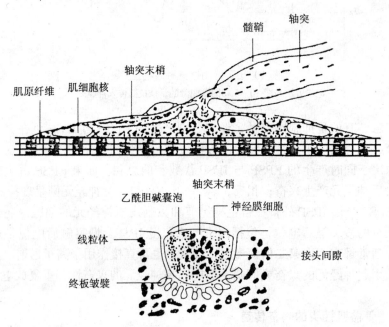

图 10-7　神经-骨骼肌接头处的超微结构示意图

可见，神经-骨骼肌接头兴奋传递的过程，也是电-化学-电的传递，即神经末梢的动作电位通过 ACh 与终板膜上 ACh 受体通道结合，再触发肌细胞产生动作电位。

3. 神经-骨骼肌接头兴奋传递的特点：接头处的兴奋传递与前述的兴奋性突触传递有许多相似之处。例如，在接头后过程中产生的终板电位就与兴奋性突触后电位很类似，表现在①终板电位没有"全或无"的特性，其大小与接头前膜释放的 ACh 量成正变关系，是有等级性的；②终板电位无不应期，有总和现象，一般记录到的终板电位就是多数微终板电位（即个别囊泡释放在终板膜上引起的微小电位变化）总和的结果；③终板电位也以电紧张形式进行扩布。上述两种传递过程也有不同点，神经-骨骼肌接头兴奋传递是一对一关系，即运动神经纤维每兴奋一次，它所支配的肌细胞也发生一次兴奋。这是因为：一方面，运动神经一次神经冲动引起的 ACh 释放量，所形成终板电位的振幅一般都大于使肌细胞兴奋的阈电位，足以引起肌细胞的兴奋；另一方面，每次神经冲动释放的 ACh，它在发挥作用后立即被存在于间隙和接头后膜上的胆碱酯酶分解而失效，以免 ACh 持久地作用于终板膜而影响下次神经冲动到来时的效应。但在兴奋性突触传递过程中，必须有多个神经冲动到达，使 EPSP 总和达阈电位水平，才能使突触后神经元兴奋。

许多因素均可作用于神经-骨骼肌接头兴奋传递过程的不同环节，来影响正常的神经肌肉传递功能。有些因素可阻碍接头前过程，如肉毒杆菌毒素能阻滞神经末梢释放 ACh；而黑寡妇蜘蛛毒则可促进神经末梢释放 ACh，导致 ACh 耗竭；两者均可引起接头传递阻滞。

近年来，从中药川楝皮提出的川楝素，也被证明为接头前阻断剂。另一些因素则可影响接头后过程，如美洲箭毒和α-银环蛇毒可特异性地阻断终板膜上 ACh 受体通道，从而阻断接头传递，起松弛肌肉的作用。临床上重症肌无力患者，是由于自身免疫性抗体破坏了终板膜上的 ACh 受体通道，从而导致神经肌肉传递障碍、出现肌收缩无力的征象。

三、神经递质和受体

（一）神经递质

神经递质是指由突触前膜释放、具有在神经元之间或神经元与效应细胞之间传递信息的特殊化学物质。作为参与神经调节的递质，必须具备下列条件：①在突触前神经元内具有合成递质的前体物质与酶系统，能合成递质储存于囊泡内；②囊泡内递质能释入突触间隙；③递质可作用于突触后膜上的特异受体，产生特定生理效应；④在突触部位存在着能使递质失活的酶或使递质移除的机制；⑤递质的突触传递作用，能被递质拟似剂或受体阻断剂加强或阻断。

与神经递质不同，由神经元产生的另一类化学物质，其本身并不直接触发所支配细胞的效应，不起直接传递信息的作用，而是调节信息传递的效率，增强或削弱递质的效应。这类化学物质被称为神经调质，并将其所发挥的作用称为调制作用。

长期以来，一直认为一个神经元内只存在一种递质，其全部神经末梢均释放一种递质，这一原则称为戴尔原则（Dale principle）。近年来，发现有递质共存现象，即两种或两种以上的递质或调质可共存于同一神经元。递质共存的意义在于协调某些生理过程。

神经递质可根据其存在部位的不同，分为外周神经递质与中枢神经递质。

1. 外周神经递质：包括自主神经和躯体运动神经末梢所释放的递质，主要有乙酰胆碱（ACh）、去甲肾上腺素（NE）和肽类递质三类。

（1）乙酰胆碱：在自主神经系统中，全部交感和副交感神经的节前纤维、副交感神经的节后纤维以及交感神经的小部分节后纤维（如支配汗腺、胰腺的节后纤维及腹腔内脏的舒血管纤维）都释放 ACh。至于躯体运动神经，在性质上不属于自主性神经，但其末梢释放的递质也是 ACh。凡释放 ACh 作为递质的神经纤维，称为胆碱能纤维。

（2）去甲肾上腺素：除上述交感胆碱能纤维外，大部分交感神经节后纤维释放的递质均为 NE。凡能释放 NE 作为递质的神经纤维，称为肾上腺素能纤维。

（3）肽类递质：自主神经的节后纤维除胆碱能与肾上腺素能纤维外，近年来还发现释放另外递质的第三种纤维。目前大量实验依据证实，这类神经纤维属肽能纤维，其释放的递质为肽类化合物。肽能神经纤维广泛地分布于外周神经组织、胃肠道、心血管、呼吸道、泌尿道和其他器官。特别是胃肠道的肽能神经元，能释放多种肽类递质：主要包括降钙素基因相关肽、血管活性肠肽、促胃液素、胆囊收缩素、脑啡肽、强啡肽与生长抑素等。

2. 中枢神经递质：在中枢神经系统内参与突触传递的化学递质，称为中枢神经递质。它是中枢神经系统活动的关键环节，具有十分重要的作用。中枢神经递质比较复杂，种类很多。脑内可作为中枢神经递质的化学物质有几十种，大致可归纳为乙酰胆碱、生物胺类、氨基酸类与肽类四大类。此外近年来还发现，作为脑内的气体分子，一氧化氮（NO）也是一种递质；还有一氧化碳（CO）也可能作为脑内递质。以下仅简略地介绍几种较重要中枢神经递质的分布与作用。

（1）乙酰胆碱：胆碱能神经元在中枢神经系统中分布极为广泛。它们主要分布在脊髓前角运动神经元、脑干网状结构上行激动系统、丘脑后腹核内的特异感觉投射系统、纹状体以及边缘系统的梨状区、杏仁核、海马等脑区。胆碱能神经元对中枢神经元的作用，在细胞水平以兴奋为主。它在传递特异性感觉、维持机体觉醒状态，以及调节躯体运动、心血管活动、呼吸、体温、摄食、饮水与促进学习、记忆等生理活动均起重要作用。此外，还参与镇痛与应激反应。

（2）胺类：包括多巴胺、去甲肾上腺素、肾上腺素、5-羟色胺和组胺，它们分别组成不同的递质系统。

1）多巴胺：多巴胺能神经元胞体主要位于中脑黑质，其脑内多巴胺递质系统的神经元主要分布在黑质-纹状体、中脑边缘系统以及结节-漏斗部分。其主要功能分别与调节肌紧张、躯体运动、情绪精神活动以及内分泌活动有密切关系。

2）去甲肾上腺素（NE）：NE 递质系统比较集中，绝大多数 NE 能神经元分布在低位脑干，尤其是中脑网状结构、脑桥的蓝斑以及延髓网状结构的腹外侧部分。NE 递质系统对睡眠与觉醒、学习与记忆、体温、情绪、摄食行为以及躯体运动与心血管活动等多种功能均有作用。

3）肾上腺素：在中枢神经系统内，以肾上腺素为递质的神经元，称为肾上腺素能神经元。其胞体主要位于延髓和下丘脑，主要功能是参与血压与呼吸的调控。

4）5-羟色胺（5-HT）：5-HT 递质系统也比较集中，其神经元胞体主要位于低位脑干近中线区的中缝核群内。中枢内的 5-HT 递质与睡眠、情绪精神活动、内分泌活动、心血管活动以及体温调节有关；此外，它还是脑与脊髓内的一种痛调制递质。

（3）氨基酸类：包括谷氨酸、门冬氨酸、甘氨酸、γ-氨基丁酸（GABA），前两者为兴奋性氨基酸，后两者为抑制性氨基酸。

1）兴奋性氨基酸：谷氨酸在脑和脊髓中含量很高，脑内以大脑皮质、小脑与纹状体的含量最高，脊髓中以背侧部分的含量较多。谷氨酸对所有中枢神经元都表现明显的兴奋作用，因此有人认为它是神经系统中最基本的一类传递信息的神经递质。实验证明，谷氨酸可能是感觉传入神经和大脑皮质内的兴奋性递质，它在学习与记忆以及应激反应中均起重要作用。谷氨酸还是脊髓中传递初级痛信息的神经递质。此外，谷氨酸还具有神经毒或兴奋毒作用。

2）抑制性氨基酸：甘氨酸为低位中枢如脊髓、脑干的抑制性递质，它可能对感觉和运动反射进行抑制性调控。GABA 主要分布在大脑皮质浅层、小脑皮质浦肯野细胞层、黑质、纹状体与脊髓。它对中枢神经元具有普遍的抑制作用。GABA 在调节内分泌活动，维持骨骼肌的正常兴奋性以及镇痛等方面均起重要作用。此外，它还参与睡眠与觉醒机制，尚具有抗焦虑的作用。

（4）肽类：神经元释放的具有神经活性的肽类化学物质，称为神经肽。迄今为止，在中枢神经系统内陆续发现的神经肽有 100 多种。这些神经肽中，有些已明确为神经激素，有些则认为是神经递质或调质，还有一些既是神经激素也可能是神经递质。目前，已肯定为中枢肽类递质的主要有 P 物质和脑啡肽、强啡肽等。

1）P 物质：中枢内的 P 物质以黑质、纹状体、下丘脑、缰核、孤束核、中缝核、延髓和脊髓背角等神经结构的含量较高。P 物质是第一级伤害性传入纤维末梢释放的兴奋性递质，它对痛觉传递的第一级突触起易化作用，但在脑的高级部位反而起镇痛效应。P 物质对心血管活动、躯体运动行为以及神经内分泌活动均有调节作用。

2）脑啡肽：脑啡肽是脑内生成的具有阿片样生物活性的物质，它是经典阿片肽家族中的最早成员。脑啡肽广泛地分布于许多脑区与脊髓内，在纹状体、杏仁核、下丘脑、中脑中央灰质、延髓头端腹内侧区和脊髓背角等部位均有脑啡肽能神经元的胞体与末梢。脑啡肽有很强的镇痛活性，它在脑和脊髓内均发挥镇痛作用。脑啡肽也可作用于脑内某些结构调节心血管活动，一般表现为抑制作用。

3）强啡肽：强啡肽也是经典阿片肽家族的主要成员之一，它具有强烈的阿片样生物活性。它在脑内的分布与脑啡肽相似，有相当程度的重叠。强啡肽在脊髓发挥镇痛作用，而在脑内反而对抗吗啡镇痛。它对心血管等许多系统的生理活动也起调节作用。

（5）其他递质：一氧化氮（NO）在神经系统中也起递质作用，NO 作为一种神经元的信息传递物与其他递质不同，是一种气体分子。NO 具有多种功能特别是在神经系统中的功能，具有重要的生理、病理意义。在不同脑区中，NO 可通过改变突触前神经末梢的递质释放，从而调节突触功能。NO 还可介导突触传递的可塑性，使用 NO 合酶抑制剂后，海马的长时程增强效应被完全阻断。NO 还具有神经的保护作用。

此外，近年来的研究表明，脑内的另一种气体分子一氧化碳（CO）也可能作为脑内递质。脑内组胺也参与多种脑功能的调节，它也可能是脑内的神经递质。

3．递质的代谢：包括递质的合成、储存、释放与失活等步骤。在神经递质中，研究得较清楚的主要有如下几种。

（1）乙酰胆碱：ACh 是由胆碱（Ch）与乙酰辅酶 A（AcCoA）经胆碱乙酰化酶（ChAc）的催化作用，在神经元的胞浆中合成的。Ch 由血液供给，AcCoA 由葡萄糖氧化而来。ACh 合成后，被摄入突触小泡内储存。关于 ACh 突触释放的机制，一般认为 ACh 从小泡中以胞裂外排、量子式释放的方式进行。释放到突触间隙的 ACh，与后膜相应受体结合发挥生理效应后，主要经胆碱酯酶（ChE）水解而失去作用，称为失活。水解产生的乙酸即进入血液，部分 Ch 可被神经末梢摄取利用，以便在胞浆中再次合成 ACh。

（2）去甲肾上腺素：NE 的生物合成是以酪氨酸为原料，在胞浆内经酪氨酸羟化酶（TH）的作用而生成多巴，再经多巴脱羧酶（DDC）的作用转变为多巴胺。多巴胺进入小泡在多巴胺 β-羟化酶（DβH）的作用下合成 NE，而储存在小泡之中。NE 释放的方式，一般认为也是通过胞裂外排进行量子式的释放。神经末梢释放的 NE 递质在与相应受体结合而产生效应后，大部分被突触前膜重新摄取并储存于小泡内以备再用；小部分在效应细胞经单胺氧化酶（MAO）与儿茶酚胺氧位甲基转移酶（COMT）破坏失活，另一小部分进入血液循环，在肝、肾中被上述两种酶失活。

（3）多巴胺和 5-羟色胺：多巴胺的生物合成与 NE 合成的前两步完全一致，只是由于多巴胺能神经元的小泡内不含 DβH，故只能合成到多巴胺为止。5-羟色胺的合成以色氨酸为原料，在色氨酸羟化酶作用下生成 5-羟色胺酸，然后在 5-羟色胺酸脱羧酶作用下脱羧合成 5-羟色胺；并被小泡摄取储存在小泡内。多巴胺和 5-羟色胺的失活方式与 NE 相似，也可被突触前膜重新摄取。

在上述递质的代谢过程中，递质的生物合成需要原料与相关酶系的催化作用；在递质释放过程中，Ca^{2+} 的转移具有重要作用；递质释放发挥生理效应后，递质的迅速失活是防止其持续作用、保持神经冲动正常传递的必要条件。

（二）受体

神经递质作为传递信息的第一信使，必须选择性地作用于突触后膜或效应器细胞膜上的受体才能发挥作用。神经递质的受体是带糖链的跨膜蛋白分子。受体的种类很多，一般根据与其结合的神经递质命名。例如，凡能与 ACh 结合的受体称胆碱能受体，凡与 NE 或肾上腺素结合的受体称肾上腺素能受体，其余类推。

一些与递质相类似的物质也可以与受体结合。能与受体发生特异性结合并产生相应生理效应的化学物质称为受体激动剂。若只发生特异结合，而不产生生理效应的化学物质则称为受体阻断剂；这类阻断剂与受体结合后，可占据受体或改变受体的分子空间构型，使受体不能再与其递质结合，从而阻断了递质的生理效应。

1. 胆碱能受体：胆碱能受体可根据其药理特性分为两大类，即毒蕈碱受体（M 受体）和烟碱受体（N 受体），它们除与 ACh 结合外，还可分别被毒蕈碱与烟碱所激动。这两种类型的受体还可进一步分为亚型。

（1）M 受体：M 受体广泛地分布于绝大多数副交感节后纤维支配的效应器（少数肽能纤维支配的效应器除外），以及部分交感节后纤维支配的汗腺、骨骼肌的血管壁上。ACh 与 M 受体结合后，可产生一系列自主神经节后胆碱能纤维兴奋的效应，包括心脏活动的抑制、支气管与胃肠道平滑肌的收缩、膀胱逼尿肌和瞳孔括约肌的收缩、消化腺与汗腺的分泌，以及骨骼肌血管的舒张等，这种效应称为毒蕈碱样作用（M 样作用）。阿托品是 M 受体的阻断剂，能和 M 受体结合，以阻断 ACh 的 M 样作用。

近年来，运用分子克隆技术已阐明 M 受体的 5 种亚型，分别命名为 M_1、M_2、M_3、M_4 与 M_5 受体。其中，M_1 受体在脑内含量丰富，M_2 受体主要分布于心脏，M_4 受体在胰的腺泡和胰岛组织发现，介导胰酶与胰岛素的分泌，M_3 和 M_4 受体则见于平滑肌中，但 M_5 受体的药理学特性与生理效应尚不清楚。

（2）N 受体：N 受体又分为 N_1 受体与 N_2 受体两种亚型。现已知道，这两种受体实际上是一种 N 型 ACh 门控通道。为了区别上述两种离子通道或受体，将 N_1 受体称为神经元型 N 受体，它分布于中枢神经系统内和自主神经节的突触后膜上，ACh 与之结合可引起节后神经元兴奋；而将 N_2 受体称之为肌肉型 N 受体，其分布在神经－骨骼肌接头的终板膜上，ACh 与之结合可使骨骼肌兴奋。ACh 与这两种受体结合所产生的效应称为烟碱样作用（N 样作用）。六烃季铵主要阻断神经元型 N 受体的功能，十烃季铵主要阻断肌肉型 N 受体的功能，而氯筒箭毒碱能同时阻断这两种受体的功能，从而拮抗 ACh 的 N 样作用。

2. 肾上腺素受体：肾上腺素受体是机体内能与儿茶酚胺（CA）类物质（包括肾上腺素、去甲肾上腺素、异丙肾上腺素等）相结合的受体，可分为 α 型与 β 型两种。α 受体又可分为 $α_1$ 和 $α_2$ 受体 2 个亚型，β 受体则能分为 $β_1$、$β_2$ 和 $β_3$ 受体 3 个亚型。存在于不同部位不同类型的肾上腺素受体，它们产生的生物效应不同（表 10－3）。

（1）α 受体：一般认为 $α_1$ 受体分布于肾上腺素能神经所支配的效应器细胞膜上。在外周组织中，$α_1$ 受体主要定位于平滑肌，儿茶酚胺与之结合后产生的平滑肌效应主要是兴奋性的，包括血管收缩（尤其是皮肤、胃肠与肾脏等内脏血管）、子宫收缩和扩瞳肌收缩等；近年来，发现心肌细胞膜也存在 $α_1$ 受体，它可介导儿茶酚胺的缓慢正性变力作用。$α_2$ 受体主要分布于肾上腺素能纤维末梢的突触前膜上，对突触前 NE 的释放进行反馈调节。哌唑嗪为选择性 α_1 受体阻滞剂，它可阻断 α_1 受体的兴奋效应产生降压作用，也可用于慢性心功能不全的治疗；育亨宾能选择性阻断 α_2 受体；而酚妥拉明可阻断 α_1 与 α_2 两种受体的作用。

表 10 - 3　肾上腺素受体的分布及效应

效应器		受体	效应
眼	虹膜辐射状肌	α_1	收缩（扩瞳）
	睫状体肌	β_2	舒张
心	窦房结	β_1	心率加快
	传导系统	β_1	传导加快
	心肌	α_1、β_1	收缩力加强
血管	冠状血管	α_1	收缩
		β_2（主要）	舒张
	皮肤黏膜血管	α_1	收缩
	骨骼肌血管	α_1	收缩
	脑血管	β_2（主要）	舒张
		α_1	收缩
	腹腔内脏血管	α_1（主要）	收缩
		β_2	舒张
	唾液腺血管	α_1	收缩
支气管平滑肌		β_2	舒张
胃肠	胃平滑肌	β_2	舒张
	小肠平滑肌	α_2	舒张（可能是胆碱能纤维的突触前受体，调节乙酰胆碱的释放）
		β_2	舒张
膀胱	括约肌	α_1	收缩
	逼尿肌	β_2	舒张
	三角区和括约肌	α_1	收缩
子宫平滑肌		α_1	收缩（有孕子宫）
		β_2	舒张（无孕子宫）
竖毛肌		α_1	收缩
糖酵解代谢		β_2	增加
脂肪分解代谢		β_3	增加

（2）β 受体：β_1 受体主要分布于心脏组织中，其作用是兴奋性的。在生理情况下，心脏的 β_1 受体作用占优势，以致掩盖了心脏 α_1 受体的作用；只有在 β_1 受体功能抑制时，α_1 受体对心脏功能活动的调节才显示重要地位。此外，在肾脏组织中也有 β_1 受体，它起传导兴奋的作用，促进肾素分泌。β_2 受体主要分布在平滑肌，其效应是抑制性的，包括支气管、胃肠道、子宫以及血管（冠状动脉、骨骼肌血管等）等平滑肌的舒张。β 受体阻滞剂已广泛应用于临床，阿替洛尔为选择性 β_1 受体阻滞剂，临床上可用于治疗高血压、缺血性心脏病及快速性心律失常等。普萘洛尔是临床上常用的非选择性 β 受体阻滞剂，它对 β_1 和 β_2 两种受

体均有阻断作用。心动过速或心绞痛等心脏病患者应用普萘洛尔可降低心肌代谢与活动，达到治疗目的；但对伴有呼吸系统疾病的患者，应用后可引发支气管痉挛，应避免使用。

应该明确的是，不同效应器存在的肾上腺素受体种类不同，有的仅有 α 受体，有的仅有 β 受体，有的则有两种受体的共存。因此，当肾上腺素能神经兴奋时，有的效应器表现兴奋，有的表现抑制，而另一些效应器则既有兴奋性的、也有抑制性的效应。此外，α 受体和 β 受体不仅对交感递质起反应，也可对血液中存在的儿茶酚胺类物质起反应。它们对不同类型受体的结合能力有所不同。去甲肾上腺素对 α 受体作用强，对 β 受体作用弱；肾上腺素对 α 与 β 受体作用都强；异丙肾上腺素主要对 β 受体有强烈作用。

3. 突触前受体：近年来的研究表明，受体不仅存在于突触后膜，也存在于突触前膜，分布在突触前膜上的受体称突触前受体。其主要作用是调节突触前神经末梢递质的释放量，而不是参与跨膜信息转导，不涉及突触后效应细胞对递质的反应性。目前认为，许多神经末梢都有突触前受体，且受体的类型、效应也各不相同。例如，肾上腺素能纤维末梢的突触前膜上，存在 α_2 受体和 β_2 受体。突触前 α_2 受体被激活后，能反馈性地抑制神经末梢释放 NE 递质；而当 β_2 受体激活时，则引起 NE 递质释放的增多。通过这两种反馈，调节 NE 的释放，以维持递质释放的动态平衡。

突触前受体可能发生功能障碍，也可能被某些药物作用而产生治疗效果，因此它与不少疾病的发生以及治疗有关。例如，有人认为高血压的发病可由于肾上腺素能神经末梢上 α_2 受体的功能低下，使 α_2 受体对 NE 释放的负反馈作用减弱，NE 释放过多所致。故临床上使用 α_2 受体激动剂可乐定，可使肾上腺素能神经末梢释放的 NE 减少，从而达到治疗高血压的目的。

4. 中枢内递质的受体：中枢神经递质很多，其相应的受体也非常多。除胆碱能 M 型与 N 型受体以及肾上腺素能 α 型与 β 型受体外，还有多巴胺受体、5-羟色胺受体、兴奋性氨基酸受体、抑制性氨基酸受体和阿片受体等。多巴胺受体现已克隆到 D_1、D_2、D_3、D_4 与 D_5 5 种亚型。5-羟色胺受体，到目前为止，已知的有 5-HT$_1$～5-HT$_7$ 共 7 种受体。兴奋性氨基酸中谷氨酸受体包括促代谢型受体与促离子型受体两种类型，前者已有 11 种亚型被识别；后者可分为 3 种亚型，分别命名为海人藻酸受体、AMPA 受体与 NMDA 受体。抑制性氨基酸中的 γ-氨基丁酸受体分为 A、B 两种亚型。阿片受体有很多亚型，其中已确定的有 μ、δ、κ 3 种受体。上述各种受体也有其相应的阻断剂。中枢内受体系统的分布与效应十分复杂，许多问题尚待深入研究。

第三节　中枢活动的一般规律

一、反射中枢

反射中枢即反射弧的中枢部分是反射活动中最关键的环节，它是中枢神经系统内调节某一特定生理功能的神经元群。反射中枢在完成反射的过程中，起着特殊的、绝非单纯传递兴奋的作用，它可通过传入神经接受来自感受器的传入冲动，并对传入信息进行整合处理，整合的结果若表现为中枢的兴奋过程，则兴奋经传出神经使效应器产生相应的活动；如果表现为中枢的抑制过程，则中枢原有的传出冲动减少或停止，效应器的活动减弱或消失。

中枢大量神经元组合成许多不同的反射中枢。它们分布在中枢神经系统的不同部位，大体上可分为脊髓水平、皮质下结构水平与大脑皮质水平。脊髓水平控制的反射都是最为简单、原始的反射。皮质下结构水平，包括延髓、脑桥、中脑、小脑、丘脑、下丘脑和基底神经节等脑结构控制的反射比较复杂，其中很多是调节生命活动的反射，其反射中枢分布的范围很广，需要不同水平的各级中枢相互之间的联系才能完成。人体的许多无意识活动，绝大多数受皮质下各级中枢的控制。大脑皮质水平控制的反射是最高级、最复杂的反射，这些反射多半是有意识的，很多反射是不即时的，表现为记忆。一个最简单的反射只通过一个突触，如膝反射，这种反射称为单突触反射，其反射时最短。但大多数反射，则经过两个以上的突触，称多突触反射，其反射时较长，反射也较复杂。

二、中枢神经元的联系方式

中枢神经系统由数以千亿计、种类繁多的神经元所组成，它们之间通过突触性接触，构成非常复杂而多样的联系方式，归纳起来有分散式、聚合式、链锁式与环式四种最基本的方式（图 10 - 8）。这些联系方式是实现神经中枢复杂生理功能的结构基础。

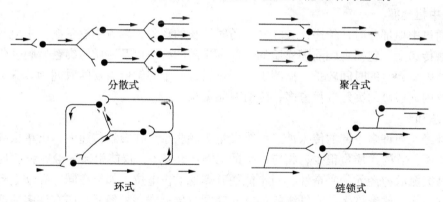

图 10 - 8 中枢神经元的联系方式
→：表示兴奋传导方向

（一）分散式

一个神经元的轴突可以通过其分支分别与许多神经元建立突触联系，称为分散式联系。这种联系方式能使一个神经元的兴奋引发其他许多神经元同时兴奋或抑制，从而扩大了神经元活动的影响范围。分散式联系在感觉传导途径上多见。

（二）聚合式

许多神经元的轴突末梢共同与同一个神经元的胞体和树突建立突触联系，称为聚合式联系。它使许多神经元的作用集中到同一神经元，从而发生总和或整合作用。聚合在运动传出途径中多见。

（三）链锁式与环式

中间神经元之间的联系方式更是多种多样，有的形成链锁式，有的则呈环式。在这些联系中，分散与聚合同时存在，神经元一个接一个依次连接，构成链锁式联系；兴奋通过链锁式联系，可以在空间上加强或扩大作用范围。一个神经元通过其轴突侧支与多个神经元建立突触联系，而后继神经元又通过其本身的轴突，回返性的与原来的神经元建立突触联系，形成一个闭合环路，称环式联系。兴奋通过环式联系可引起正反馈或负反馈，相应地产生后发放或使兴奋及时终止。

三、反射中枢内兴奋传递的特征

兴奋在中枢内传递时，必须通过突触。由于突触本身的结构特点和化学递质参与等因素的影响，所以神经中枢内的兴奋传递要比神经纤维上的兴奋传导复杂得多，具有以下显著的特征。

（一）单向传递

冲动通过突触传递只能朝一个方向进行，即从突触前神经元传向突触后神经元，而不能逆向传递。因为通常情况下，突触后膜不能释放递质，起突触传递作用的神经递质只能由突触前膜释放来影响突触后膜。所以反射活动进行时，只能由传入神经元传向传出神经元。但近年来的一些研究表明，突触后的靶细胞也能释放一些物质如一氧化碳、前列腺素、多肽等；逆向传递到突触前末梢，改变突触前神经元的递质释放，调节突触功能。故从沟通突触前后信息的角度来看是双向的。

（二）中枢延搁

兴奋通过中枢部分时，传递比较缓慢、历时较长的现象，称为中枢延搁。中枢延搁主要消耗在突触传递上，包括突触前膜递质的释放、递质的弥散以及递质对突触后膜的作用等一系列过程，因而耗费的时间较长。据测定，兴奋通过一个突触所需要的时间为 $0.3 \sim 0.5ms$。在反射中枢内，通过的突触数目愈多，反射时间愈长。

（三）总和

中枢神经元与许多不同的传入神经纤维发生突触联系。在突触传递中，由单根纤维传入的一次冲动所释放的递质量很少，相应产生的 EPSP 也很小，仅能引起突触后膜的局部阈下兴奋，提高突触后神经元的兴奋性，但不能使其爆发动作电位。如果在同一纤维上有多个神经冲动相继传入，或者许多传入纤维的神经冲动同时传至同一神经元，即有许多冲动较集中地到来时，则每个冲动各自产生的 EPSP 就能叠加起来，达阈电位水平时，便使突触后神经元产生扩布性兴奋。这一过程，称为兴奋的总和；前者称为时间总和，后者称为空间总和。若上述传入纤维是抑制性的，即都引起 IPSP，也会发生抑制的总和。此外，兴奋与抑制，即 EPSP 与 IPSP 也可以发生代数和的总和（详见抑制性突触后电位）。

（四）兴奋节律的改变

在中枢神经元的活动中，由于突触后电位具有总和的特征，因而突触后神经元（传出神经元）的兴奋节律与突触前神经元（传入神经元）发放冲动的频率不同。这是由于突触后神经元的兴奋节律既受突触前神经元冲动频率的影响，也与本身的功能状态相关。在中枢的多突触传递过程中，突触后神经元的兴奋节律，还与中间神经元的功能以及联系方式对它的影响有关。因此，作为最后公路的突触后神经元的兴奋节律，最终取决于各种因素总和后的突触后电位水平。

（五）后发放

在反射活动中，当传入刺激停止后，传出神经仍继续发放冲动，使反射活动持续一段时间，这种现象称为后发放。引起后发放的原因是多方面的，中间神经元的环状联系是产生后发放的主要原因之一。此外，在效应器发生反射性反应时，效应器本身的某些感受器（如骨骼肌的肌梭）受到刺激，其兴奋冲动再传入该反射中枢，可反馈调节和维持原先的反射活动，使反射活动持续一段时间。

（六）对内环境变化的敏感和易疲劳

在突触传递活动中，突触部位很容易受内环境理化因素变化的影响，而改变突触传递功能。例如，酸中毒可明显降低神经元的兴奋性，使突触传递活动减弱，甚至出现昏迷。而碱中毒时，神经元的兴奋性则明显升高，突触传递活动增强，甚至引起惊厥。此外，突触部位也是反射弧中最易发生疲劳的环节。实验发现，突触前神经元反复受到较高频率的刺激时，突触后神经元发放的冲动会逐渐减少，这一现象称突触传递的疲劳。突触疲劳的发生，可能是因为突触处递质耗竭、代谢性抑制物的积聚以及突触前、后神经元内 Na^+ 浓度增多和 K^+ 浓度减少等原因造成的。疲劳的出现，是防止中枢过度兴奋的一种保护性抑制。

四、中枢抑制

在任何反射活动中，神经中枢内既有兴奋过程，也有抑制过程，此抑制过程称为中枢抑制。中枢抑制与中枢兴奋一样，都是中枢内的重要生理过程，而且是一种主动性的活动，两者的对立统一是反射活动协调的基础。中枢抑制也表现在突触传递的过程中，所以也称为突触抑制。突触抑制可以发生在突触后膜，也可以发生在突触前膜，两者产生的机制不同，分别称为突触后抑制与突触前抑制；前者又称之为超极化抑制，后者则称为去极化抑制。

（一）突触后抑制

突触后抑制是由于突触后膜的兴奋性降低，接受信息的能力减弱所造成的传递抑制。所有突触后抑制都是由抑制性中间神经元的活动引起的，当一个兴奋性神经元的活动引起抑制性中间神经元兴奋时，其轴突末梢释放抑制性递质，使突触后膜超极化，产生 IP-SP，从而降低了突触后神经元的兴奋性，使其呈现抑制效应。根据抑制性神经元功能与联系方式的不同，突触后抑制可分为传入侧支性抑制与回返性抑制（图 10-9，图 10-10）。

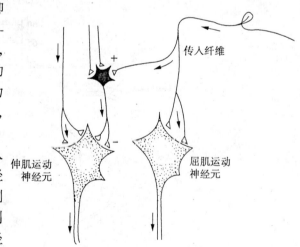

图 10-9　传入侧支性抑制模式图
图中黑色神经元为抑制性中间神经元

1. 传入侧支性抑制：传入神经进入中枢后，一方面直接兴奋某一中枢神经元，产生传出效应；另一方面经其轴突侧支兴奋另一抑制中间神经元，通过此抑制性神经元的活动，转而抑制另一中枢神经元的活动，这种现象称为传入侧支性抑制，又称交互抑制。例如，引起屈反射的传入神经进入脊髓后，一方面可直接兴奋屈肌运动神经元，另外经侧支兴奋抑制性中间神经元，再通过突触后抑制作用抑制伸肌运动神经元，以便在屈肌收缩的同时，使伸肌舒张。这种抑制形式不仅在脊髓有，脑内也有。它

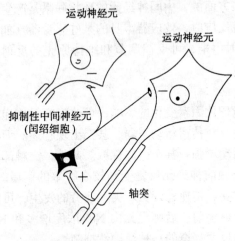

图 10-10　回返性抑制模式图

图中黑色神经元为抑制性中间神经元（闰绍细胞）

是中枢神经系统最基本的活动方式之一，其意义在于使互相拮抗的两个中枢的活动协调起来。

2. 回返性抑制：一个中枢神经元的兴奋活动，可通过其轴突侧支兴奋另一抑制性中间神经元，后者经其轴突返回来抑制原先发动兴奋的神经元及同一中枢的其他神经元，称为回返性抑制。例如，脊髓前角运动神经元与闰绍细胞之间的功能联系，就是回返性抑制的典型。脊髓前角α运动神经元的轴突通常发出返回侧支，与闰绍细胞形成兴奋性突触，而闰绍细胞的轴突反过来与该运动神经元的胞体构成抑制性突触。当前角运动神经元兴奋时，释放 ACh 递质激活闰绍细胞，后者是抑制性中间神经元，它释放抑制性递质甘氨酸，引起α运动神经元的突触后抑制，这是一种负反馈抑制。其意义在于防止神经元过度、持久地兴奋，并促使同一中枢内许多神经元的活动步调一致。士的宁与破伤风毒素可破坏闰绍细胞的功能，阻断回返性抑制，导致骨骼肌痉挛。

（二）突触前抑制

突触前抑制的结构基础是具有轴突-轴突式突触与轴突-胞体式突触的联合存在。图10-11表示突触前抑制的发生过程。在脊髓初级传入神经元的轴突末梢（轴突 B）分别与

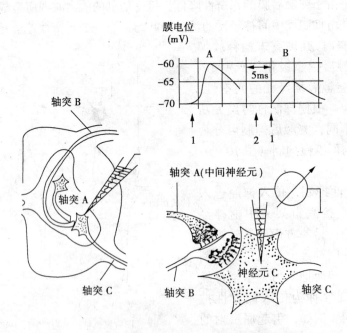

图 10-11　突触前抑制产生示意图

右上图中的 A 和 B 分别代表轴突 A 无冲动和有冲动传来时，在神经

元 C 上膜电位的改变；1 和 2 分别代表轴突 B 和轴突 A 冲动到达的时刻

运动神经元的胞体（神经元 C）、中间神经元的轴突末梢（轴突 A）构成轴突 - 胞体式兴奋突触以及轴突 - 轴突式突触。当轴突 B 单独兴奋时，可在神经元 C 上产生 EPSP，触发该神经元的兴奋。如果先兴奋轴突 A，随后再兴奋轴突 B，则神经元 C 上产生的 EPSP 明显减小，使之不能产生兴奋而呈现抑制效应。

这种抑制形式产生的机制较复杂。目前认为，可能是轴突 A 兴奋时，其末梢释放一种叫 GABA 的兴奋性递质，使轴突 B 发生部分去极，膜电位减小；当轴突 B 发生兴奋时，由于此处的膜电位小，形成动作电位的幅度也小，Ca^{2+} 内流量少，所以轴突 B 末梢释放的兴奋性递质量减少，导致神经元 C 形成的 EPSP 显著降低，处于阈下，使之不能爆发动作电位而表现为抑制效应。由于这种抑制是通过中间神经元的活动，使突触前膜发生去极化，释放的递质量减少，是突触前膜向突触后膜传递信息的作用减弱所造成的传递抑制，而突触后膜的兴奋性即接受信息的能力并无改变，故称为突触前抑制。又因为这种抑制发生时，后膜产生的不是超极化，而是去极化，形成的不是 IPSP，只是减小了的 EPSP，所以也称之为去极化抑制。

突触前抑制在中枢神经系统内广泛存在，尤其多见于感觉传入系统的各级转换站。此外，从大脑皮质、脑干与小脑等处发出的下行冲动的影响，也可对感觉传导束发生突触前抑制。其生理意义是控制从外周传入中枢的感觉信息，在调节感觉传入活动中起重要作用。

与突触后抑制相比，突触前抑制的潜伏期较长，抑制效应持续时间也长，是一种很有效的抑制作用。突触前抑制与突触后抑制两者的主要区别见表 10 - 4。

表 10 - 4　突触前抑制与突触后抑制的主要区别

区别点	突触前抑制	突触后抑制
结构基础	轴突 - 轴突突触与轴突 - 胞体突触联合	轴突 - 胞体突触 轴突 - 树突突触
抑制产生部位	突触前轴突末梢	突触后膜
起作用递质	GABA	抑制性递质
作用机制	突触前轴突末梢去极化→ 　释放兴奋性递质减少→ 　EPSP 减小（不产生 IPSP）	突触后膜超极化产生 IPSP
生理意义	调节感觉传入活动	通过交互抑制与负反馈作用协 调中枢活动

第四节　神经系统的感觉分析功能

感觉是脑的一种功能。人体的感受器将体内、外环境中的各种变化信息转换为电位变化，并以神经冲动形式经各自的神经通路传向各级中枢。在中枢内逐级向上传递的过程中，对传入信息不断地进行分析、整合，有的信息仅在意识下引起各种反射活动，有的则进入感觉或意识的领域。

一、脊髓的感觉传导功能

脊髓是感觉传导通路中的一个重要神经结构。来自各种感受器的神经冲动，除通过脑神经传入中枢外，大部分经脊神经后根进入脊髓，由脊髓上传到脑高位中枢。其感觉传导路径可分为两大类：一类为浅感觉传导道，传导痛、温觉与轻触觉，其传入纤维由后根的外侧部进入脊髓，在后角更换神经元后，再发出纤维在中央管前交叉到对侧，分别经脊髓－丘脑侧束（传导痛、温觉）和脊髓－丘脑前束（传导轻触觉）上行抵达丘脑。另一类为深感觉传导道，传导肌肉本体感觉和深部压觉，其传入纤维由后根内侧部进入脊髓后，即在同侧后索上行，抵达延髓下部薄束核与楔束核，更换神经元后，其纤维交叉到对侧，经内侧丘系至丘脑。可见，浅感觉传导道是先交叉后上行，而深感觉传导道则是先上行后交叉。因此，当脊髓半离断时，在离断的对侧出现浅感觉障碍；而在离断的同侧发生深感觉障碍（图 10－12）。此外，还有同侧的运动麻痹，临床上称为脊髓半离断综合征。

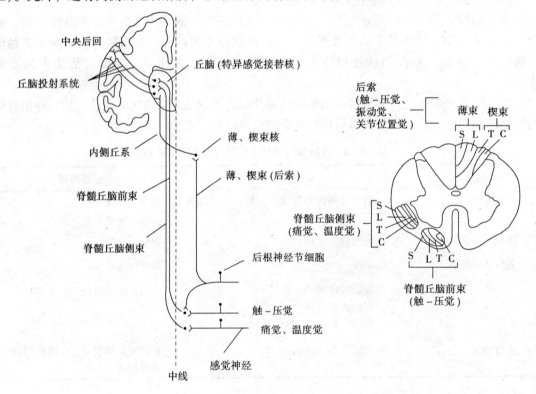

图 10－12　四肢和躯干的体表感觉传导通路及脊髓横断面示意图

S：骶　L：腰　T：胸　C：颈

二、丘脑及其感觉投射系统

丘脑是一个由大量神经元组成的神经核团集群。除嗅觉以外的各种感觉传导通路都要在此更换神经元，然后向大脑皮质投射。因此，它是最重要的感觉接替站，同时也能对感觉传入信息进行粗糙的分析与综合。丘脑与大脑皮质之间的联系所构成的丘脑－皮质投射，决定大脑皮质的觉醒状态与感觉功能；故丘脑的病变可能导致感觉异常，如感觉减退或感觉过敏等。

（一）丘脑的核团

根据丘脑的感觉功能特点，将其核团大致分为三大类（图 10-13）。

1. 感觉接替核：这类核团主要有后腹核和内、外侧膝状体。它们是机体所有特定感觉（嗅觉除外）纤维投射到大脑皮质特定区域的换元接替部位。各种感觉功能在丘脑内有严格的定位结构，其中后腹核外侧部（后外侧腹核）接受脊髓丘脑束与内侧丘系的纤维投射，传导来自躯体的感觉。后腹核内侧部（后内侧腹核）则接受三叉丘系的纤维投射，传导来自头面部的感觉。由后腹核发出的纤维投向大脑皮质感觉区。内侧膝状体与外侧膝状体分别接受听觉、视觉传导的纤维投射，并发出纤维相应投向大脑皮质听区与视区。

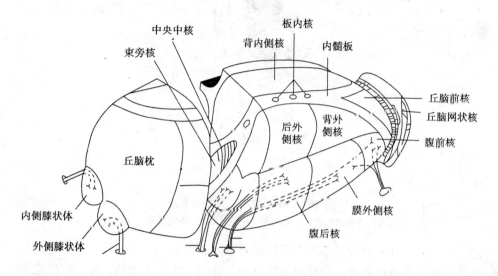

图 10-13　丘脑主要核团示意图

2. 联络核：主要包括丘脑枕核、外侧腹核与丘脑前核等。这类核团并不直接接受感觉的纤维投射，但接受来自丘脑感觉接替核和其他皮质下中枢的纤维，换元后投射到大脑皮质的特定区域，其功能与各种感觉在丘脑和大脑皮质水平的联系协调有关，故称联络核。

3. 髓板内核群：主要有中央中核、束旁核和中央外侧核等。这类核团没有直接投射到大脑皮质的纤维，但它们接受脑干网状结构的上行纤维，经多突触接替换元后，弥散地投射到整个大脑皮质，起着维持和改变大脑皮质兴奋状态的重要作用。此外，束旁核还可能与痛觉有关，有人认为它是痛觉冲动的接受中枢。

（二）丘脑的感觉投射系统

根据丘脑核团向大脑皮质投射途径与功能的不同，可将丘脑的感觉投射系统分为两大系统，即特异投射系统与非特异投射系统（图 10-14）。

1. 特异投射系统：是指从丘脑感觉接替核发出的纤维投射到大脑皮质特定区域，具有点对点投射关系的感觉投射系统。丘脑的联络核在结构上大部分也与大脑皮质有特定的投射关系，投射到皮质的特定区域，所以也归属于这一系统。

一般来说，除特殊感觉（视、听）的传导较为复杂外，经典的感觉传导通路是由三级神经元的接替完成的。第一级神经元位于脊神经节或有关脑神经感觉神经节内，第二级神经元

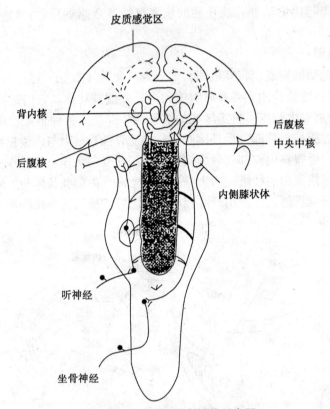

图 10 - 14 感觉投射系统示意图

黑色区代表脑干网状结构，实线代表特异投射系统，虚线代表非特异投射系统

位于脊髓后角或脑干有关的神经核内，第三级神经元就在丘脑感觉接替核内。所以，一般经典感觉传导通路就是通过丘脑的特异投射系统而后作用于大脑皮质的，每一种感觉的投射系统都是专一的，各有其专门的上行途径。特异投射系统的上行纤维主要终止于大脑皮质的第四层细胞，通过若干中间神经元与大锥体细胞形成突触联系，诱发其兴奋。其功能是引起各种特定感觉，并激发大脑皮质发出传出神经冲动。

2. 非特异投射系统：是指由丘脑的髓板内核群弥散地投射到大脑皮质广泛区域的非专一性感觉投射系统。上述经典感觉传导通路中第二级神经元的轴突在经过脑干时，发出侧支与脑干网状结构的神经元发生突触联系，在网状结构内反复换元，各种来源的兴奋互相汇聚，形成共同的通路抵达丘脑髓板内核群，然后弥散地投射到大脑皮质广泛区域。因此，这一感觉投射系统失去了专一的特异性感觉传导功能，是各种不同感觉共同上行的通路。该投射系统的上行纤维进入皮质后分布在各层，以游离末端的形式与皮质神经元的树突建立突触联系，可使大量树突部分去极化，导致大范围的皮质产生易化，其功能是维持和改变大脑皮质的兴奋状态，但不产生特定感觉。

动物实验表明，损毁脑干头端部网状结构，保留上传的特异感觉传导通路，动物即进入昏睡状态，脑电波呈同步化慢波。若在中脑水平切断特异感觉通路而不损害内侧网状结构，则动物仍处于清醒状态，脑电波呈现去同步化快波。由此可见，在脑干网状结构内存在具有上行唤醒作用的功能系统，这一系统称为网状结构上行激动系统（ARAS）。目前认为，

ARAS 主要是通过丘脑非特异投射系统来发挥作用的。丘脑非特异投射系统可视为 ARAS 的丘脑部分，因此在功能上这两者是一个不可分割的统一系统。由于这一系统是一个多突触接替的上行系统，所以容易受药物的影响而产生传导阻滞。如巴比妥类催眠药的作用，可能就是阻断 ARAS 的传导，从而使大脑皮质进入抑制状态。

非特异与特异投射系统虽各自具有形态与功能上的特征，但两者又具有密不可分的关系。特异投射系统传递特异感觉冲动，产生特定感觉；但感觉的产生有赖于非特异投射系统提高皮质的兴奋水平及其所保持的醒觉状态。而非特异性传入冲动又来源于特异投射系统的感觉传入信息。正常情况下，由于这两者之间的相互作用与配合，才能使大脑皮质既能处于觉醒状态，又能产生各种特定感觉。

三、大脑皮质的感觉分析功能

各种感觉传入冲动最后到达大脑皮质，通过精细的分析、综合而产生相应的感觉。因此，大脑皮质是感觉分析的最高级中枢。皮质的不同区域在感觉功能上具有不同的分工，称为大脑皮质的功能定位。它体现了不同感觉的特异性投射在大脑皮质的区域分布，不同性质的感觉投射到大脑皮质的不同区域。

（一）体表感觉

体表感觉代表区主要有以下两个：

1. 第一感觉区：大脑皮质中央后回为第一感觉区，相当于 Brodmann 分区的 3-2-1 区。该皮质感觉区产生的感觉定位明确，性质清晰。其感觉投射有如下规律：①投射纤维左右交叉，即一侧的体表感觉投射到对侧大脑皮质的相应区域，但头面部感觉的投射是双侧性的。②投射区域的空间安排是倒置的，即下肢代表区在顶部（膝以下的代表区在皮质内侧面），上肢代表区在中间部，头面部代表区在底部，但头面部代表区内部的安排是正立的（图 10-15）。③投射区的大小与体表感觉的灵敏度有关，感觉灵敏度高的拇指、示指、口唇的代表区大，而感觉灵敏度低的背部代表区小。这是因为感觉灵敏的部位具有较多的感受器，皮质与其相联系的神经元数量也较多，这种结构特点有利于精细的感觉分析。

2. 第二感觉区：在人和高等动物的脑，还存在着第二感觉区。它位于中央前回与脑岛之间，其面积较小，体表感觉在此区的投射是双侧性的，空间安排呈正立位。它对感觉仅有粗糙的分析作用，其感觉定位不明确，性质不清晰。在人脑切除第二感觉区后，并不产生显著的感觉障碍。有人认为，第二感觉区可能是痛觉信息的皮质终末投射区。刺激此区还能产生复杂的躯体运动，说明它可能在运动功能的感觉控制中起重要作用。

（二）肌肉本体感觉

本体感觉是指肌肉、关节等的运动觉与位置觉。目前认为，中央前回（4 区）既是运动区，也是肌肉本体感觉投射区。刺激人脑的中央前回，可引起受试者试图发动肢体运动的主观感觉。切除动物的运动区，由本体感受器刺激作为条件刺激建立起来的条件反射就发生障碍。

（三）内脏感觉

内脏感觉投射的范围较弥散，并与体表感觉区有一定的重叠。第一感觉区的躯干与下肢部位有内脏感觉代表区；人脑的第二感觉区和运动辅助区都与内脏感觉有关；边缘系统的皮质部位也是内脏感觉的投射区。

（四）特殊感觉

1. 视觉：枕叶皮质的距状裂上、下缘（17区）是视觉的主要投射区。左眼颞侧和右眼鼻侧视网膜的传入纤维投射到左侧枕叶皮质；同样，右眼颞侧和左眼鼻侧视网膜的传入纤维投射到右侧枕叶皮质。所以，一侧枕叶皮质受损可造成两眼对侧偏盲，双侧枕叶损伤时可导致全盲。此外，视网膜的上半部投射到距状裂的上缘，下半部投射到下缘，视网膜中央的黄斑区投射到距状裂的后部，周边区投射到距状裂的前部。

2. 听觉：人的听觉皮质投射区位于颞横回与颞上回（41区与42区）。41区是接受来自内侧膝状体听觉投射纤维的主要投射区，42区也接受少量投射纤维，并有纤维与41区联系。听觉投射是双侧性的，即一侧皮质代表区接受来自双侧耳蜗感受器的传入投射；一侧代表区受损不会引起全聋。

3. 嗅觉与味觉：嗅觉的皮质投射区位于边缘皮质的前底部区域，包括梨状区皮质的前部、杏仁核的一部分。味觉投射区在中央后回头面部感觉投射区的下侧和脑岛后部皮质。

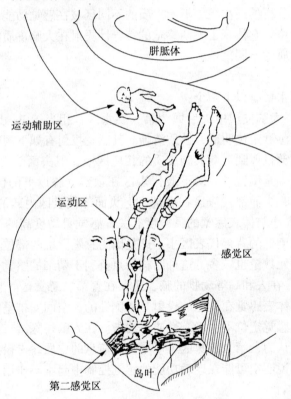

图 10-15　大脑皮质体表感觉与躯体运动功能代表区示意图

四、痛觉

疼痛是最常见的临床症状。它是伤害性或潜在伤害性刺激引起的不愉快的主观体验，常伴有自主神经活动、运动反射与情绪反应，是一种复杂的生理心理现象。疼痛可作为机体受损害时的一种报警系统，对机体起保护作用。但疼痛特别是慢性疼痛或剧痛，往往使病人深受折磨，导致机体功能失调，甚至发生休克。所以，研究疼痛产生的规律及其机制，对临床诊断与解除疼痛具有重要意义。

神经系统中，除具有传递伤害性信息并整合为疼痛感觉的痛觉传导系统外，近年来还发现存在着对疼痛信息传递与整合进行调制的内源性痛觉调制系统（内源性镇痛系统），这方面研究的深入与阐明，将为临床上减轻或解除疼痛做出重要贡献。

（一）伤害性感受器

伤害性感受器是背根神经节和三叉神经节中感受和传递伤害性信息的初级感觉神经元的外周末梢部分。形态学上是无特化的游离神经末梢，广泛地分布于皮肤、肌肉、关节和内脏器官。

一般认为伤害性感受器并无特殊的适宜刺激，任何形式的刺激只要达到一定强度而具有伤害机体的性质，都可作用于伤害性感受器而引起疼痛。也有人认为，伤害性感受器是特异性的，但其特异性不如其他感受器，因为它可以对其他各种强刺激起反应，如对电、机械与化学能量的刺激起反应。此外，温热性刺激也可以引起痛觉，但其引起伤害感受器兴奋的阈值比引起温度感受器兴奋的阈值高约 100 倍以上。

近年来，疼痛的化学性感受学说已为人们所注意，认为伤害性感受器实际上是一种化学感受器。在外伤、炎症、缺血、缺氧等伤害性刺激的作用下，损伤组织局部释放或合成一些致痛的化学物质，主要包括 H^+、K^+、5-羟色胺、组胺、缓激肽、P 物质、前列腺素、白三烯、血栓素与血小板激活因子等，它们在达到一定浓度时，或兴奋伤害性感受器，或使伤害性感受器致敏，后者可能成为临床痛觉过敏的生理学基础，显然，致痛物质乃是伤害性感受器的激活剂。后者被激活，产生痛觉传入冲动，进入中枢引起痛觉。

（二）皮肤痛觉

伤害性刺激作用皮肤时，可先后出现快痛与慢痛两种性质的痛觉。快痛又称第一痛或急性痛，是一种尖锐的刺痛，其特点是产生与消失迅速，感觉清楚，定位明确，常引起时相性快速的防卫反射，吗啡对快痛无止痛作用或作用很弱；快痛一般属生理性疼痛。慢痛又称第二痛，一般在刺激作用后 0.5~1.0s 才能感觉到；特点是定位不太明确，持续时间较长，为一种强烈而难以忍受的烧灼痛，通常伴有情绪反应及心血管与呼吸等方面的反应，吗啡止痛效果明显；慢痛一般属病理性疼痛。在外伤时，上述两种痛觉相继出现，不易明确区分；皮肤有炎症时，常以慢痛为主。此外，深部组织（如骨膜、韧带和肌肉等）和内脏的痛觉，一般也表现为慢痛。

痛觉的二重性提示痛的神经支配有双重系统，即在痛觉传导上存在着不同传导速度的两类神经纤维。现已明确，快痛由较粗的、传导速度较快的 A_δ 纤维传导，其兴奋阈较低；慢痛由无髓鞘、传导速度较慢的 C 纤维传导，其兴奋阈较高。

痛觉传导的中枢通路比较复杂。一般地说，痛初级传入纤维经背根进入脊髓后，冲动主要沿两条途径上传：A_δ 纤维进入脊髓后，沿脊髓丘脑侧束的外侧部纤维上行，主要抵达丘脑后腹核，转而投射到大脑皮质第一体表感觉区，引起定位明确的快痛，称为皮质痛觉系统。C 纤维进入脊髓后，在脊髓内弥散上行，沿脊髓网状束、脊髓中脑束与脊髓丘脑侧束内侧部纤维到达丘脑髓板内核群，换元后投射到大脑皮质第二体表感觉区和边缘系统，引起定位不明确的慢痛，称为皮质下痛觉系统。

在上述的痛觉传导通路中，脊髓背角与丘脑髓板内核群是传递痛觉信息的两个关键部位。脊髓背角是痛觉信号传递的第一级中枢，也是最重要的整合中枢之一。而丘脑是痛觉信息传向大脑皮质的主要中继站，是最重要的痛觉整合中枢，在丘脑这种整合发生于髓板内核群，丘脑髓板内的束旁核是痛觉感受的中枢。可见，抑制脊髓背角与丘脑髓板内核群这两个部位，就能阻滞痛觉信息传递，达到镇痛的目的。

（三）内脏痛与牵涉痛

1. 内脏痛：内脏痛是伤害性刺激作用于内脏器官引起的疼痛。内脏无本体感觉，温度觉与触觉也很少，主要是痛觉，但其感受器数量相对较少，分布明显较躯体稀疏。内脏痛觉通过自主神经内的传入纤维传入脊髓，沿着躯体感觉的同一通路上行，也经脊髓丘脑束和感觉投射系统到达皮质。

内脏痛是临床上常见的症状，常为病理性疼痛。与皮肤痛相比，内脏痛有两个明显的特征：其一为性质缓慢、持续、定位不精确和对刺激的分辨能力差；常伴有明显的自主神经活动变化，情绪反应强烈，有时更甚于疾病的本身。其二为能引起皮肤痛的刺激如切割、烧灼等一般不引起内脏痛，而机械性牵拉、缺血、痉挛、炎症与化学刺激作用于内脏，则能产生疼痛。临床上观察到，肠管发生梗阻而出现异常运动、循环障碍与炎症时，往往引起剧痛，严重时甚至危及生命。

还有一种内脏痛，是由于体腔壁层浆膜（胸膜、腹膜、心包膜）受到炎症、压力、摩擦或牵拉等伤害性刺激时所产生的疼痛，称为体腔壁痛。这种疼痛与躯体痛类似，也是由躯体神经（膈神经、肋间神经和腰上部脊神经）传入的。

2. 牵涉痛：某些内脏疾病往往可引起体表一定部位发生疼痛或痛觉过敏，这种现象称为牵涉痛。每一内脏有特定牵涉痛区，如心肌缺血时，可出现左肩、左臂内侧、左侧颈部和心前区疼痛；胆囊炎、胆结石时，可出现右肩胛部疼痛；阑尾炎初期，常感上腹部或脐区疼痛。牵涉痛并非内脏痛所特有的现象，深部躯体痛、牙痛也可发生牵涉性痛。

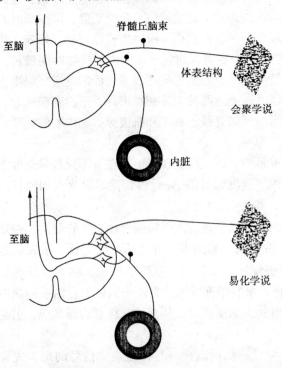

图 10-16 牵涉痛的会聚学说和易化学说示意图

产生牵涉痛的机制，有会聚学说与易化学说（图 10-16）。会聚学说认为，患病内脏的传入纤维与被牵涉部位的皮肤传入纤维，由同一背根进入脊髓同一区域，聚合于同一脊髓神经元，并由同一纤维上传入脑，在中枢内分享共同的传导通路。由于大脑皮质习惯于识别来自皮肤的刺激，因而误将内脏痛当作皮肤痛，故产生了牵涉痛。易化学说认为，内脏痛觉传入冲动，可提高内脏－躯体会聚神经元的兴奋性，易化了相应皮肤区域的传入，可导致牵涉性痛觉过敏。

（四）针刺镇痛的研究

针刺某些穴位能使疼痛减轻或消失，称为针刺镇痛。中医学认为，各种痛症皆可归结为气血的病变，或因气血不通，或因气血不荣，即所谓"不通则痛"、"不荣则痛"。腧穴是人体经络、脏腑之气输注于体表的部位，经络沟通内外，运行气血，从而调节人体的平衡功能。针刺一定的腧穴，可发挥相应的经络作用，"通其经络，调其气血"，以达到镇痛的目的。现代医学认为，在中枢神经系统内存在内源性痛觉调制系统，针刺可激活该系统，从而产生镇痛作用。

在我国，中医临床的针刺镇痛已有数千年的历史。实践证明，针刺治疗各种痛症确实有很好的疗效，有时甚至有针到痛除之功。目前，针刺镇痛已引起国内外医学界的关注与极大兴趣，成为当今痛觉调制研究中的重要课题之一。

1. 针感的外周机制：针刺穴位往往引起局部组织的酸、胀、重、麻等复合的不愉快感觉，称为"针感"，中医将其叫"得气"感，它与针刺镇痛的效果有密切关系。针刺可能作用于多种深部结构，包括肌梭、神经束、神经末梢以及血管壁上的传入装置等。一般说来，刺激肌腱、骨膜多引起酸感，刺激肌肉多引起胀、重感，刺激神经干多引起麻感。实验表明，针刺可兴奋穴位内各类压力感受器和部分牵张感受器，不同的针感可能是由于刺激了不同的感受器所致。感受器被针刺激活后，可将针刺刺激转换为神经冲动，即为针刺信息。针刺信息主要由中等粗细的 Ⅱ、Ⅲ 类纤维传入。也有人认为，在肌肉丰厚部位的穴位，支配肌梭的 Ⅳ 类（C 类）细纤维在传导针刺信息中起重要作用。

2. 针刺镇痛的中枢机制：针刺的传入信息沿脊神经与脑神经进入中枢后，可激活内源性痛觉调制系统的许多中枢结构及其递质或调质，在中枢神经系统的不同水平与伤害性传入信息相互作用，抑制伤害性信息的传递与感受，从而产生镇痛效应（图 10-17）。其中，初级传入中枢背角与高级整合中枢丘脑在相互作用过程中起主要作用。

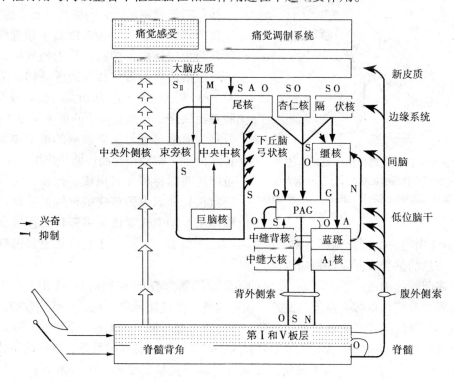

图 10-17 与针刺镇痛有关的神经通路及神经递质示意图

PAG：中脑导水管周围灰质　M：大脑皮质运动区　S_Ⅱ：大脑皮质感觉Ⅱ区　A：乙酰胆碱　G：γ-氨基丁酸　N：去甲肾上腺素　O：内啡素　S：5-羟色胺

（1）痛调制的主要中枢结构：在中枢神经系统内有一个以脑干中线结构为中心，由许多脑区组成的调制痛觉的神经网络系统。这些痛调制结构主要表现为下行的抑制作用；同时也可能作用于丘脑及脑干水平，压抑各级神经的上行性伤害性信息传递。①脑干下行抑制系统：主要由中脑导水管周围灰质（PAG）、延髓头端腹内侧核群（RVM，中缝大核及邻近的网状结构）和一部分脑桥背外侧网状结构（蓝斑核群和KF核）的神经元组成，其轴突经脊髓背外侧束下行抵达脊髓背角。针刺传入信息可激活PAG，通过该下行系统对脊髓背角伤害性传入信息的传递产生抑制性调制，发挥镇痛效应。研究表明，针刺镇痛在脊髓水平包括突触前抑制与突触后抑制两种机制，这是针刺的脊髓节段性抑制的神经生理学基础。此外，在脑干水平，针刺信息也抑制三叉神经脊核痛敏神经元的活动（图10-18）。②中脑边缘镇痛回路：PAG除接受其上位脑结构的传入外，也有上行纤维抵达边缘系统，与边缘系统下行到PAG的神经通路，在PAG→伏核→杏仁核→缰核→PAG之间与镇痛相关的环路，称为中脑边缘镇痛回路。形态学证实，从伏核、杏仁核等边缘结构有大量纤维到达缰核，缰核的传出纤维则可抵达PAG。功能上表明，伏核与杏仁核是痛觉调制结构，而缰核是痛觉感受结构；缰核的痛敏神经元可抑制PAG的镇痛作用，而伏核与杏仁核则可抑制缰核的痛放电活动。针刺可激活伏核与杏仁核等边缘结构，抑制缰核对PAG的抑制作用，从而参与镇痛过程。③前脑神经回路：丘脑髓板内的束旁核与中央中核，分别为痛觉感受与痛觉调制的重要中枢，针刺传入信息可激活司抑制性调控作用的中央中核，可能经前脑神经元（尾核、枕核、皮质和丘脑网状核）抑制束旁核痛敏神经元活动，产生镇痛作用。④中缝背核-束旁核直接通路：中缝

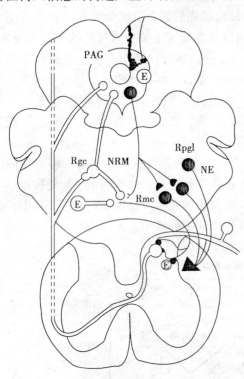

图10-18　内源性疼痛调制系统
PAG：中脑导水管周围灰质　NRM：中缝大核
Rpgl：旁巨细胞外侧网状核　Rmc：大细胞网状核
NE：去甲肾上腺素　E：阿片肽能神经元

背核是PAG内的一个痛觉调制结构，针刺可激活中缝背核，通过上行纤维直接抑制束旁核对伤害性信息的感受，而发挥镇痛效应。

（2）痛调制的递质/调质系统：众多的递质或调质参与介导针刺镇痛作用，其中主要的可归纳为阿片系统与单胺类系统。此外，尚有其他一些递质或调质也参与针刺效应。①内源性阿片肽：经典的阿片肽主要包括内啡肽、脑啡肽与强啡肽三大家族，目前又发现阿片肽家族的两个新成员，即内吗啡肽与孤啡肽。在这些阿片肽中，除孤啡肽外，其余的阿片肽均参与介导针刺镇痛作用。实验结果表明，针刺可引起下丘脑、尾核、PAG和脊髓等部位阿片肽的释放。它们在针刺镇痛中可能通过三种途径发挥作用：其一，针刺传入信息激活下丘脑弓状核的β-内啡肽系统，通过PAG下行冲动抑制脊髓背角伤害性信息传递；其二，针刺传入信息直接激活脊髓背角的脑啡肽与强啡肽能神经元，抑制痛敏神经元的活动；其三，在与

痛觉调制有关核团内的阿片肽和其他递质的相互作用下参与针刺镇痛过程。此外，在电针镇痛的研究中，还发现不同类型的阿片肽可介导不同频率的电针镇痛作用。其中低频（2Hz）电针激活脑啡肽、β-内啡肽与内吗啡肽，作用于 μ 和 δ 阿片受体而产生镇痛；高频（100Hz）电针激活强啡肽，作用于 κ 阿片受体而发挥镇痛效应。②单胺类递质：包括 5-羟色胺、去甲肾上腺素与多巴胺。针刺传入信息可促进 5-羟色胺的合成与释放，脑内与脊髓内的 5-羟色胺均可加强针刺镇痛。去甲肾上腺素递质在针刺镇痛中有双向作用，在脊髓内加强针刺镇痛，而在脑内则对抗针刺镇痛。多巴胺也参与针刺镇痛。③其他：有资料表明，乙酰胆碱、γ-氨基丁酸、催产素、神经降压肽和 P 物质等也参与针刺效应。

第五节　神经系统对姿势和运动的调节

运动是行为的基础。在日常生活、工作与劳动中，人体所处的各种姿势以及所进行的多种形式的躯体运动，都是以骨骼肌的活动为基础的。在运动过程中，骨骼肌的舒缩活动，不同肌群之间的相互配合，均有赖于神经系统的调节，一般说调节姿势和运动的神经结构从低级到高级，可分为脊髓、脑干下行系统和大脑皮质运动区三个水平。此外，也接受小脑和基底神经节的调节。

一、脊髓对躯体运动的调节

脊髓是调节躯体运动的最基本反射中枢，通过脊髓能完成一些比较简单的躯体运动反射，包括牵张反射、屈反射和交叉伸肌反射等。脊髓反射的基本反射弧虽是简单的，但在整体内受高位中枢调节。

（一）脊髓前角运动神经元

在脊髓前角存在大量的运动神经元，它们的轴突经前根离开脊髓后直达所支配的肌肉。这些神经元可分为 α、γ 与 β 三种类型。

1. α 运动神经元与运动单位：α 运动神经元既接受来自皮肤、肌肉和关节等外周的传入信息，也接受从脑干到大脑皮质各上位中枢的传入信息，产生一定反射的传出冲动，以影响肌肉的活动。因此，α 运动神经元可称为脊髓反射的最后公路。α 运动神经元发出 Aα 传出纤维，其末梢在肌肉中分成许多小支，每一小支支配一根骨骼肌纤维。因此，当这一神经元兴奋时，可引起它所支配的许多肌纤维收缩。由一个 α 运动神经元及其所支配的全部肌纤维组成的功能单位，称为运动单位。一个运动单位所包含的肌纤维数目多少不一，参与粗大运动的肌肉，其运动单位的肌纤维数目较多；而参与精细运动肌肉的运动单位所包含的肌纤维较少。α 运动神经元的大小不等，不同大小的 α 运动神经元可支配不同类型的运动单位。根据 α 运动神经元对运动单位内肌纤维反应特性的不同，可将运动单位大致分为两类：一类为动态性运动单位，由轴突传导速度快的大 α 运动神经元支配快肌纤维；另一类为静态性运动单位，由轴突传导速度慢的小 α 运动神经元支配慢肌纤维。

2. γ 运动神经元：γ 运动神经元的胞体分散在 α 运动神经元之间，其胞体较 α 运动神经元小。它发出较细的 Aγ 传出纤维支配骨骼肌肌梭内的梭内肌纤维，分布于肌梭的两端。γ 运动神经元的兴奋性较高，常以较高频率持续放电。在安静时，即使 α 运动神经元无放电，

一些 γ 运动神经元也可持续放电。当 γ 运动神经元兴奋时，梭内肌纤维两端收缩，从而增加了肌梭感受器的敏感性。正常情况下，γ 运动神经元的活动主要受高位中枢的下行性调节。

3. β 运动神经元：较大的 β 运动神经元发出的传出纤维，可支配骨骼肌的梭内肌与梭外肌纤维。

（二）脊髓反射

1. 肌牵张反射：有神经支配的骨骼肌，在受到外力牵拉而伸长时，能产生反射效应，引起受牵拉的同一肌肉收缩，称为骨骼肌的牵张反射（图 10 – 19）。

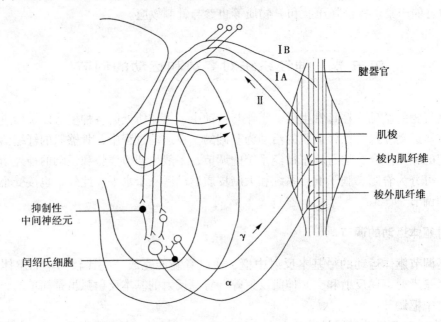

图 10 – 19　肌牵张反射示意图

（1）肌牵张反射的类型：由于牵拉的形式与肌肉收缩的反射效应不同，牵张反射又可分为腱反射与肌紧张两种类型。

1）腱反射：又称位相性牵张反射，是指快速牵拉肌腱时发生的牵张反射，表现为被牵拉肌肉迅速而明显的缩短。例如，快速叩击股四头肌腱，可使股四头肌受到牵拉而发生一次快速收缩，引起膝关节伸直，称膝反射。叩击不同肌腱，可分别引起不同的肌腱反射。腱反射的传入纤维直径较粗，传导速度较快；反射的潜伏期很短，其中枢延搁时间只相当于一个突触的传递时间，故认为腱反射是单突触反射。反射的传出主要是大 α 运动神经元支配的快肌纤维成分，这类运动单位的收缩力大，收缩速度快。临床上常通过检查腱反射来了解神经系统的功能状态。如果腱反射减弱或消失，常提示反射弧的传入、传出通道或者脊髓反射中枢受损；而腱反射亢进，则说明控制脊髓的高级中枢作用减弱，提示高位中枢的病变，如大脑皮质运动区、锥体束受损等。

2）肌紧张：又称紧张性牵张反射，是指缓慢持续牵拉肌腱所引起的牵张反射，表现为受牵拉肌肉发生紧张性收缩，致使肌肉经常处于轻度的收缩状态。肌紧张反射弧的中枢为多突触接替，属于多突触反射。效应器主要是肌肉收缩较慢的慢肌纤维成分。该反射的传出引起肌肉收缩的力量不大，只是阻止肌肉被拉长，因此不表现明显的动作。这可能是在同一肌肉内的不同运动单位进行轮换收缩而不是同步收缩的结果，所以肌紧张能持久维持而不易疲劳。肌紧张是维持躯体姿势最基本的反射活动，是姿势反射的基础，尤其在于维持站立姿势。因为直立时，由于重力的影响，支持体重的关节趋向于被重力所弯曲，弯曲的关节势必使伸肌肌腱受到牵拉，从而产生牵张反射使伸肌的肌紧张增强，以对抗关节的屈曲来维持站立姿势。如果破坏肌紧张反射弧的任何部分，即可出现肌紧张的减弱或消失，表现为肌肉松弛，以致不能维持躯体的正常姿势。

（2）肌牵张反射的感受装置与反射途径：腱反射与肌紧张的感受器主要是肌梭。肌梭是一种感受机械牵拉刺激或肌肉长度变化的特殊感受装置（图 10-20），属本体感受器。肌梭呈梭形，其外层为一结缔组织囊，囊内含有 2～12 条特殊肌纤维，称为梭内肌纤维；而囊外

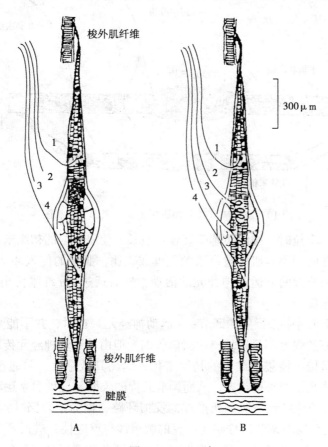

图 10-20　肌梭

A. 显示传出神经支配；B. 显示传出和传入神经支配

1、4：γ-传出纤维　2：Ⅰ类传入纤维　3：Ⅱ类传入纤维

一般骨骼肌纤维，则称为梭外肌纤维。梭内肌纤维与梭外肌纤维平行排列，呈并联关系。梭内肌纤维的收缩成分位于纤维的两端。中间部是肌梭的感受装置，两者呈串联关系。因此，当梭外肌收缩时，梭内肌感受装置所受牵拉刺激减少；而当梭外肌被拉长或梭内肌收缩成分收缩时，均可使肌梭感受装置受到牵张刺激而兴奋。

梭内肌纤维根据其形态可分为核袋纤维与核链纤维两种类型。肌梭有两类感受末梢：一类称为初级末梢，也称环绕形末梢，它以螺旋形式环绕于核袋和核链纤维的中间部，传入纤

维为直径较粗的 Ⅰa 类纤维；另一类称为次级末梢，也称花枝状末梢，通常分布于核链纤维上，其传入纤维为直径较细的 Ⅱ 类纤维（图 10-21）。目前认为，核袋纤维上的初级末梢，可能与快速牵拉的感受有关，其神经反应表现为动态性反应，它可能在位相性牵张反射中具有重要意义。核链纤维上的初级末梢，可能与缓慢、持续牵拉的感受有关，它的神经反应表现为静态性反应，可能对肌紧张性牵张反射具有重要意义。核链纤维上次级末梢的功能可能与本体感觉有关。现在知道，Ⅰa 和 Ⅱ 类纤维的传入冲动进入脊髓后，除产生牵张反射外，还通过侧支和中间神经元接替上传到小脑与大脑皮质感觉区。

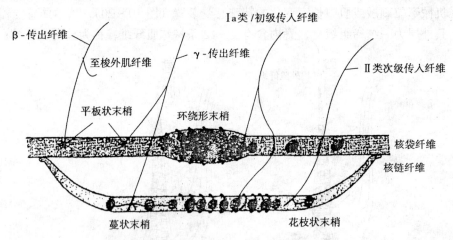

图 10-21　哺乳类动物肌梭主要组成部分示意图

　　当肌肉受到外力牵拉时，梭内肌感受装置被拉长，使肌梭内的初级末梢受到牵张刺激而发放传入冲动，冲动的频率与肌梭被牵张的程度成正比，肌梭的传入冲动沿 Ⅰa 类纤维传至脊髓，引起支配同一肌肉的 α 运动神经元的活动，然后通过 Aα 纤维传出引起梭外肌收缩，从而完成一次肌牵张反射。

　　（3）γ 运动神经元对牵张反射的调节：γ 运动神经元兴奋时，并不能直接引起肌肉的收缩，因为梭内肌收缩的强度不足以使整块肌肉收缩。但由 γ 运动神经元传出活动所引起的梭内肌收缩，能牵拉肌梭内核袋纤维上的初级末梢，提高其敏感性，并通过 Ⅰa 类纤维的传入活动，改变 α 运动神经元的兴奋状态，从而调节肌肉的收缩。这种由 γ 运动神经元→肌梭→Ⅰa 类传入纤维→α 运动神经元→肌肉所形成的反馈环路，称为 γ 环路（γ-loop）。由此可见，γ 运动神经元的传出活动对调节肌梭感受装置的敏感性与反应性，进而调节肌牵张反射具有十分重要的作用。在正常情况下，高级中枢可通过 γ 环路调节肌牵张反射，如脑干网状结构对肌紧张的调节可能是通过兴奋或抑制 γ 环路而实现的。

　　（4）腱器官与反牵张反射：腱器官是分布于肌腱胶原纤维之间的牵张感受装置，与梭外肌呈串联关系。其传入纤维是直径较细的 Ⅰb 类纤维，它不直接终止于 α 运动神经元，而是通过抑制性中间神经元，抑制同一肌肉 α 运动神经元的活动。腱器官主要反映肌肉的张力，是一种感受肌肉张力变化的感受器。腱器官对肌肉的被动牵拉刺激不太敏感，因为整个肌肉被牵拉时，比较坚韧的腱纤维受力不大；但它对肌肉主动收缩所产生的牵拉却异常敏感。在牵张反射活动中，一般随着牵拉肌肉的力量增强，肌梭传入冲动的增多，引起的反射性肌收缩也进一步增强，当肌肉收缩达到一定强度时，张力便作用于腱器官使之兴奋，通过 Ⅰb 类传入纤维反射性地抑制同一肌肉收缩，使肌肉收缩停止，从而出现舒张。这种肌肉受到强烈牵拉时所产生的舒张反应，称为反牵张反射。其生理意义在于缓解由肌梭传入所引起的肌肉收缩及其所产生的张力，防止过分收缩对肌肉的损伤。

2. 屈肌反射与交叉伸肌反射：肢体皮肤受到伤害刺激时，一般常引起受刺激侧肢体的屈肌收缩，伸肌舒张，使肢体屈曲，称为屈肌反射。如火烫、针刺皮肤时，该侧肢体立即缩回，其目的在于避开有害刺激，对机体有保护意义。屈肌反射是一种多突触反射，其反射弧的传出部分可支配多个关节的肌肉活动。该反射的强弱与刺激强度有关，其反射的范围可随刺激强度的增加而扩大。如足趾受到较弱的刺激时，只引起踝关节（又称距小腿）屈曲，随着刺激的增强，膝关节和髋关节也可以发生屈曲。当刺激加大达一定强度时，则对侧肢体的伸肌也开始激活，可在同侧肢体发生屈肌反射的基础上，出现对侧肢体伸直的反射活动，称为交叉伸肌反射。该反射是一种姿势反射，当一侧肢体屈曲造成身体平衡失调时，对侧肢体伸直以支持体重，从而维持身体的姿势平衡。

（三）脊休克

在脊髓与脑完全断离的动物称为脊动物。与脑断离的脊髓暂时丧失一切反射活动的能力，进入无反应状态，这种现象称为脊休克。脊休克的主要表现有：在横断面以下脊髓所整合的屈肌反射、交叉伸肌反射、腱反射与肌紧张均丧失；外周血管扩张，动脉血压下降，发汗、排便和排尿等自主神经反射均不能出现，说明躯体与内脏反射活动均减弱或消失。随后，脊髓的反射功能可逐渐恢复。一般说，低等动物恢复较快，动物越高等恢复越慢。如蛙在脊髓离断后数分钟内反射即恢复，犬需几天，人类则需数周乃至数月。在恢复过程中，首先恢复的是一些比较原始、简单的反射，如屈反射、腱反射；而后是比较复杂的反射逐渐恢复，如交叉伸肌反射、搔爬反射。在脊髓躯体反射恢复后，部分内脏反射活动也随之恢复，如血压逐渐上升达一定水平，并出现一定的排便、排尿反射。由此可见，脊髓本身可完成一些简单的反射，脊髓内存在着低级的躯体反射与内脏反射中枢。但脊髓横断后，由于脊髓内上行与下行的神经束均被中断，因此断面以下的各种感觉和随意运动很难恢复，甚至永远丧失，临床上称为截瘫。

脊休克的产生并非由于切断损伤的刺激性影响引起的，因为当反射恢复后，在原切面之下进行第二次脊髓切断并不能使脊休克重新出现。目前认为，脊休克产生的原因是由于离断的脊髓突然失去了高位中枢的调节，特别是失去了大脑皮质、脑干网状结构和前庭核的下行性易化作用。实验证明，切断猫的网状脊髓束、前庭束和猴的皮质脊髓束，均可产生类似脊休克的现象。可见，在正常情况下，上述神经结构通过其下行传导束对脊髓施以易化作用，从而保证脊髓的正常功能状态。

高位中枢对脊髓反射既有易化影响，也有抑制性影响。例如，脊动物反射恢复后，屈肌反射较正常强，而伸肌反射往往减弱，说明高位中枢对脊髓屈肌反射中枢有抑制作用，而对脊髓伸肌反射中枢有易化作用。所以，低位脊髓横贯性损伤患者，常因屈肌反射占优势而导致瘫痪肢体难以伸直。

二、脑干对肌紧张和姿势的调节

脑干是脊髓以上水平对运动的控制中枢，它能完成一系列反射，通过调节肌紧张以保持一定的姿势，并参与躯体运动的协调；即使失去高级中枢的脑干动物也具有站立、行走和姿势控制等整合活动的能力。脑干是除皮质脊髓束以外的所有运动下行通路的发源地。

（一）脑干对肌紧张的调节

1. 脑干网状结构易化区与抑制区：脑干网状结构主要是由中脑、脑桥和延髓中央部的大小不等的神经元和神经纤维混合组成的神经结构。其中有控制运动相关的神经核团，按其对脊髓运动功能影响的不同，可将脑干网状结构分为易化区与抑制区（图10-22）。

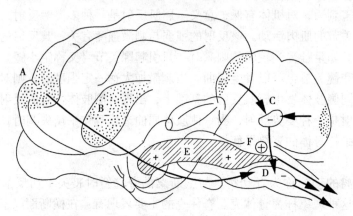

图 10-22　猫脑干网状结构下行易化和抑制系统示意图
A：运动皮质　B：基底神经节　C：小脑　D：网状结构抑制区 E：网状结构易化区　F：前庭神经核

（1）易化区及其作用：脑干网状结构中存在加强肌紧张和肌肉运动的区域，称为易化区。易化区较大，包括延髓网状结构的背外侧部分、脑桥被盖、中脑的中央灰质与被盖等脑干中央区域。此外，下丘脑和丘脑中线核群等部位也具有对肌紧张和肌肉运动的易化作用，因此也包括在易化区之中。电刺激易化区可增强牵张反射，也可增强运动皮质诱发的运动反应。易化区的作用主要是通过网状脊髓束的下行通路来完成的，其下行兴奋性纤维主要与脊髓 γ 运动神经元建立兴奋性突触联系，兴奋 γ 运动神经元，加强 γ 环路的活动，以增强肌紧张与肌肉运动。此外，易化区对 α 运动神经元也有一定的易化作用。

易化肌紧张的中枢部位除网状易化区外，还有脑干外神经结构，如前庭核、小脑前叶两侧部等部位，它们共同组成易化系统。脑干外神经结构的易化功能是通过网状结构易化区的活动来完成的。网状结构易化区一般具有持续的自发放电活动，这可能是由上行感觉传入冲动的激动作用所引起的。

（2）抑制区及其作用：脑干网状结构中还有抑制肌紧张和肌肉运动的区域，称为抑制区。该区较小，位于延髓网状结构的腹内侧部分。电刺激抑制区可以抑制牵张反射以及由运动皮质引起的肌肉运动。其作用主要是通过网状脊髓束的下行抑制性纤维与 γ 运动神经元形成抑制性突触，抑制 γ 运动神经元，削弱 γ 环路的活动来实现的。

抑制肌紧张的中枢部位除网状结构抑制区外，尚有大脑皮质运动区、纹状体与小脑前叶蚓部等脑干外神经结构，它们构成抑制系统。这些脑干外神经结构不仅可通过网状结构抑制区的活动抑制肌紧张，而且能控制网状结构易化区的活动，使其受到抑制。一般说来，网状结构抑制区本身无自发活动，它在接受上述各高位中枢传入的始动作用时，才能发挥下行抑制的作用。否则，抑制区就不能维持其对脊髓反射的抑制作用。

在正常情况下，易化与抑制肌紧张的中枢部位，两者活动相互拮抗而取得相对平衡，以维持正常肌紧张。但从活动的强度来看，易化区的活动较抑制区强，因此在肌紧张的平衡调节中，易化区略占优势。

2. 去大脑僵直：在中脑上、下丘之间横断脑干的去大脑动物，会立即出现全身肌紧张，特别是伸肌肌紧张过度亢进，表现为四肢伸直、头尾昂起、脊柱挺硬的角弓反张现象，称为去大脑僵直（图10-23）。

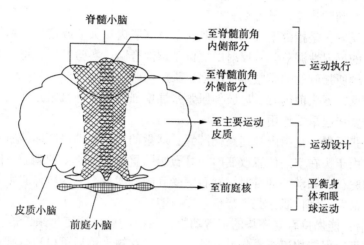

图 10-23 小脑的功能分区示意图

在去大脑动物中，切断了大脑皮质运动区和纹状体等神经结构与脑干网状结构的功能联系，使抑制区失去了高位中枢的始动作用，削弱了抑制区的活动。而与网状易化区保持功能联系的神经结构虽有部分被切除，但易化区本身存在自发活动，而且前庭核的易化作用依然保留，所以易化区的活动仍继续存在。因此，易化系统与抑制系统活动之间失去平衡，使易化系统的活动占有显著优势。由于这些易化作用主要影响抗重力肌的作用，故主要导致伸肌肌紧张加强，而出现去大脑僵直现象。临床上，脑损伤、脑出血与脑炎等患者，有时也可出现类似去大脑僵直的表现，这往往是病变已严重侵犯脑干、预后不良的征兆。

肌紧张亢进所出现的僵直有 γ 僵直与 α 僵直两种类型。目前认为，网状结构易化区的下行作用，主要使 γ 运动神经元的活动增强，通过加强 γ 环路的活动从而增强 α 运动神经元的活动，使肌紧张增强，出现 γ 僵直。而前庭核的下行作用，主要是直接或间接通过脊髓中间神经元增强 α 运动神经元的活动，导致肌紧张增强而出现 α 僵直。实验表明，上述的去大脑僵直，属于 γ 僵直。因为将去大脑动物的背根传入纤维切断，僵直现象便基本消失，表明其肌紧张亢进主要是通过 γ 环路的活动实现的，是易化区活动下行作用的结果，故属 γ 僵直。进一步的研究发现，若在切断背根的去大脑动物身上，再切除小脑前叶以消除前叶蚓部对前庭核的抑制作用，又可使僵直重新出现。由于这种动物已不能产生 γ 僵直，显然只能是 α 运动神经元的活动增强所致，因此该僵直属 α 僵直。如果在此基础上，进一步破坏前庭核或切除第八对脑神经以消除内耳前庭传入冲动对前庭核的兴奋作用，则 α 僵直也消失。这说明 α 僵直是通过前庭核系统作用 α 运动神经元所致。

（二）脑干对姿势的调节

机体正常姿势的维持，是靠中枢神经系统整合各种感受器的传入冲动，反射性地调节肌紧张的分布或引起相应的运动来实现的，这类反射活动称为姿势反射。不同的姿势反射与不同的中枢水平相关联，由脑干整合而完成的姿势反射有状态反射、翻正反射及直线与旋转加速度反射（见第十一章）等。

1. 状态反射：状态反射是指头部与躯干的相对位置改变以及头部在空间的位置改变，引起躯体肌肉紧张性改变的反射活动。前者称为颈紧张反射，后者称为迷走紧张反射。状态反射是在低位脑干整合下完成的，但在完整动物中处于高位中枢的控制下，状态反射不易表现出来，只在去大脑动物才明显可见。

（1）颈紧张反射：是指由于头部扭曲刺激了颈部肌肉、关节或韧带的本体感受器后，对四肢肌肉紧张性的反射性调节，其反射中枢位于颈部脊髓。实验发现，将去大脑动物的头向一侧扭转时，下颏所指侧的伸肌紧张性增强；头后仰时，则前肢伸肌紧张性增强，后肢伸肌紧张性减弱；相反，若头前俯时，后肢伸肌紧张性增强，前肢伸肌紧张性减弱。该反射对于维持动物一定的姿势起重要作用。

（2）迷路紧张反射：是指内耳迷路椭圆囊、球囊的传入冲动对躯体伸肌紧张性的反射性调节。该反射是由于头在空间位置改变时，耳石膜因重力影响所受的刺激不同引起的，其反射中枢主要是前庭核。如动物仰卧时，耳石膜受到的刺激最大，四肢伸肌紧张性最高；俯卧时，受到的刺激最弱，则伸肌紧张性最低。

2. 翻正反射：能保持直立姿势的正常动物，被推倒后可翻正过来，这种反射称为翻正反射。中脑动物可以保持接近正常的站立状态，而且在被推倒后可以自行翻正。翻正动作非单一的反射动作，而是包括一系列的反射活动，它是迷路感受器以及体轴（主要是颈项）深浅感受器传入，在中脑水平整合作用下完成的各类翻正反射。最初是由于头在空间的位置不正常，使迷路耳石膜受刺激，从而引起头部翻正；头部翻正后引起头和躯干的相对位置不正常，刺激颈部的本体感受器，导致躯干的位置也翻正。在完整动物，由于视觉可以感知身体位置的不正常，因此翻正反射主要是由于视觉传入信息引起的。在人类由视觉引起的翻正反射尤为重要。

三、小脑对躯体运动的调节

小脑是中枢神经系统中最大的运动结构。小脑对于维持身体平衡、调节肌紧张、协调与形成随意运动均有重要作用。按小脑的传入、传出纤维联系可将其分为前庭小脑、脊髓小脑与皮质小脑三个功能部分（图10-23）。它们分别主要接受前庭系统、脊髓和大脑皮质的传入，其传出也主要相应到达前庭核、脊髓和大脑皮质，形成三个闭合的神经回路。

（一）维持身体平衡

维持身体平衡是前庭小脑的主要功能。前庭小脑主要由绒球小结叶构成，由于绒球小结叶直接与前庭神经核发生连接，因此其平衡功能与前庭器官和前庭核的活动有密切关系。其反射途径为：前庭器官→前庭核→绒球小结叶→前庭核→脊髓运动神经元→肌肉装置。绒球小结叶通过前庭核转而经脊髓束下行纤维的作用，调节脊髓运动神经元的兴奋与肌肉的收缩活动，以维持躯体运动的平衡。绒球小结叶的病变或损伤，可导致躯体平衡功能的障碍，但其随意运动的协调功能一般不受影响。如第四脑室的肿瘤压迫绒球小结叶时，病人站立不稳，但肌肉运动协调良好。切除绒球小结叶的猴不能保持身体的平衡，但随意运动仍能协调。可见，绒球小结叶对前庭核的活动有重要调节作用。

（二）调节肌紧张与协调随意运动

小脑调节肌紧张与协调随意运动的功能，主要是由脊髓小脑完成的。脊髓小脑由小脑前叶（包括单小叶）和后叶的中间带（包括旁中央小叶）组成。其中，小脑前叶的功能是调节肌紧张，小脑后叶中间带的功能主要是协调随意运动，但也有调节肌紧张的作用。

1. 调节肌紧张：小脑前叶主要接受来自肌肉、关节等本体感受器的传入冲动，也少量接受视、听觉与前庭的传入信息；其传出冲动分别通过网状脊髓束、前庭脊髓束以及腹侧皮质脊髓束的下行系统，调节脊髓γ运动神经元的活动，转而调节肌紧张。小脑前叶对肌紧张具有抑制和易化的双重调节作用。小脑前叶蚓部有抑制肌紧张的功能。实验观察到，刺激前叶蚓部可抑制去大脑动物的伸肌肌紧张，使去大脑僵直减退；相反，损伤前叶蚓部则出现伸肌肌紧张亢进。前叶蚓部抑制肌紧张的作用具有一定的空间定位，一般呈倒置关系。

加强肌紧张主要是前叶两侧部的功能。实验中刺激猴的前叶两侧部可使肌紧张明显增强。易化肌紧张的区域，其空间安排也是倒置的。在生物进化过程中，前叶对肌紧张的抑制作用逐渐减弱，而易化肌紧张的作用逐渐占优势。此外，小脑后叶中间带也有易化肌紧张的功能，它对双侧肌紧张均有加强作用。这部分小脑损伤后，可出现肌张力减退或肌无力现象。

2. 协调随意运动：协调随意运动是小脑后叶中间带的重要功能。由于后叶中间带还接受脑桥纤维的投射，并与大脑皮质运动区有环路联系，因此在执行大脑皮质发动的随意运动方面起重要协调作用。当小脑后叶中间带受到损伤时，可出现随意运动协调的障碍，称为小脑性共济失调，表现为随意运动的力量、方向及限度等将发生很大的紊乱，动作摇摆不定，指物不准，不能进行快速的交替运动。患者还可出现动作性或意向性震颤。由此说明，这部分小脑对肌肉在运动进行过程中起协调作用。

（三）参与随意运动设计

参与随意运动设计是皮质小脑的功能。皮质小脑是指后叶的外侧部，它仅接受来自大脑皮质感觉区、运动区、运动前区、联络区等广大区域传来的信息，其传出冲动回到大脑皮质运动区和运动前区。皮质小脑与大脑皮质运动区、感觉区、联络区之间存在着联合活动；在该活动过程中，皮质小脑参与运动计划的形成和运动程序的编制。后叶外侧部损伤除引起远端肢体的肌张力下降和共济失调外，还可引起运动起始的延缓。该部分小脑损伤的患者不能完成诸如打字、乐器演奏等精巧运动。

四、基底神经节对躯体运动的调节

（一）基底神经节的组成与神经联系

大脑皮质下一些主要在运动调节中具有重要作用的神经核群，称为基底神经节。主要包括尾核、壳核和苍白球，三者合称纹状体。其中尾核与壳核进化较新，称新纹状体；而苍白球则是较古老的部分，称旧纹状体。此外，底丘脑核、中脑的黑质与红核以及被盖网状结构等有关神经结构在功能上与纹状体密切相关，故也归属于基底神经节系统。

基底神经节各个核之间以及它们与大脑皮质、有关结构之间存在着广泛而复杂的纤维联系（图10-24），这些纤维联系构成了基底神经节控制运动的重要环路。其中尤为重要的有两条：一条是大脑皮质（新皮质）→新纹状体→苍白球→丘脑（腹前核、腹外侧核）→大脑皮质（运动区与运动前区）抑制环路，该环路可能作为反馈系统而控制运动。皮质纹状体的

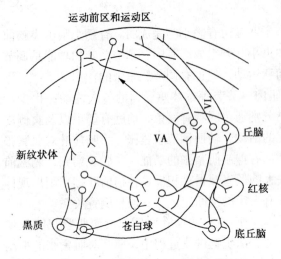

图 10-24　基底神经节的主要神经联系
VA：丘脑腹前核　VL：丘脑腹外侧核

输入是兴奋性的，其递质为谷氨酸；从新纹状体到苍白球为抑制性通路，其纤维为 γ-氨基丁酸（GABA）能的；并有 P 物质与强啡肽共存。因此从皮质开始的这一环路可作为负反馈系统返回皮质，最终对运动起抑制作用，以维持运动控制的稳定性。另一条是新纹状体黑质环路（图 10-25），即新纹状体发出 GABA 能的纹状体黑质纤维，终止于黑质网状部；网状部的中间神经元将抑制性冲动传至黑质致密部，再由致密部发出多巴胺能纤维反馈到新纹状体，抑制 ACh 能中间神经元的活动，从而构成双向性抑制环路。

在这些环路中，基底神经节起连结部位的作用。其中可将新纹状体看做是基底神经节的传入部（输入核），它可接受来源于大脑皮质、黑质、丘脑髓板内核群和中缝核等结构的传入。而苍白球则可看做是传出部分，即输出核，其传出纤维可投射至丘脑与脑干，经丘脑的纤维抵达大脑皮质，然后再经锥体系与锥体外系到达脊髓；而下行到脑干的则可经网状脊髓束抵达脊髓；苍白球发出的信息，还可经底丘脑核或黑质，最后进入网状结构，通过网状脊髓束抵达脊髓，以控制躯体运动。

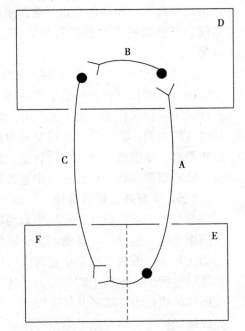

图 10-25　黑质纹状体环路示意图
A：多巴胺能神经元　B：胆碱能神经元
C：γ-氨基丁酸能神经元　D：纹状体
E：黑质致密部　F：黑质网状部

（二）基底神经节的功能

基底神经节的功能相当复杂，其主要作用是调节运动，它与随意运动的产生和稳定、肌紧张的控制以及本体感觉传入冲动的处理等均有密切关系。在人类，基底神经节损伤可引起一系列运动功能障碍，临床表现主要分两大类：一类是运动过少而肌紧张亢进的综合征，如帕金森病（震颤麻痹）等；另一类是运动过多而肌紧张低下的综合征，如舞蹈病和手足徐动症等。

帕金森病的主要症状是全身肌紧张增强、肌肉强直、随意运动减少、动作迟缓、面部表情呆板。此外患者常伴有静止性震颤，多出现于上肢。目前一般认为，帕金森病的病变主要在中脑黑质，脑内多巴胺递质的缺乏是引起帕金森病的主要原因。在黑质和纹状体之间存在着两种相互拮抗的递质系统：一种是多巴胺抑制系统，黑质是多巴胺能神经元胞体集中处，由此发出的多巴胺纤维到纹状体，对纹状体神经元起抑制作用；另一种为 ACh 兴奋系统，来自它处的胆碱能纤维对纹状体神经元产生易化作用。正常时这两个系统保持平衡，从而保证正常肌紧张和运动的协调性。当黑质病变时，多巴胺能神经元受损，黑质与纹状体中多巴胺含量均明显减少，使多巴胺递质系统的功能减退，导致 ACh 递质系统的功能亢进，从而产生帕金森病。所以，临床上应用左旋多巴以增强多巴胺的合成，或应用 M 受体阻断剂以阻断 ACh 的作用，均对帕金森病有一定的治疗作用。临床发现，应用左旋多巴治疗帕金森病虽能明显改善肌肉强直与动作迟缓的症状，而对静止性震颤却无明显疗效，说明静止性震颤的发生与多巴胺递质系统功能的减退关系不大。有人认为，静止性震颤的产生可能与丘脑腹外侧核等结构的异常活动相关，可能是由于对纹状体具有抑制性影响的黑质纹状体纤维变性后，导致苍白球和丘脑腹外侧核的活动过度。这种异常活动是神经环路活动的结果，其通路可能为丘脑腹外侧核→皮质运动区→纹状体→丘脑腹外侧核。由于帕金森病患者的丘脑腹外侧核兴奋性增高，以致使腹外侧核与运动皮质之间的反馈环路发生振荡，从而引起静止性震颤。

舞蹈病患者的主要临床表现为不自主的上肢和头部的舞蹈样动作，并伴有肌张力降低等。病理变化主要在纹状体。目前认为，舞蹈病的产生是由于纹状体中胆碱能神经元和 γ-氨基丁酸神经元功能减退，从而减弱了对黑质多巴胺能神经元的抑制，使多巴胺能神经元的功能相对亢进所致。此外，关于舞蹈病动作过多的现象，有人推测很可能是因为基底神经节对大脑皮质的抑制功能减退所引起的。

五、大脑皮质对躯体运动的调节

（一）大脑皮质的运动区

高等动物，特别是人类的躯体运动受大脑皮质的控制；大脑皮质中与躯体运动有密切关系的区域，称为大脑皮质运动区。大脑皮质运动区的基本功能单位是运动柱，一个运动柱可控制同一关节几块肌肉的活动，而一块肌肉又可接受几个运动柱的控制。

1. 主要运动区：又称运动区或运动皮质。主要位于中央前回和运动前区，相当于 Brodmann 分区的 4 区与 6 区。4 区主要与肢体远端运动有关，6 区主要与肢体近端运动相关。主要运动区具有下列功能特征：①具有交叉支配的性质，即一侧皮质主要支配对侧躯体的运动。但头面部肌肉的运动，如咀嚼、喉及脸上部运动是双侧支配。②具有精细的功能定位，即皮质的一定区域支配一定部位的肌肉，其定位安排与感觉区类似，呈倒置分布；下肢代表区在顶部，上肢代表区在中间部，头面部肌肉代表区在底部，但头面部内部的安排仍为正立位。③功能代表区的大小与运动精细、复杂程度有关，即运动越精细、复杂，皮质相应运动区面积越大。如大拇指所占皮质面积几乎是大腿所占皮质面积的 10 倍（图 10 - 15）。主要运动区与运动的执行以及运动所产生的肌力大小有关。

2. 辅助运动区：位于大脑皮质的内侧面（两半球纵裂内侧壁）、运动区之前。一般为双侧性支配，刺激该区可引起肢体运动与发声。

3. 第二运动区：位于中央前回与脑岛之间，即第二感觉区的位置。用较强的电刺激能引起双侧的运动反应，其运动代表区的分布与第二感觉区一致。

（二）运动传导通路

大脑皮质对躯体运动的调节是通过锥体系与锥体外系两大传出功能系统的协调活动完成的。

1. 锥体系及其功能：锥体系是指由大脑皮质运动区发出，控制躯体运动的下行系统；包括皮质脊髓束（锥体束）与皮质脑干束。锥体束一般是指由皮质发出、经内囊和延髓锥体下行到达脊髓前角的传导束；而由皮质发出、经内囊抵达脑神经运动神经元的皮质脑干束，虽不通过锥体，但在功能上与皮质脊髓束相同，所以也包括在锥体系的概念之中。前者通过脊髓前角运动神经元支配四肢和躯干的肌肉，后者则通过脑神经运动神经元支配头面部的肌肉。

锥体束的皮质起源比较广泛，大部分纤维来自中央前回，还有部分纤维来自中央后回及其他区域。由皮质 4 区第 5 层的大锥体细胞发出的轴突是锥体束内传导速度最快的粗大纤维，它是运动皮质发动随意运动的主要下行通路。其余的锥体束纤维为传导速度慢的细纤维，其中大部分由 4 区第 3 至 6 层的小锥体细胞发出，还有一些纤维束来源于皮质区域的小神经细胞，但运动辅助区的下行纤维不进入锥体束。通常将锥体束发自皮质的神经元称为上运动神经元。而将下达脊髓前角的运动神经元称为下运动神经元。传统上认为，锥体束是由上、下两个运动神经元组成。目前已知，人体有 80%～90% 的锥体束纤维与脊髓下运动神经元之间有一个以上的中间神经元接替，只有 10%～20% 的锥体束纤维与下运动神经元构成单突触联系。

锥体束的下行纤维可与脊髓 α 运动神经元发生直接突触联系；也可与 γ 运动神经元建立直接突触联系，并有兴奋性与抑制性两种突触。目前认为，在随意运动时，锥体束通过这种单突触联系可激活 α 运动神经元，产生兴奋性突触后电位，并引发神经冲动，以发动肌肉运动。同时，往往又可引起 γ 运动神经元的兴奋，通过 γ 环路调整肌梭的敏感性，以配合肌肉运动，两者协同活动控制着肌肉的收缩。

锥体束与下运动神经元形成的单突触联系和肌肉的精细运动有关。电生理研究表明，运动愈精细的肌肉，大脑皮质对其直接支配的单突触联系也愈多，如人类的前肢多于后肢，肢体远端多于近端。近年来的电生理研究还发现，刺激皮质时在支配远端肌肉的运动神经元上可引起的兴奋性突触后电位也最大。这些结果均表明，锥体束有控制肢体肌肉精细运动的重要功能。

锥体束中大量的下行纤维还可与脊髓中间神经元构成突触联系，易化或抑制脊髓的多突触反射，改变脊髓拮抗肌运动神经元之间的对抗平衡，使肢体运动具有合适的强度，以保持运动的协调性。

此外，据现有资料报道，锥体束还有加强肌紧张的作用。如在实验中局限切除猿猴 4 区而不伤及其他区域，或切断猴一侧的延髓锥体，动物表现为对侧肌张力减退，出现松弛性瘫痪（弛缓性麻痹、软瘫）。表明锥体束的正常功能是加强肌紧张。

2. 锥体外系及其功能：锥体外系是指锥体系以外的调节躯体运动的下传系统。它可区分为皮质起源的锥体外系与旁锥体外系（图 10-26）。

皮质起源的锥体外系是指由大脑皮质下行、并通过皮质下核团接替转而控制脊髓运动神经元的传导系统。其皮质起源比较广泛，除运动皮质外、还包括第二运动区、辅助运动区及其他皮质。因此，锥体外系与锥体系的皮质起源有许多是重叠的。锥体外系的皮质细胞一般属中小型锥体细胞，其轴突较短，离开大脑皮质后经皮质下的基底神经节、丘脑、红核、黑质、脑桥、延髓网状结构以及小脑等核团神经元中转，而后影响脊髓的运动功能。锥体外系对脊髓运动神经元的控制是双侧性的，它除影响 α 运动神经元外，还可激活 γ 运动神经元。

旁锥体外系是指由锥体束侧支进入皮质下核团转而控制脊髓运动神经元的传导系统。锥体外系皮质下结构除与锥体束下行纤维的侧支有联系外，还有上行纤维经丘脑与大脑皮质发生联系，形成反馈环路。

锥体外系的主要功能是调节肌紧张，维持身体姿势和协调肌群的运动。锥体外系也参与一般随意运动的引起。锥体系与锥体外系对于肌紧张有相互拮抗的作用，前者易化脊髓运动神经元，倾向于使肌紧张增强；后者则通过基底神经节和脑干网状结构等神经结构传递抑制性信息，使肌紧张倾向于减弱；两者保持相对平衡。实际上，大脑皮质的运动功能都是通过锥体系与锥体外系的协同活动实现的，在锥体外系保持肢体稳定、适宜的肌张力和姿势协调的情况下，锥体系执行精细的运动。

3. 锥体系功能障碍对运动的影响：以往一般认为，上运动神经元或锥体系损伤将引起所谓"中枢性瘫痪"，表现为痉挛性瘫痪（硬瘫），即肌紧张增强、腱反射亢进等锥体束综合征。现已明确，人类 4 区损伤出现的肢体远端肌肉麻痹，并不产生痉挛性、而是呈松弛性瘫痪（软瘫），即伴有肌紧张减退的运动麻痹；单纯锥体系的损伤，只能引起不完全性麻痹，而不是完全瘫痪，受累肌肉一般表现为肌紧张降低。然而，由于锥体系与锥体外系在皮质的起源互相重叠，以及两者在脑内下行途径中不断发生联系，因此，中枢神经系统的损伤常合并有两个系统的损伤。当锥体系损伤累及锥体外系时，可出现痉挛性瘫痪。在锥体束综合征中，肌紧张增强与腱发射亢进的产生，可能是由于上运动神经元的损伤同时涉及大脑皮质的深层，使锥体外系受损较大，改变了锥体系与锥体外系对脊髓运动神经元相互拮抗作用的相对平衡，使脊髓运动神经元的易化作用增强，导致肌牵张反射的亢进。故临床上锥体束综合征出现的痉挛性瘫痪，实际上是锥体系与锥体外系合并损伤的结果。

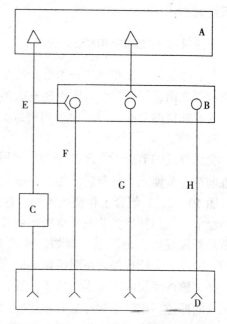

图 10-26　锥体系和锥体外系示意图
A：大脑皮质　B：皮质下核团　C：延髓锥体
D：脊髓　E：锥体束　F：旁锥体外系　G：皮质起源的锥体外系　H：锥体外系

第六节　神经系统对内脏活动的调节

在一般情况下，调节内脏活动的神经系统不受意识的控制，故称之为自主神经系统。自主神经系统分为中枢和外周两部分。中枢部分包括从脊髓到大脑的有关神经结构。外周部分包括传入神经和传出神经，习惯上仅指支配内脏器官的传出神经，并将其分为交感神经和副交感神经两部分。近年来的研究表明，分布于消化道管壁神经丛内的神经元，具有独立的自主反射功能，它们构成一种相对独立的肠神经系统，成为自主神经系统的第三大支系。从而将自主神经系统分为交感、副交感与肠神经系统三个组成部分。下面仅介绍交感与副交感神经系统。

一、自主神经系统的结构特征

与躯体运动神经相比，一个重要的差别是交感和副交感神经系统从中枢发出以后，在到达效应器之前都要在神经节中更换一次神经元。由脑和脊髓发出到神经节的纤维称为节前纤维，为有髓鞘的 B 类纤维。由节内神经元发出终止于效应器的纤维称节后纤维，属无髓鞘的 C 类纤维。

交感神经的节前纤维起源于胸、腰段脊髓（$T_1 \sim L_3$）灰质侧角细胞，它们分别在椎旁和椎前神经节换元。其节后纤维分布极为广泛，几乎所有内脏器官、血管、汗腺等都受其支配（图 10-27）。但肾上腺髓质例外，它直接接受交感神经节前纤维的支配，相当于一个交感神经节。交感神经的节前纤维较短而节后纤维相对较长。一根交感神经节前纤维可以和许多节后纤维发生突触联系。例如，猫颈上交感神经节中的节前与节后纤维之比为 $1:11 \sim 1:17$。因此，交感神经兴奋时所影响的范围就比较广泛。

副交感神经发源于脑干的第 Ⅲ、Ⅶ、Ⅸ、Ⅹ 对脑神经核和骶段脊髓（$S_2 \sim S_4$）灰质相当于侧角的部位。副交感神经的分布比较局限，某些器官没有副交感神经的支配，例如皮肤和肌肉的血管、汗腺、竖毛肌、肾上腺髓质和肾等，只有交感神经支配。约有 75% 的副交感纤维在迷走神经内支配胸腔和腹腔内的内脏器官。发源于骶段脊髓的副交感神经分布于盆腔内一些器官和血管。副交感神经的节前纤维较长而节后纤维较短，靠近所支配的器官。一根副交感神经的节前纤维只与几个节后神经元形成突触，所以副交感神经兴奋时，影响范围较为局限。

二、自主神经系统的功能特点

自主神经系统的功能在于调节心肌、平滑肌和腺体的活动，以维持内环境的相对稳定，并支持躯体行为方面的活动。其功能特点如下。

（一）双重支配

除少数器官外，体内大多数组织器官都同时接受交感和副交感神经的双重支配，而且两者对内脏活动的调节作用往往是相互拮抗的（表 10-5）。例如，对于心脏，迷走神经具有抑制作用，交感神经却具有兴奋作用。这种拮抗性能使神经系统从正、反两方面灵敏地调节器官活动，适应机体的需要。在某些外周效应器上，交感和副交感神经也表现为协同作用。例如，支配唾液腺的交感和副交感神经对唾液分泌均有促进作用，仅在唾液性质方面有所差异，前者分泌的唾液黏稠，而后者分泌的是稀薄唾液。

（二）紧张性作用

自主性神经对外周器官的支配，一般具有持久的紧张性作用。所谓紧张性是指在安静状态下，自主性神经中枢仍不断地向效应器发放低频率神经冲动的特性。例如，由于交感神经的紧张性活动，正常时几乎使全身血管收缩到接近最大直径的一半，当交感紧张性活动增强时可使血管进一步收缩；相反，若交感紧张性降低时，血管就扩张。与交感神经相似，副交感神经也有紧张性活动，其中尤以迷走神经的活动最为明显，形成所谓迷走紧张性。交感和副交感的紧张性活动共同维持器官的正常活动。

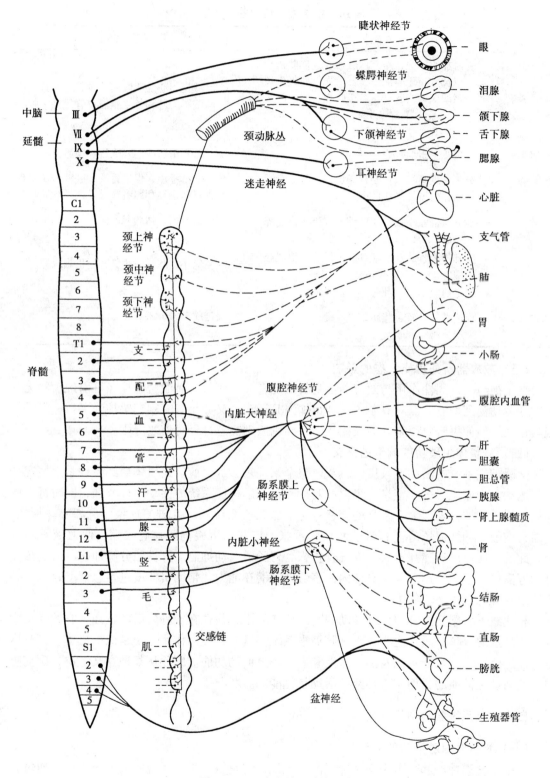

图 10−27　自主神经分布示意图

细线：交感神经　粗线：副交感神经　实线：节前纤维　虚线：节后纤维

表 10-5 自主神经的主要功能

器官	交感神经	副交感神经
循环器官	心跳加快加强；腹腔内脏血管、皮肤血管以及分布于唾液生殖器的血管和外生殖器的血管均收缩，脾脏收缩，肌肉血管可收缩（肾上腺素能）或舒张（胆碱能）	心跳减慢，心房肌收缩减弱部分血管（如软脑膜动脉和外生殖器血管等）舒张
呼吸器官	支气管平滑肌舒张	支气管平滑肌收缩，促进黏膜腺分泌
消化器官	分泌黏稠唾液，抑制胃肠道运动和胆囊活动，促进括约肌收缩	分泌稀薄唾液，促进胃液、胰液分泌，促进胃肠运动和胆囊收缩，使括约肌舒张
泌尿生殖器官	逼尿肌舒张，括约肌收缩。促进子宫收缩（妊娠子宫）或舒张（未孕子宫）	逼尿肌收缩，括约肌舒张
眼	瞳孔扩大，睫状肌松弛，上眼睑平滑肌收缩	瞳孔缩小，睫状肌收缩，促进泪腺分泌
皮肤	竖毛肌收缩，汗腺分泌（胆碱能）	
代谢	促进糖原分解、脂肪动员，促进肾上腺髓质分泌	促进胰岛素分泌

（三）效应器所处功能状态的影响

自主神经的外周性作用与效应器本身的功能有关。例如，刺激交感神经可引致动物无孕子宫的运动受到抑制，而对有孕子宫却可加强其运动；又如小肠，副交感神经兴奋一般是加强其运动，但如果肠肌原来处于收缩状态，则刺激副交感神经可使之舒张。

（四）对整体生理功能调节的意义

交感神经系统的活动比较广泛，常以整个系统来参加反应。当机体遇到各种紧急情况如剧烈运动、失血、紧张、窒息、恐惧、寒冷时，交感神经系统的活动明显增强，同时肾上腺髓质分泌也增加，表现为一系列的交感-肾上腺髓质系统活动亢进的现象。例如心率加快，心缩力增强，动脉血压升高；骨骼肌血管舒张，皮肤与腹腔内脏血管收缩，使血液重新分配。此外，还可出现瞳孔扩大、支气管扩张、胃肠道活动抑制、肝糖原分解加速、血糖浓度升高等反应。其主要作用是动员体内许多器官的潜在能力，帮助机体度过紧急情况，以提高机体对环境急变的适应能力。

相比之下，副交感神经系统活动的范围比较局限，往往在安静时活动较强。它的活动常伴有胰岛素的分泌，故称之为迷走-胰岛素系统。这个系统的作用主要是保护机体、调整恢复、促进消化、积聚能量以及加强排泄和生殖等方面的功能。因此从某种意义上讲，副交感神经的活动是储能的，而交感神经的活动是耗能的。

三、自主神经系统各级中枢的功能

（一）脊髓对内脏活动的调节

脊髓是交感神经和部分副交感神经的发源地，它是自主神经系统的最低级中枢。通过脊髓能完成一些最基本的内脏反射，但反射活动的调节是初级的，其调节能力差，并不能适应正常生理功能的需要。例如，脊髓高位横断的患者，由平卧位到直立位时，会感到头晕。这是因为脊髓的交感中枢虽能完成血管张力反射，保持一定的外周阻力，但对心血管活动不能进行精细的调节，不能调节体位变动时的血压变化。此外，基本的排尿、排便反射虽能进行，但往往不能排空，更不能有意识控制。由此可见，在整体内，脊髓的自主性神经功能是在上位脑高级中枢调节下完成的。

（二）低位脑干对内脏活动的调节

低位脑干是很多内脏活动的基本中枢部位。特别是脑干的延髓部分，具有重要的作用。在延髓网状结构中存在许多与心血管、呼吸和消化系统等内脏活动有关的神经元，其下行纤维支配脊髓，调节脊髓的自主神经功能。此外，研究表明，延髓内还存在整合心血管活动的关键部位。因此，许多基本生命现象的反射性调节和自主性神经的紧张性活动多在延髓内进行。一旦延髓受损，可立即致死，故延髓有"生命中枢"之称。脑桥有角膜反射中枢、呼吸调整中枢，此外还存在管理心血管、消化功能的一些中枢。中脑存在瞳孔对光反射中枢。近年来的资料还表明，中脑是防御性心血管反应的主要中枢部位，刺激中脑的一定部位，可引起典型的防御反应和有关的心血管活动变化，表现为非常明显的自主神经反应，如心缩加强加快、血压升高、瞳孔扩大、竖毛等。

（三）下丘脑对内脏活动的调节

下丘脑结构复杂，内含丰富的神经核团，大致可分为前区、内侧区、外侧区与后区四个区。前区包括视前核、视上核、视交叉上核、室旁核和下丘脑前核等；内侧区又称结节区，包括腹内侧核、背内侧核、结节核和灰白结节，还有弓状核与结节乳头核；外侧区包括有分散的下丘脑外侧核，后区主要有下丘脑后核和乳头体核群。下丘脑与中枢神经系统其他部位之间具有密切的神经联系。此外，下丘脑还可通过垂体门脉系统与下丘脑－垂体束调节腺垂体与神经垂体的活动。

目前已明确，下丘脑不是单纯的交感和副交感神经中枢，而是皮质下最高级的内脏活动调节中枢，又是调节内分泌的高级中枢。同时，它把内脏活动与其他生理活动联系起来，成为自主性、躯体性和内分泌性功能活动的重要整合中枢，调节着内脏、体温、营养摄取、水平衡、内分泌、情绪反应、生物节律等重要生理过程。因此，下丘脑在维持内环境的稳定和生命活动中起着十分重要的作用。有关体温、垂体内分泌的调节已在前后有关章节论及，下面仅讨论对内脏、摄食、水平衡、情绪行为反应与生物节律等方面的调节。

1. 调节内脏的活动：在实验中发现，刺激清醒动物的下丘脑可引起广泛的自主性功能反应。如刺激下丘脑后部，可引起多种内脏活动的交感反应；刺激下丘脑前区及邻近部位，则引起多种内脏活动的副交感反应，表明下丘脑某一部位具有调节多种内脏活动的功能。

大量实验表明，下丘脑是对各种内脏功能进行整合的较高级中枢。下丘脑存在着心血管的重要整合中枢，它可通过脑干心血管中枢间接影响心血管活动。近年来的研究还发现，下丘脑也可能直接参与一些基本的心血管反射。如下丘脑前区－视前区参与压力感受性反射，是该反射的整合中枢；下丘脑的内侧区存在两类神经元，分别参与心血管的压力与化学感受性反射；下丘脑背内核的神经元还接受容量感受器的传入信息，通过调节血管升压素的合成与释放来调节血量与血压。资料表明，下丘脑后区参与机体防御反应中心血管活动的整合。

2. 调节摄食行为：下丘脑调节着机体的食欲状态。用埋藏电极刺激清醒动物下丘脑外侧区，可引致动物食欲亢进；刺激下丘脑腹内侧核，可使动物拒食。根据这些实验结果，下丘脑外侧区被认为是摄食中枢，腹内侧核则被确认为饱中枢。前者发动摄食活动，后者则决定停止摄食活动。摄食中枢和饱中枢的神经元活动存在交互抑制的关系。

有关摄食活动的调节机制尚不完全清楚。摄食中枢和饱中枢的神经元对血糖敏感，血糖水平的高低可能调节摄食中枢和饱中枢的活动。若用微电泳法将葡萄糖透入饱中枢，可见神经元的放电活动增强；而葡萄糖对摄食中枢神经元的放电活动则有抑制作用，其作用机制可能是葡萄糖促进了神经细胞膜上钠泵的活动促使细胞膜出现超极化所致。研究表明，饱中枢的活动与该中枢内神经元的糖利用水平有关。血糖水平高而且利用血糖的效应也高时，饱中枢即被兴奋而停止摄食活动。糖尿病患者血糖水平升高，但由于缺乏胰岛素，对糖的利用率降低，从而使饱中枢的神经元活动降低，摄食量增加。此外，饱中枢的活动还与体内脂肪储存量和环境等也有关。近年来的研究表明，中枢神经递质如去甲肾上腺素、乙酰胆碱、多巴胺、5-羟色胺以及内源性阿片肽等，也参与摄食活动的调节。

3. 调节水平衡：正常情况下，机体对水的摄入与排出保持着动态平衡。机体通过渴感和饮水行为来管理水的摄入，而对于排水的管理则在很大程度上取决于肾脏的活动。临床上可见下丘脑损伤者出现烦渴、多饮、多尿的症状，说明下丘脑对水的摄入与排出均有重要调节作用。一般认为，下丘脑控制摄水的区域位于外侧区，靠近摄食中枢后方。损毁该区域后，动物不仅拒食，而且拒饮；相反，刺激这个区域则饮水量增多。因此认为，下丘脑外侧区存在着饮水中枢，或称渴中枢。关于下丘脑控制排水的功能，是通过血管升压素的分泌和释放来调节的，这在肾脏排泄一章已详细述及。目前认为，下丘脑存在的渗透压感受器，既调节血管升压素的分泌，以控制肾脏排水；同时又控制渴感和饮水行为，以调节水的摄入。下丘脑控制摄水的区域和控制血管升压素分泌的核团，两者在功能上的协调，是调节水平衡的基础。

4. 调节情绪变化和行为：情绪是一种心理活动，如喜、怒、哀、乐、忧、恐等，它除主观体验外，常伴随着一系列生理变化，包括自主性、躯体运动和内分泌的功能变化，这些客观的生理变化，称为情绪的生理反应。动物实验表明，下丘脑与情绪反应密切相关。若在间脑以上水平切除大脑，仅保留下丘脑以下结构的动物，给予轻微刺激即可引起"假怒"，表现为甩尾、竖毛、扩瞳、张牙舞爪、呼吸加快和血压升高等现象，其中除交感兴奋亢进的变化外，还有运动行为的变化。若损毁整个下丘脑，则"假怒"反应不再出现。在正常情况下，下丘脑的情绪活动受大脑皮质的抑制而不易表现出来，切除大脑皮质后则抑制被解除，所以轻微刺激就能引发"假怒"反应。实验还发现，在下丘脑近中线两旁的腹内侧区存在防御反应区。慢性刺激防御反应区可引起血压持续升高，因此有人认为该区的持久兴奋与原发性高血压发生有关。电刺激清醒动物的防御反应区还可出现防御性行为。此外电刺激下丘脑外侧区可引致动物出现攻击行为，电刺激下丘脑背侧区则出现逃避行为。这些事实均可说明下丘脑参与调节的一些情绪行为活动。

5. 控制生物节律：机体的各种生命活动常按一定时间顺序发生变化，这种变化的节律称为生物节律。这是因为生物在长期的进化过程中，形成了适应时间变化的内部调节功能。生命活动的节律性尤以昼夜节律最为突出，例如体温和促肾上腺皮质激素分泌等在一天内均有一个波动周期。身体内各种不同的细胞都有各自的昼夜节律，但在自然环境中生活的机体组织器官却表现统一的昼夜节律，这表明体内有一个总的控制昼夜节律的中心，它能使各种不同相位昼夜节律统一起来，趋于同步化。研究发现，下丘脑视交叉上核可能是机体昼夜节律活动的重要中枢结构和控制中心。它可通过视网膜－视交叉上核束与视觉感受装置发生联系，来感受外界环境昼夜光暗信号的变化，使机体的昼夜节律与外环境的昼夜节律同步起来。

（四）大脑皮质对内脏活动的调节

人类的大脑皮质可分为新皮质、旧皮质和古皮质。新皮质是指进化较新、分化程度最高的大脑半球外侧面结构。旧皮质和原皮质则是指比较古旧的、围绕着脑干的大脑内侧面部分；其最内侧的海马、穹隆等环形结构为原皮质，较外圈的环形结构包括扣带回、海马旁回等为旧皮质。原皮质和旧皮质曾被称为边缘叶，由于它在结构和功能上与大脑皮质的岛叶、颞极、眶回等，以及皮质下的杏仁核、隔区、下丘脑、丘脑前核等密切相关，故将边缘叶连同这些结构称为边缘系统。此外，中脑的中央灰质、被盖等也与上述结构存在着密切的上、下行纤维双向联系，因而把这部分结构也归入边缘系统之中（图10-28）。

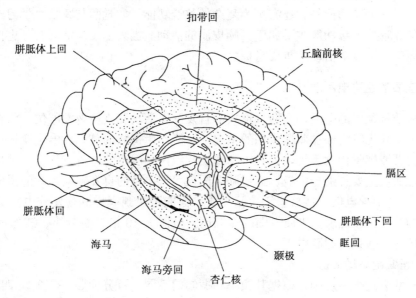

图10-28　大脑内侧面示边缘系统各部分

1. 新皮质：用电刺激动物的新皮质，除能引起躯体运动等反应外，还可出现内脏活动的变化。例如，刺激皮质4区内侧面，能引起直肠与膀胱运动的变化；刺激4区外侧面，可产生呼吸与血管运动的变化；刺激4区底部，会出现消化道运动和唾液分泌的变化；电刺激人类大脑皮质也能见到类似结果。如果切除动物新皮质，除有感觉运动丧失外，很多自主性功能如血压、排尿、体温等调节均发生异常。这些现象表明，新皮质与内脏活动密切相关，而且有区域分布特征。新皮质是自主性功能的高级中枢与高级整合部位。

2. 边缘系统：边缘系统是调节内脏活动的高级中枢，它对内脏活动有广泛的影响，故有"内脏脑"之称。刺激边缘系统的不同部位，可引起复杂的内脏活动反应。例如，电刺激扣带回前部，可引起呼吸抑制或减慢、心跳变慢、血压上升或下降、瞳孔扩大或缩小等；刺激杏仁核可出现心率加快或减慢、血压上升或下降、胃蠕动加强等；刺激隔区引起呼吸暂停或加强、血压升高或降低等。可见边缘系统的功能与低位初级中枢不同，刺激初级中枢可以获得比较肯定一致的反应，而刺激边缘系统的结果变化很大。这可能是因为初级中枢的功能比较局限，活动比较单纯。而边缘系统则是许多初级中枢活动的调节者，它能通过促进或抑制各初级中枢的活动，来调制机体的复杂生理活动。边缘系统对机体的本能性的行为与情绪反应也有明显的影响。它可能参与调控那些直接与个体生存和种族延续有关的功能，如进食、饮水与性行为等。它对情绪反应的影响，目前认为与杏仁核的活动密切相关。近年来研究发现，由杏仁核→下丘脑→隔区→额前叶腹内侧部形成一个脑回路，对情绪反应具有重要影响，这个回路上任何一个结构的损伤都会导致情绪异常。

第七节　脑的高级功能

人的大脑皮质高度发达，是人体各种生理功能的最高级调节中枢。它除具有感觉和对躯体、内脏活动的调节功能外，还有更为复杂的整合功能，如觉醒与睡眠、学习与记忆以及语言与思维等，这些高级功能主要属于大脑皮质的活动。当大脑皮质活动时，也伴有生物电变化，它是研究皮质功能活动的重要指标之一。

一、大脑皮质的生物电活动

大脑皮质神经元的电活动有两种形式即自发脑电活动和皮质诱发电位。前者是指大脑皮质的神经元，在无特定外加刺激作用的情况下，能产生持续的节律性电位变化；后者是指刺激特定感受器或感觉传入系统时，在大脑皮质相应区域引出的电位变化。

如果在头皮上安置引导电极，通过脑电图仪可记录到的自发脑电活动的图形，称为脑电图（EEG）。将引导电极直接放置于大脑皮质表面能记录到同样的自发脑电活动，称为皮质电图（ECoG）。一般说来，皮质电图的振幅比脑电图大 10 倍，而节律、波形和相位则基本相同，临床上一般是描记脑电图。

（一）正常脑电图波形

人类的脑电图很不规则，根据其频率和振幅的不同，可分为 α、β、θ、δ 四种基本波形，由这些波各自组成的一连串波称为节律（图 10-29），一般地说,频率慢的波其波幅常较大，而频率快的波其波幅较小，各种波均可在皮质引起，但有区域的特点。在不同条件下，如安静、激动、困倦和睡眠等情况下，脑电图的波形有明显差异。

1. α 波：频率为 $8 \sim 13Hz$，振幅为 $20 \sim 100\mu V$。正常人在清醒、闭目、安静时出现，在枕叶较显著。α 波波幅常出现自小而大、大大而小的周期性变化，形成所谓的 α 节律的梭形。当受试者睁开眼睛或接受其他刺激时，α 波立即消失出现快波，这一现象称为 α 阻断。如果受试者再安静闭目，α 波又重新出现。因此一般认为，α 波是大脑皮质在安静状态时电活动的主要表现。

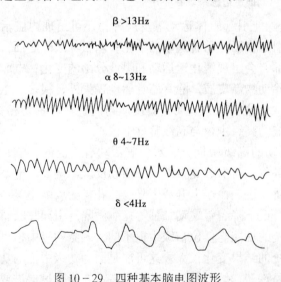

$\beta > 13Hz$

$\alpha\ 8 \sim 13Hz$

$\theta\ 4 \sim 7Hz$

$\delta < 4Hz$

图 10-29　四种基本脑电图波形

2．β波：频率为14～30Hz，振幅为5～20μV。在睁眼视物、思考问题或接受其他刺激时出现，在额叶区与顶叶区较显著。一般认为，β波是新皮质处于紧张状态时的主要脑电活动的表现。

3．θ波：频率为4～7Hz，振幅为20～150μV。该波在枕叶和顶叶较明显，在成人困倦时出现。幼儿时期，脑电频率较成人慢，常见θ波；到10岁开始出现α波。

4．δ波：频率为0.5～3Hz，振幅为20～200μV。正常成人在清醒时几乎没有δ波，只有在睡眠时才出现。此外，在深度麻醉、智力发育不成熟的人，也可出现δ波。在婴儿时期，脑电频率较幼儿更慢，常可见到δ波。一般认为δ波或θ波可能是大脑皮质处于抑制状态时脑电活动的主要表现。

脑电图的波形随大脑皮质活动状态的不同而变化，当大脑皮质许多神经元的电活动趋于步调一致时，就出现高幅慢波（如α波），此现象称为同步化；相反，当皮质神经元的电活动不一致时，就出现低幅快波（如β波），称为去同步化。一般认为，脑电活动由同步化转变为去同步化时，表示皮质的兴奋活动增强；相反，由去同步化转变为同步化时，则表示皮质抑制过程的加深。

脑电图在临床上对某些颅脑疾患具有重要的诊断价值。如癫痫患者的脑电图可呈现棘波、尖波、棘慢综合波等。颅内占位性病变患者，即使在清醒状态下，也可引出δ波或θ波。

（二）脑电波形成的机制

一般认为，脑电波主要是由神经元的突触后电位总和所形成。然而单一神经元的突触后电位不足以引出皮质表面电位改变，只有大量神经元同时产生突触后电位，并综合成强大的电场时才能引出明显电位变化。

脑电波节律的形成有赖于皮质下结构尤其是丘脑的活动。正常情况下，由丘脑上传的非特异投射的节律性兴奋抵达大脑皮质，可引起皮质细胞自发脑电活动。实验表明，脑电的α节律来自丘脑非特异性投射系统的一些神经核，这些神经核的同步节律性活动参与自发脑电形成的同步机制，促进皮质电活动的同步化。有人认为，丘脑内部神经元之间的回返性抑制环路的活动对丘脑内产生同步的节律性活动极为重要；同时，在丘脑与皮质之间也存在环路，该丘脑－皮质环路可能是脑电同步活动的结构基础。β节律是由于脑干网状结构上行激活系统的冲动，扰乱了安静状态时丘脑非特异投射系统与皮质之间的同步活动，出现去同步化的结果。δ波与θ波反映脑干网状结构上行激活系统的活动降低，大脑皮质处于抑制状态，致使脑电活动的节律减慢而电位进一步同步化。

（三）皮质诱发电位

目前认为，引起诱发电位的刺激部位不仅仅局限于感觉传入系统，凡是外加一种特定的刺激，所引起的中枢系统的电位变化，都可称为诱发电位。引起诱发电位的部位可以是脊髓、脑干或更高级的中枢。根据其起源不同可分为皮质诱发电位和皮质下诱发电位。

皮质诱发电位（图10-30）由主反应和后放电两部分构成。主反应的潜伏期一般为5～12ms，潜伏期的长短取决于感觉冲动的长短、传导速度的快慢和传入途径中突触数目的多少。主反应的极性，一般表现为皮质表面先正后负，它很可能是皮质大锥体细胞电活动的总和反应。在主反应之后常有一系列正相的周期性电位变化，即为后放电，其节律一般为每秒8～12次，它是皮质与丘脑感觉接替核之间环路活动形成的重复激活的结果。

诱发电位是在自发脑电的背景下产生的，其波形夹杂在自发脑电波之中，很难分辨。因此，目前采用电脑信号平均技术，使诱发电位的记录纯化清晰，用这种方法显示出的皮质诱发电位称为平均诱发电位。它为研究人类的感觉功能、行为和心理活动，诊断神经系统的某些疾病提供了一种无创伤定位性的电生理学检查方法。

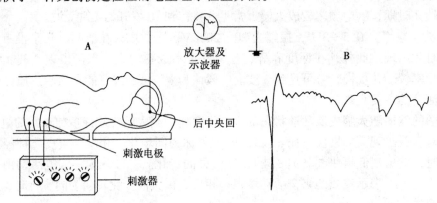

图 10-30　皮质诱发电位的记录及波形
A：描记方法示意图　B：波形，向下为正，向上为负

二、觉醒和睡眠

觉醒与睡眠是两个必要的生理过程。它们随昼夜节律发生周期性的转化。机体在觉醒时，能以适当的行动来应答环境的各种变化，从事各种体力与脑力活动。睡眠可保护脑细胞的功能，促进精神和体力的恢复。成年人一般每天需睡眠 7~9 h，儿童需要睡眠的时间较成年人长，而老年人比成年人需要的睡眠时间短。如果睡眠障碍，常导致中枢系统功能活动的失常，特别是引起大脑皮质活动与内脏功能活动的紊乱。

（一）觉醒状态的维持

前文已述及，脑干网状结构上行激活系统的活动对大脑皮质具有唤醒的作用。因此，觉醒状态主要靠脑干网状结构上行激活系统的活动来维持。据报道，前脑也与觉醒状态有关，它不需要脑干的存在就能产生激醒。

觉醒状态包括脑电觉醒与行为觉醒两种状态。脑电觉醒指脑电波形由睡眠时的同步化慢波变为觉醒时的去同步化快波，而行为上不一定出现觉醒状态。行为觉醒指觉醒时的各种行为表现。这两种觉醒状态的维持是由不同的中枢递质所介导的。目前认为，脑电觉醒状态可能与网状结构上行激活系统的乙酰胆碱递质系统功能以及蓝斑上部去甲肾上腺素递质系统的功能有关，前者在脑电觉醒中起短暂的时相性作用，调制去甲肾上腺递质系统的脑电觉醒功能；后者则起持续的紧张性作用。行为觉醒状态的维持，可能是中脑多巴胺递质系统的功能。

（二）睡眠的时相

人类睡眠有两种不同的时相状态，它们的生理功能表现特别是脑电图的变化特点不同，分别称为慢波睡眠与快波睡眠。

1. 慢波睡眠：是人们熟知的睡眠状态，其脑电图呈现同步化慢波的时相，称为慢波睡眠（SWS）或同步化睡眠。在此时相中，人体的生理功能发生一系列变化。表现为意识暂时丧失，视、听、嗅、触等感觉功能减退，骨骼肌反射运动和肌紧张减弱；并伴有一些自主神经功能的改变，如血压下降、心率减慢、瞳孔缩小、体温下降、呼吸减慢、胃液分泌增多等交感活动水平降低，而副交感活动相对增强的现象。此外，进入慢波睡眠后生长激素的分泌较觉醒状态明显增多，因此，慢波睡眠对促进生长、消除疲劳、促进体力恢复有重要意义。

2. 快波睡眠：脑电波呈现去同步快波时相，称为快波睡眠（FWS）或去同步睡眠。在此期间，脑电显示脑活动增强的特征，脑电图表现属于觉醒状态。实际上，各种感觉功能进一步减退，以致唤醒阈提高，交感活动进一步降低，骨骼肌反射活动和肌紧张进一步减弱。这些功能变化表明，从行为上来看快波睡眠比慢波睡眠更深，显然与脑电变化时相不一致，故快波睡眠又称异相睡眠。此外，在异相睡眠期间还可出现快速的眼球转动（50～60 次/min），所以又称为快速眼动睡眠（REM）。快速眼动常伴有部分躯体抽动、心率加快、血压上升、呼吸加快而不规则等生理活动的改变，这可能促使慢性疾病恶化或某些潜伏疾病的突然发作，如促使心绞痛、脑出血、哮喘、阻塞性肺气肿缺氧等的发作。但在快波睡眠期间脑组织的蛋白质合成率最高，因此认为，快波睡眠与幼儿神经系统的发育、成熟以及对成年人建立新的突触联系、促进学习记忆的活动、恢复精力有重要意义。

慢波睡眠与快波睡眠是两个相互转化的时相。成年人在正常睡眠期间，首先进入慢波睡眠，持续 80～120min 后转入快波睡眠，后者持续 20～30min 后，再转入慢波睡眠，以后又转入快波睡眠，如此反复进行。在整个睡眠过程中，其反复转化 4～5 次。在正常情况下，慢波睡眠与快波睡眠均可直接转入觉醒状态，但觉醒状态不能直接进入快波睡眠，而只能转入慢波睡眠。观察发现，如果在快波睡眠期间将被试者唤醒，他往往讲述正在做梦；在慢波睡眠期间被唤醒则较少会讲述正在做梦。因此一般认为，做梦是快波睡眠的特征之一。快波睡眠反映皮质处于紧张活动状态，这可能是做梦的产生机制。

（三）睡眠发生机制

目前认为，睡眠是中枢神经系统内发生的主动过程。睡眠在中枢内具有特定的神经结构和神经递质。

实验观察，在脑干尾端存在能引起睡眠的中枢，它们的上行冲动作用于大脑皮质，与脑干网状结构上行激活系统相对抗，诱导皮质转向睡眠过程，称为脑干网状结构上行抑制系统。进一步的研究表明，脑干的睡眠诱导区主要位于脑桥中央水平与延髓尾侧之间的若干脑区，包括中缝核、孤束核、蓝斑以及网状结构背内侧的一些神经元。睡眠的产生与中枢内某些递质有密切关系，实验表明，慢波睡眠主要与脑干 5-羟色胺递质系统活动有关；快波睡眠主要与脑干内去甲肾上腺素、5-羟色胺以及乙酰胆碱递质系统的功能有关。此外，近年来在体内还发现若干肽类的内源性睡眠因子也与睡眠的发生有关。

三、学习与记忆

学习和记忆是大脑的重要功能，是两个相互联系的神经活动过程。学习是指新行为的获得或发展，即经验的获得；记忆则是指习得行为的保持与再现，即过去经验在大脑中的再现。

（一）学习的形式

学习主要有两种形式，即非联合型学习和联合型学习。前者是一种简单的学习形式，它不需要刺激与反应之间形成某种明确的关系，不同形式的刺激使突触发生习惯化与敏感化的可塑性改变就属于这种类型的学习。后者是指刺激和反应之间存在明确的关系，它是两个事件重复发生，在时间上很靠近，最后在脑内逐渐形成关联。人的绝大多数学习是联合型学习，经典条件反射和操作式条件反射均属此种类型的学习。

（二）条件反射活动的基本规律

1. 条件反射的建立：给狗喂食时引起唾液分泌，这是非条件反射，食物为非条件刺激。当狗听到铃声时没有唾液分泌，因铃声与食物无关，故称铃声为无关刺激。若在铃声之后给予食物，这样结合多次后，每当狗听到铃声就会分泌唾液，此时铃声已变成了进食的信号，由无关刺激变为条件刺激，由条件刺激（铃声）引起的反射（唾液分泌），称为条件反射，这就是经典的条件反射。它是在非条件反射的基础上，无关刺激与非条件刺激在时间上的结合形成的。这个过程称为强化。这种经典的条件反射包含着条件刺激与非条件刺激之间形成的联系过程，一种刺激成为预示另一种刺激即将出现的信号，是一种学习的过程。

有些条件反射比较复杂，动物必须通过自己完成一定的动作或操作，才能得到强化，称为操作式条件反射，如训练动物走迷宫、表演各种动作等。这类条件反射是一种很复杂的行为，更能代表动物日常生活的习得性行为。

2. 条件反射的泛化、分化和消退：当一种条件反射建立后，若给予和条件刺激相近似的刺激，也可获得条件刺激效果，引起同样条件反射，这种现象称为条件反射的泛化。它是由于条件刺激引起大脑皮质兴奋向周围扩散所致。如果这种近似刺激得不到非条件刺激的强化，该近似刺激就不再引起条件反射，这种现象称为条件反射的分化。而条件反射的消退是指在条件反射建立以后，如果仅使用条件刺激，而得不到非条件刺激的强化，条件反射的效应就会逐渐减弱，直至最后完全消退。条件反射的分化和消退都是大脑皮质发生抑制过程的表现。前者是分化抑制，后者为消退抑制，两者都是条件反射性抑制。

3. 两种信号系统：条件反射是大脑皮质活动的具体表现，引起条件反射的刺激是信号刺激。巴甫洛夫将一切信号区分为两大类：一类称为第一信号，是具体信号，如食物的性状、灯光与铃声等都是以本身的理化性质来发挥刺激作用的。对第一信号建立条件反射的大脑皮质功能系统，称为第一信号系统。另一类称为第二信号，是抽象信号，即语言、文字，它是以其所代表的含义来发挥刺激作用的。对第二信号产生条件反射的大脑皮质功能系统，称为第二信号系统。人类同时具有这两类系统，而动物仅有第一信号系统，这是人类区别于动物的主要所在。人类由于有第二信号系统活动，就能借助于语言与文字对一切事物进行抽象概括，表达思维活动，形成推理，总结经验，从而扩大人类的认识能力。

（三）记忆的过程

外界大量信息经常通过感觉器官进入大脑，估计仅有1%左右的信息可被长时间储存、记忆，而大部分被遗忘。被储存的信息都是对机体有用的、反复作用的信息。根据信息储存的长短，记忆可分为短时记忆和长时记忆。人类的记忆过程可分成感觉性记忆、第一级记忆、第二级记忆和第三级记忆四个连续阶段。前两个阶段相当于短时记忆，后两个阶段相当于长时记忆。

感觉性记忆是感觉系统获得信息后首先在大脑感觉区储存的阶段，其性质粗糙，储存时间不超过 1 s。若经过分析处理，将那些不连续的、先后到达的信息整合成新的连续印象，即可转入第一级记忆。信息在第一级记忆中储存的时间也只有几秒钟，大多仅有即时应用的意义。如果反复学习运用，信息可在第一级记忆中循环，延长了信息在第一级记忆中停留的时间，从而转入第二级记忆之中，记忆持续时间可达数分钟乃至数年不等。第二级记忆的有些记忆痕迹，如自己的姓名和每天都在进行的手艺等，由于长年累月应用，不大会遗忘，这类记忆属于第三级记忆。它是一种牢固的记忆，常可保持终生。显然，上述各类记忆之间是相互联系的。其中，短时记忆是学习与形成长时记忆的基础。

（四）记忆的障碍

在临床上将疾病情况下发生的遗忘，即部分或完全丧失回忆和再认识的能力，称为记忆障碍，它可分为顺行性与逆行性遗忘。顺行性遗忘主要表现为近期记忆障碍，不能保留新近获得的信息，但对发病前的记忆依然存在，本症多见于慢性酒精中毒的患者。其产生机制可能是第一级记忆发生障碍，不能将信息从第一级记忆转入第二级记忆所造成的。逆行性遗忘主要表现为远期记忆障碍，即在正常脑功能发生障碍之前的一段时间内的记忆均被遗忘，不能回忆起发病以前的一切往事，本症多见于脑震荡的患者。其发生机制可能是由于第二级记忆发生紊乱，而第三级记忆不受影响所致。

（五）学习和记忆的机制

现代神经生物学的研究指出，学习和记忆是通过神经系统突触部位的一系列生理、生化和组织学可塑性改变而实现的。

1. 神经生理、生化机制：学习过程是许多不同的神经元参加的。神经元有一定的后放电作用，这种作用对后继刺激能产生易化效应；它可能是感觉性记忆的基础。此外，在脑的神经元网络中，回返环路的连续活动，可能是第一级记忆的基础。近年来的研究表明，由海马→穹隆→下丘脑乳头体→丘脑前核→扣带回→海马所构成的回路，即海马环路，与第一级记忆的保持以及第一级记忆转入第二级记忆有关，当海马环路任何一个环节受到损坏时，均可导致近期记忆能力的丧失。进一步的研究还发现，当海马受到高频电脉冲的短暂刺激时，引起突触活动的长时程增强，其持续时间甚至可达 10 h 以上。由此认为，长时程突触增强效应（LTP）可能是学习记忆的神经基础。实验表明，记忆能力强的动物，其 LTP 大；而记忆能力差的动物则 LTP 小。

长时记忆可能与脑内物质代谢，特别是与脑内 RNA 和新蛋白质的合成有关。实验表明，长时记忆有赖于脑内蛋白质的合成；在人类的逆行性遗忘中，可能就是由于脑内蛋白质代谢障碍所致。中枢递质和神经肽也与学习记忆活动有关：①乙酰胆碱（ACh）：特异学说认为，记忆突触是胆碱能突触。其功能主要与短期记忆有关，它可显著增进学习记忆行为。中枢 ACh 递质系统的活动可能主要是通过海马环路与脑干网状结构上行激活系统两类通路，促进第一级记忆保持以及第一级记忆向第二级记忆转移。老年性遗忘很可能是由于脑内 ACh 递质系统的功能衰退所致。②去甲肾上腺素（NE）：能增强学习记忆保持过程，其作用机制可能是调节广泛脑区内的突触传入活动，增强环境中的信息传入，促进信息的储存与再现。③兴奋性氨基酸（EAA）：EAA 可加强学习与记忆的保持。有人还提出，EAA 的 NM-DA 受体通道是决定学习记忆的关键物质。目前认为，EAA 神经元传递功能减弱是引起阿尔茨海默病（老年性痴呆）的一个重要原因。④γ-氨基丁酸（GABA）：能加快学习速度，促进记忆的巩固。⑤神经肽：促肾上腺皮质激素可增强记忆的保持，主要促进短时记忆。血管升压素可增强记忆的保持，临床上用其治疗遗忘收到满意效果。此外，催产素、脑啡肽与β-内啡肽均损害记忆的保持，使记忆减退。

2. 神经解剖机制：持久性记忆可能与新的突触联系的建立有关。实验表明，学习记忆活动多的大鼠，其大脑皮质发达，突触联系多。人类的第三级记忆的机制可能与此相关。近年来的资料表明，海马及其相关结构是实现中期记忆的间脑结构；长期记忆是大脑联络区的功能；短期记忆可能涉及多个脑区，前额皮质的参与尤为重要，它涉及人类的高级学习记忆能力。

四、大脑皮质的语言中枢和一侧优势

(一) 两侧大脑皮质功能的相关

两侧大脑皮质功能不是分离的，而是相关联的。这种关联主要靠两侧半球之间的连合纤维来实现，它们将一侧皮质的活动向另一侧传送，对于完成两半球的运动、一般感觉和视觉的协调有重要作用。在哺乳动物中，胼胝体是最大的连合纤维。这类纤维主要将两侧皮质相对应的部位联系起来。例如，有人事先切断猫视交叉的交叉纤维，使一侧眼的视网膜传入冲动仅向同侧皮质投射，然后将该动物的左眼蒙蔽，用右眼学习对图案的鉴别能力，待其学会后将右眼蒙蔽，测定左眼对图案的鉴别能力，见到左眼也具有这种鉴别能力。如果事先切断这个动物的胼胝体，则这种现象就不能出现。在临床上，为了防止顽固性癫痫发作由半球的一侧向对侧扩散，常常将其胼胝体连合纤维切断。

(二) 大脑皮质的语言中枢

人类大脑皮质的一定区域受到损伤时，可引致特有的各种语言的功能障碍。由此可见，大脑皮质有语言中枢（图 10-31）。

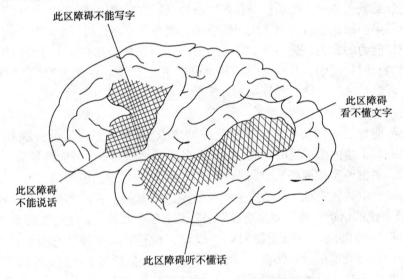

此区障碍不能写字

此区障碍
看不懂文字

此区障碍
不能说话

此区障碍听不懂话

图 10-31 大脑皮质与语言功能有关的主要区域

临床发现，损伤位于中央前回底部前方的 44 区处的语言运动区（说话中枢）时，会引起运动失语症。病人能书写和看懂文字，听懂别人说的话，其发音器官也正常，但自己却不会说话，不能用语言进行口头表达。如损伤颞上回后部的语言听觉区（听话中枢），会产生感觉失语症。这类病人能讲话、书写、看懂文字，也能听见别人的发音，但听不懂说话的含义，常答非所问。若角回部位的语言视觉区（阅读中枢）受损，会导致失读症。病人的视觉正常，其他的语言功能也健全，但无法看懂文字的含义。损伤额中回后部的语言视觉区（书

写中枢），会出现失写症。病人能听懂别人说话、看懂文字、自己也会说话、手部肌肉也能活动，但丧失了写字与绘画的能力。

如上所述，大脑皮质语言功能具有一定的区域性，但各区的活动紧密相关，语言功能的完整有赖于广大皮质区域的共同活动。因此，当大脑皮质的语言中枢受损时，常出现某几种失语症合并存在，严重时可出现上述 4 种语言功能同时障碍。例如，角回损伤时，除导致失读症外，还可伴有失写症。

（三）大脑皮质功能的一侧优势

两侧大脑的功能并不是均等的，总是以一侧占优势。习惯用右手的人，右侧大脑皮质损伤不出现上述失语症，而左侧大脑半球受到损伤则产生此病。这说明语言活动功能在左侧大脑半球占优势，因此一般称左侧半球为优势半球。这种一侧优势的现象仅在人类中具有。语言功能的左侧优势与一定的遗传因素有关，但主要还是在后天生活实践中形成的，这与人类习惯用右手劳动有密切关系。儿童 10～12 岁，左侧优势正处于建立之中，此时若损伤左侧半球，尚可能在右侧大脑皮质再建立语言活动中枢。成年后，左侧优势已经形成，此时若发生左侧大脑皮质损害，就很难再建立起语言活动中枢。在主要使用左手的人中，则左右两侧的皮质有关区域都可能成为语言活动中枢。

左侧半球除了有优势半球之称外，还称做主要半球，而右侧半球则为次要半球，这并不能说明右侧半球不重要，右侧半球在非语词性的认知功能上占优势，如对空间的辨认、深度知觉、触觉认识、音乐与美术欣赏及情感活动等。然而，这种优势也是相对的，而不是绝对的，因为左侧半球也有一定的非语词性认识功能，右侧半球也有一定的简单语词活动功能。

自 学 指 导

【重点难点】

1. 神经系统功能概述：神经系统主要由神经细胞和神经胶质细胞组成。神经细胞（神经元）是神经系统的结构和功能单位，具有接受刺激、传递信息和整合信息的功能。神经胶质细胞对神经元有营养、支持、修复和保护等作用。神经系统分为中枢神经系统和周围神经系统两部分。人类神经系统具有整合感觉、调控随意运动与内脏活动、整合脑的高级功能等重要作用。神经纤维有兴奋传导的特征。

2. 神经纤维的功能和活动特征：

（1）神经纤维的分类：

1）根据电生理学特征可分为 A、B、C 三类，A 类纤维分为 α、β、γ、δ 等四种。A 类和 B 类纤维是有髓鞘纤维，传导速度较快；C 类为无髓鞘纤维，传导速度较慢。

2）根据纤维直径及来源分类，可将传入纤维分为四类：Ⅰ类纤维相当于 A_α 类，Ⅱ类纤维相当于 A_β 类，Ⅲ类纤维相当于 A_γ 类，Ⅳ类纤维相当于 C 类纤维。

（2）神经纤维的兴奋传导：

1）神经纤维兴奋传导的特征：神经纤维的功能主要是传导兴奋（动作电位）。其主要特征是：生理完整性、绝缘性、双向性、相对不疲劳性，使神经纤维兴奋传导既迅速又精确。

2）神经纤维的传导速度：与纤维的粗细、髓鞘的厚薄和温度等多种因素有关。有髓纤维的传导速度与直径成正比，计算公式为：传导速度(m/s)≈6×直径(μm)。

3. 神经元之间信息传递的方式：包括化学突触传递、非突触性化学传递和电突触传递三种。化学突触传递是最主要的方式。化学突触的结构由突触前膜、突触间隙和突触后膜三部分组成。根据对突触后神经元的效应不同，可将突触分为兴奋性突触和抑制性突触两种。

(1) 兴奋性突触传递基本过程：突触前神经末梢兴奋（动作电位）→突触前膜去极化，Ca^{2+} 内流，$[Ca^{2+}]i$ 升高→促使突触小泡向前膜移动，进而与前膜融合，胞裂外排，释放兴奋性递质→兴奋性递质与后膜受体进行特异性结合→提高后膜对 Na^+、K^+、Cl^-（特别是 Na^+）的通透性→Na^+ 内流，引起后膜去极，产生 EPSP→EPSP 总和达阈电位水平，轴丘处爆发动作电位→后神经元兴奋。

(2) 抑制性突触传递基本过程：突触前神经末梢兴奋（动作电位）→突触前膜去极化，Ca^{2+} 内流，$[Ca^{2+}]i$ 升高→促使突触小泡向前膜移动，进而与前膜融合，胞裂外排，释放抑制性递质→抑制性递质与后膜受体进行特异性结合→提高后膜对 Cl^-、K^+、（特别是 Cl^-）的通透性→Cl^- 内流，引起后膜超极，产生 IPSP→后神经元抑制。

4. 神经递质和受体：

(1) 神经递质：

1) 外周神经递质：主要有三类，即乙酰胆碱、去甲肾上腺素、肽类（或 ATP）。通常将释放这些递质的神经纤维分别称为胆碱能纤维、肾上腺素能纤维、肽能纤维及嘌呤能纤维等。

2) 中枢神经递质：主要有四类，即 ACh，单胺类、氨基酸和肽类。其中单胺类包括多巴胺、NA 和 5-HT 三种；根据其作用氨基酸类可分为两类：兴奋性递质的代表是谷氨酸；抑制性递质的代表是 γ-氨基丁酸（GABA）和甘氨酸。

(2) 受体：

1) 胆碱受体有两种：M 型受体和 N 型受体。N 型受体又分为 N_1 型受体和 N_2 型受体两种亚型。

2) 肾上腺素受体也有两种：α 型受体和 β 型受体。α 型受体又分为 $α_1$ 型受体和 $α_2$ 型受体两种亚型；β 型受体也分为 $β_1$ 型受体和 $β_2$ 型受体两种亚型。

(3) 神经肌肉接头的兴奋传递：当运动神经元发生兴奋→动作电位传到轴突末梢→Ca^{2+} 顺浓度差进入轴突末梢→$[Ca^{2+}]i$ 升高→促使突触小泡向前膜移动，进而与前膜融合，胞裂外排，释放 ACh→ACh 与终板膜上的 N_2 型受体结合，使终板膜对 Na^+、K^+（尤其是对 Na^+）的通透性增加→Na^+ 内流，导致终板膜去极，产生终板电位→终板电位以电紧张形式扩布到周围的肌细胞膜，引起其去极，并达到阈电位水平→爆发一次动作电位。

由于躯体运动神经一次神经冲动引起 ACh 的释放量，足以使终板电位的幅值达到使肌肉细胞爆发动作电位的水平。因此躯体运动神经每有一次神经冲动到达末梢，就能引起肌肉发生一次兴奋，诱发肌肉一次收缩。

5. 反射活动和反射中枢概念：反射活动的结构基础是反射弧，反射中枢是反射弧的神经中枢部分。反射中枢是指中枢神经系统内调节某一特定生理功能的神经细胞群，它们分布在中枢神经系统的不同部位。单突触反射的反射中枢范围较窄，而多突触反射的反射中枢分布范围很广。但各种反射均有其基本中枢，并受上位脑中枢控制，使调控活动更加完善。

6. 中枢神经元的联系方式：基本的联系方式有以下四种：①单线式；②分散式；③会聚式；④环路式。通常传入神经纤维进入中枢神经系统后，与其他许多神经元发生突触联系是以分散式联系方式为主，中间神经元的联系方式主要是环路式联系，在神经系统的传出通路中常以会聚式联系为主。会聚式联系是总和的结构基础，而环路式联系是反馈和后放的结构基础。

7. 神经中枢内兴奋传递的特征：在神经中枢内兴奋的传递必须经过突触。由于突触结构和功能的特点以及中间神经元之间的复杂联系方式，使兴奋在中枢内传递具有如下特征：①单向传递；②中枢延搁；③总和；④兴奋节律的改变；⑤后放；⑥对内环境变化的敏感性和易疲劳性。

8. 中枢抑制的形式和机制：突触后抑制是由抑制性中间神经元活动所引起的一种抑制。抑制性中间神经元兴奋时，其轴突末梢释放抑制性递质，使突触后膜发生超极化，产生 IPSP，从而抑制突触后神经元的活动。突触后抑制包括两种：①传入侧支性抑制，其生理意义是保证反射活动的协调；②返回性抑制，生理意义是调整某神经中枢的活动水平，使中枢之间得以协调。

突触前抑制主要是通过轴－轴式的突触活动，使突触前膜的兴奋性递质释放量减少，而引起突触后神经元产生抑制效应的一种抑制形式。这种抑制发生时，后膜并不发生超极化，不产生 IPSP，而是发生去极化，只是形成的 EPSP 变小，故又称去极化抑制。

9. 感觉传导通路：躯体感觉的初级传入神经元的胞体位于脊髓背根神经节和脑神经节中，其周围突与感受器相连，而中枢突进入脊髓和脑干上行。

（1）脊髓与脑干：由脊髓上行的躯体感觉传导通路可分为两大类：①浅感觉传导路：传入纤维较细，由后根进入脊髓后，先交叉到对侧，然后经脊髓－丘脑束上行抵达丘脑；②深感觉传导路：传入纤维较粗，由后根进入脊髓后，即在同侧后索（薄束和楔束）上行，抵达延髓的薄束核和楔束核，更换神经元后，再交叉到对侧，经内侧丘系上行至丘脑。

来自头面部的痛觉、温度觉、触觉和肌肉本体感觉主要由三叉神经核和中脑核中继。并发出的二级纤维交叉到对侧组成三叉丘系，与脊髓－丘脑束相毗邻上行到达丘脑。

（2）丘脑的感觉功能：丘脑是最重要的感觉接替站，丘脑对感觉信息只能进行粗糙的分析与综合，传入信息在丘脑的特定核团发生突触接替后，经两大感觉投射系统到达大脑皮质。

1）特异性投射系统：

〔构成〕由丘脑感觉接替核和联络核发出的纤维投射到大脑皮质特定区域构成。

〔功能〕引起特定感觉，并激发大脑皮质发出传出神经冲动。

2）非特异性投射系统：

〔构成〕由丘脑的非特异核群发出的纤维，弥散地投射到大脑皮质广泛区域所构成的投射系统。

〔功能〕提高大脑皮质的兴奋性，从而维持大脑皮质的兴奋状态，对特异性感觉产生易化作用。

此外，脑干网状结构上行激动系统主要是通过丘脑非特异性投射系统来发挥作用的。此系统的正常活动可保持大脑皮质的觉醒状态。

10. 大脑皮质的感觉分析功能：大脑皮质是人体感觉的高级中枢，不同性质的感觉信息，投射到大脑皮质的不同区域，在此进行最后的感觉分析活动，引起不同的感觉。

（1）躯体感觉代表区：

1) 第一躯体感觉区：位于中央后回，其主要特点是：①交叉性投射；②倒置安排；③代表区大小与感觉精细程度有关。

2) 第二躯体感觉区：位于中央前回与岛叶之间，其主要特点是：①双侧性投射；②空间安排呈正立位；③定位不明确，感觉性质亦不清晰。

(2) 内脏感觉代表区：内脏感觉投射的范围较弥散，并与躯体感觉区有一定的重叠。人脑的第二躯体感觉区、辅助运动区及边缘系统的某些皮质部位也有内脏感觉的传入投射。

(3) 视觉代表区：枕叶皮质内侧面距状裂上、下两缘（17区）是视觉的主要代表区。右侧枕叶皮质则接受右眼颞侧视网膜和左眼鼻侧视网膜的投射；左侧枕叶皮质接受左眼颞侧视网膜和右眼鼻侧视网膜的投射（图10－20）。投射的具体部位是视网膜的上半部投射到距状裂上缘，下半部投射到距状裂下缘，电刺激人的大脑皮质距状裂的上、下缘，只能使受试者产生简单的主观光感觉，不能引起完善的视觉形象，说明皮质还有高级的视觉代表区。

(4) 听觉代表：人的听觉皮质投射区位于颞横回与颞上回（41区与42区）。听觉投射是双侧性的。

(5) 嗅觉和味觉代表：边缘皮质的前底部区域与嗅觉功能有关（包括梨状区皮质的前部、杏仁核的一部分等）；味觉投射区在中央后回头面部感觉投射区的下侧。

11. 痛觉：

(1) 皮肤痛觉：伤害性刺激作用于皮肤，可先后出现两种性质不同的痛觉，先是快痛，随后为慢痛。在伤害性刺激（适宜刺激）作用下，造成组织损伤，释放致痛物质（组胺、缓激肽、5-HT、前列腺素、K^+ 和 H^+），从而产生痛觉传入冲动。传导快痛的主要是 A_δ 类纤维，其传导速度较快。传导慢痛的主要是 C 类纤维，其传导速度缓慢。

(2) 内脏痛和牵涉痛：

1) 内脏痛：内脏痛发生缓慢，持续时间较长，定位不精确，伴有恶心、呕吐、出汗及血压变化等等内脏活动改变以及情绪反应。主要诱发的刺激是炎症、痉挛、缺血和机械性牵拉等。而切割、烧灼、针扎等引起皮肤痛的刺激，一般不引起内脏痛觉。

体腔壁浆膜（胸膜、腹膜和心包膜）痛，与躯体痛类似，由躯体神经（膈神经、肋间神经和腰上部脊神经）传入中枢。

2) 牵涉痛：某些内脏疾病往往引起体表某一部位发生的疼痛或痛觉过敏的现象，称为牵涉痛。

12. 脊髓对躯体运动的调节：

(1) 脊髓的运动神经元：脊髓是躯体运动的基本反射中枢，它接受来自外周感受器和高位中枢传来的冲动，通过脊髓前角 α 神经元，支配梭外肌纤维，引起骨骼肌收缩；通过脊髓前角 γ 神经元，支配的梭内肌纤维，经常调节肌梭感受器的敏感性，在保持肌张力上起重要作用。

(2) 牵张反射：与神经中枢保持正常联系的骨骼肌，在受到外力牵拉而伸长时，通过反射引起被牵拉的同一块肌肉的收缩，称为骨骼肌的牵张反射。根据对肌肉牵拉强度和方式的不同，可将牵张反射分为肌紧张（紧张性牵张反射）和腱反射（位相性牵张反射）两类，二者区别如表10－6。

表 10 - 6　骨骼肌牵张反射分类及比较表

项目	肌紧张	腱反射
反射分类	多突触反射	单突触反射
牵拉刺激	缓慢持续地牵拉	快速牵拉
感受器	肌梭	肌梭
传入纤维	Ⅱ类和 Ⅰa 类	Ⅰa 类
肌肉收缩	交替收缩	同步收缩
意义	保持躯体姿势	

13. 脑干对肌紧张的调节：

(1) 脑干网状结构：脑干网状结构中有加强肌紧张和肌肉运动的区域，称易化区。其作用主要是通过下行网状脊髓束，兴奋脊髓前角 γ 运动神经元，加强 γ 环路的活动而实现的。脑干网状结构中具有抑制肌紧张和肌肉运动的区域，称抑制区。其作用主要是通过下行的网状脊髓束抑制脊髓前角的 γ 运动神经元，减弱 γ 环路的活动来完成。脑干网状结构抑制区本身缺乏紧张性活动，它必须依赖上述各高位中枢传来冲动的始动作用，才能发挥其下行抑制作用。正常情况下，它们维持相对平衡和协调，以维持正常肌紧张和姿势平衡。但以活动强度而论，易化区活动较强，抑制区活动较弱，因此，在肌紧张平衡调节中，易化区略占优势。

(2) 去大脑僵直：在动物的中脑四叠体上、下丘之间切断脑干时，动物将立即出现全身肌肉的伸肌肌紧张明显加强，表现为头尾昂起、四肢伸直、背脊挺直等角弓反张现象，称为去大脑僵直。

去大脑僵直有两种类型：①α 僵直是由于高位中枢的下行易化作用，直接或间接通过脊髓中间神经元提高脊髓前角 α 运动神经元的活动，从而导致肌紧张加强而出现僵直；②γ 僵直是由于高位中枢的下行易化作用，首先提高了脊髓前角 γ 运动神经元的活动，使肌梭的敏感性提高而传入冲动增多，转而使脊髓 α 运动神经元的活动提高，从而导致肌紧张加强而出现的僵直。

14. 小脑对躯体运动的调节：

(1) 前庭小脑：主要由绒球小结叶组成，其主要功能是维持身体平衡。

(2) 脊髓小脑：山小脑前叶和小脑后叶中间带区（旁中央小叶）构成，主要功能是调节肌紧张。

(3) 皮质小脑：即小脑外侧区，主要功能是协调骨骼肌的随意运动。

15. 基底神经节对躯体运动的调节：主要由尾状核、壳核、苍白球、丘脑底核，中脑的黑质、红核共同组成，其主要功能是处理本体感受传入冲动的信息，调控肌紧张，产生和稳定随意运动。

基底神经节病变可出现一系列运动障碍，其临床表现分为两大类：①运动过少而肌紧张过强（如帕金森病），其主要病变部位在黑质；②运动过多而肌紧张过低（如舞蹈病和手足徐动症等），舞蹈病的主要病变部位在纹状体。

16. 大脑皮质对躯体运动的调节：

（1）大脑皮质的主要运动区：位于中央前回和运动前区，相当于 Brodmann 分区的 4 区和 6 区。其主要功能特点与第一体感区相似：①交叉支配；②倒置安排；③运动区的面积大小与运动的精细、复杂程度有关。

（2）躯体运动传导通路：躯体运动传导通路负责传递大脑皮质和皮质下中枢（如小脑和基底神经节）有关发动和调节躯体运动的信息，最终到达脊髓前角运动神经元，而后通过 α 和 γ 运动神经元支配骨骼肌，以发动和协调骨骼肌随意运动、调节肌紧张和维持身体平衡等。

由大脑皮质运动区发出控制躯体运动的下行系统，主要包括皮质脊髓束和皮质脑干束。

上述通路发出的侧支和一些直接起源于运动皮质的纤维，经脑干某些核团接替后形成的顶盖脊髓束、网状脊髓束和前庭脊髓束，同皮质脊髓前束一样参与四肢近端的肌肉有关粗大的运动和姿势的调节。而红核脊髓束与皮质脊髓侧束相似，参与四肢远端的肌肉有关精细运动的调节。

17. 自主神经系统的结构特征：交感神经其节前纤维短，而节后纤维长。每一根交感节前纤维可以和许多节后神经元发生突触联系；而副交感神经的节前纤维长而节后纤维短。一根副交感神经的节前纤维只与少数几个节后神经元形成突触联系。

18. 自主神经系统的功能特点：体内大多数内脏器官接受交感和副交感神经的双重支配，而且两者的作用往往是互相拮抗的。但对器官的总体效应而言，两者往往是协调的；在静息条件下，自主神经经常发放低频冲动传至效应器官，使效应器官处于一种微弱的持久活动状态，即神经紧张性作用。在整体生理功能活动调节中，交感神经系统的活动范围较广，常以整个系统参加反应；副交感神经系统兴奋时，引起的活动范围不如交感神经系统那么广泛。但副交感神经系统通过对内脏活动的调节，发挥促进消化吸收、加强排泄、积蓄能量、休整修复和保护机体的作用。

19. 自主神经系统各级中枢的功能：

（1）脊髓对内脏活动的调节：脊髓是调节内脏活动的初级中枢，因此对内脏活动的精细而协调的调节，还有赖于上位中枢的作用。

（2）低位脑干对内脏活动的调节：

1）延髓：有心血管活动基本中枢、呼吸的基本中枢以及与消化功能有关的中枢。因此延髓功能维系着生命，故有"生命中枢"之称。

2）脑桥：有呼吸调整中枢。

3）中脑：动眼神经核是瞳孔对光反射中枢，借此可对瞳孔和晶体进行调节。

（3）下丘脑对内脏活动的调节：下丘脑可以把自主神经系统活动、内分泌活动和躯体活动三者联系起来，以实现对内脏活动、内分泌、行为和情绪反应等许多重要生理功能的整合调控，又是调节内分泌的高级中枢。

1）对各种内脏功能进行整合的较高级部位。

2）下丘脑是体温调节中枢，下丘脑后部是接受外周及中枢温度感受器的信息进行整合处理的部位。视前区－下丘脑前部（PO/AH）存在着中枢温度感受器。

3）调节摄食行为：下丘脑外侧区为摄食中枢（饥饿中枢），腹内侧核则为饱中枢（拒食中枢）；前者发动摄食活动，后者则决定停止摄食活动。

4）水平衡的调节：下丘脑有饮水中枢（或称渴中枢），控制水的摄入。下丘脑前部存在渗透压感受器，参与血管升压素分泌的调节。

5）生物节律控制：下丘脑视交叉上核是日周期的控制中心。

6）对情绪反应的影响。

（4）大脑皮质对内脏活动的调节：

1）大脑新皮质：新皮质对内脏活动的调节有一定的功能定位。

2）边缘系统：因为边缘系统通过促进或抑制作用，调节着下丘脑、脑干和脊髓许多自主神经中枢，从而实现对内脏活动广泛而复杂的调节，成为调节内脏活动的高级中枢。

20．大脑皮质的生物电活动：大脑皮质有两种脑电活动：其一是自发脑电活动；其二为诱发脑电活动。

（1）自发脑电活动：记录自发脑电波的图形，称为脑电图（EEG）。一般来讲，去同步化的低幅高频快波（β波）主要代表大脑皮质的兴奋性活动；而同步化的高幅低频慢波（θ波和δ波），则表示大脑皮质产生了抑制过程。表10-7总结了正常脑电图波形的频率、振幅，以及波形出现时的状态。

表10-7　正常脑电图波形特点表

波形名称	波形出现时的状态	频率（Hz）	振幅（μV）
β波	思考问题或接受其他刺激	14～30	5～20
α波	清醒、安静、闭目	8～13	20～100
θ波	成人困倦或蒙眬状态	4～7	20～150
δ波	睡眠	0.5～3	20～200

（2）皮质诱发电位：当刺激感觉传入系统时，在大脑皮质相应区域可引出电位变化，称皮质诱发电位。

皮质诱发电位的波形一般可分为主反应和后发放两部分。主反应的极性，一般表现为皮质表面先正后负；后发放为主反应以后出现的周期性正相电位波动。

21．睡眠：根据睡眠过程中脑电波特点和生理活动的不同，可分为两种时相：

（1）慢波睡眠：脑电图为同步化慢波，出现θ波和δ波。在慢波睡眠时感觉功能减退，肌紧张减弱，随意运动消失。内脏功能活动改变；同时，生长激素释放明显增多。慢波睡眠意义是有利于消除疲劳，促进体力恢复和促进生长作用。

（2）快波睡眠：脑电图为去同步化、高频，低幅的快波，又称异相睡眠。此时睡眠变得更深，机体的感觉功能、肌肉运动及肌紧张进一步减退和减弱，但常发生快速眼球转动和不规则的肢体抽动。自主神经功能出现不规则的波动，做梦也多发生在此期内（占80%左右）。快波睡眠有助于精力恢复。

22．学习和记忆：

（1）条件反射：条件反射的建立是学习的基础。条件反射是无关刺激与非条件反射多次结合而建立起来的。条件反射具有极大的易变性，可以随环境条件的变化而建立、泛化、分化以及消退等，因而使机体对环境具有高度的适应性，并大大增加机体活动的精确性和预见性。

（2）两种信号系统：

1）第一信号系统是指利用具体信号，即物体的光、声、嗅、味、触等理化性质作为刺激，直接作用于眼、耳、鼻、舌、身等感受器所建立的条件反射，它为人和动物所共有。

2）第二信号系统是指利用这些抽象的词语信号作为刺激所建立的条件反射。第二信号系统是在第一信号系统基础上建立起来的，具有高度概括性，这是人类所特有的活动。

（3）记忆的过程：人类的长期记忆是通过四个连续的阶段形成的，即感觉性记忆→第一级记忆→第二级记忆→第三级记忆。前两个阶段为短时性记忆，后两个阶段为长时性记忆。长时性记忆形成过程是一个有高度选择性的信息储存过程，只有那些对个体反复起作用并具有重要意义的信息才会被长期储存下来，而绝大部分进入大脑的信息不能以长时性记忆形式储存下来而被遗忘。

【复习思考题】

1. 何谓突触？简述化学突触的结构与分类。
2. 试述兴奋性突触和抑制性突触的传递过程。
3. 简述外周神经的胆碱能纤维和肾上腺素能纤维的分布。
4. 简述胆碱能受体的分类及其阻断剂。
5. 简述肾上腺素能受体的分类及其阻断剂。
6. 简述神经肌肉接头的兴奋传递的过程。
7. 简要说明神经纤维是如何分类的？
8. 神经纤维兴奋的传导有哪些特征？
9. 简述中枢神经元的联系方式。
10. 简述神经中枢内兴奋传递的特征。
11. 简述突触后抑制的概念和形式。
12. 简述脊髓运动神经元的功能。
13. 何谓骨骼肌的牵张反射？牵张反射有哪几种类型？它们的区别是什么？
14. 何谓去大脑僵直？它的主要表现和发生机制如何？
15. 简述小脑的功能。
16. 基底神经节损伤时可能出现什么病症？它是如何产生的？
17. 大脑皮质主要运动区有哪些功能特征？何谓锥体系和锥体外系？它们各有何生理作用？
18. 何谓特异与非特异投射系统？各有何功能？
19. 试述自主神经系统的结构与功能特征。
20. 脊髓和脑干对内脏功能有何调节作用？
21. 下丘脑对内脏功能有何调节作用？
22. 何谓自发脑电活动和诱发脑电活动？
23. 简述正常脑电图的波形特点及其意义。
24. 试述慢波睡眠和快波睡眠的特点和意义。
25. 名词解释：神经递质　牵涉痛　脊休克　语言优势半球　α波阻断　突触　运动终板　第二信号系统　神经的营养性效应　运动单位

【参考文献】

1. 徐丰彦，张镜如主编. 人体生理学. 第 2 版. 北京：人民卫生出版社，1989
2. 张镜如主编. 生理学. 第 4 版. 北京：人民卫生出版社，1996
3. 韩济生主编. 神经科学原理. 第 2 版. 北京：北京医科大学出版社，1999
4. 姚泰主编. 生理学. 第 5 版. 北京：人民卫生出版社，2001
5. 姚泰主编. 生理学（七年制规划教材）. 北京：人民卫生出版社，2001
6. 施雪均主编. 生理学. 第 6 版. 上海：上海科学技术出版社，1995
7. 范少光，汤浩，潘伟丰主编. 人体生理学. 第 2 版. 北京：北京医科大学出版社，2000
8. 韩济生，关新民主编. 医用神经生物学. 武汉：武汉出版社，1996
9. 万选才，杨天祝，徐承焘主编. 现代神经生物学. 北京：北京医科大学、中国协和医科大学联合出版社，1999
10. 贺石林，李俊成，秦晓群主编. 临床生理学. 北京：科学出版社，2001
11. 张荣宝主编. 植物性神经系统生理与临床. 北京：人民卫生出版社，1994

第十一章 感觉器官的功能 ━━━━━━━━━━

【目的要求】

1. 了解感受器的一般生理特征。
2. 掌握视觉和听觉的感受原理。
3. 熟悉视觉功能的检测。
4. 了解前庭器官的功能。

【自学时数】

6课时。

感觉器官是机体内的特殊感受装置,如视、听、位等感觉器官,其构造包括感受器和附属结构。感觉器官感受相应的刺激,并将刺激变为神经冲动,经感觉传导路传到大脑皮质产生相应的感觉。本章介绍感受器及其一般生理特性以及眼、耳、前庭等感觉器官的功能。

第一节 概 述

一、感受器、感觉器官的概念和分类

感受器是指分布在体表或组织内部的一些专门感受机体内、外环境变化的结构或装置。感受器的结构是多种多样的,有的感受器是游离的感觉神经末梢,如痛觉感受器;有的感受器在裸露的神经末梢周围包围一些特殊结构,如触觉、压觉感受器的触觉小体和环层小体等;另外还有在结构和功能上都高度分化了的特殊感受细胞,它们以类似突触的形式和感觉神经末梢相联系,如视网膜中的光感受细胞、耳蜗中的声波感受细胞等。

感觉器官的含义较广,除含有感受器外,还包括一些非神经性的附属结构,如眼的折光系统和耳的传音系统等。高等动物的一些重要的感觉器官,如眼、耳、前庭、嗅上皮、味蕾等,都分布在头部,常称为特殊感觉器官。

感受器可根据不同的方法进行分类。根据感受器所在的部位不同,可分为外感受器和内感受器。外感受器位于身体表面,感受外界环境的变化,例如光、声、嗅、味、触、痛、温度等感受。这些感受器的活动能迅速地引起主观上清晰的感觉,并能精确定位。外部感受器能把外界事物反应到头脑中来,因此在人们认识客观世界中起重要作用。而内感受器存在于身体内部的血管、内脏、肌肉和关节之中,感受机体内部环境的变化,这类感受器的活动

往往不产生意识感觉而产生模糊的感觉，故不能精确定位。内感受器因其分布于体内各组织器官之中，故对调节机体内环境的稳态以及维持机体的完整统一性起重要的作用。

此外，根据感受器所接受的刺激性质不同，又可分为机械感受器、化学感受器、温度感受器、光感受器、声感受器等。

二、感受器的一般生理特征

（一）感受器的适宜刺激

各种感受器最突出的功能特点就是它们都有自己最敏感的刺激形式，这种最敏感的刺激称为该感受器的适宜刺激。感受器对于适宜刺激的感觉阈值最低，只需极小的刺激能量变化，就能引起感受器发生兴奋。例如光波是视网膜光感受细胞的适宜刺激；声波是耳蜗毛细胞的适宜刺激；温度变化是温度感受器的适宜刺激；机械能和化学物质的变化，分别为机械感受器和化学感受器的适宜刺激等。感受器对其他非适宜刺激很不敏感，除非刺激特别强，否则不能引起感受器的兴奋。感受器对适宜刺激的敏感性和特殊性是动物长期进化的结果，它有利于机体对内外环境变化做出精确的反应。

（二）感受器的换能作用

感受器接受刺激时，能把刺激的能量转变为神经冲动（即传入神经的动作电位），这种作用称为换能作用。每一种感受器可以看做是一个特殊的生物换能器。实验研究表明感受器在把刺激能量转变成神经动作电位以前，一般是先在感受器末梢或感受细胞上产生一个局部除极的电位，称为发生器电位或感受器电位。此局部电位类似局部兴奋或终板电位，它不是"全或无"形式的，其大小在一定范围内和刺激强度成正比；没有不应期，有总和现象；能以电紧张的形式在细胞膜上扩布很短的距离。发生器电位可以影响其邻近的感觉神经末梢，使之产生除极，而当这种除极达到该处膜的阈电位水平时，就可在感觉神经末梢产生向中枢传导的动作电位。发生器电位的大小与神经纤维发放冲动的频率有关，当刺激强而持续地作用于感受器时，发生器电位可迅速达到最大值并且可持续存在一定时间，因而在传入纤维上可能有连续的神经冲动传向中枢；当刺激弱时，则发生器电位小，神经纤维上的冲动也少。因此，冲动频率的高低，反应了刺激的强弱。发生器电位产生的原理尚不清楚，对机械感受器的研究发现，膜的机械变形引起了神经末梢对 Na^+ 的通透性增大，于是 Na^+ 流入膜内而使膜电位下降，形成了发生器电位。

（三）感受器的编码作用

感受器在把刺激转换成神经动作电位时，不仅发生了能量形式的转换，更重要的是把刺激所包含的环境变化信息，也转移到动作电位的序列和组合之中，这一过程称为编码作用。例如，外界物体可成像在视网膜上，但由视网膜传向中枢的信号，只能是视神经纤维上的动作电位。因此，关于外界物体或物像的信息只能包含在这些动作电位的组合和序列之中。编码就是信号形式的转换，首先发生在感受器，以后在各级感觉接替核对感觉信息进行再编码。感受器如何把刺激的质和量编码在神经电信号之中，目前尚不清楚。已知感受器刺激强度与传入神经动作电位的频率之间，存在着某种对应的关系，较强的刺激可引起较强而持续较久的发生器电位，后者引起较高频率的冲动发放。这也可通过每一条传入纤维上发放冲动增多，也可通过参与电信号传入的纤维数目增多来实现。实际上，任何一个自然刺激在空间和时间上的变化都是十分复杂的，因此它们的编码情况也是十分复杂的。不同感觉的引起，不但决定于刺激的性质和相应的感受器，也决定于传入冲动所到达的大脑皮质的终端部位。在进化过程中，由于感觉装置的不断分化，使某一感受器对某种性质的刺激特别敏感，它所产生的传入信息又循特定的传导途径到达特定的皮质中枢，引起特定性质的感觉。

（四）感受器的适应现象

感受器对其适宜刺激的敏感性并不是固定不变的。如果用同样强度的刺激，持续不断地作用于感受器，则经过一段时间之后，感受器的敏感性就要下降，传入纤维上的冲动频率也逐渐减少，这种现象称为感受器的适应。适应是所有感受器的一个功能特点，但它出现的快慢有很大差别。例如，触觉、嗅觉感受器属于快适应感受器，当它们受持续刺激时，其传入冲动很快就逐渐降低以至到零；机体内还有一些慢适应的感受器，例如肌梭、颈动脉窦压力感受器和痛觉感受器等，它们在刺激持续作用时，一般只在刺激开始后不久出现一次传入冲动频率的下降，但以后较长时间维持在这一水平，直至刺激被撤除为止。感受器适应的快慢各有其生理意义，感受器的快适应，有利于感受器再接受新的刺激；慢适应的感受器则有利于对机体某些功能（如姿势、血压等）进行持久的调节。

感受器的适应并不是疲劳，因为对某一刺激产生适应之后，增加此刺激的强度又可以引起传入冲动的增加，并产生相应的感觉。感受器产生适应的原理比较复杂，一般认为与感受器特有的非神经性附属结构以及产生动作电位的膜特性改变等有关。在完整的机体，感觉的适应不仅与感受器的适应现象有关，而且也与产生感觉的中枢，特别是大脑皮质的某些特性有关。

第二节　视觉器官

眼是视觉的外周感受器官，它由含有感光细胞的视网膜和作为附属结构的折光系统等部分构成。人眼的适宜刺激是波长 370～740mm 的电磁波。外界物体发生的光，通过眼的折光系统成像于视网膜上，视网膜的感光细胞受光刺激后，把光能转变为神经冲动传到大脑皮质的视觉代表区，从而产生视觉。据估计，在人脑获得的全部信息中，约有 95% 以上来自视觉系统。可见，视觉器官对人体的重要性。

一、眼的结构概要

人眼的基本结构如图 11-1 所示，由眼球壁和内容物组成。

（一）眼球壁

眼球壁可分为三层：外层为纤维膜，中层为血管膜，内层为视网膜。

1. 纤维膜：由致密结缔组织构成，厚而坚韧，具有保护眼球的作用。纤维膜的前 1/6 为突出的透明角膜，其后 5/6 为白色坚韧的巩膜。

2. 血管膜：可分为脉络膜、睫状体和虹膜三部分。脉络膜位于眼球壁的后 2/3，在睫状体后部，内有丰富的血管和色素，其功能是供给眼球营养和吸收眼内分散的光线。睫状体的前方连接虹膜，后方与脉络膜相连。由睫状体前端的睫状突发出睫状小带（称悬韧带）和晶状体相连。睫状体内的平滑肌称为睫状肌，受副交感神经支配，睫状肌的舒缩与眼的调节有关（详见本节"晶状体的调节"）。睫状体的前方为虹膜，是圆盘状棕褐色（人种不同其颜色不同）的薄膜，中央有圆孔称为瞳孔，外界光线通过瞳孔进入眼内。虹膜内有两种排列方

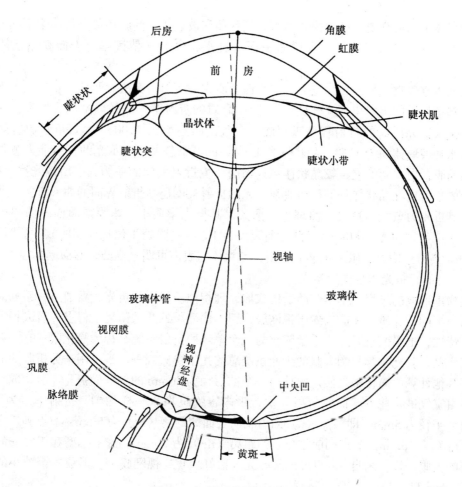

图 11-1　眼球的水平切面（右眼）

式不同的平滑肌，一为环行肌，又称瞳孔括约肌，当其收缩时使瞳孔缩小；另一为辐散肌，又称瞳孔散大肌，当其收缩时使瞳孔散大。

3．视网膜：为神经组织，具有感光细胞和神经节细胞及其神经纤维。

（二）眼球内容物

眼球内容物有房水、晶状体和玻璃体，三者都是透明体，具有折光作用。

1．房水：是由睫状体上皮细胞分泌和血管渗出而形成的，为透明而黏滞性很低的液体，充满前、后房，具有营养角膜、晶状体以及维持正常眼压的作用。

2．晶状体：位于虹膜后方，是一个透明而有弹性包裹的组织，形似一个双凸透镜，其边缘有很多睫状小带，把晶状体连于睫状体上。当睫状肌收缩时，就把脉络膜向前拉，于是睫状小带松弛，晶状体的包裹则由其本身的弹性而变凸，从而增加折光力。

3．玻璃体：呈透明胶胨样物体，充满于晶状体与视网膜之间，具有折光和填充作用。

二、眼折光系统的功能

（一）眼的折光和物像形成

眼的折光系统是一个复杂的光学系统。外界射入眼内的光线，在达到视网膜之前，要通过四个折射率不同的介质，即角膜、房水、晶状体和玻璃体。同时还要通过曲率不同的四个折射面，即空气－角膜前表面、角膜后表面－房水、房水－晶状体前表面和晶状体－玻璃体。

当光线由空气进入另一种介质时，它在该介质中的折射情况决定于该介质与空气界面的曲率半径和该介质的折射率（或称折光指数）。介质的折射率一般是以空气为标准，比较光线由空气进入该介质时的折射程度求得的。空气的折射率为1.00时，则角膜的折射率为1.38，房水和玻璃体均为1.34，晶状体为1.42。折射率愈大，表示光的折射能力愈强。由于空气与角膜折射率间的差，较晶状体与其周围环境折射率间的差为大，所以光线入眼时，在角膜处的折射比晶状体处的折射要强。光的折射程度还与折射界面的曲率有关。曲率半径愈小，其折光力愈大；反之，曲率半径愈大，其折光率愈小。角膜前表面的曲率半径为7.8mm，角膜后表面为6.8mm，晶状体前表面为10mm（眼处于休息状态时），晶状体后表面为6mm。当看近物时，眼发生调节作用，晶状体前表面可明显变凸，其曲率半径由10mm缩小至6～7mm，折光力也随之增大。

眼内物像形成的过程，基本与凸透镜成像原理相似。但眼的折光，要通过一系列曲率半径和折射率不同的介质，才能成像于视网膜，因而比简单的凸透镜复杂得多。有人根据眼的实际光学特性，把眼的复杂光学系统简化为一个单球面折射系统，称为简化眼。它是一种假想的人工模型，其光学参数和人眼的折光系统总的光学参数相等，故可用来分析眼的成像情况和进行其他计算。简化眼是假定眼球由一个前后径为20mm的单球面折光体所构成，外界光线只在由空气进入前方球面时折射一次，眼内容物又像水一样均匀，折射率定为1.33，球面的曲率半径为5mm，即节点（n）到角膜前表面的距离（nc）为5mm，节点到后主焦点的距离（nb）为15mm，节点到前主焦点的距离（nF）为20mm。这个模型和正常安静而不进行调节的人眼一样，来自6m以外的平行光线恰好聚焦在视网膜上，形成一个缩小的倒置实像（ab）（图11-2）。

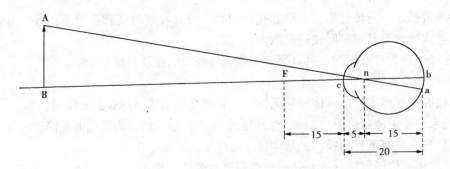

图11-2　简化眼及其成像图解
F：前主焦点　图中数字单位 mm

如图11-2所示，Anb和anb是具有对顶角相等的两个相似三角形，因而可以应用下列公式算出视网膜上物像的大小。

$$AB/Bn = ab/nb$$

（二）眼的视近调节

正常眼向远方观看时，物体清晰可见，这是因为6m以外的物体发出的平行光线，入眼后无须晶状体做任何调节，即晶状体处于静息状态，经折射后聚焦在视网膜上，形成清晰的物像。通常把眼处于静息状态下，能清晰地看见眼前物体的最远距离，称为远点。正常眼的远点在理论上应为无限远，物体愈远，物像愈小，而物像过小，入眼视觉就不清晰了。当看近物时（指6m以内），如果晶状体仍处于静息状态，此时射入眼的分散光线，经折射后必将聚焦于视网膜之后，而在视网膜上形成的将是模糊不清的物像。实际上，正常人特别是年轻人，可以看清近至眼前10～15cm的物体，这是由于眼有调节功能的缘故。通常把眼作充分调节所能看清眼前物体的最近距离称为近点。

随着物体的移近，眼球可发生自动调节，使来自近物的分散光线成像在视网膜上，这种功能称为眼的视近调节。人眼的调节是通过晶状体变凸、瞳孔缩小以及双眼视轴的会聚等三方面来进行的。其中以晶状体变凸而增加折光力为主。

1. 晶状体的调节：当眼视近物时，主要是通过晶状体变凸，特别是其前表面曲度增加来进行调节。

晶状体外面包着一层透明的弹性膜，其四周借睫状小带连接在睫状体上。其中的睫状肌受动眼神经中的副交感纤维支配。当看近物时，反射性地使动眼神经活动加强，引起睫状体内的睫状肌收缩，将睫状体拉向前方，从而使牵引晶状体的睫状小带放松，晶状体便依靠其本身的弹性而凸起，增加曲率，缩短其焦距，使入眼的分散光线聚焦于视网膜上，形成清晰的物像。反之，看远物时，动眼神经活动减弱，睫状肌松弛，睫状体后移，睫状小带拉紧，晶状体被牵拉呈扁平形，因而曲率减小，延长其焦距，使入眼的平行光线恰好聚焦在视网膜上，故能产生清晰的视觉（图11-3）。

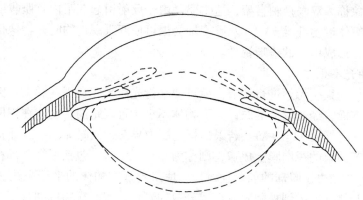

图11-3 眼调节前后睫状体位置和晶状体形状的改变
点线表示看近物时的情况，注意水晶体前凸比较明显

眼做最大限度的调节所能增加的折光力，称为调节力。眼的调节力可用它的近点表示，近点愈近调节力愈大。近点的远近决定于晶状体的弹性，亦即它在睫状小带放松时所能前凸的程度，前凸程度越大，就能使眼前更近的物体成像在视网膜上。调节力的大小，也可用晶状体前凸所能增加的折光度（焦度，简称D）来表示。D为焦距（以米为单位）的倒数。当凸透镜的主焦距为1m时，则屈光度为1D；主焦距为10cm（即0.1m）时，则屈光度为10D。焦距愈短，折光能力愈强。通常规定凸透镜的D为正值，凹透镜的D为负值。

人眼的调节力主要决定于晶状体的弹性。随年龄的增大，晶状体的弹性逐渐减小，因而调节力随之减退。眼的调节力减退表现为近点远移和折光度降低。例如，8 岁左右的儿童，近点平均为 8.6cm，20 岁左右的成人为 10.4cm，60 岁时则增加到 83.3cm。所以，老年人视物时，射入眼内的辐散光线聚焦在视网膜后，在视网膜上不能形成清晰的物像，这一生理现象称为老视。老视眼看远物时与正常眼相同，但看近物时不清楚，需配戴适当的凸透镜，使辐散光线聚焦于视网膜上。

2. 瞳孔的调节：当看近物时，在晶状体变凸的同时，也反射性引起瞳孔的缩小，称此为瞳孔调节反射。其生理意义在于使光线尽可能地通过晶状体中心进入眼内，以减少球面像差和色像差，使视网膜上能形成清晰的物像。瞳孔的大小，除视远、近物体时发生变化外，还可因光线的强弱而发生改变。如用强光照射时，则反射性引起瞳孔缩小，而弱光照射时，则反射性引起瞳孔散大，这称为瞳孔对光反射。强光入眼刺激视网膜的感光细胞，产生冲动沿视神经传到中脑动眼神经核，传出冲动沿视神经的副交感纤维，引起虹膜内的瞳孔括约肌收缩，使瞳孔缩小。瞳孔对光反射的意义在于调节入眼的光量。强光时瞳孔缩小，减少入眼的光量，以保护视网膜免受过强的刺激；弱光时瞳孔散大，增加入眼的光量，以便产生清晰的视觉。瞳孔散大，是由于交感神经支配的瞳孔散大肌收缩引起的。瞳孔对光反射的特点之一是引起双侧性效应，即光照一侧瞳孔时，除被照侧瞳孔缩小外，同时也出现未照侧瞳孔的缩小，后者称为互感性对光反射。临床上如见到瞳孔对光反射消失，常表示中脑或其他中枢部位有病变。对光反射还可用于推测全身麻醉药的作用深度，如对光消失，表明中脑已麻醉，则应停止给药，以免引起延髓麻痹而死亡。

3. 视轴会聚：视近物时，在出现晶状体变凸和瞳孔缩小的同时，还可见双眼视轴向鼻侧聚合，这种现象称为双眼视轴会聚，这主要是由于反射引起双眼内直肌收缩所致。内直肌受动眼神经中的躯体运动纤维支配，双眼视轴会聚可使双眼视近物时，物像仍能落在两侧视网膜的相称点上，形成单一的清晰视觉。

（三）眼的屈光不正

正常人眼的折光系统无须进行调节，就可使平行光线聚焦在视网膜上，因而可以看清远处的物体；另一方面，经过调节的眼，只要物体不小于近点距离，也能在视网膜上形成清晰的像，此称为正视眼（图 11-4A）。若眼的折光能力异常，或眼球的形态异常，使平行光线不能在安静未调节的眼的视网膜上成像，则称为非正视眼。它包括近视、远视和散光。

1. 近视：多数是由于眼球的前后径过长，使来自远方物体的平行光线在视网膜前已聚焦，此后光线又开始分散，到视网膜时形成分散的光点，因此视物模糊（图 11-4B）。近视眼只有看距眼较近的物体时，其入眼的辐散光线的聚焦位置较平行光线的聚焦位置为后，因而可成像于视网膜上，故近视眼的近点比正视眼要近。纠正近视眼的方法是配戴适当的凹透镜，使入眼的平行光线适当辐散，以便在视网膜上聚焦，这样使远物可以看清，看近物时则如正视眼一样，靠眼睛自身的调节能力。

2. 远视：是由于眼球前后径过短，以致主焦点的位置在视网膜之后，入眼的平行光线在到达视网膜时尚未聚焦，故视物模糊不清（图 11-4C）。远视眼只有通过晶状体的调节，使焦点前移至视网膜上，才能看清远处的物体。远视眼的特点是在看远物时就需要进行调节，因此，在看近物时其调节的余地就很小了，晶状体前凸很快就达到它的最大限度，因而其近点较正视眼远，视近物不清，故称为远视眼。远视眼不论视远物或近物都要进行调节，因此易发生调节疲劳，引起头痛。矫正的方法是戴适当的凸透镜以增加折光力，使看远物时不需晶状体的调节也能成像在视网膜上，而看近物时才进行调节。新生儿眼轴往往过短，多呈远视，随着身体发育，眼轴逐渐延长，至 6 岁左右，则近于正视眼。

3. 散光：正视眼的各折光面都是正圆的球面，因此折光面上各经纬线的曲度都是一致的，从整个折光面折射来的光线都能聚焦于视网膜上。散光多因角膜表面的经、纬曲度不一致，沿不同经纬线射入眼内的光线，折射后不能同时聚焦，视网膜上所形成的物像不清或变形（图 11 - 4D）。散光眼可用圆柱形透镜来矫正。

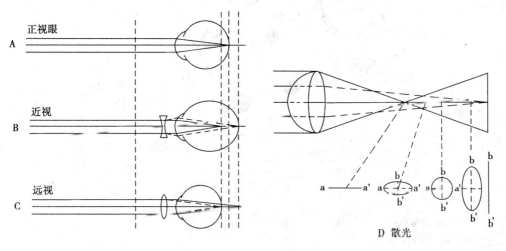

图 11 - 4　眼的折光异常及其矫正

图中虚线表示矫正后的折光情况

三、视网膜的感光功能

（一）视网膜的结构

视网膜属于神经性组织，厚度只有 0.1～0.5mm，但结构十分复杂。按其主要细胞层可分为四层（图 11 - 5）。

1. 色素细胞层：是视网膜的最外层，细胞浆内含有黑色素颗粒，具有吸收光线和保护感光细胞的作用；另外还储存维生素 A，参与视紫红质的形成。

2. 感光细胞层：含有视杆细胞和视锥细胞，它们是高度分化的细胞，可分为外段、内段、胞体和终足四部分（图 11 - 6）。视杆细胞的外段呈长杆状，视锥细胞外段呈短圆锥状，它们的外段都含有感光色素，在感光换能中起重要作用。两种感光细胞都通过终足与双极细胞发生突触联系。

3. 双极细胞层：其中的双极细胞为连接感光细胞和节细胞的中间神经元，其一极与感光细胞发生突触联系，而另一极则与神经节细胞形成突触联系。

4. 神经节细胞层：位于视网膜的内层，节细胞的轴突向眼球后端集中，然后穿透视网膜，在眼的后极出眼球形成视神经。在视神经穿出视网膜处称为视神经乳头（又称视盘），直径约 1.5mm，此处无感光细胞，故无感光功能，成为盲点。视神经乳头在视网膜黄斑或中心凹中心的鼻侧约 3mm 处。在正常情况下，由于两眼视物，两侧盲点可以相互补偿，并且由于高级视觉中枢的作用，即使单眼视物，也不感到盲点的存在。

在视网膜中，除上述四种纵向联系外，还存在着横向联系，如在感光细胞层和双极细胞

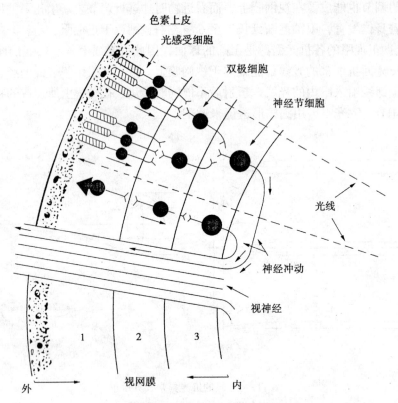

图 11-5 视网膜的主要细胞层次及其联系模式图

图中1、2、3说明由外向内的细胞层次

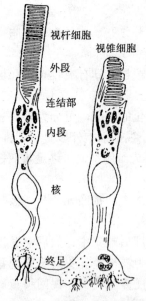

图 11-6 哺乳动物感光细胞
模式图

层之间有水平细胞，在双极细胞层和节细胞层之间有无足细胞，它们的突起在两层细胞之间横向联系，可以在水平方向传递信息，使视网膜不同区域之间有可能产生相互影响，使视觉信息经过初步的调制和整合。

（二）视网膜的两种感光换能系统

1. 视觉的二元学说：人类和大多数脊椎动物视网膜中存在着两种感光换能系统。一种是由视杆细胞和与它们有关的双极细胞、节细胞等构成，它们对光的敏感度较高，在昏暗的环境中能引起视觉，但只能区别明暗，而不能分辨颜色，视物时只有粗略的轮廓，精确性差，这称为视杆系统或晚光觉系统；另一种是由视锥细胞和有关的传递细胞等组成，它们对光的敏感性较差，只能感受类似白昼的强光刺激，但能分辨颜色，视物境界很清楚，对物体分辨能力高，这称为视锥系统或昼光觉系统。也就是视觉的二元学说。

2. 两个感光系统独立存在，可由以下事实证明

（1）在人的视网膜中视杆和视锥细胞在空间上的分布是不均匀的，愈靠近视网膜的周边部视杆细胞愈多而视锥细胞

愈少；愈靠近视网膜的中心部视锥细胞愈多而视杆细胞愈少。在黄斑处的中央凹处全是视锥细胞而无视杆细胞。与此相对应，人的视觉也恰好是中央凹处对昼光觉最敏感，具有高度的分辨力和色觉，但没有暗光觉；相反地视网膜周边部对暗光觉敏感，但精确度差，且无色觉。

（2）比较解剖学研究发现，某些白昼活动的动物，如鸡和爬虫类动物等，其视网膜中只含有视锥细胞；而只在夜间活动的动物，如猫头鹰、地松鼠等，视网膜中只含有视杆细胞。

（3）在视网膜的中央凹处，视锥细胞的传入通路是一对一的联系，即一个视锥细胞只和一个双极细胞联系，而一个双极细胞又只和一个节细胞联系；与此相反，在视网膜周边部，甚至多达 250 个视杆细胞最后都与一个节细胞联系。这种结构上的特点是同视锥系统具有高度分辨能力，而视杆细胞则有对弱刺激较高的总和能力相一致。

（4）从两种感光细胞所含有光化学物质（即感光色素）的特性来看，也和视网膜中存在着两种感光系统的观点相一致。

（三）感光细胞的感光换能作用

感光细胞接受光刺激后，把光能转变成神经冲动，这种功能的物质基础就是感光细胞内所含的感光色素。迄今，对视杆细胞的感光色素及其光化学反应了解得比较清楚。视杆细胞外段所含的感光色素为视紫红质，它在暗处呈紫红色，因而得名。受光线照射时迅速褪色，以至变成无色，如再回暗处又可恢复为紫红色，这种变化是其光化学反应表现，而且是可逆的。实验证明视紫红质的光化学反应与人眼的晚光觉有直接关系。

视紫红质是一种结合蛋白质，它由一分子视蛋白和一分子视黄醛（生色基团）所组成。视蛋白的结构尚不完全清楚，视黄醛是由维生素 A 转变而来。维生素 A 是一种不饱和醇，在体内一种酶的作用下可氧化成视黄醛。视紫红质在光照时迅速分解为视蛋白和视黄醛，这是一个多阶段反应过程。首先是视黄醛在光照时发生了分子构型的改变，即由原来的 11-顺型视黄醛（一种较为卷曲的分子构型）变为全反型视黄醛（一种较直的分子构型），后者引起视蛋白分子构型的改变，使视蛋白与视黄醛分离。与此同时，视杆细胞产生感受器电位，引起整个视杆系统的活动。在亮处分解的视紫红质，在暗处又可重新合成。首先是全反型视黄醛变为 11-顺型视黄醛，这是一个需能的酶促反应过程；其次是 11-顺型视黄醛再和视蛋白结合成视紫红质，此过程不需能，可很快完成（图 11-7）。此外，储存于视网膜色素细胞层中的维生素 A 是全反型的，在耗能的情况下变为 11-顺型维生素 A，进入视杆细胞，然后再氧化成 11-顺型视黄醛，参与视紫红质的合成与补充，这个过程进行得较慢。人在暗处视物时，实际上既有视紫红质的分解，同时又有它的合成，这是人在暗处能不断视物的基础；光线愈暗，合成过程愈超过分解过程，使视网膜中的视紫红质也愈多，因而视网膜对弱光的敏感度也愈提高。视紫红质在分解和再合成的过程中，要消耗一部分视黄醛，这主要由血液中的维生素 A 补充。如果维生素 A 缺乏，人在暗处不能视物而产生夜盲症。中医学称为"雀目"，可用含维生素 A 丰富的食物（如动物肝脏）来治疗。

关于感光细胞的光－电转换作用尚不清楚。用微电极细胞内记录方法证明，在未经光线照射的情况下，视杆细胞的静息电位为 $-30 \sim -40mV$，远低于一般细胞的静息电位，这是由于视杆细胞外段静息时膜对 Na^+ 的通透性较高所致。当视网膜受到光照时，首先出现一个振幅较小的双相电位波动，称为早发感受器电位（ERP），这是由于视紫红质尚未分解时分子内部某些带电基团的位移所造成的。在 ERP 之后不久出现一个较强而持久的电位变化，

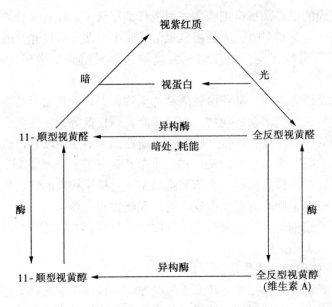

图 11-7　视紫红质的光化学反应示意图

称为迟发感受器电位 (LRP)，其膜电位负值较大，是一种超极化型的缓慢电变化。有人认为，LRP 的产生是由于光照时视紫红质分解，引起视杆细胞外段膜对 Na^+ 的通透性降低，使膜电位接近 K^+ 的平衡电位，表现为膜内电位负值增加，因而出现超极化型的 LRP。这种超级化型慢电位是不可能引起动作电位的。看来视杆或视锥细胞只具有产生超极化型 LRP 的能力，这种电变化可以电紧张的形式沿感光细胞传向终足，通过某种化学递质再传递到双极细胞、水平细胞和无足细胞等，最后传到神经节细胞时，才诱发出一定数量的动作电位。其具体传递信息的过程尚不够了解。

视锥细胞中也含有感光色素，称为视锥色素，也是由视黄醛和视蛋白组成的。视锥细胞含有三种感光色素，分别对红、绿、蓝光线敏感。其中的 11-顺视黄醛与视紫红质中的视黄醛相同，但视蛋白不相同。正是由于视蛋白分子结构中的这种微小差异，决定了与它结合在一起的视黄醛分子对某种波长的光线最为敏感，因此，才有视感细胞中的视紫红质和三种不同的视锥色素的区别。视锥细胞感光色素的光化学反应和感光换能原理，与视杆细胞基本相似。

（四）明适应和暗适应

人由亮处进入暗室，最初任何物体都看不清楚。经过一段时间，视觉才逐渐恢复，这种现象称为暗适应。相反，人从暗处来到亮处，最初感到一片耀眼光亮，不能视物，稍待片刻才能恢复视觉，这种现象称为明适应。

暗适应实际上是眼对光的敏感性逐渐提高的过程。在进入暗室的最初 7min 内，视觉阈值明显下降，以后又出现第二次阈值下降，在进入暗室后 25～30min，阈值降到最低，并稳定在这一水平（图 11-8）。由明处进入暗处最初 7～8min 内，这一阶段的暗适应主要由视锥细胞的感光色素迅速合成与分解引起的。因视杆细胞的感光色素在强光下几乎全部被分解，在暗适应初期，视紫红质尚未恢复到足以引起兴奋的程度，故暂时还不起作用。直到20～30min 时，视紫红质基本恢复到原有水平，暗视觉的敏感度便达到最高点。

明适应出现较快，约需 1min 即可完成。耀眼光感的产生，主要是由于在暗处蓄积起来的视紫红质在光亮下迅速分解所致。以后昼光觉的恢复，是由视锥细胞的感光色素不断分解与合成来完成的。

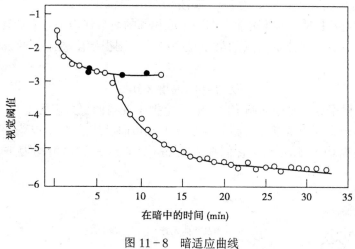

图 11-8　暗适应曲线
● 视锥细胞　○视杆细胞

（五）色觉与色觉异常

人眼可分辨波长在 400~750nm 的 150 种不同颜色。光波波长相差 3~5nm 时，人眼即可分辨。关于色觉产生的原理尚不十分清楚。一般用三原色学说来解释。该学说认为，视网膜上存在三种视锥细胞，各含一种感光色素，分别对波长 700nm（红）、540nm（绿）450nm（蓝）的光线特别敏感。当用红的单色光照射眼时，主要兴奋有红感光色素的视锥细胞而产生红色觉；同样，如用绿或蓝的单色光照射时，则主要兴奋具有绿或蓝的感光色素的视锥细胞而产生绿或蓝色觉。如红、绿、蓝三色光等比例刺激眼时，则产生白色觉。其他各色觉也均由此三种视锥细胞不同比例受刺激而兴奋所引起的。三原色学说原先只是根据物理学的知识，推测视网膜有三种视锥细胞，这在近 20 多年来已获得不少生理学和生物化学的实验支持。例如，用微电极分别记录许多单个视锥细胞，对于不同波长的光反应，曾获得三种不同的光谱曲线，各曲线表明其最大反应的波长差不多符合三原色学说。但目前对三种视锥细胞感光色素的分离和提纯尚未成功。

应用三原色学说，大体上可以说明色觉异常（包括色盲和色弱）产生的原因。色盲可分为全色盲和部分色盲，全色盲极为少见，其表现为只能分辨明暗，呈单色视觉。较常见者为部分色盲，包括有红绿色盲和蓝色盲。蓝色盲很少见，红色盲和绿色盲较为多见，临床上常不加区分地统称为红绿色盲。色盲产生的原因可能是缺乏相应的视锥细胞。例如，红色盲可能缺乏感受红光刺激的视锥细胞，故不能识别红色；同理，红绿色盲可能是缺乏感红或感绿视锥细胞，故不能分辨红绿色。色弱与色盲不同，它并非缺少某种色觉，只是对某些颜色分辨能力差。其原因不是缺乏某种视锥细胞，而是它们的反应能力弱一些。色盲是先天性的，而色弱主要是后天性的，与健康及营养条件有关，是可以预防的。

（六）视力

视力又称视敏度，是指视觉器官对物体形状精细辨别的能力，通常以能辨别两点的最小距离为衡量标准，它可以视角的大小来表示。视角是由物体两点所发射的光线射入眼内通过节点时交叉所形成的夹角。正常眼能分辨两点的最小视角为 1 分度（1′）。因为视角为 1′ 时，在视网膜上所形成的物像两点间的距离仅为 4～5μm，相当于一个视锥细胞的直径。此时可兴奋两个视锥细胞，而且其间还有一个未被兴奋的视锥细胞，因而能分辨出两个点（图 11-9）。如果视角 < 1′ 时，物体可能在同一个或相邻的两个视锥细胞上成像，使两点融合在一起，因而分辨不清。能分辨两点的最小视角愈小，则视敏度愈高。两者的关系可以下式表示：

$$视力 = 1/视角（分度）$$

视力表就是根据这一原理而制定的。临床上把 1′ 视角的视力定为 1.0。例如，视力表上 1.0 行的 "E" 形视标，是根据 5m 距离与眼成 1′ 视角而设计的，即 "E" 字的每一线条的宽度及线条间的距离均为 1.5mm，它们在眼前 5m 处所形成的视角均为 1′，此时的视力为 1.0。

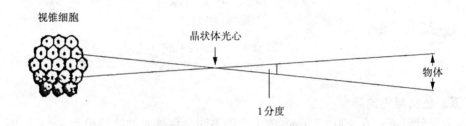

图 11-9　视敏度原理示意图

正常视力为 1.0，但有的人可达 1.5，甚至更大。此时视角 < 1′，这可能与中央凹的视锥细胞直径较小（仅为 1.5～2.0μm）有关。

视网膜各个部位的视力并不相同，中央部分视力最高，而周边部视力较低，这与视锥细胞的分布密度有关。此外，眼的折光功能和光源情况也影响视力，在检查视力时应予注意。

（七）视野

单眼固定不动，注视正前方一点，此时该眼所能看到的空间范围称为视野。视野的最大界限是以它和视轴所形成的夹角大小来表示。视轴是眼的注视点与黄斑中心点的假想连线。在同一光照条件下，不同颜色的视野大小并不相同（图 11-10）。白色视野最大，其次为黄蓝色，再次为红色，而绿色视野最小。这表明感受色觉的视锥细胞在视网膜上的空间分布及其功能的分化不同。此外各色视野颞侧较大，鼻侧小。这是由于鼻和额部阻挡视线所造成的。临床上检查视野除了了解视网膜的普遍感光功能外，还对视网膜、视神经或视觉传导径路的病变具有诊断意义。

四、双眼视觉及立体视觉

两眼同时看同一物体时的视觉，称为双眼视觉。双眼视觉要靠眼外肌的协调精细运动来完成。某些哺乳动物，两眼位于头部两侧，其两眼视野完全不同，这类动物只有单眼视觉。人和灵长类动物，双眼位于头前方，绝大部分视野相互重叠，左右眼可接受同一物体的光刺激，故有双眼视觉的功能。双眼视觉明显优于单眼视觉，它可以补充视野中盲点的缺陷，扩大单眼视觉的视野，并可形成立体视觉，增强对物体大小和距离判断的准确性。

双眼视物时，物像落在双眼视网膜的相称点上，视觉信息分别由两侧视神经传到大脑皮

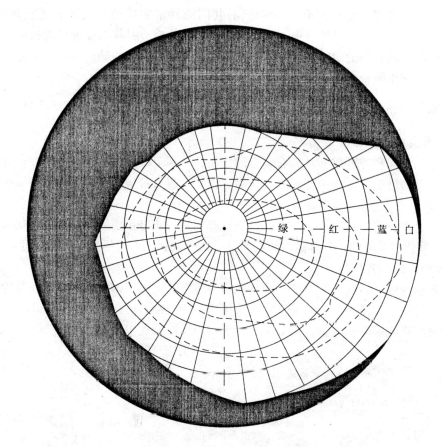

图 11－10　人右眼的色视野

质视中枢，产生单一的物像感觉。假如用手指压一侧眼球的外缘，物体的光线反射到两眼视网膜时，不再落在相称点上，将会产生两个物体的感觉，即出现复视。

双眼视觉的优点：扩大单眼视觉的视野；弥补单眼视野中的盲点缺陷；增强判断物体大小和距离的准确性；形成立体视觉。

一般来说，用单眼视物时，只能看到物体的平面，即只能看到物体的高度和宽度，双眼视物时，不仅可见到物体的高度和宽度，而且还可看到物体的深度，从而产生立体视觉。立体视觉的产生，主要由于同一物体在两眼视网膜上所形成的物像并不完全相同。右眼看到物体的右侧面较多，而左眼看到物体的左侧面较多。由两眼传入的这些信息，通过中枢部位的综合，产生一个完整的立体视觉。另外，物体表面的光线反射、阴影及以往的经验等，也有助于立体视觉的产生。单眼视觉因有这些因素的影响也有立体感，但单眼视物时的立体感觉总是不够精确的。

第三节　听觉和前庭感觉

耳是听觉和位觉（平衡觉）的外周感觉器官。耳分外耳、中耳和内耳三部分。其中外耳、中耳和内耳的耳蜗组成听觉器官，内耳的前庭器官则为感受位觉的器官。

听觉是由耳神经、听神经和听觉中枢的共同活动来完成的。人耳的适宜刺激是 16～20 000Hz 的声波，声波通过外耳道、鼓膜和听小骨的传递，引起内耳淋巴的振动，使耳蜗螺旋器（也称柯蒂器）中的毛细胞发生兴奋，将声波转变为神经冲动，再通过听神经将冲动传至听觉中枢，产生听觉。

一、传声系统的功能

（一）外耳的传声作用

外耳包括耳郭和外耳道。耳郭有集音的作用，有利于机体接受外来的声波。人的耳郭较小，其运动能力已退化，对声音定向的作用也很小，故人对声源方位的判定要靠头的转动来完成。

外耳道是声波传导的通路，一端开口于耳郭，另一端终止于鼓膜，略呈 S 状弯曲，长约 2.5cm。根据物理学原理，外耳道对声波可起共振作用，因而可提高声音的强度。

（二）中耳的声音作用

中耳包括鼓膜、鼓室、听骨链、中耳肌和咽鼓管等主要结构，其中鼓膜、听骨链和内耳卵圆窗之间的联系如图 11-11A 所示，它们构成了声音由外耳传向内耳的最有效通路。其主要作用是将声波振动的能量，高效率地传递到内耳淋巴液中去。

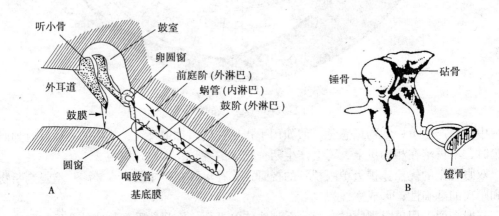

图 11-11　听小骨排列及其传声示意图

1. 鼓膜的作用：鼓膜呈椭圆形，面积 50～90mm²，厚度约 0.1mm，它不是平面膜而呈漏斗形，其顶点朝向中耳。鼓膜内含有环行和辐散形的纤维组织。由于鼓膜这种形状和结构的特点，使它具有特殊的传音功能：①具有较好的频率响应和较小的失真度。能与声波振动同始终，很少有残余振动；②漏斗形鼓膜可使振动力量集中于顶端，并使振幅大为减少，有利于推动听小骨运动，并可避免大幅度的声波伤及内耳。

2. 听骨链和中耳肌的作用：听骨链由锤骨、砧骨和镫骨 3 块听小骨按顺序连接而成。锤骨柄附着于鼓膜脐部，镫骨底板则和卵圆窗膜相接。砧骨则将锤骨和镫骨连接起来，称为听骨链。三者彼此形成关节，组成一个交角杠杆，锤骨柄为杠杆的长臂，砧骨长突为短臂（图 11-11B）。这一交角杠杆的支点在砧骨短突，力点在锤骨柄端，砧骨长突为杠杆的重点。因锤骨柄与砧骨长突之比为 1.3∶1，所以砧骨长突端的振动范围比锤骨柄小，而其振动力量却增大。这是因为鼓膜与卵圆窗两者面积之比为 17∶1，交角杠杆长臂与短臂之比为

1.3:1，故其振动力量可增加 $17 \times 1.3 = 22$ 倍。总之，听骨链的作用在于减小振幅，增强振动力量，既可防止损伤内耳，又有利于推动内耳淋巴的振动。当声波引起鼓膜振动时，听骨链也随之振动，镫骨底板推动内耳的淋巴振动，进而引起内耳螺旋器的兴奋。

听小骨上附有两条中耳肌，一为鼓膜张肌，收缩时向内牵引鼓膜，可增加鼓膜紧张度，减小其振幅；另一为镫骨肌，收缩时使镫骨底板向外后方移动，可减低鼓膜紧张度，增大其振幅，两者作用相反，共同调整鼓膜紧张度和振幅，以保证声音传到内耳，并保护内耳。当声音过强时可反射性引起两条听小肌同时收缩，使各听小骨更紧密连接，运动幅度减小，阻止较强的振动传到内耳，起保护作用。

3. 咽鼓管的作用：咽鼓管是沟通鼓室与咽腔的管道，它具有平衡鼓室内外气压的作用，从而维持鼓膜的形状和正常振动性能。如果鼓室内外压力不平衡，可造成鼓膜内陷或突出，这将影响鼓膜的振动而有碍听力。例如，耳咽部因慢性炎症而水肿肥厚，使咽鼓管狭窄或闭锁时鼓室内空气被吸收而压力下降，致使鼓膜内陷，患者出现耳闷、耳鸣和听力障碍等症状。又如飞行员在高空时，因气压低，鼓室内压相对较高，可使鼓膜向外突出，引起耳痛、耳闷。此时必须做吞咽动作，使咽鼓管开放，平衡鼓室内外的压力，以缓解上述症状。咽鼓管通常处于关闭状态，在吞咽、呵欠或打喷嚏时开放，使鼓室内气压与外界相平衡。

（三）声音的气传导和骨传导

声音可通过三条途径传入内耳，产生听觉。

（1）声波经外耳道引起鼓膜的振动，再经听骨链和卵圆窗膜传入耳蜗。

（2）声波经外耳道引起鼓膜振动后，不经听骨链传导，而通过鼓室内空气的振动，直接推动圆窗膜的振动，将声音传入内耳。

（3）声波可直接引起颅骨的振动，从而经耳蜗内淋巴的振动而传入内耳。

上述三条传音途径中，前两条为气传导，后一条为骨传导。骨传导的功效远低于气传导。正常人对声音的感受主要是靠气传导来实现的，尤以第一条气传导途径最为有效。

二、感音系统的功能

（一）耳蜗的结构

耳蜗形似蜗牛壳，高约 5mm，底部宽约 9mm。耳蜗外壁为骨质，是一条螺旋形管道，长约 30mm，围绕着蜗轴盘旋 2.75 周。在耳蜗管的横断面上可见到两个分界膜，一为斜形的前庭膜，另一为横行的基底膜，此两膜把耳蜗管分成三个腔，分别称为前庭阶、鼓阶和蜗管（图 11 - 12）。前庭阶在耳蜗底部与卵圆窗膜相接，鼓阶则与圆窗膜相接。此两阶内都充满外淋巴，并在蜗顶部的蜗孔处相交通。蜗管是顶端封闭的盲管，管内充满内淋巴。内、外淋巴不相通。

基底膜是耳蜗内的重要结构，全长约 30mm，其宽度不等，耳蜗底部最窄，愈往顶部愈宽。基底膜上有螺旋器或称柯蒂器。螺旋器构造极其复杂，含有毛细胞和支持细胞等组织。毛细胞是声音感受细胞，其上面有一层薄膜称为盖膜。每一个毛细胞顶端表面都有上百条排列整齐的听纤毛，其中较长的一些埋植在盖膜的胶状物质中。盖膜内侧连耳蜗轴，其外侧游离在内淋巴中。在毛细胞底部有耳蜗神经末梢与其形成突触联系。

（二）基底膜的振动和听觉学说

声波传到内耳时，不论从卵圆窗或从圆窗传入，由于外、内淋巴的振动，都会引起基底

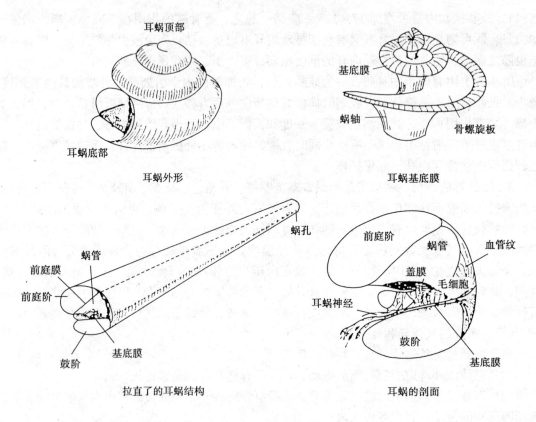

耳蜗顶部

耳蜗底部

耳蜗外形

基底膜

蜗轴

骨螺旋板

耳蜗基底膜

蜗孔

蜗管

前庭膜

前庭阶

基底膜

鼓阶

拉直了的耳蜗结构

前庭阶

蜗管

血管纹

盖膜

毛细胞

耳蜗神经

鼓阶

基底膜

耳蜗的剖面

图 11 - 12 耳蜗的结构

膜的振动，从而引起排列在它上面的螺旋器振动。于是使毛细胞与盖膜之间的相对位置不断发生变化，因此毛细胞受刺激而兴奋，冲动经耳蜗神经传到中枢，产生听觉。

关于听觉器官如何分析声音的频率、强度和音色，这是一个比较复杂而且尚未解决的问题。其中关于频率方面的研究取得了较大的进展。20 世纪曾有人提出共鸣学说，认为耳蜗基底膜上约有 24 000 条横纤维，是对 16～20 000Hz 声波起共鸣的元素，靠近蜗底的纤维较短，可与高频的声波共鸣，而靠近蜗顶的纤维较长，则与低频声波共鸣。实验也证明，蜗底部损伤时，高音感受发生障碍；蜗顶部损伤时，低音感受出现障碍。

20 世纪 40 年代，有人在显微镜下并未观察到基底膜的横纤维有明显的张力，看不到有共鸣的现象，因而认为把基底膜的横纤维看做是共振元件是不妥当的。根据基底膜模型振动实验，并观察了人的基底膜，认为基底膜虽是一个振动系统，但振动只在局部位置发生，因而提出了行波学说，这是目前比较公认的。该学说认为基底膜的振动是以行波的方式进行的，即内淋巴的振动首先引起靠近卵圆窗处的基底膜振动，然后此振动再以行波的形式沿基底膜向耳蜗的顶部方向传播，就像人抖动一条绸带时有行波沿绸带向远端传播一样。不同频率的声音引起的行波都从基底膜底部开始，但频率不同，行波所能到达的部位和最大行波振幅出现的部位不同。声波频率愈低，行波传播愈远，最大振幅出现的部位愈靠近基底膜顶部，而且在最大振幅出现后，行波就很快消失，不再传播；相反，声波频率愈高，则行波最大振幅所在的部位愈靠近卵圆窗（图 11 - 13）。

不同频率声波振动所以能引起行波传播形式的不同，是由基底膜某些物理性质所决定的。基底膜长约 30mm，宽度不同，底部最窄，愈向顶部愈宽；同时基底膜上螺旋器的高度和重量也随基底膜的加宽而变大。这些因素决定了基底膜愈靠近底部，振动频率愈高；愈靠近顶部，振动频率愈低。这些因素也使得低频振动引起的行波在向顶部传播时阻力较小，而高频振动因阻力大，只能局限在底部附近。耳蜗基底膜只能对声音频率作初步分析，而音调高低的感觉，最后是在大脑皮质中形成。

关于声音强度的分析，远较频率分析的研究少，一般是按反应强度的规律来解释声音的强度（响度）。一方面声音强度取决于神经冲动发放的数量，即声音愈强，刺激就愈大，冲动发放频率也愈多；另一方面，声音愈强，听觉器官参与反应的神经元数量也愈多。

（三）耳蜗的生物电现象

内耳的感音作用与耳蜗的生物电现象密切相关。从内耳引导出的电位变化主要分为三种：一是静息电位，二是微音器电位，三是动作电位。

1. 耳蜗的静息电位：在耳蜗未受刺激时，如以鼓阶外淋巴的电位为 0，则蜗管内淋巴与鼓阶外淋巴之间的电位差约为 +80mV，称此为蜗管内电位。毛细胞的静息电位为 -70 ~ -80mV，这和其他可兴奋细胞一样，都是内负外正。但由于毛细胞顶端浸于内淋巴中，故其膜内外的电位差可达 160mV 左右，而在毛细胞底部为外淋巴，膜内外的电位差只有 80mV 左右，这又是毛细胞静息电位与其他细胞不同之点。蜗管内电位为正，是由于蜗管外

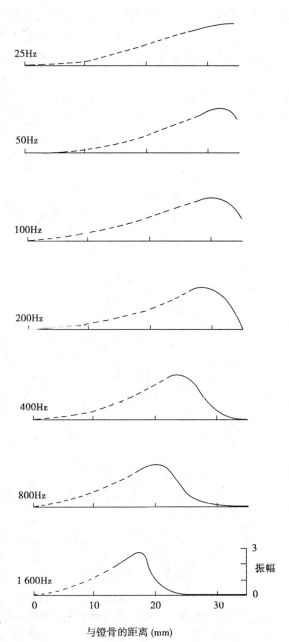

图 11-13　不同频率的声音引起的行波在基底膜上
传播的距离以及行波最大振幅的位置图

壁上的血管纹细胞含有钠-钾泵，它能把血浆中的 K^+ 泵入内淋巴，又能把内淋巴中的 Na^+ 泵入血浆中，但转运 K^+ 的数量超过转运 Na^+ 的数量，因而使内淋巴保持较高的正电位。如缺 O_2 时，钠泵活动障碍，蜗管内正电位下降，结果使听力发生障碍。可见耳蜗静息电位是保持正常听力所必需的。

2. 耳蜗微音器电位：耳蜗接受声音刺激时，就像微音器（麦克风）那样，可以把声音振动的机械能转换为电能，因此在耳蜗及其附近结构可记录到电位变化，这种电位的特点是

其波形、频率与刺激的声波相一致，故称为微音器电位（图 11-14）。实验表明，如向动物耳郭讲话，同时记录此耳的微音器电位，并将此电位放大后经扩音器发出的声音，恰如讲话的声音。说明耳蜗起着微音器的效应，能把声波振动转变成相应的音频电信号。微音器电位

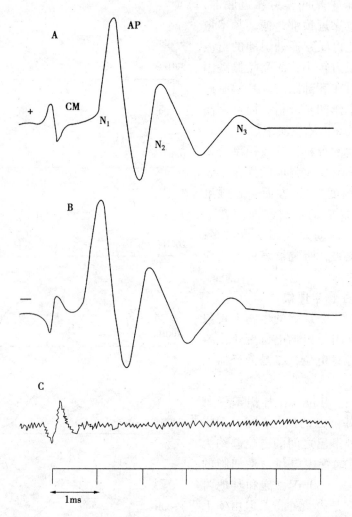

图 11-14　由短声刺激引起的耳蜗神经的动作电位和微音器电位

A 与 B 对比表明，声音位相改变时，微音器电位位相倒转，但神经动作电位位相没有变化。C 在白噪声作用下，AP 消失，CM 仍存在。CM：微音器电位　AP：耳蜗神经动作电位（包括 N_1、N_2、N_3 三个负电位）

还有一些特点是：潜伏期极短，$<0.1ms$，没有不应期，对缺 O_2、寒冷、深麻醉等不敏感，甚至听神经变性时仍能出现。

关于微音器电位产生的原理，目前还不十分清楚。有人认为，毛细胞顶部膜内外存在着 160mV 的电位差，而此膜可能起着一个可变电阻的作用，其电阻值随着毛细胞的弯曲方向而改变；朝向某一方向弯曲时电阻增加，而朝向相反方向弯曲时则电阻减少，随着基底膜振动和盖膜与听纤毛之间的切向位移，产生了顶部本身电阻值的相应增减，于是膜两侧形成一个波动式的电压降输出，这就是微音器电位。

3. 耳蜗神经动作电位：在微音器电位之后，出现耳蜗神经的动作电位。如图 11 - 14 所示，是由短声刺激所引起的耳蜗神经复合动作电位。一般可描记出 2～3 个负电位（N_1，N_2，N_3），在一定程度上，它随刺激强度的增强而变大。一般认为，这些负电位是由不同神经纤维的动作电位同步化而产生的。它们的幅度依次减小，这是由于冲动数减少，纤维间的同步性减弱所致。用不同频率的纯音刺激耳蜗，同时检查不同听神经纤维上的放电情况，发现来自基底膜底部的纤维对各种频率的声音都能发生反应，而来自基底膜顶部的纤维只对低频声音起反应，这与行波理论相符合。

综上所述，声波经传音装置传到耳蜗后，刺激螺旋器，在耳蜗静息电位的基础上产生了耳蜗微音器电位，后者又激发耳蜗神经产生动作电位，冲动沿听神经传到大脑皮质听觉中枢，引起听觉。

三、前庭器官的功能

内耳迷路中的球囊、椭圆囊和半规管合称为前庭器官（图 11 - 15）。它是人体对头部空间位置和运动状态的感受器官，对维持机体的平衡，调节机体运动具有重要作用。但应指出，维持机体平衡的功能，是它与视觉、深部感觉以及皮肤感觉等共同完成的。

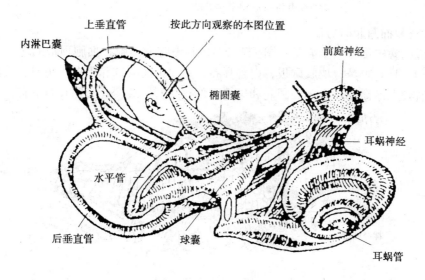

图 11 - 15　人的前庭器官示意图

（一）前庭器官的感受细胞及适宜刺激

前庭器官的感受细胞都称为毛细胞，具有相似的结构。通常毛细胞的顶部有 60～100 条纤细的毛，按一定的形式排列，其中最长的一条位于细胞顶端一侧的边缘，称为动毛，其余的纤毛较短，称为静毛。毛细胞的适宜刺激是正负变速运动。实验证明，当外力使这些纤毛倒向一侧时，毛细胞底部的前庭神经纤维上就有神经冲动发放频率的改变。如图 11 - 16 所示，当动毛和静毛都处于静息状态时，毛细胞膜内外的电位差约为 80mV，此时神经纤维上有中等频率的放电；当外力使纤毛由静毛侧倒向动毛侧时，则细胞的静息电位除极化到 -60mV，神经冲动的发放频率明显增加；与此相反，当外力使纤毛由动毛侧倒向静毛侧时，细胞的静息电位转向超级化，神经纤维的放电频率大为减少。这是前庭器官所有毛细胞感受外界刺激的一般反应规律，其机制尚不清楚。由于前庭器官中各种毛细胞所在的位置和附属结构的不同，使得不同形式的变速运动可以特定的方式改变纤毛的倒向，使传向中枢的冲动频率发生改变，因而引起特殊的运动觉和位置觉，并出现各种躯体和内脏功能的反射改变。

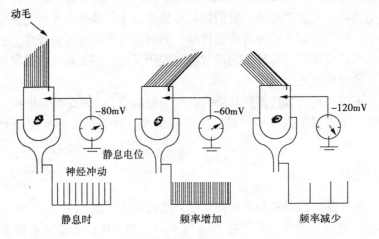

图 11 - 16　前庭器官毛细胞顶部纤毛受力情况影响静息电位和
动作电位发放频率示意图

（二）球囊和椭圆囊的功能

球囊和椭圆囊中都有一个囊斑（图 11 - 17），其中有毛细胞，细胞顶端的纤毛游离端穿插在耳石膜内。耳石膜是一块胶质板，内含耳石，主要由碳酸钙和蛋白质组成，其比重大于内淋巴，故有较大的惯性。由于椭圆囊和球囊内部有耳石，故两者又叫耳石器官。

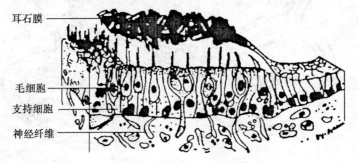

图 11 - 17　囊斑结构模式图

囊斑的适宜刺激是直线变速运动和头部位置的改变。头部处于正常位置时，耳石膜与毛细胞之间呈一定的压力关系。如果头部位置发生改变，则耳石膜与毛细胞在空间的相对位置也随之变化。由于耳石的比重大于内淋巴，因此头部位置在不同的情况，耳石膜就向不同的方向以不同的程度牵拉毛细胞，改变毛细胞顶端动毛和静毛的位置，使毛细胞受刺激而兴奋，冲动经前庭神经传到前庭神经核，反射性地引起肌紧张的改变。

（三）半规管的功能

半规管共有三对，其形状大致相似。每个半规管约占 2/3 圆周，每管有一端略膨大，称为壶腹。三个半规管各处于一个平面上，这三个平面互相垂直。两侧水平半规管在同一平面上，如人体直立时头前倾30°，则此平面正好与地面平行。当双臂平举而肘关节呈半屈状态时，其方位与水平半规管一致，拳的位置相当于两侧壶腹的位置。壶腹内有壶腹嵴，其位置与半规管的长轴垂直，嵴内有一排毛细胞，毛细胞顶端的纤毛较长，互相黏集成束，埋植在终帽内（图 11 - 18）。

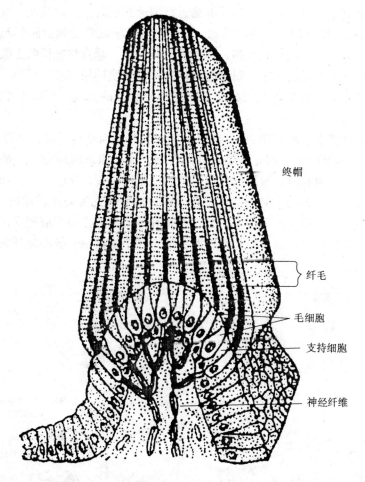

图 11 - 18　壶腹嵴模式图

（四）前庭器官反射

来自前庭器官的传入冲动，除引起运动和位置感觉外，还引起一些躯体和内脏反射。

1. 前庭器官的姿势反射：中枢神经系统调节肌紧张和肌肉运动，以维持机体姿势的反射性活动，总称为姿势反射。它是由许多感受器参与实现的，其中前庭器官感受器具有重要作用，这类姿势反射有：①头部在不同位置引起的状态反射；②翻正反射；③运动姿势反射。前两种姿势反射已在第十章神经系统中讨论过，这里仅讨论运动姿势反射。

运动姿势反射可分为直线变速和旋转变速运动姿势反射。直线变速运动姿势反射可刺激椭圆囊和球囊中囊斑的毛细胞，反射性引起颈部和四肢肌紧张的改变，以维持身体平衡。例如，当车突然行驶时，乘客的身体因惯性作用而后仰；当行驶中的车突然停止时，乘客的身体又因惯性作用而向前倾。这两种情况都要刺激椭圆囊和球囊，从而引起身体发生反射性调整，免于跌倒。又如当电梯突然上升时，由于肢体伸肌肌紧张降低而腿屈，下降时伸肌肌紧张加强而肢体伸直等等。

旋转变速运动姿势反射可刺激半规管中壶腹嵴的毛细胞，反射性引起眼外肌活动以及颈部、四肢的肌紧张变化，从而维持身体平衡。旋转运动引起的眼震颤就是其最明显的例子。

2. 眼震颤：身体在旋转运动开始和停止时，均能引起眼球有规律的震颤，称为眼震颤，它主要由半规管的刺激所引起。当身体在继续进行匀速旋转时则无此现象。眼震颤的方式有3种：①水平眼震颤，眼球向左右两侧运动，这是由水平半规管受刺激而引起的；②垂直眼震颤，眼球做上下运动；③轮转眼震颤，两眼做轮转运动。垂直与轮转眼震颤则由两对垂直半规管受刺激所引起。在眼震颤中，眼球的运动又可分为快动相和慢动相两个组成部分，二者眼球运动的方向不同，通常以快动相的方向作为眼震颤的方向。现以水平眼震颤为例说明之。

受试者坐在旋转椅上，头前倾30°，使水平半规管与地面平行。以每2秒旋转1周的速度向左旋转10周，开始时两眼球先是缓慢移向右侧，注视原来的地方，这是慢动相；当眼球移到右侧眼角而不能再移时，眼球就急速返回到原来的位置，这就是快动相。如此反复进行，即为眼震颤。其快动相的方向与旋转方向相同。当旋转变为匀速转动时，眼震颤消失。当向左旋转突然停止时，眼震颤又产生，其快动相和慢动相的方向与前相反，即快动相的方向与旋转方向相反，向右移。因在旋转时的眼震颤不便于观察，一般都是观察旋转停止后的快动相（图11-19）。

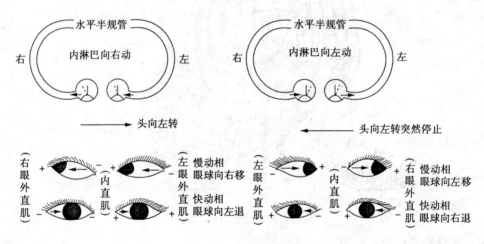

图 11-19 眼球震颤产生的机制
（＋）肌肉收缩 （－）肌肉舒张

正常人的眼震颤持续时间为15～40s。眼震颤时间过长或过短，说明前庭功能有过敏或减弱的可能。

3. 前庭器官的自主性神经反射：前庭器官的适宜或非适宜刺激，如果刺激强度过大或作用时间较长，常会反射性引起自主性神经反应，如恶心、呕吐、眩晕和皮肤苍白等现象，称为前庭自主神经反应。这种反应很复杂，随刺激种类（温度刺激、旋转刺激等）、刺激强度的不同，反应也不一样。特别是个体差异大，前庭器官兴奋性很高的人，即使刺激不很强，也会出现非常强的自主性神经反应，以致成为病态（如晕船、晕车和航空病等）。前庭器官非常敏感的人，如进行有关的锻炼，可以提高其适应能力。

四、听力测定

听觉是涉及大脑中枢的主观感觉。正常人耳辨别声强的范围很广，感音的灵敏度依声音频率不同而异，在声频为 1 000～4 000Hz 时人耳感音最敏感。

在临床上，听力指听觉系统对声音的感受能力，通常以听阈的高低来表示。听阈指刚好能引起听觉的最小声音强度。听阈越低，表示听力越好。声音强度在实际应用中用单位分贝（dB）表示。人耳的听阈随声音频率而变化，以不同频率的听阈为纵坐标，声音频率为横坐标所描绘的曲线，称为听阈或听力曲线（图 11 - 20）。该曲线反映整个听觉系统的频率响应特性。它可用测听器在隔音室中进行测定。如被试者一侧耳在 2 000Hz 要加强到 50dB 才能听到声音，表示该耳在 2 000Hz 时丧失听力 40dB。

在听阈以上，当声音强度超过一定限度时刺激鼓膜和中耳会产生压觉和痛觉等感觉，这个刚好能引起感觉的声音强度称为感觉阈。听阈和感觉阈之间的区域为听觉感受区。

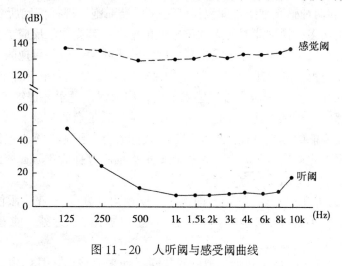

图 11 - 20　人听阈与感受阈曲线

自 学 指 导

【重点难点】

1. 感觉器官和感受器两词常混同，但严格地说并不等同。感受器是指能感受某种刺激而发生兴奋的特殊结构，虽然有些感受器并无特殊结构，如痛觉感受器只是感觉神经的外周游离末梢，但也作为感受器。感觉器官与感受器不同，它除了包括感受器以外，还包括感受器的一些附属结构。感觉器官的活动只是形成感觉的第一步，而感觉形成的全过程，除感觉器官的活动外，还有赖于感觉神经和中枢神经系统，包括大脑皮质的感觉功能。感受器的活动是反射弧的第一个环节，没有感受器的活动就不可能产生反射活动。另一方面，只有通过中枢神经系统的活动，感觉才得以实现。所以，感受器和中枢神经系统是不可分割的。

2. 感受器的基本生理特征性为：①感受器只对某种刺激敏感性最高，其阈值最小，这种刺激称为感受器的适宜刺激；②感受器具有换能作用，能将刺激的能量转换为发生器电位，进而变为传入神经上的动作电位；③感受器具有编码作用，即把刺激所包含的环境变化信息，转移到了动作电位的序列和组合之中。任何一个自然刺激都有其一定的空间和时间上的编码程式；④感受器的适应作用。

3. 眼的折光系统：包括角膜、房水、晶状体和玻璃体等。它是一个复杂的光学系统，为计算方便引出简化眼的概念来，即把眼的复杂光学系统简化为一个单球面折射系统，称为简化眼。正常眼看远物时，晶状体无须作任何调节，物像经折射后聚焦即可落在视网膜上，形成清晰的视觉；而视近物时，必须经人眼的调节，即通过晶状体的变凸、瞳孔缩小和视轴会聚等三方面的作用来进行，其中以晶状体变凸而增加其折光力为主。老视眼是由于晶状体的弹性减弱或丧失所致，因此仅在看近物时能力减弱。非正视眼则包括近视、远视和散光眼。近视眼多由于眼球的前后径过长所致，故视远物模糊；而远视眼恰恰相反。散光眼多因角膜表面的经纬曲度不一，入眼内的光线折射后不能同时聚焦，致使物像不清甚至变形。根据上述原理，临床上常以适当的凹透镜来矫正近视眼，以适当的凸透镜来矫正远视眼，以圆柱形透镜来矫正散光眼。

4. 视网膜上的两种感光细胞：即视杆细胞和视锥细胞。视杆细胞所含的感光色素为视紫红质，视紫红质愈多，视网膜对弱光的敏感度也愈高。其光化学反应是，它在暗处呈紫红色，受光照时色褪，回暗处时紫红色又恢复，因而其光化学反应是可逆的。视紫红质由视蛋白和视黄醛组成，而视黄醛由维生素 A 转变而来，这就不难理解临床上夜盲症的发生与维生素 A 的缺乏有关了。视锥细胞也含有感光色素，称为视锥色素。视锥细胞可能含有对红、绿、蓝色光线敏感的三种感光色素。色觉的三原色学说就是在此基础上形成的。

感光细胞感光换能的基本过程，即光刺激→视网膜感光细胞的感光色素分解→早发和迟发感受器电位（超极化型慢电位）→双极细胞、水平细胞等释放递质→神经节细胞产生动作电位沿视神经传至大脑皮质视中枢产生视觉。

5. 正常视力为 1.0，其设计原理，即视力＝1/视角（分度）；正常眼能分辨两点的最小视角为 1 分度（记作 1′），故视力 ＝1/1′＝1.0（正视眼在 5m 远处，能看清视力表的 E 视标，恰好是视角为 1′，视力为 1.0）。

6. 听觉：是由耳、听神经和听觉中枢的共同活动来完成的。具体由传声系统和感音系统的功能来实现。传声系统包括外耳和中耳的传声作用，中耳内鼓膜、听骨链和内耳卵圆窗之间的联系构成了声音由外耳传向内耳的最有效通路。声音可通过三条途径传入内耳，其中两条为气传导，一条为骨传导。骨传导的功效远远低于气传导，故正常人对声音的感受主要是靠气传导来实现的。临床可根据对气传导或骨传导的测试来协助对某些听觉障碍疾患的诊断。感音系统的结构基础是耳蜗和基底膜。声波经传音装置传到耳蜗后，由于耳蜗的前庭阶或骨阶内淋巴的振动，引起基底膜振动，从而引起排列在它上面的螺旋器振动，于是使毛细胞与盖膜之间的相对位置不断发生变化，毛细胞受刺激而兴奋，于是在耳蜗静息电位的基础上产生了耳蜗微音器电位，后者又激发耳蜗神经产生动作电位，冲动沿听神经传到大脑皮质听觉中枢，引起听觉。关于听觉器官是如何分析声音的频率、强度和音色等问题，仍以比较公认的行波学说来解释。该学说认为基底膜的振动是以行波的方式进行的，即内淋巴的振动首先引起靠近卵圆窗处的基底膜振动，然后此振动再以行波的形式沿基底膜向耳蜗的顶部方向传播。频率愈低的声波，行波传播愈远，其最大振幅出现的部位愈靠近基底膜顶部。相反，频率愈高的声波，只引起基底膜底部的振动。耳蜗底部的基底膜主要感受高频的声波，耳蜗顶部则主要感受低频的声波。耳蜗基底膜只能对声音的频率作初步分析，而音调高低的感觉，最后是在大脑皮质中形成。

7. 前庭器官：包括椭圆囊、球囊和半规管。其维持机体平衡的功能是视觉、深部感觉以及皮肤感觉等共同完成的。前庭器官的感受细胞都成为毛细胞，它的适宜刺激是正、负变速运动。当毛细胞受外力作用，其动毛和静毛的倒向不同时，则放电频率也不同，具有一定的规律性。来自前庭器官的传入冲动除引起运动和位置感觉外，可产生一系列前庭器官反应。运动姿势反射即为其中的一个较重要的躯体反射。直线变速运动姿势反射是通过刺激椭圆囊和球囊中囊斑的毛细胞而反射性维持身体平衡的，而旋转变速运动姿势反射则是通过刺激半规管壶腹嵴的毛细胞而反射性维持身体平衡的，旋转运动引起的眼震颤就是最好的例证。临床上若眼震颤的时间较正常延长或缩短，可协助判断前庭功能是否有过敏或减弱的可能。若刺激过强或某些前庭器官兴奋性很高的人，常因刺激而引起自主神经性反应，如恶心、呕吐、眩晕等，这些具有一定的临床意义。

【复习思考题】

1. 简述视觉的产生过程。
2. 正常人在看远、近物体时，眼是怎样进行调节的？
3. 何谓近视眼、远视眼和散光眼？如何矫正？
4. 试述视觉的二元学说及其依据。
5. 为什么维生素 A 缺乏时能产生夜盲症？
6. 试述听觉产生的过程。
7. 试述鼓膜、听小骨和听小肌、咽鼓管等的作用。
8. 试述声音传入内耳的途径。
9. 试述听觉器官对声音频率的分析机制（行波学说）。
10. 简述耳蜗的生物电现象。
11. 汽车突然驶动和停止时，乘客身体的平衡是怎样调节的？
12. 以水平半规管为例，阐述眼震颤产生的机制。
13. 感受器有哪些生理特征？
14. 名词解释：简化眼视力　视野　明适应和暗适应　色盲和色弱　近点　瞳孔调节反射和对光反射　感受器　感觉器官

模拟试题（一）

一、名词解释（每题2分，共20分）

基因表达学说　　肺泡通气量　　减压反射　　动作电位　　球旁细胞　　肠－肝循环　　运动单位　　中枢延搁　　异长调节　　自律性

二、填空题（每空0.5分，计10分）

1. 组织或细胞受到刺激后其反应形式有＿＿＿＿和＿＿＿＿。

2. 支配汗腺的神经是＿＿＿＿，其末梢释放的递质是＿＿＿＿，阿托品能阻断其作用，所以其受体属于＿＿＿＿型受体。

3. 近视眼看远物时，物像形成于视网膜的＿＿＿＿，可以用＿＿＿＿加以矫正。

4. 心肌工作细胞动作电位0期由＿＿＿＿形成，2期由＿＿＿＿与＿＿＿＿形成，3期由＿＿＿＿形成。

5. 胸内负压的生理意义是＿＿＿＿，＿＿＿＿。

6. 甲状腺功能低下时，基础代谢率＿＿＿＿，儿童的生长发育＿＿＿＿。

7. 可单独阻断钠通道的物质是＿＿＿＿，单独阻断钾通道的物质是＿＿＿＿。

8. 肌肉最适初长，所以能产生最佳收缩效果是因为＿＿＿＿和＿＿＿＿之间处于最理想重叠状态。

9. 咽鼓管的功能是＿＿＿＿。

三、单项选择题（每题0.5分，计10分）

1. 维持机体各种生理功能相对稳定的主要调节方式是：
   A. 适应性过程　　B. 体液性调节　　C. 自身调节　　D. 正反馈性调节　　E. 负反馈性调节

2. 降低细胞外液钾离子浓度，将使：
   A. 静息电位不变　　B. 静息电位绝对值加大　　C. 静息电位绝对值减小而锋电位降低　　D. 静息电位绝对值减小而锋电位幅值加大　　E. 静息电位不变而动作电位超射值增大

3. 血浆最主要的缓冲对是：
   A. 磷酸氢二钠/磷酸二氢钠　　B. 碳酸氢钾/碳酸　　C. 碳酸氢钠/碳酸　　D. 磷酸氢二钾/磷酸二氢钾　　E. 钾氧血红蛋白/氢氧血红蛋白

4. 能通过血－脑屏障的物质是：
   A. 青霉素　　B. 乙醇　　C. 胆盐　　D. 碳酸氢根　　E. 氢离子

5. 夜盲症出现的原因是：
   A. 视紫红质过多　　B. 视紫红质缺乏　　C. 顺型视黄醛过多　　D. 视紫蓝质不足　　E. 视紫蓝质过多

6. 氨通过肾小管上皮细胞的方式是：

A. 单纯扩散　　B. 易化扩散　　C. 主动转运　　D. 出胞作用　　E. 以上均不是

7. 不属于快反应自律细胞的是：
   A. 窦房结细胞　　B. 心房肌传导细胞　　C. 房室束传导细胞　　D. 心室肌传导细胞　　E. 以上均不是

8. 胆盐吸收的主要部位是：
   A. 十二指肠　　B. 空肠　　C. 回肠　　D. 升结肠　　E. 胃

9. 交感神经节后纤维的递质是：
   A. 乙酰胆碱　　B. 去甲肾上腺素　　C. 5-HT　　D. 多巴胺　　E. 去甲肾上腺素或乙酰胆碱

10. 下列哪项不属于生长激素的作用：
    A. 加速脂肪分解　　B. 促进脑的发育　　C. 加速蛋白质的合成　　D. 促进软骨的生长发育
    E. 增加钙、磷的摄取与利用

11. 有关雄激素的论述正确的是：
    A. 应激反应时分泌减少　　B. 长期使用使肾上腺皮质萎缩　　C. 使淋巴细胞减少　　D. 可使血糖升高　　E. 使红细胞生成增多

12. 平静呼气末肺内的气量是：
    A. 余气量　　B. 功能余气量　　C. 补呼气量　　D. 肺总容量　　E. 肺泡无效腔量

13. 影响氧解离曲线右移的因素中错误的是：
    A. 局部温度增高　　B. 红细胞中2,3-二磷酸甘油酸浓度增高　　C. pH 值升高　　D. 血中 CO_2 的分压升高　　E. pH 值降低

14. 抑制性突触后电位的产生主要是突触后膜对：
    A. Na^+ 通透性增强　　B. Cl^-、K^+ 通透性增强　　C. Ca^{2+} 通透性增强　　D. K^+、Na^+ 通透性增强　　E. K^+、Ca^{2+} 通透性增强

15. 一根神经纤维对若干神经元形成突触联系，这种联系属于：
    A. 聚合　　B. 环状联系　　C. 辐散　　D. 链锁状联系　　E. 单线联系

16. 患者的动脉血压降低，中心静脉压增高表示：
    A. 左心功能不全　　B. 全心功能不全　　C. 轻度静脉回流障碍　　D. 重度静脉回流障碍
    E. 有效循环血量减少

17. 正常人吸入哪种混合气体时，肺通气量增加最明显：
    A. $21\%O_2 + 79\%N_2$　　B. $20\%CO_2 + 80\%O_2$　　C. $17\%O_2 + 83\%N_2$　　D. $30\%CO_2 + 70\%O_2$
    E. $2\%CO_2 + 98\%O_2$

18. 使胰蛋白酶原活化最重要的物质是：
    A. 盐酸　　B. 肠激酶　　C. 胰蛋白酶　　D. 糜蛋白酶　　E. 羧基肽酶

19. 构成肾内髓部渗透压梯度的主要溶质是：
    A. 磷酸盐和氯化钠　　B. 氯化钾和尿素　　C. 尿素和葡萄糖　　D. 氯化钠和氯化钾　　E. 氯化钠和尿素

20. 下列哪项不是锥体外系主要功能：
    A. 调节肌紧张　　B. 发动和控制随意运动　　C. 协调肌群运动　　D. 调节躯体平衡　　E. 对大脑皮质呈反馈性影响

四、多项选择题（每题 1 分，计 10 分）

1. 巨幼红细胞性贫血的发生是由于：
   A. 缺乏维生素 B_{12}　　B. 缺乏铁离子　　C. 缺乏叶酸　　D. 缺乏促红细胞生成素　　E. 缺乏内因子

2. 呼吸中枢存在的部位有：

    A. 大脑皮质　　B. 间脑　　　C. 脑桥　　D. 延髓　　E. 脊髓

3. 十二指肠内盐酸增多时：

    A. 胃液分泌增加　　B. 胃排空减慢　　C. 胰液分泌增加　　D. 胆汁分泌增多　　E. 小肠运动减弱

4. 机体保持水盐平衡主要是调节：

    A. 肾小球滤过　　B. 近曲小管重吸收　　C. 髓袢重吸收　　D. 远曲小管的重吸收和分泌

    E. 集合管的重吸收和分泌

5. 交感神经兴奋的功能是：

    A. 心率加快、心收缩力增强　　B. 支气管平滑肌收缩　　C. 胃肠运动增强　　D. 瞳孔散大

    E. 促进糖原分解

6. 影响心肌兴奋性的因素是：

    A. 静息电位的水平　　B. 4 期自动去极速度　　C. 阈电位水平　　D. 钠通道状态　　E. 0 期去极幅度

7. 肾小球的滤过作用决定于：

    A. 滤过膜通透性　　B. 滤过面积　　C. 肾小球毛细血管血压　　D. 囊内压　　E. 肾小球血浆流量

8. 切除甲状腺时：

    A. 耗氧量减少　　B. 血中 TSH 减少　　C. 感觉迟钝、记忆力减退　　D. 心跳加快、心输出量增多

    E. 黏液性水肿

9. 调节水盐代谢有关的激素有：

    A. 雌激素　　B. 醛固酮　　C. 皮质醇　　D. 血管升压素　　E. 降钙素

10. 内脏痛的特征有：

    A. 对切割敏感　　B. 缓慢、持续　　C. 定位不准确　　D. 对缺氧、缺血、牵拉敏感　　E. 往往有牵涉痛

五、简答题（每题 5 分，计 20 分）

1. 锥体系与锥体外系有何区别？
2. 渗透性利尿与水利尿有何不同？
3. 促胃液素的生理作用及其分泌调节如何？
4. 如何通过实验来证实反射弧是反射活动的结构基础？

六、论述题（每题 10 分，计 30 分）

1. 影响心输出量的因素及其机制。
2. 糖皮质激素的生物学作用。
3. 列举体内某些器官和组织被扩张或牵拉时引起的生理反应（至少 10 处）。

模拟试题（二）

一、名词解释（每题 2 分，计 10 分）

易化扩散　　期前收缩　　血细胞比容　　胃黏膜屏障　　旁分泌　　屈肌反射　　终板电位　　生理无效腔　　射血分数　　跳跃性传导

二、填空题（每空0.5分，计10分）

1. 人体维持自稳态的调节方式有_____、_____和_____。

2. 静息状态下，膜对_____有较大的通透性，对_____通透性较低，所以静息电位主要是_____电化学平衡电位。

3. 视网膜上有两种感光细胞，其中对光敏感度较高的称_____，另一种称_____。

4. 血小板的功能包括_____、_____、_____。

5. 微循环是指_____之间的循环。

6. 血液pH值下降时，氧解离曲线_____。

7. 促胃液素由_____分泌，其主要作用是_____。

8. 碳酸氢根的重吸收以_____方式进行。

9. 轴浆运输的生理意义是实现_____和_____之间的物质运输和交换的功能。

10. 下丘脑通过_____和_____，运输多种调节肽，调节着激素的分泌活动。

三、单项选择题（每题0.5分，计10分）

1. 静息电位绝对值增大称为：
   A. 去极化　　B. 复极化　　C. 反极化　　D. 超极化　　E. 低极化

2. 柠檬酸钠抗凝的机制是：
   A. 去掉血浆中的纤维蛋白原　　B. 可与血浆中钙结合而沉淀　　C. 破坏血浆中凝血酶原激活物
   D. 阻碍凝血的3个基本过程　　E. 可与血浆中的钙形成可溶性络合物

3. 第一心音标志着：
   A. 心房收缩的开始　　B. 心室收缩的开始　　C. 心房舒张的开始　　D. 心室舒张的开始
   E. 全心舒张的开始

4. 气体进入肺的原动力是：
   A. 呼吸肌的舒缩活动　　B. 肺内压的变化　　C. 胸内压的变化　　D. 肺本身的舒缩活动

5. 下列哪项不是胃酸的作用：
   A. 激活胃蛋白酶原，并为其提供适宜环境　　B. 使蛋白变性，易于分解　　C. 促进铁和钙的吸收
   D. 促进HCl的分泌　　E. 能杀死进入胃里的细菌

6. 平视远物，进入眼内的光线聚焦在视网膜后，这种眼称为：
   A. 正常眼　　B. 散光眼　　C. 老视眼　　D. 近视眼　　E. 远视眼

7. 兴奋性突触后电位的发生，是突触后膜对哪项离子通透性增强：
   A. Na^+　　B. Ca^{2+}　　C. Na^+、K^+、Cl^-　　D. Na^+、K^+、Ca^{2+}　　E. Ca^{2+}、K^+

8. 血管升压素的主要作用是：
   A. 使肾小球滤过作用减弱　　B. 增加远曲小管和集合管对水的通透性　　C. 促进肾脏血管收缩、肾血流量减少　　D. 加强肾小管、集合管的H^+-Na^+交换作用　　E. 增强肾小管、集合管对Na^+、Cl^-、HCO_3^-的重吸收

9. 有关糖皮质激素的叙述错误的是：
   A. 机体处于应激反应时其分泌量增多　　B. 其作用可增强机体对有害刺激的耐受力　　C. 使血钙增加　　D. 长期使用可使肾上腺皮质萎缩　　E. 使血中嗜酸性粒细胞减少

10. 控制体温，起着调定点作用的温度敏感神经元位于：
    A. 延髓化学敏感区　　B. 下丘脑视上核　　C. 视前区-下丘脑前部　　D. 中脑被盖区　　E. 下丘脑后部

11. 交感神经节后纤维的递质是：

A. 乙酰胆碱　　B. 去甲肾上腺素　　C. 5-HT　　D. 多巴胺　　E. 去甲肾上腺素或乙酰胆碱

12. 下列哪项不属于生长激素的作用：

　　A. 加速脂肪分解　　B. 促进脑的发育　　C. 加速蛋白质的合成　　D. 促进软骨的生长发育

　　E. 增加钙、磷的摄取与利用

13. 判断组织兴奋性高低的指标是：

　　A. 阈电位　　B. 时值　　C. 收缩幅度　　D. 刺激强度变化率　　E. 刺激频率

14. 最大呼气末肺内的气量是：

　　A. 余气量　　B. 功能余气量　　C. 深吸气量　　D. 肺泡无效腔量　　E. 肺总容量

I5. 决定进入微循环血液量的主要因素是：

　　A. 毛细血管前括约肌　　B. 微动脉口径　　C. 动脉血压的高低　　D. 迷走神经兴奋性　　E. 微静脉的口径

16. 夜盲症发生的原因是：

　　A. 视杆细胞不足　　B. 视紫红质缺乏　　C. 顺型视黄醛过多　　D. 视紫蓝质过多　　E. 视蛋白过多

17. 视觉代表区位于：

　　A. 中央前回　　B. 中央后回　　C. 距状裂上下缘　　D. 额横回　　E. 角回

18. 非特异性投射系统的特征是：

　　A. 感受器发出的冲动，沿特定的传入通路投射到大脑皮质特定区域　　B. 产生特定感觉　　C. 保持大脑皮质的兴奋状态，维持觉醒　　D. 调节肌紧张　　E. 发动随意运动

19. 心肌组织中传导速度最慢的组织是：

　　A. 浦肯野纤维　　B. 房室束　　C. 房室交界　　D. 心室肌　　E. 室束支

20. 牵张反射中的γ环路：

　　A. 通过传出纤维使梭外肌收缩　　B. 梭外肌收缩使肌梭感受器兴奋　　C. 肌梭兴奋使γ运动神经元活动　　D. γ运动神经元受损，肌紧张不稳定　　E. 以上都不对

四、多项选择题（每题1分，计10分）

1. 下列属于等渗溶液的是：

　　A. 0.9％NaCl　　B. 0.09％NaCl　　C. 5％葡萄糖　　D. 2％NaHCO$_3$　　E. 12％NaHCO$_3$

2. Na$^+$、K$^+$进出细胞膜的形式有：

　　A. 单纯扩散　　B. 易化扩散　　C. 入胞作用　　D. Na$^+$-K$^+$泵活动　　E. 出胞作用

3. 在一个心动周期中，房室瓣和半月瓣均处于关闭状态的是：

　　A. 等容收缩期　　B. 射血期　　C. 等容舒张期　　D. 快速充盈期　　E. 减慢充盈期

4. 影响心输出量的因素有：

　　A. 每搏输出量　　B. 静脉回心血量　　C. 心室射血能力　　D. 心率　　E. 动脉血压

5. 能引起冠状动脉扩张的因素是：

　　A. 缺O$_2$　　B. CO$_2$浓度增加　　C. 乳酸浓度增加　　D. 糖皮质激素减少　　E. 腺苷增加

6. 肺活量是：

　　A. 深吸气量+功能余气量　　B. 深吸气量+补呼气量　　C. 肺总量－功能余气量　　D. 潮气量+补吸气量+补呼气量　　E. 肺总量－余气量

7. 关于胃排空的叙述，正确的是：

　　A. 胃排空决定于幽门两侧的压力差　　B. 胃内容物的排空是间断的　　C. 混合食物完全排空需4～6h　　D. 胃排空受十二指肠内容物pH值的影响　　E. 排空速度与食物的量和性状、成分有关

8. 外周神经中以乙酰胆碱为递质的部位有：

A. 躯体运动神经末梢　　B. 副交感神经节前纤维末梢　　C. 全部交感神经节后纤维末梢　　D. 全部副交感神经节后纤维末梢　　E. 交感神经节前纤维末梢

9. 胰岛素的生理作用是：
A. 促进组织细胞对糖的利用　　B. 减少脂肪合成，促进脂肪分解　　C. 促进氨基酸进入细胞，合成蛋白质　　D. 促进肝糖原分解　　E. 降低血 K^+，促进血钾进入细胞

10. CO_2 对呼吸运动调节通过的感受器是：
A. 颈动脉体　　B. 中枢化学感受器　　C. 颈动脉窦　　D. 容量感受器　　E. 主动脉体

五、简答题（每题 5 分，计 20 分）

1. 冠脉循环是如何进行调节的？
2. 为什么小肠是吸收的主要场所？
3. 肺泡表面活性物质有何生理作用？
4. 简述骨骼肌牵张反射的形式及意义。

六、论述题（每题 10 分，计 30 分）

1. 醛固酮的生理作用及其分泌调节。
2. 影响动脉血压的因素及其机制。
3. 实验中切断家兔两侧颈迷走神经后，循环、呼吸、消化、泌尿系统将会出现何种变化？

模拟试题（三）

一、名词解释（每题 2 分，计 10 分）

协同转运　　可兴奋细胞　　血浆胶体渗透压　　心动周期　　最大通气量　　基本电节律　　肾糖阈
兴奋性突触后电位　　后发放　　远距分泌

二、填空题（每空 0.5 分，计 10 分）

1. Na^+-K^+ 泵的化学本质是 _____ 。
2. 动作电位去极相的离子基础是 _____ 。
3. 红细胞的主要功能 _____ 、_____ 。
4. 超极化是指 _____ 。
5. 肺泡表面活性物质的作用 _____ 、_____ 、_____ 。
6. 向十二指肠内注入大量盐酸，可使胃液分泌 _____ ，胆汁分泌 _____ 。
7. 基础代谢率比一般安静时的代谢要 _____ ，而比熟睡时要 _____ 。
8. 迷走神经兴奋释放 _____ ，可使胃的运动 _____ 。
9. 月经的出现是由血中雌激素和孕激素水平 _____ 。
10. 内环境是指 _____ ，即 _____ 。
11. 含氮激素的作用原理是 _____ 。
12. 甲状旁腺素与降钙素的分泌调节主要由 _____ 调节。
13. 第一信号系统是指 _____ 。

三、单项选择题（每题 0.5 分，计 10 分）

1. 下列属于易化扩散的是：

A. 细胞静息时膜内 K$^+$ 外流　　B. O$_2$ 从肺泡进入毛细血管　　C. 心肌工作细胞复极 4 期 Na$^+$、K$^+$ 的移动　　D. 巨噬细胞吞噬细菌　　E. 甲状腺分泌甲状腺素

2. 某人红细胞与 A 型血血清发生凝集，血清与 A 型血红细胞不凝集，此人血型可能是：

　　A. A 型　　B. B 型　　C. AB 型　　D. O 型　　E. 不能推断

3. 构成血浆晶体渗透压的主要成分是：

　　A. 白蛋白　　B. 球蛋白　　C. 葡萄糖　　D. NaCl　　E. Ca^{2+}

4. 影响舒张压的主要因素是：

　　A. 心输出量　　B. 循环血量　　C. 阻力血管口径　　D. 容量血管口径　　E. 大动脉弹性

5. 呼吸基本节律中枢位于：

　　A. 脊髓　　B. 延髓　　C. 脑桥　　D. 中脑及大脑皮质　　E. 大脑皮质

6. 肌肉兴奋收缩偶联的关键因素是：

　　A. 横桥摆动　　B. ATP 酶活动　　C. 胞浆中 Ca^{2+} 浓度　　D. Na$^+$ 内流　　E. K$^+$ 浓度

7. 体温调定点位于：

　　A. 延髓化学敏感区　　B. 丘脑视上核　　C. 中脑前部　　D. 下丘脑后部　　E. 视前区 - 下丘脑前部

8. 在平静呼气之末，肺内的气量是：

　　A. 余气量　　B. 功能余气量　　C. 补呼气量　　D. 肺泡无效腔量及肺总容量；　　E. 肺总容量

9. 视近物时眼的调节：

　　A. 晶状体曲率减小　　B. 睫状肌舒张　　C. 视轴会聚　　D. 睫状小带拉紧　　E. 瞳孔扩大

10. 血管升压素的主要作用是：

　　A. 使肾小球滤过作用减弱　　B. 增加远曲小管和集合管对水的通透性　　C. 促进近曲小管对水的重吸收　　D. 增加肾小球滤过率　　E. 增强 Na$^+$-H$^+$ 交换

11. 肾小球滤过物质绝大部分的重吸收部位是：

　　A. 近曲小管　　B. 髓袢升支　　C. 髓袢降支　　D. 远曲小管　　.E. 集合管

12. 使血糖降低的激素是：

　　A. 生长激素　　B. 甲状腺激素　　C. 胰岛素　　D. 胰高血糖素　　E. 糖皮质激素

13. 二氧化碳运输的主要形式是：

　　A. 氨基甲酸血红蛋白　　B. 氧合血红蛋白　　C. NaHCO$_3$　　D. 溶解状态　　E. HCO$_3^-$

14. 视觉代表区位于：

　　A. 中央前回　　B. 中央后回　　C. 距状裂上下缘　　D. 额横回　　E. 角回

15. 非特异性投射系统的特征是：

　　A. 感受器发出的冲动，沿特定的传入通路投射到大脑皮质特定区域　　B. 产生特定感觉　　C. 保持大脑皮质的兴奋状态，维持觉醒　　D. 调节肌梭敏感性　　E. 发动随意运动

16. 心肌组织中传导速度最慢的组织是：

　　A. 浦肯野纤维　　B. 房室束　　C. 房室交界区　　D. 心室肌　　E. 室束支

17. 下列物质中与调节微循环无关的是：

　　A. 腺苷、核苷酸　　B. 乳酸、CO$_2$　　C. 缓激肽　　D. H$^+$，组胺　　E. 肾素

18. 不是肾脏分泌的生物活性物质有：

　　A. 促 RBC 生成素　　B. 肾素　　C. 前列腺素　　D. 肾上腺素　　E. 高活性维生素 D$_3$

19. 以下关于可的松的错误的说法是：

　　A. 机体处于应激反应时，其分泌量增多　　B. 其作用可增强机体对有害刺激耐受力　　C. 使 RBC 生成增加　　D. 长期使用此激素可使肾上腺皮质萎缩　　E. 使血中嗜酸性粒细胞增多

20. 若干神经纤维与一根神经元形成突触联系属于：

A. 聚合联系　　B. 环状联系　　C. 链锁状联系　　D. 辐散　　E. 单线联系

四、多项选择题（每题 1 分，计 10 分）

1. 与钙磷代谢有关的激素：
   A. T_3　　B. T_4　　C. 甲状旁腺素　　D. 胰岛素　　E. 降钙素
2. 参与快反应细胞 4 期自动去极的主要离子是：
   A. Na^+　　B. K^+　　C. Ca^{2+}　　D. Mg^{2+}　　E. Cl^-
3. 促进胃液分泌的体液因素是：
   A. 盐酸　　B. 促胃液素　　C. 高渗溶液　　D. 肠抑胃素　　E. 缩胆囊素
4. 哪些物质吸收需要 Na^+ 协同转运：
   A. 水　　B. 葡萄糖　　C. Ca^{2+}　　D. 蛋白质　　E. 氨基酸
5. 使气管扩张的因素有：
   A. 迷走神经兴奋　　B. 组胺　　C. 交感神经兴奋　　D. 肾上腺素　　E. 5-HT
6. 能引起血压升高的因素是：
   A. 心率每分钟 200 次　　B. 每搏输出量增加　　C. 小动脉广泛的硬化　　D. 血管容量增大　　E. 交感神经兴奋
7. 促使氧解离曲线右移的因素有：
   A. pH 值增高　　B. CO_2 分压增高　　C. 2，3-DPG 浓度增高　　D. 温度降低　　E. O_2 分压升高
8. 生成红细胞必须的物质是：
   A. 叶酸　　B. 维生素 B_{12}　　C. 珠蛋白　　D. 铁　　E. 内因子
9. 盐酸的作用是：
   A. 使蛋白质变性，易于消化　　B. 激活胰蛋白酶　　C. 杀灭进入胃内的细菌　　D. 促进回肠吸收维生素 B_{12}　　E. 促进小肠吸收 Ca^{2+}，Fe^{2+}
10. Ca^{2+} 参与的生理过程有：
    A. 甲状旁腺素分泌　　B. 血液凝固　　C. 突触前膜释放神经递质　　D. 心肌细胞动作电位平台期　　E. 形成胶体渗透压

五、简答题（每题 5 分，计 20 分）

1. 消化道平滑肌的特征有哪些？
2. 简述胸内压形成及其生理意义。
3. 影响静脉回流的因素是什么？
4. 肌梭与腱器官有何不同？

六、论述题（每题 10 分，计 30 分）

1. 试述神经肌肉接头前神经兴奋引起骨骼肌收缩的过程。
2. 机体失水后肾脏是如何进行调节的？
3. 交感神经兴奋时，机体的功能可发生哪些变化？

参考答案

模拟试题（一）

一、名词解释

基因表达学说：类固醇激素进入细胞内与相应的受体结合后能影响核内基因的表达，促进或抑制某特殊蛋白质的合成而发挥生物学效应。这种作用机制称为基因表达学说。

肺泡通气量：由于无效腔气量的存在，每分通气量中实际上能够进行气体交换的气量，主要是每次肺通气中已到达肺泡的气量和累积值，称为每分肺泡通气量，简称肺泡通气量。肺泡通气量＝（潮气量－无效腔气量）×呼吸频率。

减压反射：当动脉血压升高时，牵张了颈动脉窦、主动脉弓压力感受器，由压力感受器发出的神经冲动增多，该冲动传导到心血管中枢后，一方面抑制了心交感中枢和缩血管中枢活动，同时使迷走中枢活动增强，总的效应是使心脏的活动减弱，血管的外周阻力降低，反射性引起血压下降，称为减压反射。

动作电位：可兴奋细胞接受到有效的刺激时，在静息电位的基础上发生的一次可扩布性膜两侧电位的快速而可逆的倒转。

球旁细胞：是入球小动脉壁膜内的平滑肌细胞分化成的肌上皮样细胞，其体积甚大，内含分泌颗粒，分泌颗粒内含肾素。它受交感神经纤维支配，当交感神经兴奋时，可刺激肾素分泌。

肠－肝循环：肝细胞合成的胆盐排入小肠后，绝大部分在回肠末端被吸收入血，并再度由肝脏分泌，称为胆盐的肠－肝循环。返回肝脏的胆盐一方面刺激肝细胞再分泌胆汁，另一方面作为合成胆汁的原料。

运动单位：是由脊髓前角一个 α 运动神经元所支配的全部肌纤维所组成的功能单位，运动单位的大小取决于神经元轴突末梢分支的数目。

中枢延搁：突触传递需要轴突末梢释放神经递质，经突触间隙扩散到突触后膜，才能产生突触后电位，因为耗费时间较长，故称为中枢延搁。

异长调节：通过心肌细胞本身长度的变化而引起心肌收缩强度的改变，称为异长自身调节。在人体正常的情况下，引起心肌初长度改变的主要因素是静脉回心血量，因此，回心血量增加则收缩力增强，反之则减弱。

自律性：心肌细胞能够在没有外来刺激的条件下，自发地发生节律性兴奋的特性称为自动节律性，又称自律性。

二、填空

1. 兴奋；抑制 2. 交感神经；ACh；M 3. 前方；凹透镜 4. 钠离子快速内流；钙离子内流；钾离子外流；钾离子外流 5. 维持肺和小气道扩张状态；促进静脉血和淋巴的回流 6. 降低；迟缓 7. 维拉帕米；四乙胺 8. 粗肌丝；细肌丝 9. 保持鼓室内与外界压力的平衡

三、单项选择题

1. E 2. B 3. C 4. B 5. B 6. A 7. A 8. C 9. E 10. B 11. E 12. B 13. C 14. B 15. C 16. B 17. E 18. B 19. E 20. B

四、多项选择题

1. ACE 2. CD 3. BCDE 4. DE 5. ADE 6. ACD 7. ABCDE 8. ACE 9. ABCDE 10. BCDE

五、简答题

1. 锥体系：①其起源于大脑皮质运动区，绝大部分通过延髓锥体交叉到对侧脊髓下行。另外从大脑皮质到脑神经运动核的纤维虽然不经过延髓锥体，但在功能上与锥体相似，也包括在锥体系的概念之中。②神经纤维在下行过程中换神经元较少，通常将发自皮质运动区的神经元称上神经元，将脊髓前角的运动神经元称下神经元。③最后主要与脊髓前角 α 运动神经元形成突触关系，也与脊髓前角的 γ 运动神经元形成突触联系。④其主要作用是发动和控制精细的随意运动；调节肌梭的敏感性。锥体外系：①其起源于锥体系以外的大脑皮质运动区，不通过延髓锥体交叉而在同侧脊髓下行。②神经纤维在下行过程中换神经元较多。③最后到达脊髓前角，控制 α 和 γ 神经元活动。④其主要作用是调节肌紧张，配合锥体系维持身体姿势和协调肌群的随意运动和控制精细的随意运动。并且具有对大脑皮质起反馈作用的环路。

2. ①大量饮清水后引起尿量增多，并呈低渗尿的现象称为水利尿。临床可用来检测肾的稀释能力。正常人一次快速地饮用清水 1.0L 后，可观察到血浆晶体渗透压几乎立即下降，在 30min 内尿量便开始增多，第 1 小时末尿量最多，往后逐渐减少，通常在 2～3h 尿量可恢复至饮水前水平。水利尿发生的原理主要是因为饮水量突然增多，血浆中的晶体物质浓度被稀释，使血浆晶体渗透压降低，暂时抑制了血管升压素的合成和释放。②渗透性利尿。小管液中溶质所形成的渗透压，是肾小管和集合管重吸收水分的对抗力量。如果小管液的溶质浓度很高，超过了肾小管的重吸收的能力或不能被肾小管全部重吸收，形成的渗透压很大，就会妨碍肾小管特别是近端小管对水的重吸收，使小管液中的溶质被稀释而浓度降低，结果尿量增多，溶质排出增多。这种由于小管液的溶质浓度高，所产生的渗透作用对抗了肾小管重吸收水分引起尿量增多的现象，称为渗透性利尿。

3. 促胃液素是由胃窦部黏膜和十二指肠黏膜的 G 细胞所分泌的一种胃肠激素。它的主要作用是：①促进胃酸分泌。②促进肝胆汁和小肠液的分泌。③促进胰酶和胰 HCO_3^- 的分泌。④促进食管－胃括约肌的运动，促进胃运动及小肠运动，促进胆囊收缩。⑤促胃液素能刺激胃泌酸部位和十二指肠黏膜的蛋白质、RNA 和 DNA 的合成，从而促进其生长。分泌调节：①迷走神经兴奋可引起胃窦黏膜内的 G 细胞释放促胃液素，后者经过血液循环刺激胃腺分泌。②食物的化学成分主要是蛋白质消化产物，可直接作用于 G 细胞，引起促胃液素的释放。③食物通过幽门部，可引起十二指肠释放促胃液素。④盐酸可直接抑制胃窦黏膜中的 G 细胞，减少促胃液素释放。⑤盐酸在胃内可引起胃黏膜释放生长抑素。其间接抑制促胃液素的释放。

4. ①用 1% H_2SO_4 浸足中趾，出现屈肌反射，再剥除同侧足中趾皮肤，重复同样刺激，屈肌反射呈阴性，因此证明皮肤上化学感受器能够感受相应刺激，而其被破坏后，反射弧不完整，反射活动消失。②分离对侧坐骨神经并剪断，再用 1% H_2SO_4 浸同侧足中趾，屈肌反射呈现阴性。这是由于坐骨神经中有传出神经，当其破坏后，反射活动不能出现。③用浸有 1% H_2SO_4 的滤纸片贴于上腹部，出现搔爬反射阳性。用探针捣毁脊髓，重复刺激、其反射呈阴性。说明当反射中枢被破坏后，相应反射不能出现。通过上述实验方法可以证明反射活动的实现依赖于反射弧结构的完整。

六、论述题

1. 心输出量等于每搏输出量乘以心率。因此，凡能影响每搏输出量和心率的因素均可影响心输出量。

(1) 每搏输出量：当心率不变时，每搏输出量增加，心输出量也随着增多。影响每搏输出量的因素主要是心肌收缩力，而改变心肌收缩力的因素则有以下三点：①心肌初长度——异长自身调节：心室舒张末期容积（充盈量）即前负荷，其大小与静脉回流量有关。在一定的范围内，静脉回流量增加时，心舒期容积增大，则心肌初长度增加，心肌收缩力增加，每搏输出量增大；反之，心肌初长度减少时，心肌收缩力减弱，每搏输出量减少。这种通过心肌细胞本身的初长度的改变对搏出量的调节现象称为异长自身调节。但如果心舒末期容积过度增大，超过了最适前负荷时，每搏输出量不但不增加反而减小。②后负荷对每搏输出量的影响：大动脉血压相当于心脏的后负荷。动脉血压的变化将影响心室肌的收缩过程，从而影响每搏输出量。在心率和初长度不变情况下，动脉血压升高时，等容收缩期延长，而射血期缩短，同时心肌纤维缩短速度和缩短距离也均减少，因而每搏输出量暂时减少；与此同时心室内剩余的血液量增多，如静脉回流血量不变，则心舒末期充盈量增加，心肌初长度增加，通过心肌的异长自身调节，每搏输出量又可恢复至正常水平。③心肌收缩性——等长自身调节：通过心肌细胞本身收缩活动的强度或速度的改变以增强心肌收缩能力，从而增加每搏输出量和搏出功，与心肌初长度的改变无关的调节方式，称为等长自身调节。心肌收缩能力增加时，每搏输出量增加；相反，心肌收缩能力降低时，每搏输出量降低。例如，交感神经兴奋、血中去甲肾上腺素、肾上腺素浓度升高、血 Ca^{2+} 增多等，收缩力增强；而迷走神经兴奋、缺 O_2、酸中毒、血中乙酰胆碱浓度升高等，其收缩力下降。

（2）心率：在一定范围内心率增加时，心输出量增加，但如果心率过快，每分钟超过 150~160 次时，由于心室充盈时间明显缩短，充盈量减少，每搏输出量少，从而心输出量减少。反之，如心率太慢，每分钟低于 40 次时，心输出量亦减少。这是因为心率减慢，虽然心舒张期延长，但心室的充盈量早已接近限度，再延长时间亦不能增加充盈量，心输出量仍减少。因此心率最适宜时，心输出量最大，过快或过慢的心率均使心输出量减少。

2. 糖皮质激素的生理作用如下：

（1）调节物质代谢：①蛋白质代谢：可促进肝脏以外的组织，特别是肌肉、淋巴、皮肤等的蛋白质分解，抑制其合成，使血液中氨基酸增加，加速氨基酸转移入肝，生成肝糖原。②糖代谢：能促进肝脏摄取血液中氨基酸，加强糖异生，使肝糖原增加；并能对抗胰岛素的作用，降低脂肪和肌肉组织对胰岛素的反应性，使外周组织对葡萄糖的利用减少，使血糖水平升高。③脂肪代谢：能促进脂肪组织中的脂肪分解为甘油和脂肪酸，前者供肝脏中糖异生，后者为人体提供能源。它可使四肢的脂肪分解增强，促进躯干脂肪合成，造成脂肪异常堆积。④水盐代谢：有与醛固酮相同的对肾脏起保钠排钾的作用；皮质醇可降低肾小球入球血管阻力，增加肾小球血浆流量而使肾小球滤过率增加，有利于水的排出。

（2）参与应激反应：①各种伤害刺激会使机体产生一些物质如缓激肽、蛋白水解酶、前列腺素等，这些物质可使机体的反应增强，起不良作用。糖皮质激素能减少这些物质的产生量，降低其不良作用，起着保护机体，提高对刺激的耐受能力的作用。②使能量代谢转为以糖代谢为中心，保持葡萄糖对重要器官的供应。③在提高儿茶酚胺系统的功能方面，起允许作用，从而维持血压，增强心血管功能的调节。

（3）对血细胞的影响：①可增强骨髓造血功能，使红细胞、血小板数量增多。②使附着在血管壁边缘的中性粒细胞进入血液循环，故中性粒细胞数增多。③可抑制胸腺与淋巴组织的细胞分裂，使淋巴细胞DNA合成过程减弱，破坏加速，大剂量还可使胸腺及淋巴组织溶解，淋巴细胞减少。④糖皮质激素可加强网状内皮细胞吞噬和分解嗜酸性粒细胞，故血中嗜酸性粒细胞数减少。

（4）对心血管系统的影响：①提高血管平滑肌对儿茶酚胺的敏感性，保证血管正常的紧张性，有利于提高血管的张力和维持血压。②糖皮质激素还可降低毛细血管壁的通透性，减少血浆的滤出，有利于维持血容量。

（5）其他作用：①糖皮质激素能提高胃腺细胞对迷走神经和促胃液素的反应性，增强胃酸与胃蛋白酶原的分泌，抑制蛋白质合成和结缔组织增生，使黏液分泌量和胃黏膜上皮细胞转换率降低，从而使胃黏膜的保护和修复能力减弱。②糖皮质激素还能提高骨骼肌的收缩力，抑制骨的形成而促进其分解；提高大脑皮质兴奋性，维持中枢神经系统的正常功能。③药理剂量的糖皮质激素还具有抗感染、抗休克、抗过敏、抗中毒和抑制免疫功能的作用。

3. 肺牵张反射：吸气时肺、细支气管被扩张，存在于细支气管平滑肌内牵张感受器兴奋，经迷走神经传入后，抑制吸气，转为呼气。肌紧张：骨骼肌经缓慢持续被牵拉时，被牵拉肌肉发生微弱而持久的收缩，从而阻止肌肉拉长。肌紧张对于躯体保持平衡和维持姿势至关重要，是躯体运动的基础。腱反射：快速牵拉肌腱发生的是牵张反射，称为腱反射。检查腱反射有助于诊断脊髓和外周神经的损伤部位，也有助于诊断高级脑部位的损伤。排便反射：直肠被扩张时，使存在于直肠平滑肌内牵张感受器兴奋，经神经传入后引起排便活动。排尿反射：当膀胱被扩张时，存在于膀胱平滑肌内的牵张感受器兴奋性增强，经神经传入后引起排尿活动。心肌异长自身调节：当静脉回心血量增多，心室被扩张后，心肌收缩力增强，每搏输出量增加，使心输出量增多。减压反射：当血压升高时压力感受器兴奋，其兴奋经传入神经传到心血管中枢后，使心率减慢，收缩力下降，心输出量减少，血压下降。容量感受器反射：当回心血量增加时，左心房被扩张，存在于左房壁容量感受器被牵拉而兴奋，经迷走神经传入抑制了 ADH 的分泌，使排出尿量增加。肾素反射性分泌：入球小动脉血压升高时，存在于小动脉平滑肌内感受器兴奋性下降，肾素分泌减少，直接影响动脉血压、醛固酮等分泌。催产素反射性分泌：当子宫颈、阴道被扩张时，可反射性地促进下丘脑－神经垂体催产素的分泌及释放增加，增强子宫平滑肌的收缩力。

模拟试题（二）

一、名词解释

易化扩散：指难溶于脂质的物质，通过膜时必须依靠一个中间物质即蛋白质结构体的携带。它包括通道扩散和载体介导两种形式。

期前收缩：在实验或病理条件下，由心肌异位起搏点产生的刺激恰好落在有效不应期之后时，可引起心室肌产生一次兴奋和收缩。此收缩发生在下次窦房结的兴奋到达之前，故称为期前收缩。

血细胞比容：血细胞在血液中所占的容积百分比为血细胞比容，由于血细胞中红细胞最多，因此也称为红细胞比容。它反映了血液中红细胞数量的相对值。

胃黏膜屏障：胃黏膜上皮细胞顶部的细胞膜和连接邻近细胞的致密结缔组织构成的一种脂蛋白层，具有防止 H^+ 由胃腔内向胃上皮细胞浸透、回渗的作用。

旁分泌：指某些细胞分泌的激素可不经血液运输，仅经组织间液弥散作用于邻近细胞。

屈肌反射：在脊动物的皮肤受到刺激时，受刺激侧的肢体出现屈曲反应，关节的屈肌收缩，而伸肌弛缓的现象称为屈肌反射。

终板电位：是指在神经元安静时其末梢自发释放少量的乙酰胆碱，使终板膜产生去极化紧张电位。终板电位可以总和而达到阈电位水平产生动作电位，引起肌细胞兴奋。

生理无效腔：每次吸入的气体，一部分将留在从上呼吸道至呼吸性细支气管以前的呼吸道内。这部分气体不参与肺泡与血液之间的气体交换，故称为解剖无效腔或死腔。进入肺泡内的气体也可因血流在肺内分布不均而未能都与血液进行气体交换，未能发生气体交换的这部分肺泡容量称为肺泡无效腔。肺泡无效腔与解剖无效腔合在一起称为生理无效腔。

射血分数：是指每搏输出量占心舒末期容积百分比。人体在安静时，其正常值为 50%～60%。射血分数值的改变是衡量心脏射血功能的客观指标之一。

跳跃性传导：有髓神经纤维在受到刺激时，动作电位只能在郎飞结产生。在已兴奋的郎飞结与其邻近的未兴奋的郎飞结间产生局部电流。这一局部电流对邻近的郎飞结起刺激作用，使之又以同样方式使下一个郎飞结兴奋，此传导方式称为跳跃式传导。

二、填空题

1. 体液调节；自身调节；神经调节　2. K^+；Na^+；K^+　3. 视杆细胞；视锥细胞；4. 生理止血；促进血液凝固；血管壁营养支持作用　5. 微动脉与微静脉　6. 右移　7. 胃窦部 G 细胞；促进胃液分泌　8. CO_2　9. 胞体；轴突　10. 垂体门脉系统；腺垂体

三、单项选择题

1. D　2. E　3. B　4. A　5. D　6. E　7. A　8. B　9. C　10. C　11. E　12. B　13. B　14. A　15. B　16. B　17. C　18. C　19. C　20. D

四、多项选择题

1. AC 2. BD 3. AC 4. ABCDE 5. ABCE 6. BDE 7. ABCDE 8. ABDE 9. ACE 10. ABE

五、简答题

1. 冠脉循环的调节有神经调节和体液调节两种方式。神经调节冠脉循环受交感神经和迷走神经支配。交感神经对冠脉的直接作用是使之收缩。但由于交感神经兴奋时心肌活动增强，代谢产物增多，这些因素均可使冠脉舒张。因此交感神经兴奋对冠脉的间接作用是使冠脉舒张。这两种作用比较起来间接作用较强，直接作用往往被间接作用所遮盖。迷走神经对冠脉的直接作用是舒张，但在完整机体内刺激迷走神经对冠脉影响的作用调节在对冠脉血流量的调节因素中，心肌本身的代谢水平是最重要的因素。局部组织中生成的腺苷具有很强的扩张冠脉作用；其他代谢产物如 H^+、CO_2、乳酸等均有扩张血管作用。

2. 小肠是营养物质吸收的主要场所是因为：①小肠吸收面积大：小肠黏膜具有很多环形皱褶，其上有大量绒毛和纤毛，使吸收面积增大约 600 倍，可达到 $200m^2$；②食物在小肠内已被消化成可吸收成分。小肠内含大量消化液（胰液、胆汁和小肠液），其中含有消化 3 大营养物质的各种消化酶，将食物消化成适合于吸收的小分子物质；③食物在小肠内停留的时间较长，使食物得到充分的消化，又有足够的吸收时间，有利于吸收。

3. 主要生理功能是降低肺泡表面张力。其作用表现在：①防止肺萎缩，减少吸气阻力。当吸气时肺泡扩大，肺表面活性物质分散，降低肺泡表面张力的作用减小，即肺泡表面张力相对增加，肺泡回缩力也增大；呼气时肺泡缩小，肺泡表面活性物质密集，降低表面张力的作用加强，即肺泡表面张力相对减小，肺泡回缩力也减小，从而防止肺萎缩，减少吸气阻力，有利于肺泡扩张。②调节大、小连通肺泡内的压力，维持肺泡容积的相对恒定。由于肺泡表面活性物质分子分散或密集，使肺泡表面张力也随之改变，缓冲了大、小肺泡中回缩力的变化，防止小肺泡萎缩和大肺泡膨胀，保证大、小肺泡容积的相对稳定。③减少肺间质中组织液的生成，防止肺水肿发生。由于表面张力有吸引肺泡壁中液体进入肺泡的作用，故肺泡表面活性物质通过降低表面张力对肺泡毛细血管中液体的吸引作用，防止液体渗入肺泡，避免肺水肿的发生。

4. 与脊髓中枢保持正常联系的肌肉，在受到外力牵拉而伸长时，能反射性地引起被牵拉肌肉的收缩，称为骨骼肌牵张反射。根据对肌肉的牵拉强度和方式不同，可将其分为肌紧张和腱反射两种类型。

肌紧张　是指骨骼肌经缓慢持续被牵拉时发生的牵张反射。该反射的效应表现为被牵拉肌肉发生微弱而持久的收缩，从而阻止肌肉拉长。不论是屈肌还是伸肌均有肌紧张，尤其在伸肌更为明显。如果这种收缩增强，称为肌紧张亢进；反之，这种收缩状态减弱，称为肌紧张减弱。人在睡眠状态时，肌紧张明显减弱。肌紧张对于躯体保持平衡和维持姿势至关重要，是躯体运动的基础。

腱反射　快速牵拉肌腱时发生的牵张反射，称为腱反射。临床上，快速叩击股四头肌肌腱，使股四头肌受到一次快速的牵拉，股四头肌就会发生一次快速的收缩，使小腿抬高，即膝反射，是腱反射的一种。检查腱反射有助于诊断脊髓和外周神经的损伤部位，也有助于诊断高级脑部位的损伤。

六、论述题

1. 生理作用：醛固酮对肾脏的作用主要是促进远曲小管和集合管对 Na^+ 的重吸收和促进对 K^+ 的排泄，即所谓保 Na^+ 排 K^+ 作用。随着 Na^+ 重吸收增加，Cl^- 和水的重吸收也增加，致使细胞外液量增多。

分泌的调节：醛固酮的分泌主要受肾素－血管紧张素－醛固酮系统和血中 K^+、Na^+ 浓度两方面的调节。①肾素－血管紧张素－醛固酮系统：肾素是肾脏球旁复合体的球旁细胞分泌的一种酸性蛋白水解酶，能水解血浆中存在的肝合成的血管紧张素原，使之生成血管紧张素Ⅰ。血管紧张素Ⅰ能刺激肾上腺髓质，使之释放肾上腺素，但缩血管的作用较弱。在血浆和组织，特别是肺血管内皮中的血管紧张素转换酶可使血管紧张素Ⅰ降解生成血管紧张素Ⅱ。血管紧张素Ⅱ有强烈的收缩血管作用，引起血压升高；并能刺激肾上腺皮质球状带合成和分泌醛固酮，调节远曲小管和集合管上皮细胞对 Na^+、K^+ 的转运。血管紧张素Ⅱ可被氨基肽酶水解为血管紧张素Ⅲ。血管紧张素Ⅲ主要可刺激肾上腺皮质球状带合成和分泌醛固酮，肾素、血管紧张素和醛固酮三者在血浆中的水平是保持一致的。生理学把它们三者看做为一个作用相互连接的功能系统，称为肾素－血管紧张素－醛固酮系统（RAAS）。肾素的分泌受多方面因素的调节。当动脉血压下降或循环血量减少时，肾内入球小动脉的压力下降，血流量减少，于是入球小动脉壁的牵张刺激减弱，使肾素释放量增加。同时，肾入球小动脉的压力降低和血流量减少，肾小球滤过率减少，滤过的 Na^+ 量也因此而减少，以致到达致密斑的 Na^+ 量也减少，于是激活了致密斑感受器，也使肾素释放量增加。入球小动脉的压力下降，血流量减少，血管口径缩小时，球旁细胞和致密斑的接触减少，此时肾素分泌便增多。当肾交感神经兴奋时，能引起肾素的释放增加。肾上腺素和去甲肾上腺素可直接刺激球旁细胞，促使肾素释放增多。②血浆中 K^+、Na^+ 的浓度：当血 K^+ 浓度升高或血 Na^+ 浓度降低时，可直接刺激肾上腺皮质球状带，使醛固酮的合成和分泌增加，从而促进肾脏保 Na^+ 排 K^+，以恢复血 Na^+ 和血 K^+ 的浓度。反之，则出现相反变化。故血液中 Na^+、K^+ 浓度既调节醛固酮的分泌，醛固酮又反过来调节血中 Na^+、K^+ 的浓度。血 K^+ 浓度改变对醛固酮的分泌调节更为灵敏。

2. 动脉血压的形成主要与心输出量、外周阻力、大动脉的弹性、血管容积和血容量的比值关系最为密切。①每搏输出量：当每搏输出量增加时，射入动脉的血液增多，收缩压必然升高。由于每搏输出量增加，心缩期主动脉扩张程度增加，在心舒期弹性回缩力亦较大，故舒张压也随之升高。但舒张压升高程度较收缩压为小，因此脉压增大。反之，如每搏输出量减少，主要使收缩压减小，脉压减小。因此，收缩压主要反映心脏每搏输出量的大小。②心率：在每搏输出量不变情况下，心率增加时，由于心舒期缩短，心舒期内由大动脉流至外周的血液量减少，故舒张压升高。此时虽然收缩压也随着升高，但不明显，因此脉压减小。反之，当心率减慢时，舒张压明显降低，脉压加大。③外周阻力：如心输出量不变，而外周阻力加入，动脉内的血流速度减慢，心舒期末留在动脉中的血量增多，舒张压升高，脉压减小。反之，外周阻力减少时，主要使舒张压降低，脉压加大。在一般情况下，舒张压的高低主要反映外周阻力的大小。外周阻力大小取决于小动脉口径和血液黏滞性的大小，在生理情况下，血液黏滞变化不大，主要是小动脉口径的变化影响外周阻力。④大动脉壁的弹性：大动脉壁弹性可以缓冲动脉血压变化的幅度，使脉压减小。当大动脉弹性降低时，如老年人发生大动脉硬化，动脉的可扩张性减小，对血压的缓冲作用减弱，使收缩压升高，舒张压降低，脉压加大。但在老龄者，大动脉弹性下降，同时还伴有小动脉硬化，外周阻力升高。因此，收缩压及舒张压均升高，脉压变化不大。⑤循环血量与血管容积：机体在正常情况下，循环血量与血管容积是相适应的，而且血管的充盈程度变化不大。但在失血时，循环血量减少，此时如果血管容积改变不大，则循环系统平均压降低，导致血压下降。如循环血量不变，血管容积增大时，则血压亦下降。实际上，在完整的机体内，单一因素变化而不伴有其他因素的改变是不可能的，因此血压变化是各种因素相互作用的结果。

3. 切断迷走神经后：①循环系统：心跳频率加快、心肌收缩力加强；内脏血管、皮肤血管以及分布于唾液腺、外生殖器血管均收缩，脾脏收缩；肌肉血管收缩或舒张。由于主动脉弓压力感受器的传入神经被切断，减压反射不能正常进行，血压出现波动。②呼吸系统：支气管平滑肌舒张，肺通气阻力减小；黏液分泌减少。由于肺牵张反射传入神经被切断，呼吸运动则加深减慢。③消化系统：促进黏稠唾液分泌；抑制胃肠道运动与胆囊活动，促进括约肌收缩；抑制胃液、胰液、小肠液、胆汁的分泌。④泌尿生殖系统：使逼尿肌舒张，括约肌收缩；促进子宫收缩（怀孕子宫）或舒张（未孕子宫）。由于左心房容量感受器的传入神经被切断，下丘脑 ADH 的分泌可因此增多，而尿量减少。

模拟试题（三）

一、名词解释

协同转运：某些物质的转运必须与 Na^+ 主动转运结合进行的，称为协同转运。其中包括同向和逆向协同转运。

可兴奋细胞：由于细胞的结构和功能不同，某些细胞如神经、肌肉以及腺体细胞对于刺激的反应表现特别明显，称此三类细胞为可兴奋细胞。可兴奋细胞兴奋时常伴随着电活动出现。

血浆胶体渗透压：指以血浆蛋白为主的胶体物质组成的渗透压。血浆胶体渗透压的意义主要是维持血管内外的体液分布。

心动周期：心房或心室每收缩和舒张一次所经历的时间为一个心动周期。包括心房收缩期、心房舒张期及心室收缩期、心室舒张期四个过程。

最大通气量：指每分钟吸入或呼出的最大气量。由被试者作最快、最深的呼吸 15s，所得呼出气体总量乘以 4 即是。正常成年人 70～120L/min。它是估计一个人能进行多大运动量的生理指标。

基本电节律：指在胃和小肠均无收缩时记录到的一种自发的比较规律的电活动，其产生与生电性钠泵和平滑肌的通透性变化有关。它决定了胃肠道平滑肌的收缩节律。

肾糖阈：近端小管对葡萄糖的重吸收有一定的限度，当血液中葡萄糖浓度增加超过一定数值时，由于原尿中葡萄糖总含量超过肾小管重吸收限度，此时尿中即出现葡萄糖。尿中不出现葡萄糖的最高血糖浓度，称为肾糖阈，其正常值为 9～10mmol/L 血液。

兴奋性突触后电位：当神经冲动传至前神经的轴突末梢，突触小泡前移与前膜融合，胞裂外排释放兴奋性递质，与后膜上的特异性受体结合后，提高了突触后膜对 Na^+ 的通透性，使突触后膜产生去极化电位，即兴奋性突触后电位（EPSP）。

后发放：在反射活动中，当传入刺激停止后，传出神经仍可以在一定时间内持续发放冲动，称为后发放。其发生结构基础是神经元间的环状联系。

远距分泌：大多数激素是经血液循环传送到远距离的靶器官或靶组织、靶细胞而发挥作用，这种传送方式称为远距分泌。

二、填空题

1. Na^+-K^+ 依赖式 ATP 酶 2. 膜内外钠离子浓度差 3. 运输氧和二氧化碳；缓冲作用 4. 静息电位的数值向膜内负值加大的方向变化 5. 降低肺泡内表面张力；维持肺泡容积稳定；防止体液在肺泡内聚积 6. 减少；增多 7. 低；高 8. ACh；加强 9. 下降 10. 细胞外液；组织间液和血浆 11. 第二信使学说 12. 血钙浓度 13. 具体现实的信号

三、单项选择题

1. A 2. C 3. D 4. C 5. B 6. C 7. E 8. B 9. C 10. B 11. A 12. C 13. E 14. C 15. C 16. C 17. E 18. D 19. E 20. A

四、多项选择题

1. CE 2. AB 3. BE 4. BCE 5. CD 6. BCE 7. BC 8. ABCD 9. ACE 10. ABCD

五、简答题

1. 平滑肌除具有兴奋性、传导性、收缩性外，还有以下的自身功能特点：①对化学、牵张刺激和温度刺激较为敏感。如微量乙酰胆碱即使它收缩，肾上腺素可使它舒张。轻度的突然牵拉也可引起强烈的收缩。②紧张性收缩：消化道平滑肌经常保持一种微弱的收缩状态，这种特性称为紧张性。它不仅使消化道经常保持一定的基础压力和一定的形状位置，而且也是各种其他收缩活动的基础。③自动节律性：消化道平滑肌在离体后，置入适宜的环境内，仍能进行节律性运动，但收缩缓慢，频率低。其自动节律性运动起源于肌肉本身。但在整体内受神经体液性因素的调节。④伸展性：消化道平滑肌能适应实际需要作较大的伸展，某些部位伸展最长时可达到原来的几倍，如胃平滑肌等。这对于一个中空的容纳器官具有重要生理意义。

2. 胸内负压的产生主要是由于脏层与壁层胸膜间的浆液吸附作用及肺、胸廓扩张后的弹性回缩力有关。胸内负压是出生后形成的。当出生后第一次呼吸，气体进入肺后，肺被动扩张，具有回缩倾向的肺随之产生回缩力，由于脏层与壁层胸膜间的浆液吸附作用，使胸膜腔开始产生负压。以后，在发育过程中，胸廓的发育的速度大于肺的发育速度，肺被牵拉得更大，其回缩力也增大，使胸腔内压也随之增加。胸内负压是由肺回缩力所造成的。胸内负压的生理意义是保持肺和小气道维持扩张状态，不致因回缩力而使肺完全塌陷；有助于静脉血液、淋巴液的回流。

3. 静脉回流量主要取决于周围静脉压与中心静脉压之差，凡能增大此差的因素均能促进静脉回流，从而增加静脉回心血量。其主要影响因素有以下五个方面：

(1) 心肌收缩力：收缩力增强时，心缩期心室排空较为完全，因而在心舒期心室内压下降显著，心室对心房及大静脉抽吸力量大，故静脉回流增多。

(2) 骨骼肌挤压作用：骨骼肌收缩挤压肌肉内的静脉时，由于静脉瓣的作用，血液只能挤向心脏方向而不能倒流。肌肉舒张使静脉压下降又吸引远端静脉血充盈其中，于是促进下垂肢体静脉血回流入心。

(3) 呼吸运动：吸气时胸腔扩大，胸内负压进一步增加，使胸腔内大静脉和心房扩大，容积增加，压力下降，增大外周静脉与中心静脉两者的压力差，促进血液回流入胸腔大静脉。

(4) 体位：当身体由平卧转为直立时，血液和重力作用使身体低垂部分的静脉扩张，容血量增多，静脉回流量因而减少；反之亦然。

(5) 循环系统平均充盈压：当血容量增加或容量血管收缩时，循环系统平均充盈压升高，静脉回心血量也增多，反之则减少。

4. 腱器官和肌梭虽同为牵张感受器，但功能上有所不同。肌梭主要是感受肌肉的长度变化的感受装置，是一种长度感受器，其传入冲动是使支配同一肌肉的 α 神经元兴奋。而腱器官主要是感受张力的感受装置，是一种张力感受器，其传入冲动则是抑制同一肌肉的 α 神经元兴奋。

六、论述题

1. 运动神经轴突末梢与骨骼肌之间的信息传递过程如下：

当运动神经元发生兴奋，其动作电位传导到突触前膜，突触前膜对 Ca^{2+} 的通透性增强，Ca^{2+} 顺浓度差由膜外扩散进入突触小体，其中突触小泡向前膜靠近并与之融合、破裂，其递质乙酰胆碱被释放，经间隙与终板膜上 Na^+ 受体结合，使终板膜对 Na^+、K^+ 的通透性增强，特别是 Na^+ 通透增多后，由于 Na^+ 的内流导致膜去极化，产生终板电位。终板电位可以总和而达到阈电位水平产生扩布的动作电位，引起肌细胞兴奋。当肌细胞膜兴奋而出现动作电位时，其电位变化沿着横管膜向细胞内扩布，并深入到三联体和肌小节附近，引起终末池膜对 Ca^{2+} 的通透性突然增高，肌质网、终末池内的 Ca^{2+} 顺着浓度差向肌质扩散，肌质中 Ca^{2+} 的浓度迅速升高，肌钙蛋白与 Ca^{2+} 结合即可触发肌丝滑行，引起肌肉收缩。

2. 失液后，血浆晶体渗透压升高，刺激下丘脑视上核及其附近渗透压感受器，使血管升压素分泌增加，增加远曲小管及集合管对水分的重吸收，尿量减少，保留水分；循环血量下降，入球小动脉牵张感受器兴奋、致密斑感受器兴奋、交感神经兴奋，使近球细胞释放肾素增加，肾素－血管紧张素－醛固酮系统活动增加，使醛固酮分泌增多，促进了远曲小管、集合管对钠及水的重吸收增多，而使水钠潴留，血量增加；失液后，循环血量下降，容量感受器及压力感受器兴奋性降低，经迷走神经的传入冲动减少，使下丘脑－神经垂体分泌和释放 ADH 增加，水的重吸收增加，尿量下降，血容量增加，失液致使循环血量下降，肾血流量下降，肾小球滤过率下降，尿量减少，以维持体液的容量。

3. 交感神经的主要功能归纳如下：①循环系统：心跳频率加快、心肌收缩力加强；内脏血管、皮肤血管以及分布于唾液腺、外生殖器的血管均收缩，脾脏包囊收缩；肌肉血管收缩或舒张。②呼吸系统：支气管平滑肌舒张，肺通气阻力减小；黏液分泌减少。③消化系统：促进黏稠唾液分泌；抑制胃肠道运动与胆囊活动，促进括约肌收缩；抑制胃液、胰液、小肠液、胆汁的分泌。④泌尿生殖系统：使逼尿肌舒张，括约肌收缩；促进子宫收缩（怀孕子宫）或舒张（未孕子宫）。⑤瞳孔：瞳孔散大肌收缩，瞳孔扩大，睫状肌松弛，眶部与上睑平滑肌收缩。⑥皮肤：使竖毛肌收缩，汗腺分泌增多。⑦代谢与内分泌：促进糖原分解、脂肪动员，使血糖及血脂升高。⑧肾上腺髓质：促进肾上腺髓质分泌增加，使交感神经－肾上腺髓质系统活动加强；促进肾素分泌，使肾素－血管紧张素－醛固酮系统活动增强，增强机体抗应激能力。

图书在版编目（CIP）数据

生理学/牛欣主编. 一2版.一长沙：湖南科学
技术出版社，2014.12 （2018.2重印）
全国高等中医药院校成人教育教材
ISBN 978-7-5357-0674-4

Ⅰ. ①生… Ⅱ. ①… Ⅲ. ①人体生理学一成人高等
教育一教材Ⅳ. ①R33

中国版本图书馆CIP数据核字(2014)第296100号

全国高等中医药院校成人教育教材

生 理 学

委托修订：国家中医药管理局人事教育司
主编单位：北京中医药大学
主　编：牛　欣
责任编辑：张碧金　黄·九　石洪
出版发行：湖南科学技术出版社
社　址：长沙市湘雅路276号
http://www.hnstp.com
邮购联系：本社直销科0731—84375808
印　刷：益阳市顺鑫印务有限公司
　　　　（印装质量问题请直接与本厂联系）
厂　址：益阳市赫山区七里桥
邮　编：413000
版　次：2014年12月第3版
印　次：2018年2月第33次印刷
开　本：787mm×1092mm　1/16
印　张：25
插　页：1
字　数：599000
书　号：ISBN 978-7-5357-0674-4
定　价：42.00元